全国高职高专创新教育"十三五"规划教材·护理类

妇产科护理学

主　编　徐　群

副主编　高　辉　冯爱华

编　委　（以姓氏汉语拼音为序）

陈　艳　济南市妇幼保健院

陈明秀　贵州毕节医学高等专科学校

刁桂杰　福建省漳州卫生职业学院

冯爱华　济南市第四人民医院

高　辉　唐山职业技术学院

寇新华　甘肃威武卫生职业学院

徐　群　济南护理职业学院

杨　卿　江西赣州卫生学校

张海琴　济南护理职业学院

西安交通大学出版社

XI'AN JIAOTONG UNIVERSITY PRESS

图书在版编目(CIP)数据

妇产科护理学/徐群主编. —西安:西安交通大学
出版社,2016.5
ISBN 978 - 7 - 5605 - 8476 - 8

Ⅰ.①妇…　Ⅱ.①徐…　Ⅲ.①妇产科学-护理学
Ⅳ.①R473.71

中国版本图书馆 CIP 数据核字(2016)第 099221 号

书　　名	妇产科护理学
主　　编	徐　群
责任编辑	郭泉泉　秦金霞

出版发行　西安交通大学出版社
　　　　　(西安市兴庆南路 10 号　邮政编码 710049)
网　　址　http://www.xjtupress.com
电　　话　(029)82668357　82667874(发行中心)
　　　　　(029)82668315(总编办)
传　　真　(029)82668280
印　　刷　陕西日报社

开　　本　787mm×1092mm　1/16　印张 24.5　字数 582 千字
版次印次　2017 年 2 月第 1 版　　2017 年 2 月第 1 次印刷
书　　号　ISBN 978 - 7 - 5605 - 8476 - 8
定　　价　59.80 元

前　言

本教材是为了适应我国高等职业教育改革和发展,由西安交通大学出版社组织编写的全国"立体-互动式"医学教材。该教材充分利用互联网技术,实现平面教材立体化,课上学习、课下观摩紧密结合。本书既可作为高职院校护理专业教学用书,同时也可供临床护理工作者参考。

本教材以培养"高级实用型护理人才"为目标,遵循"必需、够用、实用"的原则,将新计划、新大纲的指导思想落实到教材的编写内容中。教材注重将"传授知识、培养能力、提高素质"融为一体,在强调基本知识、基本理论、基本技能的基础上,体现思想性、科学性、先进性、启发性和适用性,以满足教学与临床的需要。教材编写注重整体优化和知识更新,参考最新版妇产科教材,其深度和广度力求达到高职高专教育的培养目标和技能要求。教材特点主要体现在:①以案例引入,既提高学生兴趣又恰当切入教学;以整体护理为主线编写,有利于学生临床思维的培养,并保持了疾病内容的完整性,有利于学生掌握知识和教学活动的开展。有些内容按照临床工作特点进行编写,突出护理工作的轻重缓急,对学生更具有指导作用。②结合护理专业临床和护士资格考试的需要,体现"够用、实用"。如简化某些医疗知识,强化护理知识和技能,体现护理专业的特点和护理措施的可行性。③注重创新,增加知识链接,既介绍临床新进展又简化了某些繁琐知识,突出重点也拓展了学科视野。④增加护考真题,展示护考知识点,不仅利于指导学生在校学习,而且在以后的临床工作中也有较好的参考价值。⑤保持教学与临床结合,删减临床已淘汰的内容,以新知识、新观点替代。由于学时所限,将有些内容列为"附"作为自学或以后工作的参考。⑥重视实践教学,培养学生的职业能力,实训指导内容实用、可操作性强,充分体现职业教育的特点。⑦目标检测题,题型与护士资格考试一致,增加了教材的实用性。

本教材除纸质版外,还配套同步网上学习课堂,包括练习题、师生互动、反馈、答疑等模块,实用、简便、快捷,资源丰富,便于学生业余时间学习,实现了学习多元化,打破传统课堂教学模式。

本教材编写人员主要来自全国多所高、中职院校及教学医院中临床经验丰富的高级职称为主的教学人员,集思广益,相互磋商,共同编写完成。但由于编者水平有限、经验不足、时间紧迫,难免存在疏漏和不妥之处,敬请专家和广大读者提出宝贵意见,以便改进完善。

本教材在编写过程中,得到西安交通大学出版社、山东省立医院、山东省交通医院、山东大学第二医院、唐山市协和医院、赣州市市立医院、赣南医学院等单位的大力支持和协助，在此表示衷心的感谢！在编写过程中参考了有关文献，一并向相关作者表示敬意和感谢！

徐 群

2016 年 11 月

目　录

上　篇　理论知识

下　篇　实训指导

上　篇

理论知识

绪　论

学习目标

1. 熟悉妇产科护理学的范畴、任务和特点；熟悉妇产科护理的学习目的及要求。
2. 了解妇产科护理学的发展。

一、妇产科护理学的范畴和任务

妇产科护理学是护理专业的必修课程，是一门独立性较强、涉及面较广的学科，是现代护理学的重要组成部分。妇产科护理是针对妇女特有的健康问题，为妇女身心健康提供服务的一门专科护理。一般包括产科护理、妇科护理、计划生育及妇女保健四部分。其服务对象包括生命各个阶段不同健康状况的女性以及相关的家庭成员和社会成员。

本课程的任务是通过学习使学生运用现代护理理念和护理技术对护理对象实施专科护理，以保证妇女身心健康。

二、妇产科护理学的特点

1. 护理对象的特殊性

女性不同年龄阶段有着不同的生理及心理变化，尤其在青春期、生育期及绝经过渡期变化更为显著。在护理上应注意其特殊性。

（1）青春期：此阶段少女生理和心理上变化较大，生殖器官及第二性征逐渐发育成熟。但由于内分泌调节功能不健全、心理发育相对滞后及知识缺乏等因素，可出现月经失调、情绪不稳定等，从而影响身心健康。因此，应注意评估她们的生理、心理及家庭社会特点，开展必要的健康教育，并及早发现疾病和减少危险因素的发生。

（2）生育期：此期是女性卵巢生殖功能及内分泌功能最旺盛的阶段。在妊娠、分娩过程中，全身各系统器官均发生明显的生理变化，并可能出现病理情况。护理评估应包括产前、产时及产后各阶段母体和胎儿、新生儿方面的情况。在产科护理中不仅要重视孕产妇的健康安全，还要关注胎儿和新生儿的健康问题。

（3）绝经过渡期：此期是女性生殖功能从旺盛逐渐走向衰退的过渡阶段。此期女性生理、心理会发生较大变化，严重者可出现身心疾病，应注意对其进行必要的健康教育。同时，此期也是妇科肿瘤的好发阶段，应做好防癌宣传和普查。

2. 护理对象的心理特点

由于妇产科的健康问题与生殖系统和妊娠分娩密不可分，加之妇产科查体的特殊性，易造成患者就诊时因羞涩、紧张等顾虑较多，甚至不愿配合。因此，在妇产科护理工作中，护士应特别注意方法和方式,以取得患者和亲属的信任和配合。

3.妇产科护理具有"急"和"快"的特点

妇产科急症较多,尤其产科关系到母婴两个生命的安全,对护理人员要求高,其护理责任尤为重大。

三、妇产科护理学的发展

妇产科护理有着悠久的历史,自有人类以来,伴随着妇女的生育过程逐渐产生了产科护理。随着社会进步和医学发展,妇产科护理得到快速发展。为适应医学模式转变及人们对生育、健康及医疗保健需求的变化,妇产科护理模式经历"以疾病为中心护理"、"以患者为中心护理",发展为"以整体人的健康为中心的护理";护士的工作场所逐渐由医院扩大到家庭和社区;工作内容也从传统、机械地、被动地执行医嘱,完成分工的常规技术操作和对患者的躯体护理,扩大到提供系统化整体护理。

目前,国内外开展的"以家庭为中心的产科护理",是当代护理学中最具典型意义的整体化护理,代表了产科护理的发展趋势。以"家庭为中心的产科护理"是指针对个案、家庭、新生儿在生理、心理、社会等方面的需求,向其提供具有安全性和高质量的健康照顾,尤其强调提供促进家庭成员间的凝聚力和维护身体安全的母婴照顾。此外,提倡以产妇和家庭为主体的"主动分娩法",减少干预的"自然分娩"、"早期接触"、"母婴同室"和"导乐陪伴分娩"等护理方式,是"以家庭为中心的产科护理"的具体表现。随着产前诊断技术的不断创新,辅助生育技术和妇科手术学、内分泌学的迅速发展及妇科腔镜的广泛应用,妇产科护理的内容、要求及形式亦发生很多变化。

很多医院在积极探索和尝试符合中国国情的护理改革,并取得了显著的成绩。相信随着社会的发展和医学的进步,妇产科护理正逐渐与世界接轨,必定会为保障妇女和下一代的身心健康作出更大的贡献。

四、妇产科护理的学习目的及要求

妇产科护理是临床重要专科护理之一,与内科、外科、儿科、精神科护理等有着密不可分的联系。而且,随着医学的迅猛发展,知识的更新日新月异,在护理理念、护理理论及技能等方面对专业护士要求不断提高,只有树立现代护理观,以整体人的健康为中心,掌握全面的医学知识,才能胜任以后的临床工作。

1.理论知识

除了要认真扎实地学好医学基础、护理学基础、内科护理学、外科护理学、儿科护理学等知识外,还要重视心理学、伦理学、哲学和美学等社会人文学知识,并将这些知识融会贯通,为更好地履行促进健康、预防疾病、减轻痛苦的基本职责打下坚实的理论基础。

2.实践技能

妇产科护理学是一门实践性较强的学科,在学习的过程中要注重理论联系实际和技能操作训练。妇产科护士除具有基础护理知识和技能外,还应熟练掌握本专业特有的各项护理操作技能,并应具有良好的人际沟通能力和应急、协调能力。

3.职业素养

妇产科护理工作肩负着保障母婴健康和家庭幸福的光荣职责,要求护士具有高度的事业心、责任感和奉献精神,学会关心、体贴、尊重和理解患者和孕产妇,具备认真、耐心而细致的品格。由于妇产科护理工作紧张而繁忙,护士必须具有健康的体魄和开朗的性格,才能更好适应临床工作的需要。因此,在学习中要注重综合素质的培养和提高,为临床工作打下良好的基础。

(徐　群)

第一章　女性生殖系统解剖及生理

学习目标

1.掌握骨盆组成与分界,内生殖器官的结构及功能,雌激素和孕激素的生理功能;掌握女性月经期健康教育。

2.熟悉骨盆平面和径线,骨盆轴和骨盆倾斜度的概念,卵巢与子宫内膜的周期性变化,妇女一生各阶段的生理特点。

3.了解骨盆底、外生殖器官、内生殖器官与邻近器官的关系及月经周期的调节。

4.懂得理解、尊重、关爱女性,体现认真、严谨的职业素质。

第一节　骨　盆

骨盆(pelvis)除支持上部身体重量外,还具有支持和保护骨盆内器官的作用。女性骨盆是胎儿娩出的必经通道,其形态、大小对分娩有着直接的影响。

一、骨盆的组成与分界

(一)骨盆的组成

1.骨盆的骨骼

骨盆由骶骨、尾骨和左右两块髋骨组成,每块髋骨又由髂骨、坐骨及耻骨融合而成(图1-1)。骶骨由5～6块骶椎融合而成,上宽下窄,前面呈凹形,上缘明显向前突出,形成骶岬(promon-

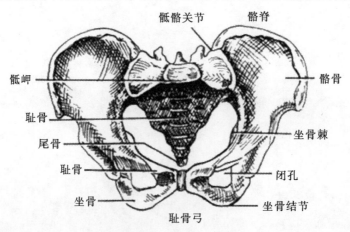

图1-1　正常女性骨盆

tory)。尾骨由 4～5 块尾椎融合而成。

2. 骨盆的关节

骶骨与髂骨之间为骶髂关节;骶骨与尾骨之间为骶尾关节;两耻骨之间有纤维软骨相连,形成耻骨联合(pubic symphysis)。妊娠期耻骨联合受女性激素影响变松动,分娩过程中可出现轻度分离,有利于胎儿娩出。骶尾关节有一定活动度,分娩时尾骨后移可增加出口前后径。

3. 骨盆的韧带

有两对重要的韧带即骶结节韧带与骶棘韧带(图 1-2)。骶结节韧带为骶、尾骨与坐骨结节之间的韧带;骶棘韧带则为骶、尾骨与坐骨棘之间的韧带。骶棘韧带宽度即为坐骨切迹宽度,是判断中骨盆是否狭窄的重要指标。妊娠期受性激素影响,韧带可松弛,使关节活动度略有增加,有利于胎儿分娩。

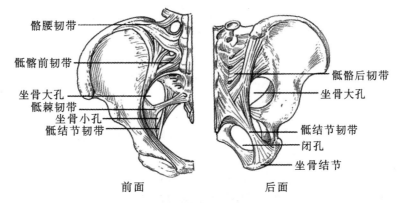

图 1-2 骨盆的韧带

(二)骨盆的分界

以耻骨联合上缘、两侧髂耻线及骶岬上缘连线为界,将骨盆分为上、下两部分:分界线以上部分为假骨盆(大骨盆),分界线以下部分为真骨盆(小骨盆)。

1. 假骨盆

对分娩无直接影响,但其某些径线的长短关系到真骨盆的大小,通过测量这些径线可间接了解真骨盆的情况,故在产科检查时应常规进行骨盆外测量。

2. 真骨盆

有上下两口,上端称为骨盆入口,下端称为骨盆出口,两口之间为骨盆腔。真骨盆是胎儿娩出的骨产道(bony birth canal),其各径线大小直接影响胎儿能否顺利通过阴道分娩。临床上主要有以下几个标记点。

(1)骶岬:由第 1 骶椎向前突出形成,它是骨盆内测量的重要骨性标志。

(2)坐骨棘:坐骨后缘突出的部分称坐骨棘,经肛诊和阴道检查时可以触到,是分娩时判断胎先露下降程度的重要标志。

(3)耻骨弓:由耻骨两降支前部相连构成,正常角度约为 90°。

二、骨盆的平面与径线

为了便于理解分娩时胎儿通过骨产道的过程,将骨盆分为三个与分娩有关的假想平面。

(一)骨盆入口平面

骨盆入口平面即真假骨盆的分界面,呈横椭圆形,前方为耻骨联合上缘,两侧为髂耻线,后方为骶岬上缘。此平面有 4 条径线(图 1-3)。

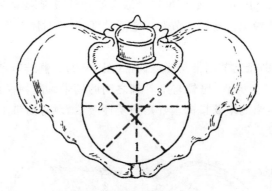

图 1-3 骨盆入口平面各径线
1—前后径;2—横径;3—斜径

1. 前后径

前后径又称真结合径,自耻骨联合上缘中点至骶岬上缘中点的距离,是判定骨盆入口平面是否狭窄的主要指标,正常值平均为 11cm。

2. 横径

为两侧髂耻线之间的最宽距离,正常值平均为 13cm。

3. 斜径

左右各一,自一侧骶髂关节上缘至对侧的髂耻隆突间的距离,正常值平均为 12.75cm。

(二)中骨盆平面

中骨盆平面呈纵椭圆形,前为耻骨联合下缘,两侧为坐骨棘,后在第 4、5 骶椎之间,是骨盆最小平面,在分娩过程中有重要的产科意义。此平面有 2 条径线(图 1-4)。

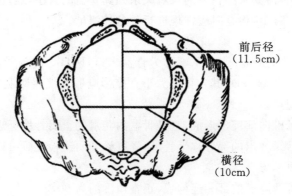

前后径
(11.5cm)

横径
(10cm)

图 1-4 中骨盆平面各径线

1. 前后径

为自耻骨联合下缘中点经两侧坐骨棘连线中点至骶骨下端的距离,正常值平均为 11.5cm。

2. 横径

为两坐骨棘之间的距离,即坐骨棘间径,是判断中骨盆平面是否狭窄的主要指标,正常值平均为 10cm。

(三)骨盆出口平面

骨盆出口平面由两个不在同一平面的三角形组成。前三角形的顶端是耻骨联合下缘中点,两侧为耻骨降支;后三角形的顶端为骶尾关节,两边为骶结节韧带。前后两个三角形的共同底边为坐骨结节间径。此平面有 4 条径线(图 1-5)。

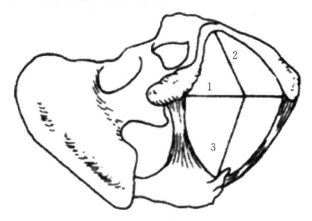

图 1-5 骨盆出口各径线

1—出口横径;2—出口前矢状径;3—出口后矢状径

1. 前后径

自耻骨联合下缘中点至骶尾关节的距离,正常值平均为 11.5cm。

2. 横径

两坐骨结节内缘的距离,即坐骨结节间径,是骨盆出口平面的重要径线,正常值平均为 9cm。

3. 前矢状径

自耻骨联合下缘中点至坐骨结节间径中点的垂直距离,正常值平均为 6cm。

4. 后矢状径

自骶尾关节至坐骨结节间径中点的垂直距离,正常值平均为 8.5cm。此径线与横径对于判断出口平面是否狭窄尤为重要。若出口横径稍短,但出口横径与出口后矢状径与之和大于 15cm 时,一般大小的足月胎头可通过后三角区经阴道分娩。

三、骨盆轴及骨盆倾斜度

(一)骨盆轴

骨盆轴(pelvic axis)是指骨盆各假象平面中心点的连线,其上段向下、向后,中段向下,下段向下、向前(图 1-6)。分娩时,胎儿即沿此轴下降并娩出,故又称产轴。

(二)骨盆倾斜度

骨盆倾斜度(inclination of pelvis)是指正常妇女直立时骨盆入口平面与地平面之间所形

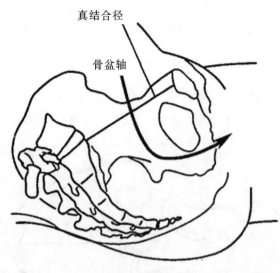

图 1-6 骨盆轴

成的夹角,一般为 60°(图 1-7)。如骨盆倾斜度过大,可影响胎头的衔接。

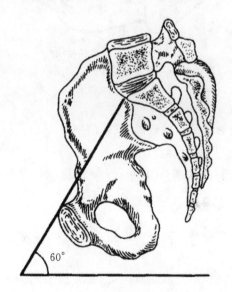

图 1-7 骨盆倾斜度

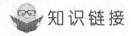 知识链接

女性骨盆

由于种族、遗传、营养和激素水平的不同,每个人的骨盆形状和大小不同。正常女性骨盆呈前浅后深的形态,入口呈横椭圆形,骶岬不过分前突,坐骨棘平伏,骶骨弧度适当,坐骨切迹较宽,出口后矢状径较长,女性骨盆入口及出口均比男性骨盆大。

四、骨盆底组织

骨盆底由多层肌肉及筋膜组成,封闭骨盆出口,其间有尿道、阴道、直肠通过,骨盆底承载和支持盆腔脏器,使之保持正常位置。骨盆底的前面为耻骨联合下缘,后面为尾骨尖,两侧为耻骨降支、坐骨升支及坐骨结节。分娩时若损伤骨盆底组织,可导致盆底松弛,影响盆腔器官的位置与功能。骨盆底有以下三层组织。

(一)外层

外层为盆底浅层筋膜与肌肉,位于外生殖器和会阴皮肤及皮下组织的下面,由会阴浅筋膜及其下面的三对肌肉(球海绵体肌、坐骨海绵体肌及会阴浅横肌)和肛门外括约肌组成。此层肌肉的肌腱会合于阴道外口与肛门之间,形成会阴中心腱。

(二)中层

中层即泌尿生殖膈,由上、下两层坚韧的筋膜及一层薄肌肉形成,覆盖在出口前三角平面,又称三角韧带,其中有阴道和尿道穿过。在两层筋膜间有一对由两侧坐骨结节至会阴中心腱的会阴深横肌及位于尿道周围的尿道括约肌。

(三)内层

内层即盆膈,为骨盆底的最内层,由肛提肌及其筋膜组成,有尿道、阴道及直肠穿过。每侧肛提肌由耻尾肌、骶尾肌和坐尾肌三部分组成,两侧肌肉互相对称,合成漏斗形。肛提肌的主要作用是加强盆底的托力,其中部分肌纤维在阴道及直肠周围交织,还有加强肛门与阴道括约肌的作用。

(四)会阴

会阴(perineum)是指阴道口与肛门之间的软组织,包括皮肤、皮下脂肪、肌肉及筋膜,也是骨盆底的一部分,又称会阴体,厚约 3~4cm,由外向内逐渐变窄呈楔状。妊娠期会阴组织变软,分娩时有较大伸展性,有利于分娩。但分娩时若处理不当,仍会发生不同程度的撕裂,故应注意保护会阴。

第二节　女性生殖系统解剖

一、外生殖器官

女性外生殖器(external genitalia)是指生殖器官外露的部分,又称外阴,位于两股内侧之间,前为耻骨联合,后为会阴(图 1-8)。

(一)阴阜

阴阜(mons pubis)为耻骨联合前面隆起的脂肪垫。青春期开始生长阴毛,呈尖端向下的三角形分布,是女性第二性征之一,其疏密、色泽因个体和种族不同而异。

(二)大阴唇

大阴唇(labium majus)系靠近两股内侧的一对隆起的皮肤皱襞,起自阴阜,止于会阴,大阴唇前端为子宫圆韧带的终点,后端在会阴体前融合为阴唇后联合。大阴唇外侧面为皮肤,有

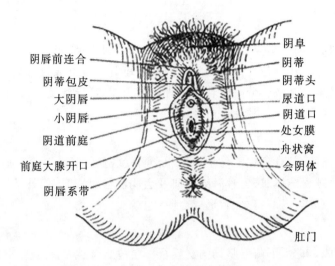

图 1-8 女性外生殖器

阴毛生长,内侧面湿润似黏膜,有汗腺及皮脂腺。大阴唇皮下组织疏松,脂肪中有丰富的静脉丛、神经和淋巴管,外伤时容易形成局部血肿。未产妇女两侧大阴唇自然合拢,阴道分娩后向两侧分开,绝经后大阴唇可萎缩。

(三)小阴唇

大阴唇内侧的一对薄皱襞称为小阴唇(labium minus)。其表面湿润,无毛,神经末梢丰富。小阴唇前端包绕阴蒂,后端与大阴唇后端会合,在正中线形成一条横皱襞,称阴唇系带。

(四)阴蒂

阴蒂(clitoris)位于小阴唇顶端的联合处下方,为与男性阴茎相似的海绵体组织,具有勃起性。前端为阴蒂头,显露于外阴,富含神经末梢,极敏感;中间为阴蒂体;后为两个阴蒂脚,附着于两侧耻骨支上。

(五)阴道前庭

阴道前庭(vaginal vestibule)为两侧小阴唇之间的菱形区域,前为阴蒂,后为阴唇系带。此区域内有尿道口、阴道口。

1. 前庭大腺(major vestibular gland)

前庭大腺又称巴氏腺或巴多林腺。位于大阴唇后部,似黄豆大小,左右各一,腺管细长,长约1~2cm,开口于前庭后部小阴唇与处女膜之间的沟内。性兴奋时分泌黏液起润滑作用。正常情况下不能触及此腺。若腺管口闭塞,可形成囊肿或脓肿。

2. 尿道口

尿道口位于阴蒂下方,其后壁有一对尿道旁腺,常为细菌潜伏之处。

3. 阴道口及处女膜

阴道口位于尿道口下方,阴道前庭的后部。阴道口上覆一层薄膜,称处女膜。膜中央有一孔,其大小、形状及膜的厚薄因人而异。处女膜可因运动、性交而破裂,受分娩影响进一步破损,经阴分娩后仅留有处女膜痕。

二、内生殖器官

女性内生殖器官包括阴道、子宫、输卵管、卵巢,后二者合称为子宫附件(图1-9)。

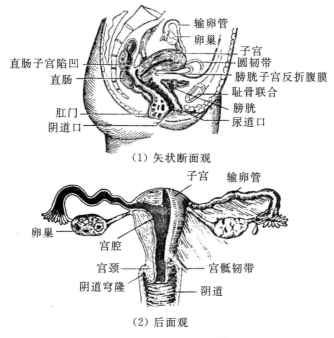

(1) 矢状断面观

(2) 后面观

图1-9 女性内生殖器

(一)阴道

阴道(vagina)是性交的器官,也是月经血排出和胎儿娩出的通道。阴道位于真骨盆下部中央,呈上宽下窄的管道,前壁长约7~9cm,与膀胱和尿道相邻,后壁长约10~12cm,与直肠贴近。上端包绕宫颈,环绕宫颈周围的部分称阴道穹隆(vaginal fornix),其可分为前、后、左、右四个部分。后穹隆较深,顶部邻接直肠子宫陷凹(也称道格拉斯陷凹),后者是盆腹腔最低部位,临床上可以经此处进行穿刺或引流,以诊断或治疗某些疾病。阴道下端开口于阴道前庭后部,即阴道口。

阴道壁有很多横行皱襞及外覆弹力纤维,使阴道壁有较大的伸展性。阴道黏膜为复层鳞状上皮,呈粉红色,无腺体,受性激素影响而有周期性变化。阴道壁富有静脉丛,受伤后容易出血或形成血肿。

📚 护考真题 1.1

关于阴道的描述,正确的是(   )

A. 阴道腔呈上窄下宽

B. 阴道黏膜无周期性变化

C. 阴道壁伸展性不大

D. 阴道后穹隆顶端为子宫直肠陷凹

E. 阴道无静脉丛,损伤后不易出血

(二)子宫

子宫(uterus)位于骨盆腔中央,下端接阴道,两侧通输卵管,呈倒置的梨形。子宫是产生月经与孕育胎儿的器官,也是精子进入输卵管的通道,分娩时子宫收缩形成产力使胎儿及其附属物娩出。

1. 解剖结构

子宫的大小、形态,依年龄或生育情况而变化。成人的子宫重约 50g,长 7～8cm,宽 4～5cm,厚 2～3cm,宫腔的容量约 5mL。子宫上部较宽部分为子宫体,其上端隆突部分为宫底,子宫底两侧是子宫角,与输卵管相通。子宫下部较窄呈圆柱状为宫颈。宫体与宫颈的比例因年龄而有不同,婴儿期为 1:2,成人为 2:1,老年人为 1:1。

子宫腔上宽下窄呈倒三角形,子宫颈内腔呈梭形,称为宫颈管,成年妇女约长 2.5～3cm,其下端为宫颈外口,开口于阴道。宫颈下端伸入阴道内的部分称宫颈阴道部,在阴道以上的部分称为宫颈阴道上部。未经阴道分娩的妇女宫颈外口呈圆形,经阴道分娩者宫颈外口受分娩的影响呈"一"字横裂形。宫体与宫颈之间最狭窄的部分为子宫峡部。子宫峡部的上端解剖上较狭窄,称解剖学内口,下端因黏膜组织在此处由宫腔内膜转变成宫颈黏膜,称组织学内口(图1-10)。子宫峡部在非孕期长约 1cm,妊娠期逐渐伸展,至妊娠末期和临产后可达 7～10cm,形成子宫下段。

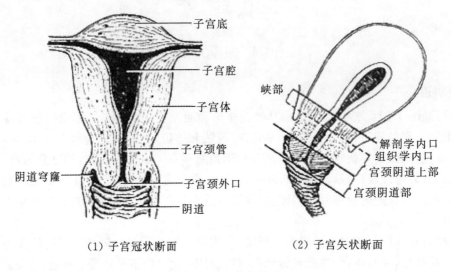

(1) 子宫冠状断面　　(2) 子宫矢状断面

图 1-10　子宫断面

2. 组织结构

(1)子宫体:由外到内分为浆膜层、肌层和黏膜层。浆膜层即脏层腹膜,在子宫颈后方及阴道穹隆向后反折覆盖直肠,形成直肠子宫陷凹。肌层是子宫壁最厚的一层,由平滑肌和弹力纤维组成,肌束呈外纵、内环、中间交叉三层排列,肌层间贯穿血管,子宫收缩时可压迫血管,起到有效的止血作用。黏膜层又称子宫内膜,表面 2/3 为功能层。功能层又分为致密层和海绵层,其受性激素的影响,可发生周期性变化。余下 1/3 为基底层,无周期性变化,功能层脱落后,由此层形成新的功能层。

（2）宫颈：主要由结缔组织构成，含少量平滑肌纤维、血管和弹力纤维。颈管黏膜为单层高柱状上皮，黏膜层腺体可分泌黏液，黏液的多少与性状受性激素的影响。宫颈阴道部被覆复层鳞状上皮，宫颈外口鳞状上皮与柱状上皮交界处是宫颈癌的好发部位。

3.子宫韧带

子宫共有 4 对韧带（图 1-11）。

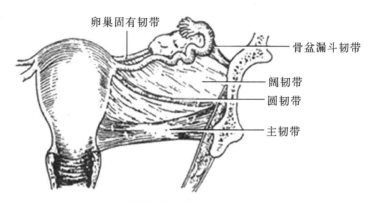

图 1-11 子宫各韧带

（1）圆韧带：呈圆索状，起于子宫角的前面，向前外方伸展达两侧骨盆壁，穿过腹股沟管，终止于大阴唇前端，可直接维持子宫前倾位置。

（2）阔韧带：为一对翼形的双层腹膜皱襞，由覆盖子宫前后壁的腹膜向外延伸至骨盆壁而成，维持子宫在盆腔的正中位置。

（3）主韧带：又称子宫颈横韧带，位于宫颈两侧和骨盆侧壁之间，为一对坚韧的平滑肌与结缔组织纤维束，是固定宫颈正常位置的重要组织。

（4）宫骶韧带：从宫颈后上侧方（约组织学内口水平）向两侧绕过直肠达第 2、3 骶椎前面的筋膜，将宫颈向后上牵引，间接维持子宫前倾位置。

如果子宫韧带和骨盆底组织受到损伤或发育异常，支持子宫的力量薄弱，则容易形成子宫脱垂。

（三）输卵管

输卵管（fallopian tube）为一对细长而弯曲的管道，长 8～14cm，内侧与子宫角相连，外端游离，开口于腹腔，与卵巢接近，是精子和卵子相遇的场所，由内向外可分为四部分（图 1-12）。

（1）间质部：为通入子宫角内的部分，腔窄而短，长约 1cm。

（2）峡部：连接间质部，管腔较窄，长约 2～3cm。

（3）壶腹部：在峡部外侧，管腔较宽大，是正常情况下的受精部位，长约 5～8cm。

（4）伞部：是输卵管的最外侧端，开口于腹腔，游离端呈漏斗状，有许多细长的指状突起，长约 1～1.5cm，有"拾卵"作用。

输卵管壁分三层：外层是浆膜层，是腹膜层的一部分，即为阔韧带的上缘；中层为肌层，由外纵、内环两层平滑肌纤维组成；内层为黏膜层，由单层高柱状上皮组成，其中有纤毛细胞。平滑肌收缩由远端向近端的蠕动及纤毛向宫腔方向的摆动，可协助卵子及受精卵运动。输卵管黏膜受性激素的影响，发生周期性变化。

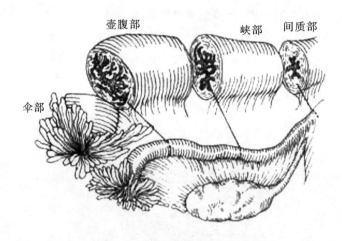

图1-12　输卵管各部及其横断面

(四)卵巢

卵巢(ovary)是一对扁椭圆形的性腺,位于输卵管后下方,具有生殖与内分泌功能,即产生和排出卵细胞及分泌性激素。青春期前卵巢表面光滑,青春期后开始排卵,表面逐渐变得凹凸不平。成年女子卵巢约为4cm×3cm×1cm大小,重5~6g,呈灰白色,绝经后卵巢萎缩变小、变硬。

卵巢表面无腹膜,由单层立方上皮覆盖,称为生发上皮,其深面为致密纤维组织形成的卵巢白膜,再往内的卵巢组织分为皮质和髓质两部分。外层是皮质,其中含有数以万计的原始卵泡及致密的结缔组织。髓质在卵巢的中心部位,无卵泡,含有疏松结缔组织与丰富的血管、神经、淋巴管(图1-13)。

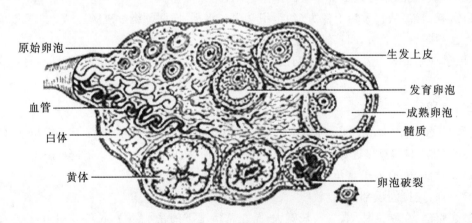

图1-13　卵巢的构造

(五)内生殖器官的邻近器官

女性生殖器官与盆腔其他器官不仅位置相邻,而且血管、神经、淋巴系统也有密切联系,在疾病的发生、诊断和治疗方面相互影响。当某一器官有病变时,容易累及邻近器官。

1. 尿道

尿道位于阴道前方,耻骨联合后面。女性尿道长约 4～5cm,短且直,开口于阴道前庭,又与阴道邻近,易发生泌尿系统感染。

2. 膀胱

膀胱位于子宫与阴道上部的前面。充盈的膀胱妨碍盆腔检查,分娩时影响胎先露下降,在妇科手术中也易被误伤,故妇科检查及手术前必须排空膀胱,分娩时注意及时排空。

3. 输尿管

输尿管为肾盂与膀胱之间的一对圆索状管道。输尿管在进入膀胱之前,在阔韧带底部距宫颈旁约 2cm 处与子宫动脉交叉(图 1-14)。在结扎子宫动脉时,应避免损伤输尿管。

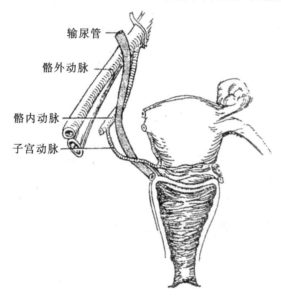

输尿管

髂外动脉

髂内动脉

子宫动脉

图 1-14 输尿管与子宫动脉的关系

4. 直肠

直肠前为子宫、阴道,后为骶骨,全长约 15～20cm,其下 2/3 与阴道后壁紧贴,肛门邻近阴道外口。肛管长约 2～3cm,周围有肛门内、外括约肌。妇科手术及分娩处理时均应注意避免损伤肛管、直肠。

5. 阑尾

阑尾通常位于右髂窝内。妊娠期阑尾的位置可随妊娠月份的增大逐渐向上向外移位。女性患阑尾炎时可累及右侧输卵管及卵巢。

第三节 女性生殖系统生理

一、妇女一生各阶段的生理特点

女性自出生至发育成熟,而后逐渐衰老,是一个不断发展的过程。妇女一生根据其生理特点可以分为新生儿期、儿童期、青春期、性成熟期、绝经过渡期和绝经后期六个阶段,妇女一生各阶段具有不同的生理特点,各阶段可因遗传、环境、营养等因素影响而有个体差异。熟悉各期的生理特点,对于做好妇女保健及健康教育工作,具有重要的意义。

(一)新生儿期

新生儿期是指出生后 4 周内。女性胎儿在子宫内受母体性激素影响,子宫内膜和乳房均有一定程度的发育,出生后乳房略隆起,可有少许泌乳。新生儿出生后脱离母体环境,血中女性激素水平迅速下降,阴道可出现少量血性分泌物排出,这些均是正常生理现象,短期内会自然消失。

(二)儿童期

从出生 4 周至 12 岁左右为儿童期。8 岁以前,生殖器为幼稚型。约 8 岁后,卵巢有少量卵泡发育,不成熟也不排卵,但可分泌少量性激素,乳房和内生殖器开始发育,女性特征开始出现。

(三)青春期

青春期(adolescence or puberty)是指从月经初潮至生殖器官逐渐发育成熟的时期,此期是儿童向成人的转变期。世界卫生组织(WHO)规定青春期为 10~19 岁。

1. 生殖器官发育

生殖器官由幼稚型变为成人型。阴阜隆起、阴毛出现、大小阴唇肥厚,有色素沉着,阴道变长变宽,黏膜增厚,出现皱襞,宫体明显增大。

2. 第二性征出现

声调较高,乳房丰满,阴毛和腋毛出现,骨盆宽大,胸、肩部皮下脂肪增多,呈现女性特有体态。

3. 月经初潮

月经初潮是青春期开始的重要标志。此期卵巢内卵泡发育成熟并排卵,但卵巢功能尚不健全,初潮后一段时间月经周期多不规律。青春期是性心理发育的重要时期,社会、教师和家长应加以正确引导,使她们健康成长。

(四)性成熟期

卵巢功能成熟的时期称为性成熟期(sexual maturity period),又称生育期,约从 18 岁开始,持续 30 年左右。这一时期卵巢周期性分泌性激素,引起周期性排卵和月经来潮,是女性生育能力最为旺盛的时期。

(五)绝经过渡期

绝经过渡期指从开始出现绝经趋势直至最后一次月经的时期。可始于 40 岁,历时短至 1~2 年,长至 10~20 年。此期卵巢功能逐渐衰退,月经不规律,常为无排卵性月经,直至绝经(月经完全停止 1 年以上),生殖器官逐渐萎缩,内分泌功能逐渐减退。

(六)绝经后期

绝经后的生命时期,称绝经后期。初期卵巢停止分泌雌激素,但卵巢间质仍分泌少量雄激素,在外周组织转化为雌酮,维持体内较低雌激素水平。妇女 60 岁以后为老年期,此期生殖器官进一步萎缩老化,卵巢功能逐渐衰竭直至丧失,主要表现为雌激素水平低落,不能维持女性第二性征;阴道抵抗力下降易引起萎缩性阴道炎,代谢异常出现骨质疏松、心血管疾病、肥胖等。

二、卵巢的周期性变化及其功能

(一)卵巢的周期性变化

从青春期开始到绝经前,卵巢在形态和功能上发生周期性变化称为卵巢周期,包括卵泡的发育和成熟、排卵、黄体形成和退化。卵巢是调节女性生殖周期的生物钟,卵巢周期性变化是引起女性身体周期性变化的关键。

1. 卵泡的发育和成熟

卵巢中卵泡的发育始于胚胎时期,新生儿出生时卵巢大约有 200 万个卵泡。儿童期多数卵泡退化,近青春期只剩下约 30 万个卵泡,而在妇女一生中仅有约 400～500 个卵泡发育成熟,其余的卵泡发育到一定程度即自行退化,称为卵泡闭锁。

青春期后,原始卵泡开始发育,形成生长卵泡。在许多生长卵泡中,每一个月经周期一般只有一个卵泡能达到成熟程度,称为成熟卵泡。卵泡发育过程中产生雌激素。

2. 排卵

随着卵泡的发育成熟,其逐渐向卵巢表面移行并向外突出,最后破裂,卵细胞及其周围的颗粒细胞等排向腹腔,即为排卵(ovulation)(图 1-15)。排卵多发生在两次月经中间,一般在下次月经来潮之前 14d 左右,卵子多由两侧卵巢轮流排出,少数由一侧卵巢连续排出。

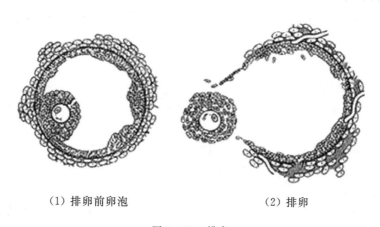

(1)排卵前卵泡 　　　　　　(2)排卵

图 1-15 排卵

护考真题 1.2

排卵一般发生在月经来潮前(　　)

A. 7d 左右 　　　　　　B. 10d 左右

C. 14d 左右 　　　　　　D. 20d 左右

E. 23d 左右

3. 黄体形成及退化

排卵后,卵泡壁塌陷,卵泡膜血管壁破裂,血液流入腔内形成血体,继而卵泡的破口由纤维蛋白封闭,残留的颗粒细胞变大,胞浆内含黄色颗粒状的类脂质,此时血体变成黄体。黄体可分泌雌激素和孕激素。排卵后 7～8d,黄体成熟,其体积和功能达到高峰。若卵子未受精,在排卵后 9～10d 黄体开始萎缩，周围的结缔组织及成纤维细胞侵入黄体，组织纤维化，外观色白，称为白体。正常排卵周期黄体功能限于 14d。黄体衰退后月经来潮，卵巢中又有新的卵泡发育，开始新的周期。若排出的卵子受精，黄体转变为妊娠黄体，至妊娠 10 周开始退化。

(二) 卵巢分泌的性激素

卵巢分泌雌激素、孕激素和少量雄激素。

1. 雌激素（estrogen）

卵巢主要合成雌二醇（E_2）和雌酮（E_1），体内尚有雌三醇（E_3），为雌二醇和雌酮的降解产物，E_2 是女性体内生物活性最强的雌激素。卵泡开始发育时，雌激素分泌量很少，以后逐渐增加，于排卵前达高峰；排卵后暂时下降，以后黄体开始分泌雌激素，约在排卵后 7～8d 黄体成熟时，雌激素形成又一高峰，此高峰值低于第一高峰值。此后，黄体萎缩，雌激素水平急速下降，在月经期达最低水平。

雌激素的主要生理功能有以下几点。

（1）子宫：促进子宫发育；使子宫内膜增生，增强子宫对缩宫素的敏感性；使宫颈黏液分泌增加，性状稀薄，富有弹性易拉成丝状，涂片显示羊齿状结晶。

（2）输卵管：促使输卵管肌层发育及上皮的分泌活动，并可加强输卵管肌节律性收缩的振幅。

（3）阴道：使阴道上皮细胞增生和角化，黏膜变厚，并增加细胞内糖原含量，使阴道维持酸性环境。

（4）卵巢：促进卵泡发育。

（5）外生殖器：使阴唇发育、色素加深。

（6）第二性征：促使乳腺腺管增生、乳头及乳晕着色，促进其他第二性征的发育。大剂量雌激素可抑制泌乳。

（7）下丘脑、垂体：通过对下丘脑和垂体的正、负反馈调节，控制促性腺激素的分泌。

（8）代谢作用：促进水钠潴留，促进骨中钙的沉积。

2. 孕激素（progestin）

黄体酮（又称孕酮）是卵巢分泌的具有生物活性的主要孕激素。孕二醇是黄体酮的主要降解产物。排卵后，黄体分泌孕激素并逐渐增加，至排卵后 7～8d 黄体成熟时，分泌量达最高峰，若未受精，以后逐渐下降，到月经来潮时降到卵泡发育时的水平。

孕激素的主要生理功能有以下几点。

（1）子宫：降低子宫平滑肌兴奋性及其对缩宫素的敏感性，抑制子宫收缩，有利于胚胎及胎儿在子宫腔内生长发育；使增生期子宫内膜转化为分泌期内膜，为受精卵着床做好准备；使宫颈黏液分泌减少，性状变黏稠，涂片显示椭圆体形结晶。

（2）输卵管：抑制输卵管肌节律性收缩的振幅。

（3）阴道：促进阴道上皮细胞脱落。

（4）乳房：在已有雌激素影响的基础上，促进乳腺腺泡发育。

（5）下丘脑、垂体：对下丘脑、垂体有负反馈作用，抑制促性腺激素分泌。

（6）体温：兴奋下丘脑体温调节中枢，可使基础体温升高 0.3～0.5℃。临床上可以此作为排卵的重要指标。

（7）代谢作用：促进水与钠的排泄。

3. 雄激素（androgen）

卵巢能分泌少量雄激素，即睾酮。雄激素可以促进阴毛、腋毛的生长。但雄激素过多会对雌激素产生拮抗作用，可减缓子宫及其内膜的生长及增殖，抑制阴道上皮的增生和角化。长期使用雄激素，可出现男性化的表现。雄激素可促进蛋白质合成，促进肌肉生长，刺激骨髓中红细胞的增生，促使长骨骨基质生长和钙的保留。

三、子宫内膜的周期性变化与月经

（一）子宫内膜的周期性变化

卵巢激素的周期性变化，导致生殖器官发生相应的变化，其中子宫内膜的变化最为明显。正常一个月经周期以 28d 为例，子宫内膜的周期性变化可分为三个时期。

1. 增生期

月经周期的第 5～14d，相当于卵泡发育至成熟阶段。月经来潮时子宫内膜功能层剥落，随月经血排出，仅留下子宫内膜的基底层。在雌激素作用下，子宫内膜增生变厚，腺体增多、增长变弯曲，血管增生、延长，呈螺旋形。子宫内膜的增生与修复在月经期即已开始。

2. 分泌期

月经周期的第 15～28d，相当于卵巢的黄体形成发育时期。黄体分泌孕激素，使子宫内膜在增生期的基础上，出现分泌期的变化。子宫内膜继续增厚，腺体增大，腺体内的上皮细胞分泌糖原。子宫内膜厚达 10mm，呈海绵状。内膜腺体开口面向宫腔，有糖原等分泌物溢出，间质更疏松、水肿，为孕卵着床作准备。

3. 月经期

月经周期第 1～4d，相当于卵巢的黄体退化时期。体内雌激素、孕激素水平下降，子宫内膜功能层螺旋小动脉持续痉挛，内膜血流减少，受损缺血的坏死组织面积逐渐扩大，组织变性、坏死，血管壁通透性增加，血管破裂导致内膜底部血肿形成，促使组织坏死剥脱，表现为月经来潮。

（二）月经

在内分泌周期性调节下，子宫内膜发生了从增生到分泌的反应。如不发生受精和孕卵着床，内膜则衰萎脱落并伴有出血，如此周而复始发生的子宫内膜剥脱性出血，称为月经（menstruation）。规律月经的建立是生殖系统功能成熟的主要标志。

1. 月经初潮（menarche）

月经初潮指月经第一次来潮。初潮年龄多在 13～14 岁之间，但可能早在 11～12 岁，最迟可至 15 岁。月经初潮的迟早受遗传、营养、气候、环境等因素影响。近年来，月经初潮年龄有提前趋势。

2. 正常月经的临床表现

（1）月经周期：正常月经具有周期性。出血的第 1 日为月经周期的开始，两次月经第 1d 的间隔时间称一个月经周期（menstrual cycle）。一般为 21～35d，平均 28d。周期的长短因人而异。

（2）经期：每次月经持续的时间称经期，一般为 2～8d，平均 4～6d。

(3)经量：一次月经的量约为 20～60mL，一般月经第 2～3d 月经量最多。一次月经量超过 80mL 为病理状态。

(4)月经期症状：一般月经期无明显不适。但由于经期盆腔充血，有些妇女出现下腹及腰骶部下坠不适或子宫收缩痛等，少数妇女可有膀胱刺激症状，如尿频；轻度神经系统不稳定症状，如头痛、失眠、精神忧郁、易于激动；胃肠功能紊乱表现如食欲不振、恶心、呕吐、便秘或腹泻；鼻黏膜出血；皮肤痤疮等症状，一般并不严重，不影响妇女的正常工作和学习。

3. 月经血的特征

月经血呈暗红色，除血液外，还有子宫内膜碎片、宫颈黏液及脱落的阴道上皮细胞等。月经血的主要特点是不凝固，但在正常情况下偶尔亦有些小凝块。目前认为月经血中含有来自子宫内膜的大量纤维蛋白溶酶，能使纤维蛋白溶解，故经血不凝，只有出血多的情况下出现血凝块。

4. 月经期健康教育

经期盆腔淤血，宫颈口松弛，全身抵抗力降低，故应采取卫生保健措施。

(1)首先认识月经是一种生理现象，解除不必要的思想顾虑。

(2)保持外阴清洁，勤换卫生垫及内裤。

(3)避免淋雨、冷水浴、游泳、性生活。

(4)注意劳逸结合，加强营养和保持大小便通畅。

(5)经期可照常工作，但不宜参加剧烈活动和重体力劳动。

四、月经周期的调节

月经周期的调节主要涉及下丘脑、垂体和卵巢。下丘脑分泌激素调节垂体的激素分泌，以调控卵巢功能。卵巢分泌的性激素对下丘脑-垂体又有反馈作用。下丘脑、垂体与卵巢之间相互调节、相互影响，形成一个完整而协调的神经内分泌系统，称为下丘脑-垂体-卵巢轴（hypothalamus pituitary ovarian axis，HPOA）。此轴又受中枢神经系统控制。

下丘脑神经细胞分泌促性腺激素释放激素（GnRH），即促卵泡素释放激素（FSH - RH）和黄体生成素释放激素（LH - RH），通过垂体门脉系统进入腺垂体，促使其分泌促卵泡素（FSH）和黄体生成素（LH），FSH 与少量 LH 协同作用于卵巢，促使卵泡发育成熟，并分泌雌激素。雌激素使子宫内膜发生增生期的变化。当雌激素分泌达高峰时，对下丘脑和垂体产生正、负反馈作用（图 1-16），使 LH 水平升高，FSH 水平下降。在大量 LH 的作用下（FSH 参与），成熟卵泡排出卵子。卵泡排出卵子后，在 LH 作用下形成黄体。黄体分泌孕激素和雌激素，使增生期子宫内膜出现分泌期变化。当孕激素和雌激素达高峰时，若卵子未受精，对下丘脑和腺垂体产生负反馈作用，使 GnRH 减少，FH 和 LH 分泌减少，黄体开始萎缩，体内孕激素、雌激素量明显下降，子宫内膜因失去激素的支持而脱落出血，即月经来潮。孕激素、雌激素水平的降低，使下丘脑所受的抑制解除，GnRH 的分泌又开始增多，下一个周期开始，如此周而复始。

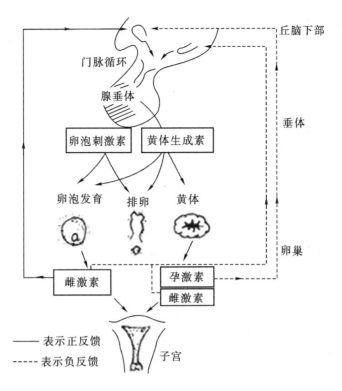

图 1-16 下丘脑-垂体-卵巢轴之间的相互关系示意图

目标检测

A₁ 型题

1. 骨盆的组成是( )

A. 骶骨、尾骨、两块髂骨
B. 骶骨、尾骨、两块髋骨
C. 骶骨、两块坐骨和耻骨
D. 两块髂骨、坐骨、耻骨
E. 骶骨、两块尾骨和耻骨

2. 关于正常骨产道,下述哪项正确( )

A. 骨盆入口平面是最小平面

B. 入口平面横径短,前后径长

C. 中骨盆平面横径长,前后径短

D. 出口平面由两个不在同一平面上的三角形组成

E. 最小平面前为耻骨联合下缘,后为 2、3 骶椎之间

3. 有关女性生殖器官解剖,下述哪项是错误的( )

A. 环绕子宫颈周围的阴道称阴道穹窿

B. 阴道黏膜为复层鳞状上皮,有腺体,分泌物称白带

C. 子宫峡部上端为解剖学内口,下端为组织学内口

D. 输卵管与卵巢合称子宫附件

E. 卵巢表面无腹膜覆盖

4. 中骨盆横径正常值为（　　）

A. 9cm
B. 10cm
C. 11.5cm
D. 12cm
E. 13cm

5. 关于会阴哪项是错误（　　）

A. 指阴道口与肛门之间的软组织
B. 是盆底的一部分
C. 厚约 3～4cm，呈楔状
D. 包括皮肤、皮下脂肪、肌肉及筋膜
E. 伸展性很小，分娩时须保护

6. 通常说的骨产道是指（　　）

A. 小骨盆
B. 假骨盆
C. 中骨盆
D. 扁平骨盆
E. 大骨盆

7. 关于内生殖器官，说法错误的是（　　）

A. 子宫在盆腔中央，称倒置的梨形
B. 宫体组织结构分为三层
C. 输卵管长 8～14cm
D. 卵巢内层是皮质，含有数以万计的原始卵泡
E. 成年女子卵巢约为 4cm×3cm×1cm 大小

8. 卵巢周期性变化错误的是（　　）

A. 生长卵泡分泌雌激素
B. 卵细胞排入腹腔的过程称排卵
C. 排卵在下次月经前 14d 左右
D. 黄体只分泌孕激素
E. 妊娠后黄体持续发育成为妊娠黄体

9. 下述哪项不是雌激素的作用（　　）

A. 促进第二性征的发育
B. 加强输卵管的蠕动
C. 促进乳腺管增生
D. 促进水钠储留
E. 使子宫肌对缩宫素的敏感性降低

10. 贯穿骨盆各假象平面中心点的连线称为（　　）

A. 坐骨切迹
B. 耻骨弓角度
C. 骨盆中线
D. 骨盆倾斜度
E. 骨盆轴

11. 下列哪个不是维持子宫位置的韧带（　　）

A. 主韧带
B. 骶髂韧带
C. 圆韧带
D. 宫骶韧带
E. 阔韧带

12. 骨盆倾斜度正常为（　　）

A. 40°
B. 50°
C. 60°
D. 70°
E. 80°

13. 正常情况下子宫内膜分泌期发生在月经周期的（　　）

A. 第 1～15 日
B. 第 5～14 日
C. 第 14～25 日
D. 第 15～28 日
E. 第 25～28 日

14. 下述哪项不是孕激素的作用（　　）

A. 降低子宫肌的兴奋性
B. 促进乳腺腺泡的发育
C. 使宫颈黏液增多，变稀
D. 升温作用
E. 使子宫内膜由增生期变为分泌期

15. 有关月经的描述哪项是错误的（　　）

A.两次月经第一天间隔的天数称月经周期

B.月经周期平均为 28 日,提前或延后均为异常

C.正常月经量每次约为 20~60mL,一般不超过 80mL

D.月经血为暗红色,黏稠不凝固

E.经期可有轻度不适,一般不影响日常生活

16.女性青春期开始的标志是(   )

A.音调变高   B.乳房发育   C.身体长高迅速

D.月经初潮   E.阴毛出现

17.有关性周期调节哪项正确(   )

A.下丘脑为性周期调节的最高中枢

B.下丘脑分泌 FSH 和 LH,统称促性腺激素

C.黄体生成素的作用只是促进黄体发育

D.雌激素在排卵后下降直到月经来潮

E.孕激素在排卵后 7~8d 达高峰

18.哪些情况说明卵巢无排卵(   )

A.增生期子宫内膜   B.分泌期子宫内膜   C.基础体温呈双相型

D.黄体形成   E.宫颈黏液显微镜下见椭圆小体

19.中骨盆平面的形状为(   )

A.菱形   B.横椭圆形   C.圆形

D.纵椭圆形   E.三角形

A₂型题

20.严女士,31 岁。既往月经规律,月经周期为 32d,正常情况下她排卵大约发生在月经周期(   )

A.第 14 日   B.第 16 日   C.第 18 日

D.第 20 日   E.第 22 日

(张海琴)

第二章　正常妊娠期妇女的护理

学习目标

1. 掌握胎儿附属物的结构与功能;妊娠分期、妊娠的诊断;胎产式、胎先露、胎方位和围生期的概念。掌握预产期推算方法,产前检查时间及妊娠期护理措施。

2. 熟悉胎儿的发育特征和妊娠期母体的变化。

3. 了解产前检查内容、方法和评估胎儿健康技术。

4. 具有认真、严谨、高度的责任心和爱心的职业素质。

妊娠(pregnancy)是胚胎(embryo)和胎儿(fetus)在母体内发育成长的过程。卵子受精是妊娠的开始,胎儿及其附属物自母体排出是妊娠的终止,全过程约 266 d。由于受精的日期不容易确定,临床上是以末次月经的第 1 天作为推算预产期的依据,足月妊娠全过程共 10 个妊娠月(1 个妊娠月为 4 周),即 40 周(280 d)。妊娠是一个非常复杂而又极其协调的生理过程。

第一节　妊娠生理

一、受精与受精卵的植入发育

精子与卵子的结合过程称为受精(fertilization)。精子进入阴道后,经宫颈管、子宫腔进入输卵管内。受生殖道分泌物中的 α 淀粉酶与 β 淀粉酶的作用,精子顶体表面的糖蛋白降解,顶体膜稳定性降低,此时精子具有受精的能力,称精子获能。成熟卵子从卵巢排出后,经输卵管伞端的"拾卵"作用进入输卵管内,停留在输卵管壶腹部等待受精。当精子与卵子相遇后,精子顶体外膜破裂,释放出顶体酶,在酶的作用下,精子头部与卵子的表面接触并逐渐融合,完成受精过程。通常受精发生在排卵后 12h 内,约需 24h 完成。已受精的卵子称受精卵或孕卵,标志着新生命的诞生。受精卵借助输卵管平滑肌的蠕动和纤毛的摆动,向宫腔方向移动并完成有丝分裂。约在受精后第 3d,分裂成一个由 16 个细胞组成的实心细胞团,称为桑葚胚。桑葚胚的细胞继续分裂,细胞之间形成腔隙呈囊状,称囊胚。早期囊胚约在受精后第 4d 进入宫腔,在子宫腔继续发育成晚期囊胚。其外层滋养细胞产生蛋白分解酶,侵蚀、分解子宫内膜表面,造成缺口。晚期囊胚侵入子宫内膜并被埋于其中的过程称受精卵植入,或称受精卵着床。植入于受精后 6～7d 开始,第 11～12d 完成(图 2-1)。受精后第 2 周,内细胞群增殖分化形成内、外两胚层,近滋养层的为外胚层,近中央的为内胚层。两胚层紧贴在一起形成一个圆盘状的结构,称胚盘。胚盘是人体的始基。随后,在外胚层的近滋养层侧出现一个腔,称羊膜腔。内胚层的周缘向下延伸形成一个囊称卵黄囊。受精后第 3 周,从胚盘的外胚层又分化出中胚层(图

2-2)。三胚层继续分化、发育形成人体的各种组织和器官。

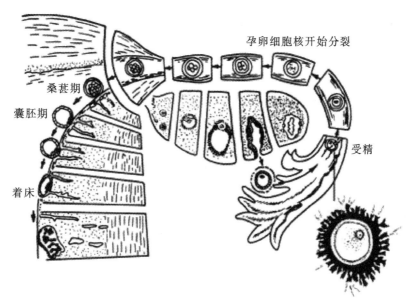

图 2-1　受精与植入

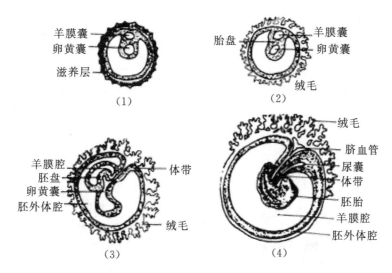

图 2-2　胚胎发育过程

二、胎儿附属物的形成及其功能

胎儿附属物包括胎盘、胎膜、羊水和脐带。

(一)胎盘(placenta)

1. 结构

胎盘由母体部分的底蜕膜、胎儿部分的叶状绒毛膜和羊膜构成。

(1)底蜕膜:孕卵植入分泌期的子宫内膜后,子宫内膜迅速发生变化,增厚形成蜕膜。按蜕膜与孕卵及子宫壁的关系,将其分为底蜕膜、包蜕膜、真蜕膜3部分(图2-3)。孕卵植入部分的蜕膜,位于孕卵与子宫肌层之间的为底蜕膜,形成胎盘的母体部分。覆盖在孕卵上的蜕膜为包蜕膜。除底蜕膜与包蜕膜之外,覆盖子宫体腔表面的蜕膜称为真蜕膜。妊娠早期,孕卵在子宫腔一侧发育,包蜕膜与真蜕膜之间有间隙,至孕12周后,由于胎儿逐渐长大,空隙消失,两层膜逐渐贴近而融合。

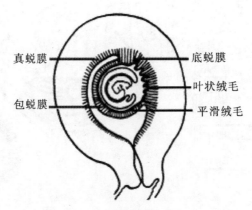

图2-3 蜕膜与绒毛关系

(2)叶状绒毛膜:晚期囊胚着床后,滋养层细胞迅速增殖,可在其表面看到许多毛状突起称绒毛。绒毛直接从蜕膜中吸收营养,与底蜕膜接触的绒毛因血液供应丰富而生长旺盛,呈树枝状反复分枝,称为叶状绒毛膜,是构成胎盘的主要部分。与包蜕膜接触的绒毛,因血液供应不足,绒毛逐渐退化而变光滑,称平滑绒毛膜,构成胎膜的一部分。叶状绒毛膜的绒毛有两种:少数似树根样深扎于蜕膜中,称固定绒毛;大部分绒毛末端游离,称游离绒毛。绒毛之间的间隙称为绒毛间隙。滋养细胞侵入子宫壁过程中,子宫螺旋血管破裂,直接开口于绒毛间隙,绒毛间隙充满着母血,游离绒毛即浸在间隙的母血之中(图2-4)。

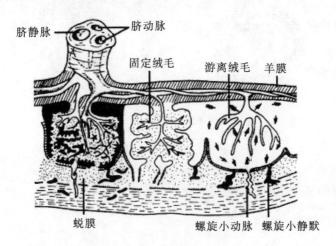

图2-4 胎盘循环模式图

(3)羊膜:即早期胚胎的羊膜腔壁,为半透明、无血管及神经、富有韧性的薄膜,附着于绒毛膜内面。

2. 形态

妊娠足月的胎盘呈圆形或椭圆形盘状,重 450~650g,约为足月新生儿体重的 1/6,直径 16~20cm,厚 1~3cm。中间厚、边缘薄。胎盘分母体面与胎儿面,母体面粗糙,呈暗红色,被许多浅沟分成 18~20 个胎盘小叶;胎儿面被覆羊膜,光滑,呈灰白色。脐带附着于胎儿面中央或稍偏,脐动(静)脉从脐带附着点向四周呈放射状分布,分支伸入胎盘各小叶,直达边缘(图 2-5)。

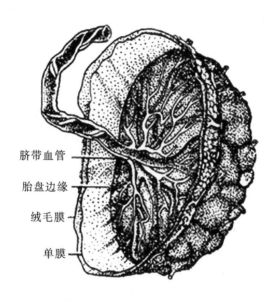

脐带血管

胎盘边缘

绒毛膜

单膜

图 2-5　胎盘的结构

3. 功能

胎盘介于胎儿与母体之间,是维持胎儿在宫内生长发育的重要器官。具有气体交换、营养物质供应、排出胎儿代谢产物、防御功能、免疫等功能。

(1)气体交换:胎儿通过胎盘与母体进行气体交换,利用胎血与母血中氧气与二氧化碳分压差,以简单扩散方式,吸收氧而排出二氧化碳。因此,胎盘替代了胎儿呼吸系统的功能。

(2)营养物质供应:胎儿生长发育所需的营养物质,如葡萄糖、氨基酸、脂肪酸、水、电解质和水溶性维生素等,都由母体经胎盘供给。葡萄糖以易化扩散方式,氨基酸、钙、磷、铁以主动运输方式,脂肪酸、钾、钠、镁、维生素以简单扩散方式通过胎盘。因此,胎盘代替了胎儿消化系统的功能。

(3)排出胎儿代谢产物:胎儿的代谢产物如尿素、尿酸、肌酐等,通过胎盘经母体血液循环排出。因此,胎盘代替了胎儿泌尿系统的功能。

(4)防御功能:胎盘有一定的屏障作用,但这种屏障作用极为有限。各种病毒(如风疹病毒、流感病毒、巨细胞病毒等)及大部分药物均可通过胎盘影响胎儿;细菌、弓形虫、衣原体、支原体、螺旋体等不可直接通过胎盘屏障,但可在胎盘形成病灶,破坏绒毛结构,从而感染胎儿;分子量小、对胎儿有害的物质亦可通过胎盘作用于胎儿,导致胎儿畸形甚至死亡,故妊娠期应注意保健,避免接触有害物质,用药应慎重。母体血液内的免疫球蛋白(IgG)可以通过胎盘进入胎儿体内而使胎儿获得抗体,故新生儿在出生后短时间内具有一定的被动免疫能力。

(5)合成功能:胎盘能合成数种激素、酶和细胞因子,对维持正常妊娠起重要作用。

1)人绒毛膜促性腺激素(HCG):受精后第 6d 滋养层细胞即开始分泌微量 HCG。在受精后 10d 左右可用放射免疫法自母体血清中测出,成为诊断早孕的最敏感方法。着床后的 10 周血清 HCG 浓度达高峰,持续约 10d 迅速下降。产后 2 周内消失。其主要生理作用是使月经黄体继续发育成妊娠黄体,以维持妊娠。

2)人胎盘生乳素(HPL):妊娠 5～6 周可从母血中测出。随妊娠进展及胎盘增大,分泌量持续增加,孕 34～36 周时达高峰,维持此水平至分娩,产后迅速下降,产后 7h 即测不出。其主要生理作用是促进蛋白质合成,促进胎儿生长发育及孕妇乳腺腺泡发育,为产后泌乳作准备。

3)雌激素:妊娠早期由卵巢妊娠黄体产生,妊娠第 10 周后主要由胎儿-胎盘单位合成。尿雌三醇的测定是监测胎儿胎盘功能的重要指标。

4)孕激素:妊娠早期由卵巢妊娠黄体产生,妊娠第 8～10 周后,主要由胎盘合体滋养细胞合成,与雌激素共同参与妊娠期母体各系统的生理变化。

5)酶:胎盘能合成多种酶,包括催产素酶和耐热性碱性磷酸酶。

(6)免疫功能:妊娠时,胎儿、胎盘存在于母体子宫内,类似同种半异体移植物,但并不发生异体排斥现象。其具体机制目前尚不清楚,可能是由于胎盘产生免疫抑制物质使母体对胎儿组织具有免疫耐受性有关。

(二)胎膜(fetal membranes)

胎膜由平滑绒毛膜和羊膜组成。胎膜外层为平滑绒毛膜,内层为羊膜,与胎盘、脐带表面的羊膜相连。妊娠晚期平滑绒毛膜与羊膜紧贴,但二者能完全分开。

胎膜的主要功能是维持羊膜腔的完整性,对胎儿起保护作用。胎膜含多量花生四烯酸(前列腺素前身物质)的磷脂,且含有能催化磷脂生成游离花生四烯酸的溶酶体,在分娩发动上有一定作用。

(三)脐带(umbilical cord)

脐带为连接胎儿与胎盘的纽带,一端连接于胎儿腹壁脐轮,另一端附着于胎盘的胎儿面,胎儿借助脐带悬浮于羊水中。足月妊娠的脐带长 30～100cm,平均 55cm,脐带表面覆有羊膜,内有两条脐动脉、一条脐静脉,周围有保护脐血管的胶样组织,称华通胶。

脐带是胎儿与母体之间进行气体交换、营养物质供应和代谢产物排出的重要通道。若脐带受压致使血流受阻时,可导致胎儿窘迫,严重时甚至胎死宫内。

(四)羊水(amniotic fluid)

羊水为充满于羊膜腔内的液体。妊娠早期的羊水主要是由母体血清经胎膜进入羊膜腔的透析液。妊娠中期以后,胎儿尿液成为羊水的重要来源,妊娠晚期胎肺参与羊水生成,肺泡每天约分泌 600～800mL 液体进入羊膜腔。羊水的吸收 50% 由胎膜完成,另外胎儿可以吞咽羊水,脐带每小时可吸收羊水 40～50mL。因此,羊水在羊膜腔内是不断循环交换的,以维持羊水的动态平衡。

正常足月妊娠羊水量为 800～1000mL,略混浊,不透明,pH 值为 7.20,内含胎脂、毳毛、胎儿脱落的上皮细胞、激素和酶等。

羊水的存在使胎儿在宫腔内有一定的活动度,防止胎儿肢体粘连;减少胎动给母体带来的不适感;保持宫腔恒温恒压,具有缓冲功能,防止胎儿受外界的直接损伤;通过对羊水的检查可监测胎儿的成熟度、性别及某些遗传性疾病的产前诊断;临产时,羊水直接受宫缩压力作用,能使压力均匀分布,避免胎儿局部受压;临产后,前羊水囊可促使宫颈口及阴道扩张;破膜后羊水冲洗阴道可起清洁和润滑作用。

三、胎儿

妊娠期是胎儿在子宫内发育成长的时期,一般以 4 周为一个孕龄单位进行描述。妊娠 8 周前是胎儿的主要器官分化发育时期,称为胚胎。从妊娠第 9 周起称为胎儿,是各器官进一步发育成熟的时期。

妊娠各时期胎儿发育的特征如下。

(1)8 周末:胚胎初具人形,头大,各内脏器官的原基已形成,能分辨眼、耳、鼻、手指、脚趾等,心脏已形成,B 型超声检查可见胎心搏动。

(2)12 周末:胎儿身长约 9cm。胎儿外生殖器已发育,可初辨性别。

(3)16 周末:胎儿身长约 16cm,体重约 1l0g。从外生殖器可确定胎儿性别。骨骼系统发育,部分孕妇可感觉胎动。

(4)20 周末:胎儿身长约 25cm,体重约 320g。临床可听到胎心音。胎儿皮肤暗红,胎身有毳毛、胎脂。此时出生已有心跳、呼吸、排尿和吞咽功能,但尚难以存活。妊娠 20 周至满 28 周前娩出的新生儿称为有生机儿。

(5)24 周末:胎儿身长约 30cm,体重约 630g。内脏器官均已发育,皮下脂肪开始沉积,因量不多,皮肤仍呈皱缩状。

(6)28 周末:胎儿身长约 35cm,体重约 1000g。此时出生能啼哭、吞咽。出生后可存活,但生活能力差。

(7)32 周末:胎儿身长约 40cm,体重约 1700g。皮肤深红,面部毳毛已脱落。此时出生有一定生活能力,但仍需加强护理,可以存活。

(8)36 周末:胎儿身长约 45cm,体重约 2500g。皮下脂肪沉积较多,面部皱褶消失,指(趾)甲已达指(趾)端,此期出生生活能力良好,基本可以存活。

(9)40 周末:胎儿发育成熟,身长约 50cm,体重约 3400g。胎儿发育成熟,皮下脂肪多,皮肤粉红色,女性阴唇发育良好,男性睾丸已下降至阴囊。出生后哭声响亮,吸吮力强,四肢活动活泼,生活能力强。

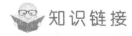 知识链接

胎儿体重的估计方法

胎儿的身长与体重都是逐渐增长的,临床上常用胎儿的身长作为判断胎儿月份的依据。妊娠 20 周前,胎儿的身长(cm)等于妊娠月的平方。例如,妊娠 4 个月,胎儿身长约 16cm。妊娠 20 周后,胎儿的身长等于妊娠月乘以 5。例如,妊娠 8 个月,胎儿身长为 40cm。

四、妊娠期母体的变化

(一)生理变化

妊娠期在胎盘产生的激素的作用下,孕妇全身各系统发生一系列生理变化,以适应胎儿生长发育的需要。

1. 生殖系统

(1)子宫:是妊娠期及产褥期变化最大的器官。

1)子宫体:妊娠后,子宫肌细胞肥大、伸长,间质血管和淋巴管增多、扩张。因此,子宫明显增大、变软,妊娠期子宫呈球形或椭圆形。妊娠 12 周时,增大的子宫超出盆腔,在耻骨联合上方可触及宫底。妊娠晚期子宫略右旋,这与盆腔左侧为乙状结肠占据有关。妊娠足月子宫大小由非孕时约 7cm×5cm×3cm 增大至妊娠足月时的 35cm×22cm×25cm;容量由 5mL 增至约 5000mL;重量由 50g 增至约 1000g;子宫肌壁至妊娠中期逐渐增厚,至妊娠末期又逐渐变薄,妊娠足月厚度为 1.0～1.5cm 或更薄。

2)子宫峡部:非孕时长约 1cm,妊娠后变软,逐渐伸展拉长变薄,扩展成宫腔的一部分,临产后可达 7～10cm,成为软产道的一部分,此时称为子宫下段。

3)子宫颈:妊娠后,宫颈黏膜充血、组织水肿,致使宫颈肥大、变软,呈紫蓝色。宫颈管内腺体增生、肥大,宫颈黏液分泌量增多,形成较稠的黏液栓,有保护宫腔免受外界病原体感染的作用。

(2)卵巢:略增大,停止排卵。一侧卵巢可见妊娠黄体,其分泌雌激素、孕激素以维持妊娠。妊娠 10 周后,黄体功能由胎盘取代,黄体开始萎缩。

(3)输卵管:输卵管伸长,但肌层并不明显增厚,有时黏膜呈蜕膜样变化。

(4)阴道:阴道黏膜变软,水肿充血呈紫蓝色。阴道皱襞增多,伸展性增加,有利于分娩时胎儿通过。阴道脱落组织及分泌物增多呈白色糊状。阴道上皮细胞含糖原增加,乳酸含量增多,阴道酸性增加,阴道 pH 降低,不利于致病菌生长,有利于防止感染。但孕妇易患外阴、阴道假丝酵母菌病。

(5)外阴:局部充血,皮肤增厚,大小阴唇有色素沉着。大阴唇内血管增多及结缔组织松软,故伸展性增加。小阴唇皮脂腺分泌增多。

2. 乳房

妊娠黄体及胎盘分泌大量雌激素刺激乳腺管发育,分泌大量孕激素刺激乳腺腺泡的发育,在胎盘生乳素和垂体生乳素的协同作用以及胰岛素、皮质醇参与下,乳房逐渐增大、充血,乳头、乳晕着色,乳晕周围皮脂腺增生呈深褐色结节状隆起,称为蒙氏结节。妊娠晚期可挤出少量黄色液体,称初乳。分娩后胎盘娩出,雌、孕激素水平迅速下降,新生儿吸吮乳头,乳汁开始分泌。

3. 血液循环系统

(1)血液:血容量自妊娠 6～8 周开始逐渐增加,至妊娠 32～34 周达高峰,约增加 40%～45%,并一直保持至分娩。血浆增加多于红细胞增加的程度,其中血浆量平均增加 1000mL,红细胞平均增加 450mL,血液相对稀释,红细胞计数约为 $3.6×10^{12}/L$,血红蛋白值约为 110g/L,红细胞比容降低至 0.31～0.34 可出现生理性贫血。妊娠期白细胞计数轻度增加,一般为 $(5～12)×10^9/L$,有时可达 $15×10^9/L$。临产及产褥期白细胞计数也显著增加,一般为 $(14～16)×10^9/L$,有时可达 $25×10^9/L$,主要是中性粒细胞增多。妊娠期因血浆纤维蛋白原和多种凝血因子增加,血液黏稠度增加,使血液处于高凝状态。妊娠期血沉加快。

(2)循环系统:由于血容量增加,新陈代谢加快,胎儿-胎盘循环建立,孕妇心排出量增加,心率加快,妊娠晚期休息时每分钟增加 10～15 次。由于子宫增大,使膈肌升高,心脏向左前上方移位,大血管扭曲,在心尖区及肺动脉瓣区可听到柔和的吹风样收缩期杂音,产后逐渐消失。

妊娠早期及中期血压偏低,妊娠 24～26 周血压轻度升高,一般收缩压无明显变化,但由于妊娠期外周血管扩张、血液稀释及胎盘动静脉短路致舒张压稍降低,脉压差稍增大。随妊娠的进展,下腔静脉回流血量增多,加之妊娠子宫的压迫,下肢、外阴和直肠的静脉压升高,孕期常出现下肢及外阴静脉曲张或痔疮。妊娠晚期孕妇长时间取仰卧位,可引起回心血量减少,心排出量降低,血压下降,形成仰卧位低血压综合征。

护考真题 2.1

妊娠期,正常孕妇血液循环系统的变化,正确的是(　　　)

A. 血沉稍降低

B. 血液相对浓缩

C. 血液处于低凝状态

D. 收缩压无明显变化

E. 妊娠后期心率增加约 20 次/分

4. 消化系统

妊娠早期常出现恶心、呕吐、食欲减退等症状,约在妊娠 12 周后自行消失。妊娠期孕激素使胃肠道平滑肌张力降低,肠蠕动减弱,胃排空时间延长,胃酸及胃蛋白酶减少,易发生上腹饱满感、肠胀气和便秘。

5. 泌尿系统

由于孕妇及胎儿代谢产物增多,肾脏负担加重,肾血浆流量(RPF)及肾小球滤过率(GFR)于妊娠早期均增加,整个妊娠期间维持高水平。肾小管对葡萄糖再吸收能力不能相应增加,约 15% 的孕妇饭后可出现生理性糖尿。受孕激素影响,泌尿系统平滑肌张力下降,输尿管轻度扩张,蠕动减弱,尿流缓慢,孕妇易患急性肾盂肾炎,加之子宫右旋压迫右侧输尿管,故以右侧肾盂肾炎多见。妊娠早期,增大的子宫压迫膀胱可出现尿频,妊娠 12 周以后子宫超出盆腔后症状缓解。

6. 呼吸系统

妊娠期孕妇的胸廓横径及前后径加宽,周径加大。随着妊娠期耗氧量增加,出现过度通气现象。妊娠晚期子宫增大使膈肌上升,膈肌活动幅度减少,胸廓活动度加大,致孕妇以胸式呼吸为主,使气体交换保持不变。妊娠期呼吸次数无明显变化,每分钟不超过 20 次,但呼吸较深大。呼吸道黏膜充血、水肿,局部抵抗力降低,易发生上呼吸道感染。

7. 内分泌系统

妊娠期垂体、甲状腺、肾上腺均有不同程度的增大,激素分泌量增多,但具有活性作用的激素同未孕时接近,故孕妇无内分泌腺功能亢进表现。

8. 新陈代谢

妊娠中期以后,基础代谢率增高,至妊娠晚期可增高 15%～20%。受激素的影响,可有不同程度的水钠潴留。孕妇体重于妊娠 13 周前无明显变化,以后平均每周增加 350g,正常不超过 500g,至妊娠足月时,体重平均约增加 12.5kg。

妊娠中晚期为了适应胎儿生长发育的需要,孕妇对糖、蛋白质、脂肪的需求量大为增加。同时,由于胎儿生长需要大量钙、磷和铁等矿物质,故至少应于妊娠中晚期,尤其是妊娠最后

3 个月加强饮食中钙、铁的摄入,必要时补充钙剂、铁剂。如不足易出现贫血、胎儿发育不良、母体骨质疏松等后果。

9. 皮肤

妊娠期促黑素细胞刺激激素增多,雌激素、孕激素增多,黑色素增多,孕妇面部、乳头、乳晕、腹白线、外阴等处出现色素沉着。面颊呈蝶形分布的褐色斑,习称妊娠黄褐斑,多于分娩后自行消退。

随着妊娠子宫增大,孕妇腹壁皮肤张力加大,皮肤弹力纤维因过度伸展而断裂,使腹壁皮肤呈现紫色或淡红色不规则平行的条纹,称妊娠纹,见于初产妇。产后变为银白色,永久不消退。

10. 骨骼、韧带

部分孕妇可自觉腰骶部及肢体疼痛不适,可能与骨盆各关节和韧带松弛有关。部分孕妇耻骨联合松弛、分离,出现明显的疼痛,产后逐渐消失。妊娠晚期孕妇重心前移,为了保持身体平衡,孕妇脊柱过度前凸,头部与肩部向后倾,形成孕妇典型的姿势。

(二)心理变化

妊娠是一种自然的生理现象,但对于女性而言,却是一生中非常重要的事情,是家庭生活的转折点。孕妇及家庭成员的心理会随着妊娠的进展而有不同的变化。随着新生命的来临,家庭中角色发生重新定位和认同,原有的生活形态和互动情形也发生改变。

1. 惊讶和震惊

在最初得知怀孕时,无论是否是计划中妊娠,几乎所有的孕妇都会不同程度地产生惊讶和震惊的反应,可能是惊喜,也可能是不知所措,甚至是担忧。

2. 矛盾心理

在惊讶和震惊的同时,孕妇可能会出现矛盾心理,尤其未计划怀孕的孕妇。此时既享受怀孕的欢愉,又觉得怀孕不是时候。原因可能是因为工作、学习等原因暂时不想要孩子;因计划生育原因不能生孩子;由于初为人母,缺乏抚养孩子的知识和技能,又缺乏可以利用的社会支持系统;经济负担过重;工作及家庭条件不许可;第一次妊娠,对恶心、呕吐等生理性变化无所适从。当孕妇自觉胎儿在腹中活动时,多数孕妇会改变当初对怀孕的态度。

3. 接受

(1)妊娠早、中期:随着妊娠进展,尤其是胎动的出现,孕妇真正感受到“胎儿”的存在,逐渐接受怀孕事实。给未出生的孩子起名字、猜测性别,甚至有些孕妇在计划着孩子未来的职业,计划为孩子购买衣服、用物等,关注有关孩子的喂养和生活护理等方面的知识。

(2)妊娠晚期:大多数孕妇都期盼分娩日期的到来。随着预产期的临近,孕妇常因胎儿将要出生而感到愉快,又因可能产生的分娩痛苦而焦虑,担心能否顺利分娩、分娩过程中母儿安危、胎儿有无畸形,也有的孕妇担心胎儿的性别能否为家人接受等。

4. 情绪波动

孕妇的情绪常不稳定,波动起伏较大。往往表现为易激动,为一些极小的事情而生气、哭泣,常使配偶觉得茫然不知所措,严重者会影响夫妻感情。

5. 内省

妊娠期孕妇往往表现以自我为中心,专注于自己及身体,注重穿着、体重和一日三餐,同时也较关心自己的休息,喜欢独处,这种专注使孕妇能计划、调节、适应,以迎接新生儿的到来。

内省行为可能会使配偶及其他家庭成员感受冷落而影响相互之间的关系。

第二节　妊娠诊断

临床上根据妊娠不同时期的特点,将妊娠分为 3 个时期:妊娠第 13 周末以前称为早期妊娠(first trimester),妊娠第 14 周开始至妊娠 27 周末称为中期妊娠(second trimester),妊娠第 28 周及以后称为晚期妊娠(third trimester)。

一、早期妊娠诊断

(一)症状

1. 停经

育龄期且月经规律的健康妇女,有性生活史,一旦月经过期,应首先考虑妊娠。停经 10 日以上,应高度怀疑妊娠。停经是妊娠最早、最可靠、最重要的症状,但不是妊娠特有的症状。哺乳期妇女的月经未复潮,仍有再次妊娠的可能。

2. 早孕反应（morning sickness）

约有半数以上的妇女,在停经 6 周左右出现畏寒、恶心、晨起呕吐、食欲减退、厌油腻食物、偏食、喜食酸性食物、乏力、嗜睡等症状,称早孕反应。一般妊娠 12 周后自行消失。

3. 尿频

妊娠早期前倾增大的子宫在盆腔内压迫膀胱引起尿频,约妊娠 12 周以后增大的子宫超出盆腔,尿频症状自行消失。

(二)体征

1. 妇科检查

阴道黏膜及子宫颈充血,呈紫蓝色,子宫增大变软,妊娠 6～8 周左右子宫峡部极软,子宫体与子宫颈似不相连,称黑加征。妊娠 6 周时子宫增大呈球形,妊娠 8 周时子宫约为未孕时子宫的 2 倍,妊娠 12 周时约为未孕时子宫的 3 倍,此时子宫超出盆腔,在耻骨联合上方可触及。

2. 乳房变化

自觉乳房轻度胀痛、乳头刺痛,检查见乳房逐渐增大,乳头及乳晕着色加深,乳晕周围出现蒙氏结节。哺乳期女性妊娠后乳汁量明显减少。

(三)辅助检查

1. 妊娠试验（pregnancy test）

孕妇血及尿中含有绒毛膜促性腺激素(HCG),利用放射免疫法,测定受检者体内的 HCG 水平,可协助诊断早期妊娠。目前临床上多用试纸法行尿妊娠试验,测定尿液中 HCG,在白色显示区出现上下两条红色横线为阳性,为临床最常用、最简便的方法。

2. B 型超声检查

妊娠早期超声检查的目的主要是确定宫内妊娠,排除异位妊娠和妊娠滋养细胞疾病,估计孕龄。妊娠 5 周时可见增大的子宫轮廓,其中有圆形或椭圆形的妊娠囊,边界清楚,其内为液性暗区,妊娠 6 周时可见胎芽,妊娠 7 周时可见原始心管搏动。B 超检查是确诊早期妊娠快速准确的方法。

3.基础体温的测定

具有双相型基础体温的已婚妇女,如停经后高温相持续 18d 不下降者,早期妊娠的可能性大。高温相持续超过 21d,早期妊娠的可能性极大。

二、中、晚期妊娠诊断

(一)症状

有早期妊娠的经过,自觉腹部逐渐膨隆和胎动(fetal movement,FM)。

(二)体征

1.子宫增大

随着妊娠进展,子宫逐渐增大。手测子宫底高度或尺测子宫长度可以估计胎儿大小与妊娠周数,过大或过小均为异常(表 2-1,图 2-6)。

表 2-1 不同孕周子宫底的高度

妊娠周数	妊娠月数	尺测耻上子宫高度(cm)	测耻上宫底高
12 周末	3 个月末	5	耻骨联合上 2～3 横指
16 周末	4 个月末	10	脐耻之间
20 周末	5 个月末	18(15.3～21.4)	脐下 1 横指
24 周末	6 个月末	24(22.0～25.1)	脐上 1 横指
28 周末	7 个月末	26(22.4～29.0)	脐上 3 横指
32 周末	8 个月末	29(25.3～32.0)	剑突与脐之间
36 周末	9 个月末	32(29.8～34.5)	剑突下 2 横指
40 周末	10 个月末	33(30.0～35.3)	剑突与脐之间或略高

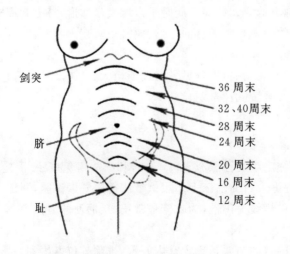

图 2-6 孕周与宫高

2. 胎动

胎儿在子宫内的活动称胎动。孕妇多于妊娠18～20周时开始自感胎动。正常胎动每小时3～5次。腹部检查可触到胎动,腹壁薄而松弛的孕妇可在腹壁看到胎动。随妊娠周数增加,胎动越来越明显。

3. 胎心

于妊娠12周后用多普勒胎心听诊仪可探测到胎心音,妊娠18～20周用一般听诊器可在孕妇腹壁上听到胎心音。胎心音似钟表的“滴答”声,为双音,正常每分钟110～160次。应与子宫杂音、腹主动脉音及脐带杂音相鉴别。

4. 胎体

妊娠20周以后,经腹壁可扪及子宫内的胎体,妊娠24周以后可区分胎头、胎臀、胎背及胎儿四肢。

(三)辅助检查

B型超声检查可显示胎儿数目、胎产式、胎先露、胎方位、胎心搏动、胎儿有无畸形、胎盘位置及成熟度、羊水量、脐血流阻力等,并可同时测定胎头双顶径、股骨长度等多条径线了解胎儿发育情况,是中、晚期妊娠常用的监测、检查手段。

三、胎产式、胎先露、胎方位

(一)胎姿势(fetal attitude)

胎姿势即胎儿在子宫内的姿势。正常为胎头俯屈,颏部贴近胸壁,脊柱略前弯,四肢屈曲交叉于胸腹前,整个体积及体表面积均明显缩小,以顺应妊娠晚期宫腔呈椭圆形。

(二)胎产式(fetal lie)

胎体纵轴与母体纵轴之间的关系称胎产式(图2-7)。两轴平行称纵产式,占足月妊娠分娩总数的99.75%。两轴垂直称横产式,仅占足月妊娠分娩总数的0.25%。两轴交叉称斜产式,是暂时的,在分娩过程中大多转为纵产式,偶有转为横产式。

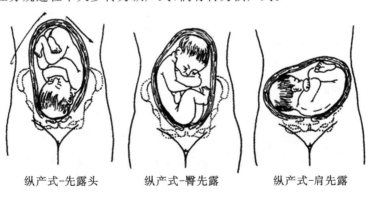

纵产式-先露头　　　　纵产式-臀先露　　　　纵产式-肩先露

图2-7　胎产式

(三)胎先露(fetal presentation)

最先进入母体骨盆入口的胎儿部分称为胎先露。纵产式有头先露、臀先露,横产式为肩先露(图2-8)。头先露又分为枕先露、前囟先露、额先露和面先露等,其中枕先露最常见。臀先露又分为混合臀先露、单臀先露和足先露。偶有头先露或臀先露与胎手或胎臀同时入盆,称复合先露。

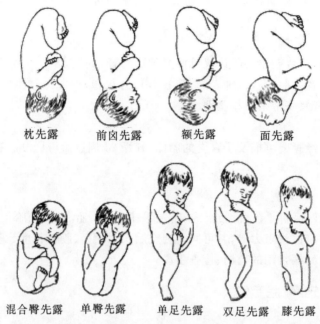

枕先露　　　前囟先露　　　额先露　　　面先露

混合臀先露　单臀先露　单足先露　双足先露　膝先露

图 2-8　头先露、臀先露

(四)胎方位(fetal position)

胎儿先露部的指示点与母体骨盆的关系称胎方位,简称胎位。枕先露以枕骨、面先露以颏骨、臀先露以骶骨、肩先露以肩胛骨为指示点。根据指示点与母体骨盆前、后、左、右、横的关系而有不同的胎方位。头先露、臀先露各有 6 种胎方位,肩先露有四种胎方位。如:枕先露的枕骨位于母体骨盆右前方,称枕右前位(表 2-2)。所有胎位中,枕左前位、枕右前位是正常胎方位,其余均为异常。

表 2-2　胎产式、胎先露、胎方位关系及种类

纵产式	头先露	枕先露	枕左前(LOA)	枕左横(LOT)	枕左后(LOP)
			枕右前(ROA)	枕右横(ROT)	枕右后(ROP)
		面先露	颏左前(LMA)	颏左横(LMT)	颏左后(LMP)
			颏右前(RMA)	颏右横(RMT)	颏右后(RMP)
	臀先露		骶左前(LSA)	骶左横(LST)	骶左后(LSP)
			骶右前(RSA)	骶右横(RST)	骶右后(RSP)
横产式	肩先露		肩左前(LS$_C$A)	肩左后(LS$_C$P)	
			肩右前(RS$_C$A)	肩右后(RS$_C$P)	

第三节　产前检查

产前检查(antenatal care)是孕期保健的重要内容,通过规范和系统的产前检查,可以及时了解胎儿宫内生长发育是否正常,尽早发现并处理胎儿的各种异常情况,监护孕妇各系统的变化,充分评估分娩时可能发生的问题,同时进行孕期宣教与咨询,达到降低围生期病死率、保障母儿健康与安全、提高人口素质的目的。

围生医学(perinatology)是研究在围生期内对围产儿及孕产妇卫生保健的一门科学,对降低围生期母儿死亡率和病残儿发生率、保障母儿健康意义重大。我国现阶段围生期是指从妊娠满 28 周(即胎儿体重≥1000g 或身长≥35cm)至产后 1 周。一些国家将围生期从妊娠 20 周或 24 周算起。产前检查是围生期保健的重要内容。

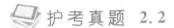 护考真题 2.2

我国对围生期的规定是(　　)

A. 从妊娠满 28 周至产后 1 周

B. 从妊娠 20 周至产后 4 周

C. 从妊娠满 28 周至产后 4 周

D. 从胚胎形成至产后 1 周

E. 从胚胎形成至产后 4 周

一、产前检查的时间

首次产前检查从确诊早孕开始,以妊娠 6~8 周为宜。早孕检查未发现异常者,建议从妊娠 20 周开始接受系统产前检查。妊娠 20~36 周每 4 周查 1 次,妊娠 37 周以后每周查 1 次,共检查 9~11 次。凡高危妊娠者,应酌情增加产前检查次数。

二、首次产前检查内容

(一)病史

1. 个人资料

个人资料包括孕妇的年龄、职业、文化程度、婚姻状况、家庭住址、联系电话、经济状况以及宗教信仰等。年龄过小或过大易出现难产,35 岁以上的高龄初产妇容易发生妊娠期高血压疾病等。有些职业接触放射线或有毒有害物质,如铅、汞、苯、砷、农药等,均可能引起胎儿畸形或流产,尤其是妊娠早期,应予以重视。

2. 本次妊娠经过

了解本次妊娠早孕反应出现的时间及程度,有无病毒感染史及用药情况,胎动开始时间,妊娠过程中有无阴道流血、腹痛、头痛、眼花、心悸、气短、下肢水肿等症状;饮食与营养、休息与活动、大小便等情况。

3. 预产期(expected date of confinement,EDC)的推算

询问末次月经(LMP)的日期,按末次月经来潮第 1d,月份加 9 或减 3,日期加 7(如为阴历,需先换算成公历再推算预产期或日期加 15)。预产期的推算关键是末次月经日期的准确,必须反复核实。如孕妇月经不规律或记不清末次月经的日期或哺乳期月经尚未来潮,则可根据早孕反应出现时间、子宫大小、胎动开始时间、子宫底高度以及 B 型超声检查胎囊大小、胎头双顶径、股骨长度等加以估算。实际分娩日期与推算的预产期有可能相差 1～2 周。

4. 孕产史

初产妇应了解孕次、流产史,经产妇应了解有无人流、引产、难产、死胎、死产史、产后出血史及分娩方式等,询问末次分娩或流产时间及新生儿出生时情况。

5. 月经史

询问月经初潮的年龄、月经周期和经期。了解月经周期有助于准确推算预产期。如月经周期延长、缩短或不规律,须结合 B 型超声检查等重新核对孕周并推算预产期。如某孕妇月经周期为 40d,预产期则需相应向后推迟 10d。

6. 既往史

重点了解有无高血压、心脏病、糖尿病、甲状腺功能异常,肝肾疾病、血液病、传染病(如结核病、乙型肝炎)等,注意其发病时间和治疗情况,询问有无药物过敏史、有无外伤手术史,记录手术名称及外伤部位、严重程度。

7. 家族史

询问家族中有无双胎、妊娠合并症及遗传病等病史。

8. 丈夫健康状况

了解孕妇的丈夫健康状况,有无烟酒嗜好及传染性、遗传性疾病等。

(二)全身检查

注意观察孕妇发育、营养、精神状态、步态、身高及有无畸形,身高 145cm 以下常伴骨盆狭窄;体重、测血压,孕期血压不应超过 140/90mmHg,或与基础压相比不超过 30/15mmHg;检查心、肺有无异常、乳房发育情况、乳头有无凹陷;注意脊柱、四肢有无畸形。

(三)阴道检查

了解生殖器官有无异常、子宫大小等,同时检查白带常规排除阴道炎。

(四)辅助检查

常规检查有血常规、尿常规、血型、肝功能、乙型肝炎病毒标志物检查等,根据情况选择做心电图、梅毒螺旋体 HIV 筛查、B 型超声检查等,有遗传病家族史者、高龄孕妇、胎儿畸形病史、死产史者,应做产前筛查(如唐氏综合征筛查)。

三、妊娠中期及以后检查内容

(一)了解前次检查后情况

询问孕妇前次检查后有无异常情况出现,如头痛、头晕、眼花、水肿、阴道流血等。

(二)全身检查

测量血压、体重,检查有无水肿等异常情况。

(三)产科检查

产科检查包括腹部检查、骨盆测量、阴道检查、肛诊、绘制妊娠图、胎儿情况。检查前告知孕妇检查的目的、方法、步骤,以取得合作。

1.腹部检查

孕妇排尿后取仰卧位,双腿屈曲稍分开,暴露腹部,放松腹肌,检查者站在孕妇右侧。

(1)视诊:观察腹壁有无手术瘢痕、水肿和妊娠纹,注意腹形及大小,如腹部过大、宫底过高,有双胎、羊水过多、巨大儿等可能;腹部过小、宫底过低,有胎儿生长受限或孕周推算错误等可能;腹部向两侧突出、宫底较低,横位的可能性大;尖腹或悬垂腹,则有骨盆狭窄、头盆不称的可能。

(2)触诊:先用软尺测量耻骨联合上缘至子宫底的长度,即宫高;测量平脐绕腹周径,即腹围,了解子宫大小与妊娠月份是否相符。再行腹部四步触诊法(four maneuvers of Leopold)检查胎产式、胎先露、胎方位及先露是否衔接。检查时前3步检查者面向孕妇头部,第4步检查者面向孕妇足端(图2-9)。

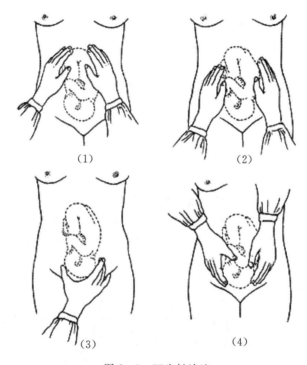

(1)　　　　　　　　　　(2)

(3)　　　　　　　　　　(4)

图2-9　四步触诊法

第一步:检查者双手置于宫底部,手测宫底高度,了解胎儿大小与妊娠周数是否相符。然后以双手指腹相对轻推,确定在宫底的胎儿部分,圆而硬且有浮球感的为胎头,软而宽且形状不规则的为胎臀。

第二步:检查者两手分别置于腹部左右两侧,一手固定,另一手轻柔地深触摸,两手交替,判定胎背及胎儿四肢的位置。平坦饱满的部分为胎背,凹凸不平、时有变形的部分为胎儿肢体。

第三步:检查者右手拇指与其余4指分开,置于孕妇耻骨联合上方,握住胎儿先露部,判定胎先露是胎头还是胎臀,并向左右轻推胎先露部,以了解胎先露是否衔接。如先露部高浮,可左右推动,表示尚未衔接;如胎先露部不能被推动则已衔接。

第四步:检查者两手分别置于胎先露部的两侧,沿骨盆入口方向向下轻深按,再次确定胎儿先露部及先露部入盆的程度。

（3）听诊：胎心音正常 110～160 次/分。胎心音在胎背上方的孕妇腹壁上听得最清楚。妊娠 6 个月前，胎心音多在脐下方听到。妊娠 7 个月后应根据胎位选择听诊部位，枕先露时，胎心在脐右（左）下方；臀先露时，胎心在脐右（左）上方；肩先露时，胎心在靠近脐部下方听得最清楚（图 2-10）。

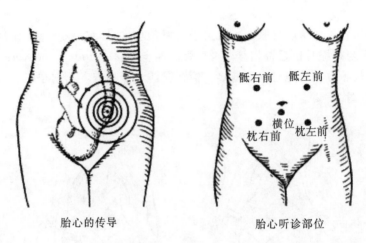

胎心的传导 胎心听诊部位

图 2-10 胎心听诊

2. 骨盆测量

了解骨盆大小、形态，估计足月胎儿能否顺利通过产道，分为骨盆外测量和骨盆内测量。

（1）骨盆外测量：间接判断骨盆大小和形状，操作简便，主要测量以下几条径线。

1）髂棘间径（interspinal diameter，IS）：孕妇取伸腿仰卧位，测量两侧髂前上棘外缘间的距离（图 2-11），正常值为 23～26cm。

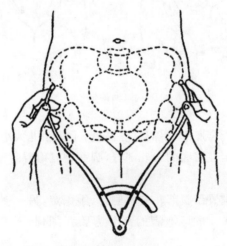

图 2-11 髂棘间径

2）髂嵴间径（intercristal diameter，IC）：孕妇体位同上，测量两侧髂嵴外缘最宽的距离（图 2-12），正常值为 25～28cm。

3）骶耻外径（external conjugate，EC）：孕妇取左侧卧位，右腿伸直，左腿屈曲，测量第 5 腰

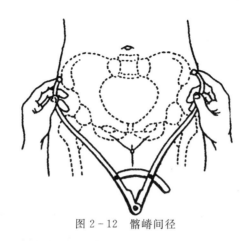

图 2 - 12　髂嵴间径

椎棘突下凹陷处至耻骨联合上缘中点的距离(图 2 - 13),正常值 18～20cm。第 5 腰椎棘突下凹陷处相当于腰骶部米氏菱形窝的上角或两髂嵴连线中点下 1.5cm。

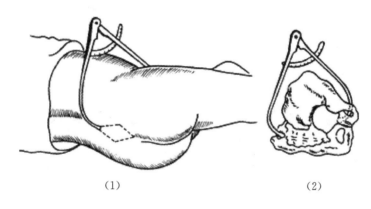

（1）　　　　　　　　　　　　　　（2）

图 2 - 13　骶耻外径

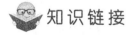知识链接

骨盆测量的临床意义

　　测量髂棘间径和髂嵴间径两径线可间接推测骨盆入口横径的大小。测量骶耻外径可间接了解骨盆入口前后径长短,是骨盆外测量最重要的径线。

　　4)坐骨结节间径(intertuberal diameter,IT):又称出口横径(transverse outlet,TO)。孕妇取仰卧位,两腿屈曲,双手抱膝。测量两侧坐骨结节内侧缘之间的距离(图 2 - 14),正常值为 8.5～9.5cm,平均值为 9cm。也可用检查者的手拳检测,若能容纳成人横置手拳则属正常。如出口横径稍短,应测量出口后矢状径(图 2 - 15),正常值为 8.5cm。出口横径与出口后矢状径之和>15cm,一般足月胎儿可以经后三角区娩出。

　　5)耻骨弓角度(angle of pubic arch):用两拇指指尖斜着对拢,置于耻骨联合下缘中点,左右两拇指平放在耻骨降支上,两拇指之间的夹角即为耻骨弓角度。正常值为 90°,<80°为异常(图 2 - 16)。耻骨弓角度间接反映骨盆出口横径的大小。

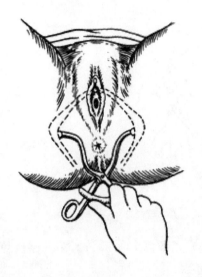

图 2-14 坐骨结节间径

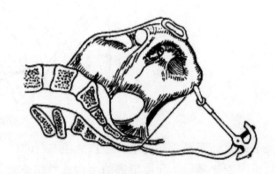

图 2-15 出口后矢状径

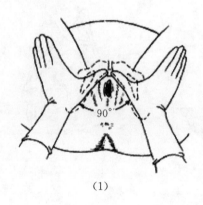

(1)   (2)

图 2-16 测量耻骨弓角度

(2)骨盆内测量:多适用于既往有难产史或骨盆外测量值有异常者。测量时,孕妇取膀胱截石位,以妊娠 24~36 周、产道较松弛时测量为宜,注意无菌操作,动作要轻柔。

1)骶耻内径:耻骨联合下缘至骶岬上缘中点的距离,也称对角径(diagonal conjugate, DC),正常值为 12.5~13cm,此值减去 1.5~2cm 即为骨盆入口前后径(真结合径)。检查者一手示指与中指伸入阴道,用中指指尖触到骶岬上缘中点,示指上缘紧贴耻骨联合下缘,另一手示指标记此接触点,抽出阴道内的手指,测量中指指尖到此接触点的距离,即为骶耻内径(图 2-17)。正常时中指指尖触不到骶岬上缘。

2)坐骨棘间径(bispinous diameter):即中骨盆横径,两坐骨棘间的距离,正常值为 10cm。检查者一手的示指与中指伸入阴道内、分别触及两侧坐骨棘,估计其间的距离(图 2-18)。

3)坐骨切迹宽度:坐骨棘与骶骨下部间的距离,即骶棘韧带的宽度,代表中骨盆后矢状径。检查者将伸入阴道内的示、中指并排置于韧带上并移动,如能容纳 3 横指(5.5~6cm)为正常,否则为中骨盆狭窄。

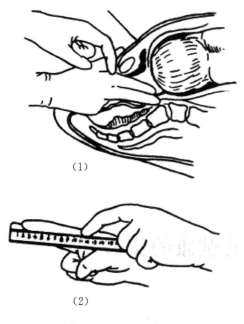

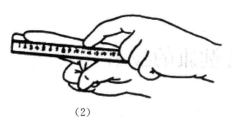

(1)

(2)

图 2-17 测量对角径

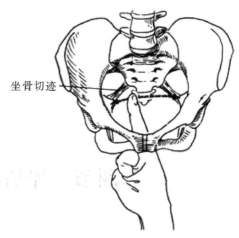

坐骨切迹

图 2-18 测量坐骨棘间径及坐骨切迹宽度

3. 阴道检查及肛诊

妊娠最后一个月和临产后应避免不必要的阴道检查。肛门检查可以了解胎先露部、骶骨前面弯曲度、坐骨棘间径、坐骨切迹宽度以及骶尾关节活动度。

(四)辅助检查

常规进行糖尿病筛查,定期进行 B 型超声检查,根据情况选择血常规、尿常规、肝肾功能检查、心电图、胎儿电子监护、胎儿成熟度检查、胎盘功能检查和产前筛查等,并定期复查。

 知识链接

唐氏综合征的产前筛查

唐氏综合征又叫做 21 三体综合征,即先天愚型,是最常见的染色体非整倍体疾病。唐筛检查是唐氏综合征产前筛选检查的简称,是在特定孕周,通过检测孕妇血清中甲胎蛋白(AFP)、绒毛促性腺激素(HCG)、游离雌三醇和抑制素-A 的含量,结合孕妇的年龄、孕周、体重,是否吸烟,是否患有胰岛素依赖性糖尿病等临床信息,通过风险评估软件计算的风险值,综合判断胎儿患有唐氏综合征的危险程度,如果唐筛检查结果显示胎儿患有唐氏综合征的危险性比较高,就应进一步进行确诊性的检查,即羊膜腔穿刺检查或绒毛检查。

1. 第一孕期唐氏综合征筛查

在妊娠第 $10 \sim 13^{+6}$ 周时,应用"超声波"和"抽血"两种筛检方式。通过超声波,可以清楚地测量胎儿的颈部透明带厚度,结合母体血清中的血浆蛋白 A 值和绒毛膜促性腺激素等数值,来估算胎儿罹患风险。

2. 第二孕期唐氏综合征筛查

在妊娠第 15~20 周时抽血,检测血清中的甲胎蛋白、绒毛膜促性腺激素、游离雌三醇和抑制素等值,再结合孕妇年龄、妊娠周数和体重,计算出胎儿罹患风险。

3.绒毛膜取样术

当第一孕期筛检后,如胎儿的颈部透明带超过 3mm,可考虑直接做绒毛膜取样来检验染色体。

4.羊膜腔穿刺检查

羊膜腔穿刺检查也属于侵入性的检查,但风险比绒毛膜取样术小。透过抽取孕妇子宫羊膜腔的羊水,进行检测,能得知胎儿的染色体是否有异常状况,进而得知有无可能患唐氏综合征。

(五)健康指导

进行孕期健康指导,预约下次复诊时间。

第四节　评估胎儿健康的技术

评估胎儿健康状况的方法包括胎儿宫内状态的监护、胎盘功能检查、胎儿成熟度检查和胎儿先天性畸形及遗传性疾病的宫内诊断。

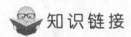 **知识链接**

胎儿监护发展简介

1819 年法国人 Laennec 发明了木制钟式听诊器,1821 年用于监听胎心,为后来的胎心监护发展奠定了基础。1923 年,Schaeffer 用胎心音电子装置对产妇进行连续的胎心音观察。1957 年,Edward Hon 进行胎儿心电图的研究,阐述了胎心率变化与宫缩的关系,开创了以腹壁诱导胎儿心电法监测胎心率的方法。1960 年以后,Edward Hon、Hamxnaeher 等先后报告有关胎心率图的研究。1964 年,超声多普勒(Doppler)用于妇产科临床,为胎儿监护仪的普及提供了技术条件。1965 年,Edward Hon 应用胎儿头皮电极成功,成为胎儿直接心电监护(内监护)的先驱者,该方法为胎心率监护的理论研究创造了科学条件。1968 年,第一次欧洲围产医学会议在柏林召开,对胎儿监护(胎心率电子监护仪)进行了讨论与肯定。1972 年 3 月以后大批通用胎儿监护仪普及于发达国家。进入 20 世纪 70—80 年代,胎心率电子监护逐步代替了传统的听诊方法,胎儿监护仪成为产科工作不可缺少的仪器。在发达国家中,有的专科医院已达到每张产科床配有一台胎儿监护仪,或设有胎儿监护中心,以便确保对所有孕产妇随时进行监护。我国在 20 世纪 70 年代末引进使用胎儿监护仪,80 年代初以后我国已自行设计制造,目前,胎儿电子监护仪已在县市级以上的医院广泛应用,并逐渐向更基层的医院普及。

一、胎儿宫内情况的监护

(一)确定是否为高危儿

(1)孕龄＜37 周或≥42 周。

(2)出生体重≥4000g(巨大儿)。

(3)出生体重＜2500g。

(4)出生后 1min 内 Apgar 评分≤4 分。

（5）产时感染。

（6）高危孕产妇的胎儿。

（7）手术产儿。

（8）新生儿的兄弟姐妹有新生儿期死亡史。

（9）双胎或多胎儿。

（二）胎儿生长发育监护

1. 确定孕龄

根据末次月经、早孕反应、首次胎动时间等结合平素月经周期综合分析推算孕龄。

2. 宫高、腹围

通过手测或尺测宫底高度及腹围，判定胎儿大小与孕周是否相符，了解胎儿宫内发育情况。

3. B 型超声检查

妊娠第 5 周时可见到妊娠囊，妊娠第 6 周时可见到胎芽，妊娠 7～8 周可见到胎儿心管搏动。妊娠 9～13^{+6} 周 B 型超声测量胎儿颈项透明层及胎儿发育情况。妊娠中晚期 B 型超声可测量胎头双顶径、胸围、腹围、顶臀径、股骨长，了解胎动及羊水情况，确定胎位，筛查胎儿畸形，判定胎盘位置及胎盘成熟度，估计孕龄、预产期及胎儿体重。

（三）胎儿宫内监护

1. 胎动计数

胎动计数是监测胎儿宫内安危的最方便、有效、经济的方法。有孕妇自测和 B 型超声检查监测两种，临床多采用孕妇自测。如胎动计数≥6 次/2 小时为正常，<6 次/2 小时或减少 50% 提示可能存在胎儿缺氧，需引起临床重视。

2. 胎心监测

胎心监测是临床上普遍应用的最简单的方法。现多用超声多普勒或胎心听诊器监测，了解胎儿是否缺氧、存活。

3. 胎儿电子监护

胎儿电子监护仪能连续观察并记录胎心率（FHR）的动态变化，能反映胎心与胎动和子宫收缩三者之间的关系，了解胎儿在宫内的安危。

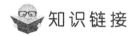 **知识链接**

胎儿电子监护仪

胎儿监护仪可对胎心率（FHR）提供连续的监护、显示和记录，并且对产前子宫机能测试和监护，是一台非侵入性测量的监护系统，它通过波形和图表，显示出母亲腹部宫缩和胎儿心率，并且能够将数据记录在一个带状图表记录器上。该数据能够对胎儿健康状况的评估提供帮助。

（1）监测胎心率

1）胎心率基线：指在无胎动、无宫缩影响时，10min 以上的胎心率的平均值。可从每分钟心搏次数（bpm）及 FHR 变异两方面对胎心率基线加以估计。胎心率>160 次/分或<110 次/分，历时 10min 称心动过速或心动过缓。胎心率变异是指胎心率有小的周期性波动，又称基线摆动。胎心率基线摆动包括摆动幅度和摆动频率。摆动幅度指胎心率上下摆动的高度，正常为

6~25 次/分;摆动频率指 1min 内波动的次数,正常为≥6 次/分(图 2-19)。基线摆动表示胎儿有一定的储备能力,是胎儿健康的表现。胎心率基线变平即变异消失,提示胎儿储备能力的丧失。

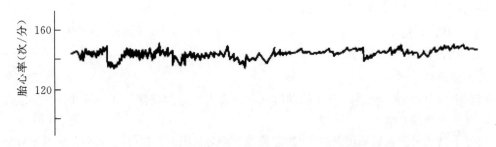

图 2-19　胎心率基线

2)胎心率一过性变化:受胎动、宫缩、触诊及声响等刺激,胎心率发生暂时性加快或减慢,持续 10s 或数 10s 后又恢复到基线水平,称为胎心率一过性变化,是判断胎儿宫内安危的重要指标。

加速:指子宫收缩时胎心率基线暂时增加 15 次/分以上、持续时间>15s,是胎儿良好的表现。多为胎儿躯干局部或脐静脉暂时受压所致。散发的、短暂的胎心率加速是无害的,但持续的脐静脉受压可发展为减速。

减速:指随宫缩出现的短暂性胎心率减慢。其可分以下 3 种类型。

早期减速(ED):特点是胎心率曲线下降与宫缩曲线上升几乎同步发生。胎心率曲线最低点与宫缩曲线波峰相一致,下降幅度<50 次/分,持续时间短,宫缩过后迅速恢复正常(图 2-20)。早期减速是因宫缩时胎头受压,脑血流量一时性减少引起。

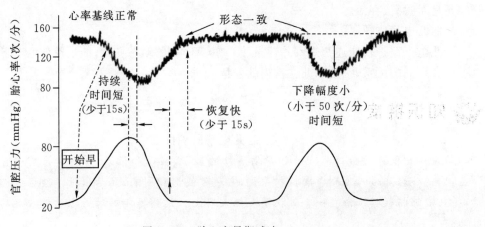

图 2-20　胎心率早期减速

变异减速(VD):特点是胎心率减速与宫缩无固定关系,下降迅速且幅度大(>70 次/分),持续时间长短不一,恢复也迅速(图 2-21)。变异减速一般认为子宫收缩时脐带受压迷走神经兴奋所致。

晚期减速(LD):特点是胎心率下降出现在子宫收缩开始后的一段时间,多在宫缩的波峰

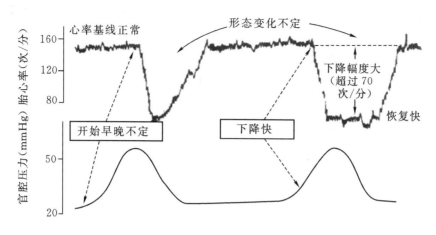

图 2-21 胎心率变异减速

处,即波谷落后于波峰,时间差多在 30~60s,下降幅度<50 次/分,恢复慢(图 2-22),一般认为是胎盘功能不良、胎儿缺氧的表现。

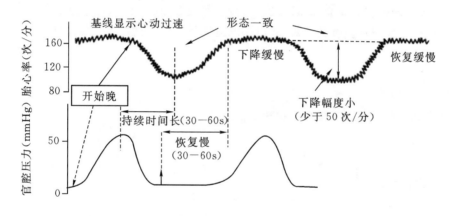

图 2-22 胎心率晚期减速

(2)预测胎儿宫内储备能力

1)无应激试验(NST):是指在无宫缩、无外界负荷刺激情况下,观察胎动时胎心率的变化,了解胎儿的储备能力。方法:至少连续记录 20min 胎心率,胎心率基线及变异正常,如 20min 内至少有 2 次或 2 次以上胎动伴胎心率加速>15 次/分,持续时间>15s 为正常,无减速或偶发变异减速持续短于 30s,称为反应型 NST,说明胎儿储备能力良好,一周内无危险。如胎心在 100~110 次/分或>160 次/分持续时间<30min 或基线上升,基线无变异或最小变异,变异减速持续 30~60s,20min 内有不足 2 次胎动伴胎心率加速>15 次/分,持续时间>15s,为可疑 NST,需再次行无应激试验。如胎心过缓<100 次/分或胎心过速>160 次/分>30min 或基线不确定,胎心变异≤5 次/分或≥25 次/分>10min 或正弦曲线,变异减速持续时间超过 60s 或晚减速,20min 内无胎动,称为无反应型 NST,应寻找原因,全面评估胎儿状况,进一步做缩宫素激惹试验,必要时及时终止妊娠。

2)缩宫素激惹试验(OCT):又称宫缩应激试验(CST),即静点缩宫素或刺激乳头诱发有效宫缩(10min 内有 3 次宫缩,每次持续 30s 以上),并用胎儿监护仪记录胎心率变化,了解胎盘于宫缩时一过性缺氧的负荷变化,测定胎儿储备能力。OCT/CST 的评分及处理(美国妇产科医师学会,2009 年),见表 2-3。

表 2-3 OCT/CST 的评分及处理

Ⅰ类 满足下列条件:

胎心率基线 110~160 次/分

基线变异为中度变异

没有晚期减速及变异减速

存在或者缺乏早期减速、加速

提示观察时胎儿酸碱平衡正常,可常规监护,不需采取特殊措施

Ⅱ类

除了第Ⅰ类和第Ⅲ类胎心监护的其他情况均划分为第Ⅱ类。尚不能说明存在胎儿酸碱平衡紊乱,但是应该考虑临床情况、持续胎儿监护、采取其他评估方法来判定胎儿有无缺氧,可能需要宫内复苏来改善胎儿状况

Ⅲ类 有两种情况:

1)胎心率基线无变异且存在下面之一

复发性晚期减速

复发性变异减速

胎心过缓(胎心率基线<110 次/分)

2)正弦波形

提示在观察时胎儿存在酸碱平衡失调即胎儿缺氧,应该立即采取相应措施纠正胎儿缺氧,包括改变孕妇体位、给孕妇吸氧、停止缩宫素使用、抑制宫缩、纠正孕妇低血压等措施,如果这些措施均不奏效,应该紧急终止妊娠

---

(3)胎儿生物物理监测:1980 年 Manning 利用胎儿电子监护及 B 超联合检测胎儿某些生理活动,判定胎儿有无宫内缺氧、酸中毒等情况,见表 2-4。

表 2-4 Manning 评分法

项目	2分(正常)	0分(异常)
无应激试验(20min)	≥2 次胎动伴胎心加速≥15bpm 持续≥15s	<2 次胎动,胎心加速<15bpm,持续<15s
胎儿呼吸运动(30min)	≥1 次,持续≥30s	无或持续<30s
胎动(30min)	≥3 次躯干和肢体活动(连续出现计1次)	≤2 次躯干和肢体活动,无活动或肢体完全伸展
肌张力	≥1 次躯干和肢体伸展复屈,手指摊开合拢	无活动;肢体完全伸展;伸展缓慢,部分复屈
羊水量	最大羊水暗区垂直直径≥2cm	无或最大暗区垂直直径<2cm

二、胎盘功能检查

了解胎盘功能可间接判断胎儿在宫内的健康状况，主要有以下几种检查方法。

1. 胎动

胎动与胎盘功能状态密切相关。当胎盘功能低下时，胎动数较前期减少。

2. 孕妇尿雌三醇值

评估胎儿胎盘单位功能。孕妇留取 24h 尿测雌三醇值，＞15mg 为正常，10～15mg 为警戒值，＜10mg 为危险值，表示胎盘功能低下。也可留取孕妇随意尿测雌激素/肌酐（E/C）比值，＞15 为正常，10～15 为警戒值，＜10 为危险值。

3. 测定孕妇血清人胎盘生乳素（HPL）值

妊娠足月正常值为 4～11mg/L，＜4mg/L 或突然降低 50％，提示胎盘功能低下。

三、胎儿成熟度检查

胎儿成熟度检查除了正确计算孕周、测量宫高、腹围外，还可做以下检查。

1. B 型超声检查

测胎头双顶径＞8.5cm，提示胎儿已成熟。

2. 羊水检查

卵磷脂/鞘磷脂（L/S）比值≥2，说明胎儿肺成熟；能测出羊水磷脂酰甘油提示胎儿肺成熟，较卵磷脂/鞘磷脂比值更可靠；肌酐值≥176.8 mol/L，提示胎儿肾成熟；胆红素值△OD450＜0.02，提示胎儿肝成熟。

四、胎儿先天畸形及遗传性疾病的宫内诊断

对于羊水过多或过少，夫妇一方患有先天性疾病或遗传病家族史，曾分娩过先天性畸形儿或遗传病儿，或本次妊娠胎儿疑有染色体异常或遗传病者，或孕早期接触过可能导致胎儿先天缺陷的物质等，需进行宫内诊断，即产前诊断。

1. 染色体检查

妊娠早期绒毛活检或妊娠中期羊水检查，行染色体核型分析，了解染色体数目及结构是否有异常。羊水及绒毛中酶的测定可诊断胎儿代谢缺陷病。

2. B 型超声检查

妊娠期胎儿超声检查可以发现很多严重的结构畸形及各种细微变化，如有无脊柱裂、脑积水、无脑儿等畸形。甲胎蛋白（AFP）异常增高是胎儿开放性神经管缺陷的重要指标。此外，多胎妊娠、死胎及胎儿上消化道闭锁等 AFP 也可升高。

3. 其他

X 线、CT、胎儿镜、磁共振、检测基因及基因产物等。

第五节　妊娠期护理管理

一、妊娠期日常生活指导

1. 饮食

孕期饮食要营养丰富并富含维生素、矿物质和微量元素,合理搭配、多样化,清淡,易消化吸收采用科学的烹饪方法,避免破坏营养素,少吃油炸、烧烤、腌制食品。妊娠后期适当增加含钙、铁丰富的食物。多吃新鲜蔬菜、水果,避免辛辣食物及饮酒、抽烟、浓咖啡、浓茶等。

2. 活动与休息

健康孕妇可进行日常活动或劳动,但妊娠 28 周后,应避免夜班、长时间站立或重体力劳动。孕妇生活应有规律,保证充足的休息和睡眠。每日应保证 8h 的睡眠,午休 1~2h。孕晚期,卧床休息时多取左侧卧位,以增加子宫、胎盘的供血量利于胎儿生长发育,同时可防止仰卧位低血压综合征的发生,减轻下肢水肿。孕期要保证适量的运动。运动可促进血液循环,增进食欲,改善睡眠,强化肌肉,为分娩做准备。散步是孕妇最适宜的运动,一切家务劳动均可照常进行,但攀高、举重、跳跃等不宜进行。

3. 衣着

孕妇衣服应柔软、宽松、舒适,冷暖适宜。不宜穿紧身衣裤。胸罩的选择宜以舒适、合身、足以支托增大的乳房为标准。孕期宜穿轻便舒适的低跟鞋,避免穿高跟鞋,以免引起重心前移而出现腰背酸痛。

4. 个人卫生

妊娠期汗腺、皮脂腺分泌旺盛,应勤洗澡、勤换衣,以淋浴为宜,尤其是妊娠最后 2 个月避免盆浴,以免污水进入阴道,引起逆行感染。妊娠期白带增多,应排除真菌、滴虫、淋菌等病原体感染。孕妇应保持外阴部清洁,避免分泌物刺激外阴部,严禁阴道冲洗。孕妇应穿透气性好的棉质内裤,经常更换。

5. 避免感染和接触有害物质

尤其是妊娠早期,感染某些病毒(如风疹病毒、巨细胞病毒、单纯疱疹病毒等)或接触放射线和有毒物质(如砷、铅、苯、有机磷农药等),可引起流产、胎儿发育畸形及死胎。因此,要尽量少到人群拥挤、空气不佳的公共场所;接触放射线和有毒物质的孕妇,妊娠期应调整工种。

6. 乳头护理

孕 24 周后每日用湿毛巾擦洗乳头 2 次,使其角质层增厚,防止产后哺乳时出现乳头皲裂。若乳头平坦或内陷,应指导孕妇作乳头伸展和牵拉进行纠正。

(1)乳头伸展练习:将两拇指分别放在乳头两侧,慢慢地由乳头根部向两侧外方拉开,牵拉乳晕皮肤及皮下组织,使乳头向外突出,重复多次(图 2-23),每次 15min,每日 2 次。

(2)乳头牵拉练习:用一手托起乳房,另一手拇指和示、中指捏住乳头向外牵拉,重复 10~20 次,每日 2 次。

7. 性生活指导

妊娠期应节制性生活。妊娠 12 周前和 32 周以后,禁止性生活,以避免流产、早产、胎膜早破和感染的发生。

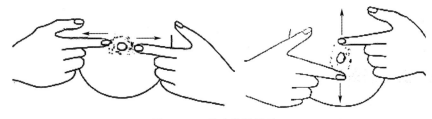

图 2-23　乳头伸展练习

8. 指导自我监护

指导孕妇自数胎动,还可教会家庭成员听胎心音并作记录,如有异常,及时就诊。

9. 指导胎教

胎教是有目的的创造优美的环境,给胎儿一个良好的刺激,科学地为胎儿的生长发育而实施的一种最佳措施。现代研究发现,胎儿是有感觉的,胎儿的眼睛能随送入的光亮而活动,触其手足可产生收缩反应,外界声音可传入胎儿听觉器官,并能引起胎儿心率的改变。实施胎教可以对胎儿进行抚摸训练、音乐训练,使孕妇心情舒畅,促进胎儿发育。

10. 异常症状的判断

孕妇出现阴道流血、持续剧烈妊娠呕吐、发热、腹痛、头痛、头晕、视物不清、胸闷、心悸、气短、阴道流水、胎动频繁或胎动减少、消失等,应立即就诊。

11. 识别临产先兆

近预产期的孕妇,如阴道流有血性分泌物或有阵发性腹痛,应尽早到医院就诊;如阴道突然流水,尤其是臀位或胎先露高浮者,可能出现胎膜早破,应立即平卧,抬高臀部,立即就诊,避免出现脐带脱垂。

二、妊娠期用药指导

妊娠期是一个特殊的生理时期。孕妇患病可影响胚胎、胎儿,合理用药可以治愈疾病,有利于胚胎、胎儿的生长发育,但药物可直接作用于胚胎,产生不良影响,也可以间接通过代谢产物引起胎儿畸形。因此,妊娠期用药,既要考虑疾病治疗的需要,又要注重胎儿的安全。药物对胚胎胎儿的影响,与用药时的胎龄密切相关。妊娠 12 周内是胚胎、胎儿各器官高度分化发育形成的时期,也是药物致畸的敏感期。此后,胎儿各器官已形成,药物致畸的作用明显减弱,但对生殖系统、神经系统的影响仍存在。近预产期和临产后用药,应考虑对即将出生的新生儿有无影响。美国食品和药品管理局(FDA)将药物对胎儿的危害性等级分为 A、B、C、D、X 5 个级别,在妊娠 12 周前不宜应用 C、D、X 级药物。

1. A 级药物

对胎儿无危害,无致畸性。如维生素等。

2. B 级药物

未见对胎儿有危害,可以在医师观察下使用。如青霉素、红霉素、地高辛、胰岛素等。

3. C 级药物

对胎儿有不良影响,选用时权衡利弊,谨慎使用。如庆大霉素、异丙嗪、异烟肼等。

4. D 级药物

对胎儿有危害性,只有在孕妇有生命威胁或患严重疾病,而其他药物又无效的情况下考虑使用。如链霉素、四环素等。

5. X 级药物

对胎儿有致畸作用,孕期禁止使用。如甲氨蝶呤、己烯雌酚等。

三、妊娠期心理指导

随着新生命的来临,家庭中角色发生重新定位和认同,原有的生活形态和互动情形也发生改变。因此,准妈妈的心理及社会方面需要重新适应和调整。妇女对妊娠的态度取关于成长的环境、成年时所处的社会和文化环境;另外,影响妇女及其爱人对妊娠的态度的因素还有文化背景、个人经历、朋友和亲属的态度等。

妊娠期良好的心理适应有助于产后亲子关系的建立及母亲角色的完善。了解妊娠期孕妇及家庭成员的心理变化,护理人员才能协助孕妇及家庭科学地调适,以迎接新生命的来临。

美国心理学家鲁宾(Rubin,1984)提出妊娠期孕妇为接受新生命的诞生,维持个人及家庭的功能完整,必须完成 4 项孕期母性心理发展任务:

1. 保证安全顺利地渡过孕产期

为了确保自己和胎儿的安全,孕妇的注意力集中于胎儿和自己的健康,寻求有关健康保健和产科护理方面的知识。如阅读有关书籍、遵守医生的建议和指导,使整个妊娠期保持最佳的健康状况;孕妇会自觉听从建议,补充维生素,摄取均衡饮食,适当的运动,保证足够的休息和睡眠,保持良好的心情等。

2. 促使家庭重要成员接受新生儿

孩子的出生会对整个家庭产生影响。最初可能是孕妇自己不接受胎儿,随着妊娠的进展,尤其是胎动的出现,孕妇逐渐接受了孩子,并开始寻求家庭重要成员对孩子的接受和认可。在此过程中,配偶是关键人物,由于他的支持和接受,孕妇才能完成孕期心理发展任务和形成母亲角色的认同。

3. 学习为孩子贡献自己

无论是生育或养育新生儿都包含了许多给予的行为。孕妇必须学会和发展自制的能力,学习推迟自己的需要以迎合孩子的需要。在妊娠过程中,她必须开始调整自己,以适应胎儿的成长,从而顺利担负起产后照顾孩子的重任。

4. 情绪上与胎儿融为一体

随着妊娠的进展,孕妇和胎儿建立起亲密的感情,尤其胎动产生以后,孕妇常借助抚摸、对着腹部讲话等行为表现她对胎儿的情感,幻想理想中孩子的模样,使她与孩子更加亲近。这种情绪及行为的表现将为她日后与新生儿建立良好情感奠定基础。

四、妊娠期常见症状和护理

1. 消化系统症状

妊娠 6 周左右,半数孕妇会出现恶心、呕吐等早孕反应。孕妇应避免空腹,可少食多餐,进食富含营养及维生素、易消化、清淡的食物;给予精神安慰,减少焦虑;必要时遵医嘱口服维生素 B_6 10～20mg,每日 3 次。如呕吐频繁剧烈,不能进食进水,出现脱水、酸中毒以及电解质紊乱者为妊娠剧吐,需住院治疗。妊娠期子宫增大,胃上移,贲门括约肌松弛,胃内容物易反流至食管下段,引起胃灼热感,餐后避免弯腰及平卧,适当活动,必要时服用氢氧化铝等抑酸剂。

2. 尿频

某些孕妇在早孕和近临产时有尿频症状，无尿急、尿痛，系增大的子宫和先露压迫膀胱所致，待子宫增大超出盆腔，胎先露进一步下降，解除对膀胱的压迫，尿频症状随即消失，故不必处理。

3. 便秘

妊娠期因肠蠕动及肠张力减弱，排空时间延长，加之增大子宫及胎先露的压迫，易出现便秘和排便困难。孕妇应养成每日定时排便的习惯，多吃水果、蔬菜、粗粮等含纤维素多的食物，多饮水，适当运动。禁用峻泻剂，禁止灌肠，以免引起流产或早产，必要时在医生指导下应用缓泻剂。

4. 白带增多

若孕妇出现白带增多伴外阴瘙痒等，应警惕外阴、阴道假丝酵母菌病，应及时就诊。

5. 水肿

妊娠晚期因妊娠子宫压迫下腔静脉，孕妇易发生踝部、小腿下半部轻度水肿，休息后可消退，属于正常。可指导孕妇睡眠时取左侧卧位，解除右旋增大的子宫对下腔静脉的压迫，抬高下肢15°，避免长时间站立，以利血液回流，可减轻水肿。如水肿明显或休息后不消退者，应及时诊治，警惕妊娠期高血压疾病、妊娠合并肾脏疾病、低蛋白血症的发生。

6. 静脉曲张

静脉曲张系妊娠子宫压迫下腔静脉所引起，表现为下肢、外阴静脉曲张，还常发生痔疮。除按水肿的指导外，还可告知孕妇穿弹力裤或弹力袜，以促进血液回流，避免穿妨碍血液回流的紧身衣裤；会阴部有静脉曲张者，可于臀下垫枕，抬高臀部休息；痔疮明显者，应少吃辛辣食物，并保持大便通畅，可多做提肛运动，以促进血液循环。

7. 下肢肌肉痉挛

下肢肌肉痉挛多是孕妇缺钙的表现，孕晚期多见，多发生在小腿腓肠肌，常夜间发作。应指导孕妇增加饮食中钙的摄入，并遵医嘱口服钙剂和维生素 D。发作时，嘱孕妇伸直痉挛的下肢，足背屈，并进行局部按摩热敷，痉挛多能迅速缓解。

8. 腰背痛

妊娠期关节韧带松弛，加之子宫增大使孕妇重心前移，为保持平衡身体而使腰椎向前突，孕妇常感到轻微腰背痛。可嘱孕妇穿低跟鞋，避免长时间站立、行走，多不需治疗。严重者，应查找原因，卧床休息，对因治疗。

9. 贫血

妊娠中晚期由于胎儿生长发育的需要，孕妇对铁的需要量增加，容易发生缺铁性贫血（血红蛋白低于 100g/L）。应指导孕妇自妊娠 4～5 个月起增加含铁食物的摄入，如动物肝脏、瘦肉、蛋黄、豆类等，补充铁剂，如硫酸亚铁 0.3g，每日 1 次口服，预防贫血。如已出现贫血，应查明原因，遵医嘱补充铁剂，加大剂量，如硫酸亚铁 0.6g，并同时服用维生素 C 和钙剂，以促进铁的吸收，应在餐中或餐后 20min 服用，以减轻对胃肠道的刺激。服用铁剂后可能会出现黑便，或出现便秘或轻度腹泻，应向孕妇说明。

10. 仰卧位低血压综合征

妊娠末期，孕妇若较长时间取仰卧位姿势，由于巨大的子宫压迫下腔静脉，使回心血量和心排出量减少，出现低血压，孕妇可出现心慌、面色苍白、出冷汗、血压下降等表现，应立即改为左侧卧位,血压多迅速恢复,症状迅速消失。

目标检测

A₁型题

1.下列叙述正确的是( )

A.胎盘由真蜕膜、羊膜、叶状绒毛膜组成

B.胎膜由包蜕膜、真蜕膜、羊膜组成

C.脐带含两条脐静脉、一条脐动脉

D.胎盘由底蜕膜、羊膜、叶状绒毛膜组成

E.胎膜由真蜕膜、平滑绒毛膜、羊膜组成

2.关于胎盘的功能,下述哪项错误( )

A.气体交换   B.供给营养   C.合成多种激素和酶

D.防御所有细菌病毒进入胎儿体内   E.排泄胎儿代谢的废物

3.正常胎动次数每小时为( )

A.3~5次   B.6~8次   C.9~10次

D.20~30次   E.>30次

4.初孕妇自觉胎动,多数开始于( )

A.妊娠14~16周   B.妊娠16~18周   C.妊娠18~20周

D.妊娠20~22周   E.妊娠22~24周

5.正常足月妊娠脐带的平均长度( )

A.30cm   B.40cm   C.55cm

D.60cm   E.70cm

6.孕妇血容量增加,在哪段时间达高峰( )

A.孕12~20周   B.孕20~28周   C.孕28~30周

D.孕32~34周   E.36~38周

7.足月妊娠时,正常胎心率的范围每分钟应是( )

A.110~140次   B.110~150次   C.110~160次

D.130~170次   E.140~180次

8.头先露中最常见的是( )

A.枕先露   B.前囟先露   C.额先露

D.面先露   E.复合先露

9.正常妊娠满12周末时,子宫底于( )

A.腹部不能触及   B.耻骨联合上刚能触及   C.耻骨联合上2~3横指

D.脐耻之间   E.脐下2横指

A₂型题

10.李女士,停经3个月,子宫大于孕月,鉴别正常妊娠、多胎、异常妊娠的最好方法是( )

A.腹部X线摄片   B.超声多普勒检查   C.B型超声检查

D.胎儿心电图检查   E.羊水甲胎蛋白测定

11. 张女士,29 岁,月经规律,停经 59d,常用推算其预产期的方法是（　　）

　　A. 自末次月经干净之日　　B. 自末次月经开始之日　　C. 初觉胎动的时间

　　D. 早孕反应开始的时间　　E. 孕早期妇科检查时子宫大小

A₃ 型题

（12～14 题共用题干）

　　宋女士,25 岁,已婚。既往月经规律,末次月经 2015 年 6 月 12 日。现停经 50d,近三天晨起呕吐,厌油,伴有轻度尿频,诊断为早期妊娠。孕妇仍能正常生活、工作,但很紧张、担心。

12. 该孕妇主要的护理诊断是（　　）

　　A. 生活自理缺陷　　　　　B. 焦虑　　　　　　　　C. 有感染的危险

　　D. 体液不足　　　　　　　E. 舒适的改变

13. 告知孕妇应该什么时间进行首次产前检查（　　）

　　A. 确定早孕　　　　　　　B. 妊娠 6 周　　　　　　C. 妊娠 8 周

　　D. 妊娠 10 周　　　　　　E. 妊娠 12 周

14. 该孕妇的预产期为（　　）

　　A. 2016 年 3 月 17 日　　B. 2016 年 3 月 18 日　　C. 2016 年 3 月 19 日

　　D. 2016 年 3 月 20 日　　E. 2016 年 3 月 21 日

（15～16 题共用题干）

　　张女士,26 岁,已婚,平素月经,3～7/28～32d。因停经 64d 来院就诊。患者半个月前出现晨起恶心呕吐,能忍受,自认为胃病一直未就诊。

15. 为明确诊断应行哪项检查较好（　　）

　　A. 妇科内诊　　　　　　　B. 妊娠免疫试验　　　　C. B 型超声检查

　　D. 阴道脱落细胞学检查　　E. 测定尿中孕二醇值

16. 该孕妇孕 32 周时进行产前检查:胎背位于母体腹部左侧,胎心位于脐上左侧,宫底可触及浮球感,诊断胎方位为（　　）

　　A. 枕左前位　　　　　　　B. 骶左横位　　　　　　C. 骶左前位

　　D. 骶右前位　　　　　　　E. 枕左后位

（高　辉）

第三章 正常分娩期妇女的护理

🔘 学习目标

1.掌握分娩相关概念;正常分娩的影响因素;产程的分期和新生儿 Apgar 评分方法;产程护理措施。

2.熟悉临产先兆、临产诊断;产程护理评估和护理诊断。

3.了解枕前位的分娩机制及产程的护理目标和护理评价。

4.体现认真、严谨和强烈责任心的职业素质,树立关爱母亲的人文意识。

妊娠满 28 周(196d)及以后的胎儿及其附属物,从临产发动至从母体全部娩出的过程称为分娩(delivery)。妊娠满 28 周至不满 37 周(196~258d)期间分娩称为早产(premature delivery);妊娠满 37 周至不满 42 周(259~293d)期间分娩称足月产(term delivery);妊娠满 42 周(294d)及以后分娩称为过期产(postterm delivery)。

第一节 影响分娩的因素

分娩是一个自然的生理过程,分娩发动机制复杂,目前有多家学说,但至今仍无统一的结论和满意的解释,目前的共识是多因素共同作用的结果。

产力、产道、胎儿及精神心理因素是产妇能否顺利分娩的四大影响因素。四个因素相互影响,若各因素均正常且能相互适应,胎儿经阴道正常娩出,即为正常分娩。

一、产力

将胎儿及其附属物从子宫内逼出的力量称产力。分娩的主要产力是子宫收缩力,其次是腹肌、膈肌和肛提肌收缩力。

(一)子宫收缩力

子宫收缩力,简称宫缩。临产后的宫缩能促使子宫颈口扩张、胎儿下降及胎盘娩出,贯穿于分娩的全过程。正常子宫收缩力具有以下特点。

1.节律性

有节律的阵发性收缩是临产的重要标志(图 3-1)。每次子宫收缩先出现渐进性加强(进行期)、维持一定时间(极期)后由强渐弱(退行期),直至消失进入间歇期,然后再次发动收缩,如此反复直至分娩结束。临产初期宫缩持续约 30s,间歇期约 5~6min,随着产程的进展,持续时间逐渐延长,间歇时间逐渐缩短,进入第二产程后,宫缩持续时间最长可达 60s,间歇期变短至 1~2min。宫缩的强度也由弱变强,宫腔压力在临产初期一般为 25~30mmHg,到第一产程末可上升至 40~60mmHg,第二产程最高可达 100~150mmHg。宫缩时子宫肌壁和胎盘因受压而使胎儿循环血流量减少,胎儿因此出现一过性缺血缺氧状态,间歇时血流量恢复,子宫节律性变化有利于胎儿-胎盘血液循环,以保证胎儿血液供应。

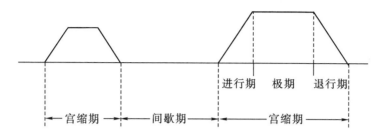

图 3-1　子宫收缩力的节律性

2. 对称性与极性

正常宫缩自两侧宫角处发起,以微波形式迅速而均匀地向宫底中线集中,左右对称,此为子宫收缩的对称性,然后以每秒 2cm 的速度向子宫下段扩散,约在 15s 内遍及至整个子宫。子宫底部的收缩力最强且最持久,向下逐渐减弱,子宫体部次之,下段最弱,宫底部收缩力的强度约为子宫下段的 2 倍,此为子宫收缩的极性(图 3-2)。

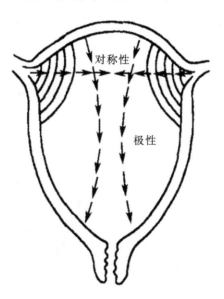

图 3-2　子宫收缩力的对称性和极性

3. 缩复作用

宫缩时,子宫体部肌纤维缩短变粗,间歇期肌纤维不能恢复到原来的长度,而较原来略短,经过反复宫缩,肌纤维越来越短,称为子宫收缩力的缩复作用。随着产程的进展,子宫上部肌壁逐渐增厚,宫腔内容积逐渐变小,子宫下段被拉长,迫使胎先露下降,宫颈管逐渐消失,宫口逐渐扩张。

（二）腹肌、膈肌和肛提肌的收缩力

1. 腹肌和膈肌收缩力

腹肌和膈肌收缩力是第二、第三产程中胎儿及胎盘娩出的重要辅助力量。当宫口开全、先露部下降至盆底时,反射性地引起排便感,使产妇主动屏气用力,腹肌和膈肌收缩使腹压增高,促使胎儿娩出。第三产程使用腹压有助于胎盘娩出。

2. 肛提肌收缩力

当胎先露下降压迫盆底时,导致肛提肌的收缩,迫使先露部进行内旋转。当先露部降至骨盆出口,可协助胎头仰伸、胎儿娩出和胎盘娩出。

二、产道

产道是胎儿娩出的通道,分骨产道和软产道两部分。

（一）骨产道

骨产道指真骨盆,骨产道的大小、形状与分娩的关系密切。

（二）软产道

软产道是指由子宫下段、子宫颈、阴道及骨盆底软组织所构成的弯曲管道。

1. 子宫下段的形成

子宫下段由子宫峡部形成,孕12周后,子宫峡部（成为子宫腔的一部分）逐渐拉长形成子宫下段,临产后由于子宫肌纤维的缩复作用,子宫下段进一步拉长至7～10cm,形成软产道的一部分(图3-3)。因子宫肌纤维的缩复作用,子宫上段肌壁越来越厚,子宫下段被牵拉扩张越来越薄,上下段的肌壁厚薄不同,在两者之间的子宫内面形成一环状隆起,称为生理缩复环(physiologic retraction ring)。

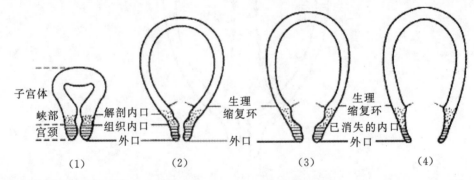

图3-3 宫颈扩张及子宫下段形成
(1)非妊娠子宫；(2)为妊娠期子宫；(3)为第一产程子宫；(4)为第二产程子宫

2. 子宫颈的变化

临产前宫颈管长约2～3cm,临产后宫缩牵拉,加之宫内压升高、胎先露部支撑使前羊膜囊呈楔形,导致宫颈管呈漏斗状,子宫颈管逐渐变短直至展平、消失,随后宫颈口扩大直至直径达10cm,称为宫口开全(图3-4)。一般初产妇宫颈管先消失后扩张,经产妇宫颈管消失与扩张同时进行。

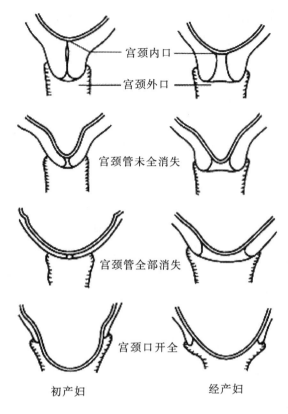

图 3-4　宫颈口在产程中的变化

3. 盆底、阴道及会阴的变化

临产后,胎先露部下降直接压迫骨盆底,使阴道扩张成向前弯的筒状,阴道黏膜皱襞逐渐展平,进一步使腔道加宽。同时,肛提肌向下及两侧扩展,肌纤维拉长,使会阴体逐渐变薄为 2～4mm 的组织,充分扩张后的会阴体有利于胎儿的娩出。

三、胎儿

胎儿的大小、胎位及胎儿的发育是否正常与分娩有关。

(一)胎儿大小

胎头是胎儿身体最大部分,也是胎儿通过产道最困难的部分,因此,需了解胎头的结构、径线。

1. 胎头颅骨

由两块顶骨、额骨、颞骨及一块枕骨组成。颅骨之间的膜状缝隙称颅缝。两侧额骨之间称额缝,额骨与顶骨之间称冠状缝,两侧顶骨之间称矢状缝,颞骨与顶骨之间称颞缝,顶骨与枕骨之间称人字缝。两颅缝交界空隙较大处为囟门,在胎头前方的菱形区域称为前囟(大囟门),后方的三角形区域称为后囟(小囟门)。颅缝与囟门的存在,使胎头具有一定的可塑性,通过产道时颅骨轻度重叠使其体积缩小,有利胎头娩出。临床上行阴道检查时确定矢状缝及前、后囟门的位置及其与骨盆的关系,可作为判断胎方位的依据。

2. 胎头径线

胎头的主要径线有 4 条(图 3-5)。

(1)双顶径(BPD)：为两顶骨隆突间的距离，足月时平均值为 9.3cm，是胎头的最大横径，临床上常通过 B 型超声检查测量此径线的长度来估计胎儿大小。

(2)枕下前囟径：为前囟中点至枕骨隆突下方的距离，足月时平均值为 9.5cm，又称小斜径。胎头俯屈后以此径线通过产道。

(3)枕颏径：为颏骨下方中央至后囟顶部的距离，足月时平均值为 13.3cm，是胎头最大径线，又称大斜径。

(4)枕额径：为鼻根至枕骨隆突间的距离，足月平均值为 11.3cm，正常情况下胎头常以此径线衔接。

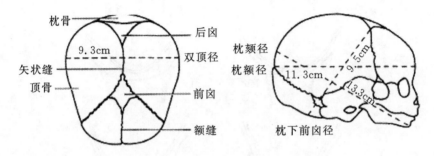

图 3-5　胎头颅骨、颅缝、囟门及径线

(二)胎位

纵产式时，胎体纵轴与骨盆轴相一致，容易通过产道。头先露时胎头先通过产道，经胎头颅骨重叠、变形，周径缩小，有利于通过产道，枕前位为正常胎方位，最利于分娩。臀先露时，臀先娩出，胎臀周径小而软，软产道扩张不充分，胎头娩出时又无变形机会，容易造成后出胎头困难，形成难产。肩先露时，胎体纵轴与骨盆轴垂直，妊娠足月活胎不能经阴道分娩。

(三)胎儿畸形

胎儿的某一部分发育异常造成径线变大，可导致难产，如脑积水、联体儿等。

四、精神心理因素

在分娩过程中，产妇的精神心理因素会影响产程的进展。分娩对于产妇而言是一种强烈的应激源，可产生生理上和心理上的应激反应，进而影响产妇机体内部的平衡。产妇常见的心理反应是焦虑和恐惧。产妇的情绪因素可使机体产生一系列变化，如交感神经兴奋使血压升高，导致胎儿缺血缺氧；同时，心率加快、呼吸急促致使子宫缺氧加重而发生宫缩乏力、产程延长；焦虑时去甲肾上腺素减少可使子宫收缩力减弱而对疼痛的敏感性增加；焦虑和恐惧还会影响产妇休息、进食，使体力消耗增加，进而影响产程进展等。因此，关注产妇心理，开展家庭化产房及一对一的陪伴分娩活动，不仅可以减轻产妇的焦虑、恐惧情绪，还可减少产科干预，在一定程度上降低剖宫产率。

总之，自然分娩的过程是产力、产道、胎儿和精神心理因素相互适应的过程。骨产道相对固定，软产道在妊娠后期可以进行针对性锻炼以增加软组织的弹性。同时合理控制孕期体重，熟悉产科分娩环境，消除陌生感等，均有利于产妇顺利分娩。

第二节　枕先露的分娩机制

在分娩过程中,胎儿先露部为适应骨盆各平面的不同形态,而被动地进行一系列适应性转动,以其最小径线通过产道的过程,称为分娩机制(mechanism of labor)。临床上枕左前位最多见,故以枕左前位为例说明分娩机制(图3-6)。

枕左前分娩示意图

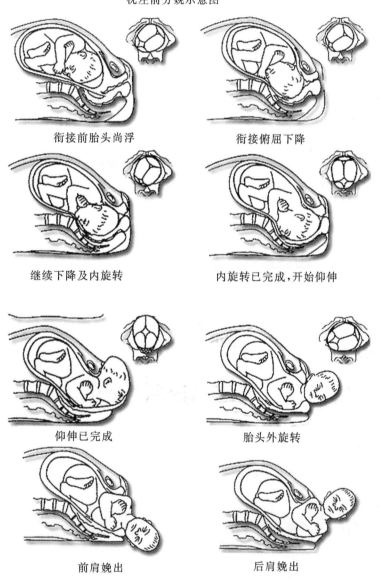

衔接前胎头尚浮　　　　　　衔接俯屈下降

继续下降及内旋转　　　　内旋转已完成,开始仰伸

仰伸已完成　　　　　　　胎头外旋转

前肩娩出　　　　　　　　后肩娩出

图3-6　枕左前位分娩机制

1. 衔接 (engagement)

胎头双顶径进入骨盆入口平面,颅骨最低点达到或接近坐骨棘水平称为衔接。此时,胎头矢状缝坐落在骨盆入口的右斜径上,胎头枕骨在骨盆的左前方,胎头呈半俯屈状态,以枕额径

衔接。初产妇多在预产期前1~2周内胎头衔接,若临产后尚未入盆,应高度警惕是否存在头盆不称。经产妇多在临产后衔接。

2. 下降（descent）

下降是胎头沿骨盆轴前进的动作,贯穿于分娩的整个过程。胎头下降随着宫缩的进行呈现间歇性。胎先露下降的程度是临床上判断产程进展的重要指标之一。

3. 俯屈（flexion）

胎头下降至盆底时,处于半俯屈状态的胎头枕部遇到肛提肌阻力,借杠杆作用进一步俯屈,使衔接时的枕额径变为枕下前囟径,以最小径线适应产道,从而有利于胎头的进一步下降。

4. 内旋转（internal rotation）

胎头枕骨到达骨盆底,在肛提肌作用下,胎头枕部被迫向母体前方旋转45°,使矢状缝与中骨盆及骨盆出口前后径一致,称为内旋转。内旋转使胎头适应中骨盆及出口前后径大于横径的特点,有利于胎头下降。胎头一般在第一产程末完成内旋转动作。

5. 仰伸（extention）

内旋转完成后,胎头下降至阴道外口时,宫缩和腹压使胎头下降,而肛提肌收缩力又将胎头向前推进,两者的合力作用使枕部以耻骨弓为支点,胎头逐渐仰伸,胎儿顶、额、鼻、口、颏相继娩出。此时,胎儿的双肩径沿左斜径进入骨盆入口。

6. 复位及外旋转

胎头娩出后,为使胎头与胎肩恢复正常关系,胎头枕部向左旋转45°,称为复位（restitution）。胎头娩出时,胎肩继续下降,胎儿前肩在盆腔内向母体前方旋转45°,使双肩径与中骨盆及出口平面前后径方向相一致,为保持胎头与胎肩的关系,胎头枕部在外继续向左旋转45°,称为外旋转（external rotation）。

7. 胎体娩出

胎头完成外旋转后,胎儿前肩由耻骨弓下先娩出,继之后肩由会阴前缘娩出,然后胎体及其下肢以侧屈姿势随之娩出。至此,胎儿娩出过程全部完成。

第三节　临产的诊断及产程分期

一、临产先兆

分娩发动前,孕妇常出现一些预示临产的症状,称为先兆临产（threatened labor）。

（一）宫底下降

随着胎儿先露部下降入盆,子宫底也随之下降,孕妇常感到上腹部较前舒适,同时可出现尿频。

（二）假临产（false labor）

宫缩特点为不规律,持续时间较短,间歇时间不恒定,强度不增加,宫颈管不缩短,宫口不扩张。常在夜间出现,清晨消失。

（三）见红（show）

大多数孕妇在临产前24~48h内,宫颈内口附近的胎膜与该处的子宫壁分离,导致毛细血管破裂,少量血液和宫颈黏液相混,经阴道流出,称为见红。见红是分娩即将开始的一个比较可靠的征象。若出血量超出月经量,则不应简单地诊断为见红,应高度警惕妊娠晚期出血的发生。

二、临产的诊断

临产(in labor)的标志是有规律的子宫收缩(持续 30s 或以上,间歇 5～6min)且逐渐增强,同时伴有进行性子宫颈管消失、宫口扩张(dilatation of cervix)和胎先露下降。

三、产程分期

分娩全过程是从规律子宫收缩开始至胎儿、胎盘全部娩出的过程,称为总产程(total stage of labor)。临床一般分为 3 个阶段。

(一)第一产程

第一产程(first stage of labor)也称宫颈扩张期。从规律宫缩到宫口完全扩张即宫口开全为止。初产妇的宫口扩张缓慢,约需 11～12h,经产妇约需 6～8h。

(二)第二产程

第二产程(second stage of labor)也称胎儿娩出期。从宫口开全到胎儿娩出的全过程。初产妇约需 1～2h,经产妇大约需数分钟至 1h。

(三)第三产程

第三产程(third stage of labor)也称胎盘娩出期。从胎儿娩出到胎盘胎膜娩出的全过程。约需 5～15min,不应超过 30min。

第四节　分娩期护理

案例引入

张女士,28 岁。因"孕 9 个月,第 1 胎,见红伴下腹部阵发性腹痛 3 小时"于下午 3 点来医院就诊。血压 123/80mmHg,经超声多普勒听胎心为 142 次/分,行阴道检查后宫口开大 2 厘米,左枕前位。胎膜未破。

1.张女士应该收住院待产吗?请说明理由。

2.对此,护士应做哪些护理?

一、第一产程护理

【护理评估】

(一)健康史

(1)一般情况、既往孕育史等。

(2)本次妊娠情况、产前检查记录。

(3)宫缩开始的时间及强度、频率等。

(二)身体状况

1. 规律宫缩

产程刚刚开始时,子宫收缩持续时间较短,约30s,间隔时间较长,约5~6min。随着产程进展,宫缩强度增加,持续时间延长,约40~60s,间歇期缩短,约2~3min。在宫口即将开全时,宫缩持续时间会更长、间歇更短。

2. 宫口扩张

宫口扩张的速度有一定的规律性,分为潜伏期和活跃期。潜伏期是指从规律宫缩至宫口扩张至3cm,扩张速度较缓慢,平均每2~3h扩张1cm,初产妇约需8h。活跃期是指从宫口扩张3cm至宫口开全,扩张速度明显加快,初产妇约需4h,该期又分为3期:从宫口开3cm到4cm为加速期,约需1.5h;从宫口开4cm至9cm为最大加速期,约需2h;从宫口9cm到开全为减速期,约需30min。产程中若存在产道异常、宫缩乏力、头盆不称和胎方位异常等情况,宫口不能如期扩张,应警惕难产的发生。

3. 胎先露下降

胎先露下降程度常作为临床估计分娩难易的可靠指标之一。潜伏期内,胎头下降不明显,进入活跃期后,胎头下降速度加快。胎先露下降程度以胎头颅骨最低点与坐骨棘平面的关系为标志(图3-7)。

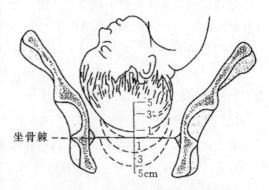

坐骨棘 ——

图3-7 胎先露下降的标志

4. 胎膜破裂(rupture of membranes)

胎膜破裂简称破膜。宫缩使羊膜腔内的压力增高,胎先露下降将羊水阻断为前后两部,分别称"前羊水"和"后羊水"。前羊水大约有100mL,形成前羊膜囊楔入宫颈,触之有囊感。当羊膜腔压力增高到一定程度时胎膜破裂,前羊水流出。破膜多发生在第一产程末。

(三)心理-社会状况

产妇常害怕疼痛,担心分娩能否顺利、安全和胎儿是否健康等,而出现焦虑和恐惧。此外,由于产妇对待产室环境的陌生和与家人分离,其焦虑和恐惧的心理反应进一步加重。

(四)辅助检查

必要时用胎儿电子监护仪监测,了解宫缩和胎儿情况。

【护理诊断及合作性问题】

(1)急性疼痛　与子宫收缩有关。

(2)有感染的危险　与体力消耗、进食和睡眠不足等致抵抗力下降有关。

(3)焦虑　与担心分娩和知识缺乏等有关。

(4)潜在并发症:难产、胎儿窘迫。

【护理目标】

(1)产妇能耐受疼痛。

（2）产妇不发生感染。

（3）产妇焦虑减轻。

（4）产妇不出现并发症或出现后得到及时处理。

【护理措施】

（一）增强疼痛耐受性

（1）密切观察宫缩情况，并注意产妇表现，发现异常及时报告医生。

（2）向产妇介绍阵痛特点，做好心理准备。

（3）给予产妇心理、精神支持，鼓励产妇树立信心，增强对疼痛的耐受性。

（4）给予产妇按摩等方法，指导产妇根据阵痛情况变换体位，取舒适体位。

（5）必要时，遵医嘱用药物进行分娩镇痛。

（二）预防感染

（1）严密观察生命体征：每4～6h测量体温、脉搏、呼吸、血压一次。如有异常，遵医嘱增加测量次数。

（2）清洁卫生：频繁的宫缩使产妇出汗较多，加上外阴分泌物及羊水等均使产妇产生不适感，应协助洗脸、擦汗、更衣，保持外阴部的清洁，以增进舒适并预防感染。

（3）做好肛门检查、阴道检查及接生前的清洁、消毒工作。

（4）进入产房人员做好必要的清洁工作。

（5）指导合理饮食、休息，增强机体抵抗力。

（6）必要时遵医嘱用抗生素，并做好用药护理。

（三）减轻焦虑

向产妇及家属介绍分娩有关知识，消除不正确的认识；鼓励、安慰产妇，增强自然分娩的信心；及时告知分娩过程中相关信息，以配合助产人员工作；鼓励亲人陪伴，给予足够精神支持；条件允许可实施导乐陪伴分娩。

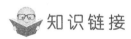 知识链接

导乐分娩

"导乐"是希腊语"Doula"的译音，原意为一个女性照顾另一个女性，引申为一个有爱心、有生育经历的女性，在产程中给产妇以持续的心理、生理及情感上的支持。1996年美国最早开展导乐分娩。在我国，随着爱婴医院的创建，在倡导自然分娩的情况下，导乐分娩应运而生。许多医院开展了家庭化的导乐式陪伴分娩，产妇可以预约或临时聘请导乐陪产人员。临产时除家属陪伴外，导乐陪产人员提供一对一的服务，直到产后两小时，使整个产程在无焦虑、无恐惧，充满关怀和鼓励的氛围中进行。

（四）防治并发症

1. 保持良好的产力

（1）进食进水：鼓励产妇进食，建议进清淡、易消化、营养丰富的食物。产程过程中胃肠功能减弱，加之宫缩不适，多不愿意进食，个别产妇还会有恶心不适。应鼓励和帮助产妇在宫缩间歇期进食喜爱的食品和液体，以免体力消耗过大影响产力。产程中体力消耗大，鼓励饮水，

防止脱水。

（2）休息与睡眠：产妇应注意休息、防止疲劳，卧床时采取左侧卧位。夜间劝导并教会产妇在宫缩间歇期睡眠，必要时，可遵医嘱给予镇静药物。

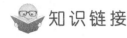 知识链接

自由体位分娩

近年来，研究证明产程中产妇适当地晃动身体，上下扭扭，改变体位，可促使胎位变化，有利于胎儿分娩。实施过程中要注意充分营造温馨、舒适、祥和安静的环境，减少噪音，真心关爱产妇，给予持续性的支持与鼓励。产程中充分尊重个体，关注产妇的意愿，注意变换体位，充分尊重产妇的体位选择，以产妇感觉舒适的体位为宜（图3-8）。自由体位如侧卧、俯卧、坐位等分娩方式，有利于降低会阴侧切率、减少新生儿窒息。

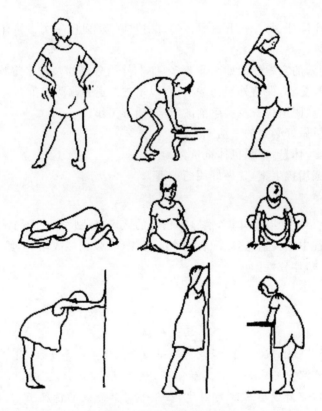

图3-8 自由体位分娩

2.排尿

提醒产妇及时排尿，每2～4h排尿1次，以免膀胱充盈影响宫缩及胎先露下降。当膀胱充盈又无法自行排尿时，应予以诱导刺激排尿，必要时给予导尿。

3.密切观察产程进展

（1）观察宫缩：将一手放在产妇腹部，宫缩时子宫隆起变硬，间歇时松弛变软。一般每隔1～2h观察1次，记录持续时间、间歇时间及宫缩强度。触诊手法应柔和，用力适当。也可通过胎儿监护仪观察宫缩情况，但应注意探头放置的位置和松紧度。

（2）宫口扩张：一般通过肛诊了解宫口扩张情况。为避免感染，目前多提倡直接行阴道检查。检查者戴无菌手套，会阴消毒后，示指和中指轻轻插入阴道，了解宫颈厚薄、软硬、宫口大小、胎先露及其下降程度等。检查次数不宜过多，一般在潜伏期可每4h查1次，也可根据宫缩和产程进展情况，适当地增减检查的次数。

（3）胎先露下降：以坐骨棘平面为胎先露下降程度的标志，颅骨最低点平坐骨棘平面时以"0"表示，记作"S⁰"，坐骨棘平面上1cm为"−1"，坐骨棘平面下1cm为"+1"，依次类推。将宫口扩张和胎先露下降情况记录在坐标上，连接成曲线便形成产程图（partogram）（图3-9）。产程图的横坐标为临产时间，以小时为单位，纵坐标右侧为先露下降程度，左侧为宫口扩张程度，二者均以厘米为单位，产程图使产程进展情况清晰、明确，便于及早发现难产征兆。

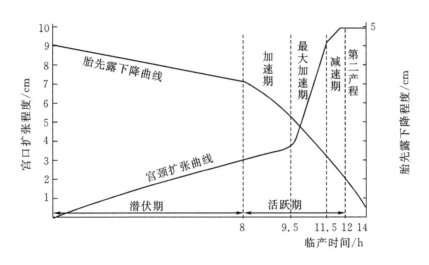

图3-9　产程图

护考真题　3.1

可以动态监测产妇产程进展和识别难产的重要手段（　　）

A. 胎儿监护　　　　　　B. 多普勒听胎心　　　　　　C. 产程图

D. 阴道检查　　　　　　E. 肛门检查

4. 胎心监测

一般潜伏期每1~2h听1次胎心，活跃期每30min听一次。应在宫缩的间歇时期进行，每次听1分钟并作记录。如在宫缩间歇期胎心率超过160次/分，低于110次/分或不规律，应立即持续进行胎心监护，10min后胎心次数若不能恢复正常，则提示可能出现胎儿窘迫，立即给产妇吸氧，并报告医生做进一步处理。无条件用胎心监护仪监测者，必须缩短听胎心间隔时间。

5. 破膜及羊水的观察

一旦确诊破膜，应立即听胎心并观察和记录胎心率、破膜时间、羊水的量及颜色。若胎头高浮，立即嘱产妇卧床并抬高臀部，防止脐带脱垂发生。破膜后要注意外阴清洁，使用消毒会阴垫，如有异常立即报告医生，以便及时处理。

6. 接生准备

初产妇宫口开全、经产妇宫口开大 4cm 且宫缩规律有力时,将产妇送入产房。

【护理评价】

(1)产妇是否耐受分娩阵痛。

(2)产妇是否无感染发生。

(3)产妇是否焦虑减轻,配合医护工作。

(4)产妇是否未出现并发症或出现后得到及时处理。

二、第二产程护理

【护理评估】

(一)健康史

第一产程的经过。

(二)身体状况

1. 屏气用力

当宫口开全、胎先露抵达盆底,压迫直肠,引起产妇产生排便感,产妇不由自主地向下屏气用力,使用腹压。

2. 宫缩增强

在第二产程,宫缩的强度及频率都达到高峰,持续约 1min,间歇仅 1~2min。

3. 胎儿娩出

随着产程进展,胎先露下降,会阴部逐渐膨隆,肛门松弛,胎头于宫缩时露于阴道口,间歇时由于软产道的弹性回缩,胎头露出部分缩小,称为胎头拨露。当胎头露出的部分逐渐增大,胎头双顶径超过骨盆出口时,宫缩间歇时胎头露出部分不再缩小,称为胎头着冠(图 3-10)。随着产力的作用,胎头逐渐仰伸娩出,继之复位、外旋转,前肩、后肩、躯体相继娩出,后羊水涌出。

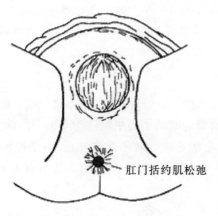

肛门括约肌松弛

图 3-10 胎头着冠

（三）心理-社会状况

宫口开全后,产妇在心理上已经接受了宫缩的疼痛,并能听从、配合助产人员指导。随着产程进展和胎儿娩出,产妇会有一种兴奋感,同时由于较长时间的体力消耗,也会感到疲乏无力。

【护理诊断及合作性问题】

（1）急性疼痛　与宫缩及软产道损伤有关。

（2）焦虑　与担心分娩及胎儿有关。

（3）潜在并发症:难产、软产道损伤、胎儿窘迫。

【护理目标】

（1）产妇能耐受疼痛。

（2）产妇焦虑减轻。

（3）产妇不出现并发症或出现后得到及时处理。

【护理措施】

（一）增强疼痛耐受性

（1）告知产妇阵痛的特点,指导产妇正确用力。

（2）安慰、鼓励产妇,给予产妇心理支持。

（二）减轻焦虑

关心体贴产妇,帮助其饮水、擦汗,并及时将产程进展情况反馈,给予精神鼓励和支持。

（三）防治并发症

1. 密切观察产程

观察宫缩及先露下降情况,每隔 5～10min 听胎心 1 次,必要时用胎儿监护仪监测。注意观察产程进展和胎心情况,若有异常情况及时报告,协助处理。

2. 指导产妇正确屏气用力

当宫缩时,先深吸一大口气,然后屏气,如解大便样向下缓慢持久地用力,宫缩间歇时,让产妇全身肌肉放松,安静休息。当再次出现宫缩时,重复上述动作,直至胎头着冠。

3. 接生

准备好产包及所需各种物品(以国内最常见的分娩体位平卧位——截石位为例)。

（1）外阴清洁与消毒:让产妇取仰卧位,双腿屈曲分开。一般先用肥皂水棉球擦洗外阴部,顺序是:小阴唇、大阴唇、阴阜、大腿内上 1/3、会阴及肛门周围(图 3-11)。然后用温开水冲去肥皂水,为防止冲洗液流入阴道,应用消毒干纱布堵住阴道外口,最后再用 0.5% 聚维酮碘(碘附)消毒。

（2）接生者按无菌要求常规洗手消毒、穿手术衣、戴手套,铺好无菌巾单。

（3）接生要领:当胎头拨露使阴唇后联合紧张时开

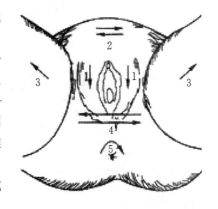

图 3-11　外阴部擦洗顺序

始保护会阴。即宫缩开始时,指导产妇正确屏气用力,用右手保护会阴,同时左手协助胎头俯屈,宫缩间歇期产妇全身放松。胎头着冠后,指导产妇在宫缩时张口哈气,消除腹压,宫缩间歇时稍用力,使胎头缓慢娩出。当胎头娩出后,如发现脐带绕颈,可用手将脐带顺肩推下或从头部滑出,如绕颈较紧或缠绕2周以上,则用2把止血钳将脐带夹住,从中剪断,注意勿伤及胎儿(图3-12)。胎头娩出后,先用左手自鼻根部向下颌挤压,挤出口鼻腔内的黏液和羊水,然后协助复位、外旋转,左手将胎儿颈部向下轻压,前肩从耻骨弓下娩出,继而上托胎颈,使后肩从会阴前缘缓慢娩出,此时,松开保护会阴的手,双手协助胎儿侧屈娩出(图3-13)。

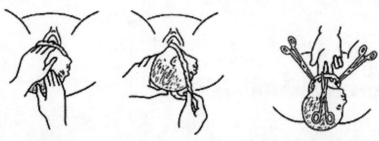

(1)将脐带顺肩推上　(2)把脐带从头上退下　(3)用两把血管钳夹住脐带,从中间剪断

图3-12　脐带绕颈的处理

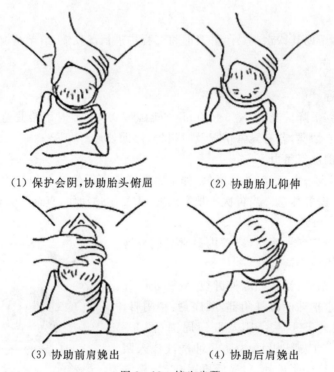

(1)保护会阴,协助胎头俯屈　　　　(2)协助胎儿仰伸

(3)协助前肩娩出　　　　　　　(4)协助后肩娩出

图3-13　接生步骤

(4)分娩过程中一旦出现并发症,积极协助医生、助产士处理。

【护理评价】

(1)产妇是否能耐受分娩阵痛。

(2)产妇焦虑是否减轻,是否配合助产人员指导。

(3)产妇是否未出现并发症或出现后得到及时处理。

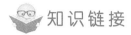 **知识链接**

新产程的标准及处理方法

2014年,在综合国内外相关领域文献资料的基础上,结合美国国家儿童保健和人类发育研究所、美国妇产科医师协会、美国母胎医学会等提出的相关指南及专家共识,中华医学会妇产科学分会产科学组专家对新产程的临床处理达成共识。产程正确处理对减少手术干预、促进安全分娩至关重要。目前,针对分娩人群的特点,如平均分娩年龄增高,孕妇和胎儿的平均体重增加,硬脊膜外阻滞等产科干预越来越多,审视我们沿用多年的 Friedman 产程曲线,一些产程处理的观念值得商榷和需要更新。

新产程标准及处理

类别	诊断标准及处理
第一产程	
潜伏期	潜伏期延长(初产妇≥20h,经产妇≥14h)不作为剖宫产指征;破膜后且至少给予缩宫素静脉滴注12~18h,方可诊断引产失败;在排除头盆不称和可疑胎儿窘迫的前提下,缓慢但仍然有进展(包括宫口扩张和胎先露下降的评估)的第一产程不作为剖宫产指征。
活跃期	以宫口扩张6cm为活跃期标志。 活跃期停滞的标准:当破膜且宫口扩张≥6cm后,如宫缩正常,宫口停止扩张≥4h可诊断;如宫缩欠佳,宫口停止扩张≥6h可诊断。活跃期停滞可作为剖宫产指征。
第二产程	第二产程延长的标准:①初产妇若行硬脊膜外阻滞,第二产程超过4h,产程无进展(包括胎头下降和旋转)可诊断为第二产程延长;如无硬脊膜外阻滞,第二产程超过3h,产程无进展可诊断。②经产妇如行硬脊膜外阻滞,第二产程超过3h,产程无进展(包括胎头下降和旋转)可诊断为第二产程延长;如无硬脊膜外阻滞,第二产程超过2h,产程无进展可诊断。 由经验丰富的医师和助产士进行的阴道助产是安全的,鼓励对阴道助产技术进行培训。 当胎头下降异常时,在考虑阴道助产或剖宫产前,应对胎方位进行评估,必要时进行手转胎头到合适的胎方位。

三、第三产程护理

【护理评估】

(一)健康史

第二产程的情况。

(二)身体状况

1. 宫缩情况

胎儿娩出后,宫缩暂时停止,产妇遂感到轻松,几分钟后宫缩重现。

2. 胎盘剥离征象

胎儿娩出后,子宫底降到脐平,宫腔压力骤然下降,宫腔缩小,胎盘与子宫壁发生错位而剥离、出血。胎盘剥离的征象为子宫收缩,宫体变硬呈球形,宫底上升(图 3-14),出现阴道少量流血,外露脐带自行延长,在耻骨联合上按压子宫下段脐带不回缩。

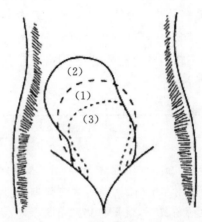

图 3-14　胎盘剥离时子宫的变化

胎盘剥离及排出的方式有两种。

(1)胎儿面娩出式(schultz mechanism):胎盘先从中央开始剥离,然后边缘再剥离,其特点是先娩出胎盘,随后见少量阴道流血,这种方式较多见。

(2)母体面娩出式(duncan mechanism):胎盘先从边缘开始剥离,其特点是先有阴道流血,然后娩出胎盘,临床较少见,出血量较多。

3. 阴道流血

正常分娩阴道出血量一般在 100～300mL 之间。

(三)心理-社会状况

胎儿娩出后,产妇常感到全身轻松,如释重负,有一种做母亲的自豪感,同时又急于关注孩子的健康和性别等。

【护理诊断及合作性问题】

(1)潜在并发症:新生儿窒息、产后出血。

(2)焦虑　与担心新生儿有关。

【护理目标】

(1)产妇不出现并发症或出现后得到及时处理。

(2)产妇焦虑减轻。

【护理措施】

（一）防治并发症

1. 新生儿处理和护理

（1）清理呼吸道：新生儿娩出后，应及时清理呼吸道，必要时用吸耳球或吸痰管吸净口鼻腔内的黏液和羊水。如呼吸道已清理干净新生儿无哭声，可轻拍新生儿足底，以刺激啼哭。

（2）新生儿评分：临床多采用阿普加评分法（Apgar score），用于判断新生儿有无窒息及严重程度。出生后 1min 进行评分，以心率、呼吸、肌张力、喉反射及皮肤颜色 5 项体征为依据，每项为 0～2 分（表 3-1）。8～10 分，属正常新生儿；4～7 分为轻度窒息；0～3 分为重度窒息。

表 3-1 新生儿阿普加（Apgar）评分法

体征	0分	1分	2分
每分钟心率	0	<100 次	≥100 次
呼吸	0	不规则	佳
肌张力	松弛	四肢稍屈曲	四肢活动好
喉反射	无反射	有些动作	恶心、咳嗽
皮肤颜色	苍白	四肢青紫，躯干红	红润

护考真题 3.2

下列哪项不是新生儿 Apgar 评分标准（　　）
A. 体温　　　　B. 心率　　　　C. 肌张力
D. 呼吸　　　　E. 皮肤颜色

（3）初步检查新生儿外观有无发育畸形、产伤，判断生长发育是否正常，尤其要注意肛门、腭裂等不易发现的畸形。

（4）处理脐带：胎儿娩出后，立即擦干全身。等待脐带血管搏动消失后，在距离脐根部 15～20cm 处用两把血管钳钳夹脐带，在两钳之间剪断，母体端放入弯盘，并将弯盘置于产妇臀下接血，以测出血量。常规消毒脐根周围，距脐根 1～2cm 处剪去多余脐带，在距脐根 0.5cm 处用气门芯或者脐带夹套扎残端，注意松紧适度，以防出血或脐带断裂，消毒脐带残端，用 2% 浓碘酊烧灼残端，注意浓碘酊液勿接触皮肤，以免引起灼伤，再用无菌脐带腹带（纱布）包裹脐部。

（5）其他：擦净新生儿皮肤上的羊水、血迹，让产妇看清新生儿的性别，测体重、身长、胸围、头围，在病历上按新生儿足印和母亲指印，系上标有母亲姓名、床号、住院号、新生儿性别、体重、身长、出生时间的腕带和胸牌。产后 30min，然后将新生儿抱给母亲，早期吸吮乳头，持续 30min。注意保护好新生儿，勿堵塞鼻孔或坠地。早吸吮、早开奶和早接触可以促进有益菌在新生儿肠道早期定植，为新生儿的肠道健康打下基础，并可促进乳汁分泌，是保证母乳喂养成功的重要措施之一。

2. 处理胎盘

（1）协助胎盘娩出：胎盘剥离征象出现后，接生者左手轻按宫底，右手轻拉脐带、轻轻协助娩出胎盘。当胎盘娩出至阴道口时，用双手捧住胎盘，向一个方向旋转并缓慢向外牵拉，直至胎盘、胎膜完整娩出(图 3-15)。切忌在胎盘剥离前揉搓或挤压子宫,也不要粗暴地向外牵拉,以免造成胎盘剥离不全或子宫内翻等。胎盘胎膜排出后,按摩子宫刺激其收缩,以减少出血,同时注意观察并测量出血量。

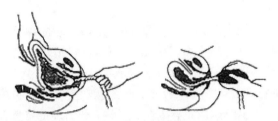

图 3-15　协助胎盘娩出

(2)检查胎盘胎膜:首先检查胎盘母体面,观察胎盘形状、颜色、有无钙化、梗死及胎盘小叶缺损等,然后检查胎膜是否完整、破裂口位置,测量胎盘大小、厚度及脐带长度并做记录。若胎盘边缘有断裂的血管,需高度警惕副胎盘(succenturiate placenta)(图 3-16)的存在。若疑有副胎盘、部分胎盘或大部分胎膜残留时,应在无菌操作下及时徒手剥离并取出残留组织,若手取残留组织困难,应协助医生及时清宫。此外,还应仔细检查脐带是否有帆状附着、前置血管等。

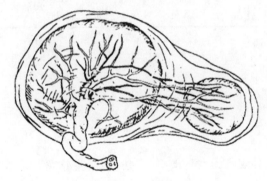

图 3-16　副胎盘

3. 检查软产道

胎盘娩出后仔细检查外阴、小阴唇内侧、尿道口周围、阴道侧壁、阴道穹隆及宫颈有无裂伤。若有裂伤,应立即根据解剖位置逐层缝合完整,缝合完毕后,常规进行肛诊检查,确保缝线没有穿透直肠壁。

4. 产后观察

产后 2h 内(也有称此为第四产程)在产房内密切观察宫缩、宫底高度、膀胱充盈、阴道出血量及体温、脉搏、血压情况并记录。无异常者与新生儿一起送回病房。

5. 预防产后出血

遇有产后出血高危因素者,应提前预防,可在胎肩娩出后,立即遵医嘱应用宫缩剂,减少出血。若胎盘尚未完全剥离,出血又较多时,遵医嘱缩宫素 10U 加生理盐水 20mL 通过脐静脉快速静推,均能促使胎盘快速剥离减少出血。

6. 并发症处理

一旦出现并发症,及时协助医生处理。

📖 **护考真题 3.3**

正常情况下,产妇顺产后需继续留在产房观察的时间是(　　　)

A. 1h　　　　　　　B. 2h　　　　　　　C. 3h

D. 4h　　　　　　　E. 5h

(二)减轻焦虑

当新生儿或产妇出现异常情况时,护理人员应及时给予心理疏导,尽快稳定产妇情绪。

【护理评价】

(1)产妇是否未出现并发症或出现后得到及时处理。

(2)产妇是否焦虑减轻,积极配合医护工作。

附1:产房布局和环境管理

产房是指产妇待产和分娩的重要场所,以助产士工作为主,专科性强。随着产科服务模式的不断更新及服务范围的不断扩大,传统的以医务人员为主体的干预模式逐渐转变为以产妇为中心,保护、支持和促进自然分娩的新模式。

产房包括待产室、分娩室、隔离待产室、隔离分娩室、刷手间、无菌敷料室、治疗室、器械室、办公室及其他辅助用房。目前国内外都出现越来越多的 LDR 产房(Labor-Delivery-Recovery)即待产、分娩、产后康复于一体的单人房间。将有产科医生、儿科医生、助产士和护士 4 人在场为产妇进行严密的母儿监护,提供高标准的医疗护理,确保母儿安全。

1. 布局

符合功能流程要求和洁污分开的要求。

(1)分区:按消毒隔离规定分无菌区、清洁区、半污染区和污染区,区域间标志明显。

(2)天花板、墙壁、地面无裂隙,表面光滑,有良好的排水系统,便于清洗和消毒。

(3)分娩室无菌区内设手术间、正常分娩室、隔离分娩室;待产区域设普通待产室、康乐待产室。待产室与产房相邻,安静明亮、空气流通,有条件可设置家居式的温馨待产室,使产妇有宾至如归的感觉,消除对医院的紧张和陌生感。

(4)设有流动洗手设施,开关为感应式。

(5)分娩区设备不交叉的 3 个通道:包括孕产妇通道、医务人员通道、污物通道。

(6)与外界相连处设缓冲区。

2. 管理及要求

(1)医务人员必须自觉遵守消毒灭菌制度和无菌技术操作规程。认真负责,耐心细致,不擅离岗位。工作人员进入产房应换消毒手术衣,戴口罩、帽子,换清洁拖鞋,外出需更换外出服。非相关人员不得入内。

(2)严格执行卫生清洁、消毒制度,必须湿式清洁。严格掌握各种消毒液的浓度与配制方法,体温表消毒符合要求。待产室应定期通风消毒,妊娠合并肝炎或其他感染性疾病者应住隔离待产室。室内温度以 24～26℃、湿度 50%～60% 为宜。

(3)随时备齐急救药品、器械及其他各种用物,并由专人负责管理,应定期消毒、定期检查。

(4)接生结束后,产床、地面、吸引器等用具必须重新消毒并整理好。

(5)凡有感染者或可疑感染者,需送隔离分娩室,分娩后其所有用物必须单独处理。工作人员需更换工作服,严格消毒双手后方可护理其他产妇。

(6)严格限制无菌区内人员数量。

(7)无菌物品专柜放置,放置合理,每天检查,主要检查数量、名称、放置层次、有效期、灭菌效果等。

(8)手术废弃物需置黄色垃圾袋内严密封装(传染性疾病产妇的废弃物需置双层黄色垃圾袋内),标识明显,封闭运送,固定地点无害化处理。死胎按病理性废弃物处理。

(9)杀菌机及层流设施消毒后有记录,每月清洗过滤网一次,并记录。

(10)物业人员严格按消毒隔离要求做好本职工作。

附2:分娩镇痛

分娩疼痛有其生理和心理学基础,如何使产妇安全、无痛苦地分娩,一直是人们的追求,减轻分娩痛苦也是对生命个体的尊重。随着医学模式的转变和医学技术的进步,分娩镇痛也逐渐在临床实施。

分娩镇痛方法的选择,应遵循尽可能避免影响产程进展及造成胎儿不良影响。理想的分娩镇痛必须具备下列条件:①副作用小;②便于给药,起效快,作用可靠,能满足整个产程镇痛需求;③避免运动阻滞,不影响宫缩及产妇运动;④产妇清醒,能配合整个分娩过程;⑤必要时可满足手术要求。

常用分娩镇痛方法主要包括非药物性镇痛、药物性镇痛两大类。

一、非药物性镇痛

非药物性镇痛属于精神预防性分娩镇痛。主要有:

1. 一对一导乐(Doula)陪伴分娩

美国的"导乐分娩"在世界上开展最早,后引入我国,现为许多医院采纳。目前我们国内开展的导乐陪伴多由助产士承担。

2. 其他

拉马泽呼吸减痛训练、催眠术、水中分娩、经皮电神经刺激、耳针、水针等,都有一定的缓解疼痛的作用。

二、药物性镇痛

(一)常用分娩镇痛药物

1. 麻醉性镇痛药

芬太尼和舒芬太尼通过椎管内或静脉给药,药物主要作用于阿片受体。瑞芬太尼是短效麻醉性镇痛药,仅用于产妇静脉自控镇痛。

2. 局麻药物

利多卡因、丁哌卡因和罗哌卡因直接作用于脊髓或神经根,镇痛效果好,并能保持产妇清醒,不易对胎儿产生呼吸抑制作用,但应控制好浓度。

3. 吸入麻醉药

氧化亚氮等。

（二）常用分娩镇痛方法

1. 吸入麻醉镇痛

可吸入氧化亚氮、氨氟醚、异氟醚等，目前较多使用的是氧化亚氮。氧化亚氮多用 50％氧化亚氮与 50％氧的混合，宫口开大 3cm 后吸入，吸入时间和频率由产妇自己掌握，宫缩开始前 30～45s 吸入 3～5 次，宫缩结束后停用，待下次宫缩前再吸入。吸入麻醉阵痛不影响产妇心肺功能，低浓度下产妇清醒，保持喉反射和咳嗽反射，且无毒性，对胎儿无影响，不抑制宫缩和产妇用力，可联合其他镇痛方法。但吸入麻醉镇痛效果有选择性，相当一部分产妇不敏感，过量吸入可使气道保护性反射消失，有误吸危险；吸入麻醉阵痛需要特殊装置，可能污染空气。

2. 神经阻滞

神经阻滞包括宫旁神经阻滞和阴部神经阻滞。宫旁神经阻滞适用于第一产程，宫口开大 3～4cm 时，在宫颈旁 3 点和 9 点处，每点注射 1％利多卡因 10mL。阴部神经阻滞用于第二产程，用 1％利多卡因 10mL 阻滞阴部神经。

3. 连续硬膜外镇痛

临床应用较多。近年来倡导在产妇分娩接受硬膜外镇痛时应不影响产妇的活动能力，即所谓"可行走的硬膜外麻醉镇痛"。方法为经硬膜外途径连续输入低浓度的局麻药和小剂量麻醉性镇痛药。其优点为镇痛平面稳定、镇痛效果确切，对下肢运动影响小，母儿耐受好，需剖宫产时不必改麻醉；缺点为镇痛需求发生变化时，难以及时调整给药量。

4. 产妇自控硬膜外镇痛

产妇易于掌握用药剂量，便于自行给药。

5. 腰麻-硬膜外联合麻醉镇痛

该方法镇痛起效快，用药剂量小，缺点为影响下肢运动等。

6. 微导管连续腰麻镇痛

将舒芬太尼和丁哌卡因按比例注入蛛网膜下腔镇痛。

7. 产妇自控泵阵痛

静脉镇痛泵内有瑞芬太尼，产妇根据疼痛情况，自行按压泵产生镇痛效果。

总之，对于上述阵痛方法，临床上应根据母儿情况，酌情选择适宜的方法。

三、护理要点

（一）产前健康指导和训练

做好系统的产前指导，可使孕妇有充分的思想准备，增加自信和自控感，有利于减轻分娩的不适感，尽可能减少药物性分娩镇痛的使用，使分娩顺利进行。

（二）心理支持

关心、体贴、同情产妇，耐心听取产妇的叙述和提问，适时给予帮助和鼓励，陪伴在产妇身边，并鼓励家属参与，以此减轻产妇的焦虑和恐惧心理。

（三）提供信息

药物镇痛药前应充分进行知情同意告知，除介绍其优点外，还应让产妇和家属了解麻醉方法的副作用和可能出现的问题,使其能够权衡利弊,自愿选择。

(四)严密观察产程

注意产程进展和胎儿情况;了解产妇的自我感觉,以判断镇痛的效果,并为医生掌握药物的用量提供依据;观察药物副作用,出现异常情况,及时协助处理。

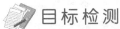 **目标检测**

A₁型题

1.胎先露为"+1"的含义是(　　)

A.坐骨结节水平下 1cm　　B.坐骨棘水平下 1cm　　C.坐骨结节水平上 1cm

D.坐骨棘水平上 1cm　　E.入口平面下 1cm

2.软产道的组成不包括(　　)

A.子宫体　　　　　　B.盆底组织　　　　　C.子宫颈

D.子宫下段　　　　　E.阴道

3.枕左前位的分娩机制不正确的是(　　)

A.下降贯穿于分娩全过程

B.前肩先娩出,后肩再娩出

C.胎头矢状缝落在骨盆入口的左斜径上

D.俯屈使衔接时枕额径变为枕下前囟径

E.内旋转使胎头适应中骨盆及出口平面特点

4.胎盘剥离的征象不包括(　　)

A.宫底下降　　　　　B.子宫收缩呈球形　　　C.外露的脐带延长

D.伴阴道少量流血　　E.按压子宫下段脐带不回缩

5.第二产程处理错误(　　)

A.观察产程　　　　　B.消毒会阴　　　　　C.指导屏气用力

D.给予心理支持　　　E.胎头娩出后松开保护会阴的手

6.与分娩是否顺利无关(　　)

A.产妇恐惧　　　　　B.子宫收缩力　　　　C.骨盆形状

D.宫骶韧带　　　　　E.胎儿大小

7.分娩过程中主要的产力是(　　)

A.肛提肌收缩力　　　B.子宫收缩力　　　　C.腹肌收缩力

D.膈肌收缩力　　　　E.臀肌收缩力

8.足月产是指(　　)

A.妊娠满 36 周至不满 42 周　　　　　　B.妊娠满 36 周至不满 40 周

C.妊娠满 37 周至不满 40 周　　　　　　D.妊娠满 37 周至不满 42 周

E.妊娠满 38 周至不满 41 周

9.第一产程表现不包括(　　)

A.规律宫缩　　　　　B.宫口扩张　　　　　C.屏气用力

D.胎膜破裂　　　　　E.先露下降

10.有关产力的描述错误的是(　　)

A.子宫收缩有节律性　　B.腹压是重要辅助力　　C.宫缩以子宫底部最强

D.正常宫缩自两宫角处发起　　　　　　　　　　E.主力和辅力均贯穿于分娩全过程

11.第二产程临床表现不包括(　　)

A.屏气用力　　　　　　B.胎头拨露　　　　　　C.胎头着冠

D.胎头仰伸　　　　　　E.胎头内旋转

A₂型题

12.张女士,初产妇,妊娠39周。规律宫缩10h。肛查:宫口开大8cm,诊断为(　　)

A.正常活跃期　　　　　　B.第一产程延长　　　　　C.活跃期延长

D.正常第二产程　　　　　E.潜伏期延长

13.朱女士,27岁,顺产一男婴,新生儿首次吸吮是在出生后(　　)

A.半小时内　　　　　　B.2h内　　　　　　C.6h内

D.24h　　　　　　　　E.母亲乳房胀时

14.李女士,28岁,G₁P₀,孕39周。于10d前常在夜间出现不规律的腹痛,半小时前因"见红"来院检查。估计该孕妇临产时间约在(　　)

A.12h内　　　　　　B.1～2d内　　　　　　C.3～4d内

D.4～5d内　　　　　E.5～6d内

15.新生儿出生后1min,无呼吸,心率110次/分,四肢稍屈曲,青紫,躯干红,清理呼吸道时恶心。该新生儿Apgar评分为(　　)

A.4分　　　　　　B.5分　　　　　　C.6分

D.7分　　　　　　E.8分

16.张女士,30岁,二胎。胎头未衔接,胎膜破裂。护士的处理错误的是(　　)

A.破膜后应立即听胎心音　　　　　　B.记录破膜时间

C.鼓励活动　　　　D.观察羊水性状　　　　E.保持会阴清洁

17.李女士,初产妇,孕38周。临产6h,助产士检查胎先露下降情况,以哪项为标志(　　)

A.骨盆入口平面　　　B.中骨盆平面　　　C.骨盆出口平面

D.坐骨棘平面　　　　E.坐骨结节平面

18.魏女士,初孕妇,孕36周,LOA,护士告知胎先露衔接的时间一般为(　　)

A.临产前4周　　　B.临产前3周　　　C.临产前1～2周

D.临产同时　　　　E.临产后3h

(冯爱华)

第四章　正常产褥期妇女的护理

第一节　产褥期生理和心理

从胎盘娩出到产妇全身各器官(除乳腺外)恢复或接近未孕状态所需的一段时期,称为产褥期(puerperium),一般为6周。此阶段,产妇生理和心理均发生了较大变化。在生理方面,全身各器官出现从形态到功能的恢复性变化,其中以生殖系统变化最明显。伴随着家庭模式的转变,产妇及家庭成员也存在着心理等方面的适应性变化。

一、产褥期生理

(一)生殖系统的变化

1. 子宫

产褥期子宫变化最大。胎盘娩出后子宫逐渐恢复到未孕状态的过程,称为子宫复旧(uterine involution)。其主要包括子宫体肌纤维缩复和子宫内膜再生,同时出现子宫血管的变化、子宫下段及子宫颈的复原。

(1)子宫体肌纤维缩复:胎盘娩出后,随着子宫肌纤维不断缩复,子宫体积逐渐缩小。胎盘娩出后,宫底在脐下一横指,产后第1日,宫底略为上升至脐平,以后每日下降1~2cm,至产后10d,子宫降入骨盆腔内,腹部检查扪不到宫底。产后6周子宫恢复至正常未孕大小。子宫重量逐渐减轻,分娩刚结束时约为1000g,产后1周约为500g,产后2周约为300g,至产后6周约为50~70g。

(2)子宫内膜再生:胎盘从子宫壁分离娩出后,胎盘附着面积缩小,残留的子宫蜕膜逐渐发生变性、坏死、脱落,随血液及宫颈黏液等一起从阴道排出,称为恶露(lochia)。基底层内膜逐渐再生而形成新的功能层。胎盘附着面完全修复约需6周,而其他部位的内膜修复约需3周。

(3)子宫下段及子宫颈的变化:分娩后子宫下段肌纤维缩复,逐渐恢复为非孕时的子宫峡部。产后1周宫颈内口关闭,宫颈管恢复,产后4周宫颈形态恢复正常。但分娩时宫颈多有3点及9点处发生轻度裂伤,致初产妇宫颈外口由圆形(未产型)变成"一"横裂状(已产型)。

(4)子宫血管变化:胎盘娩出后,由于胎盘面积缩小及子宫复旧的原因,导致开放的子宫螺旋动脉和静脉窦压缩变窄,血管内形成血栓,出血逐渐减少直至停止。

2. 阴道和外阴

由于分娩阴道腔扩大,阴道黏膜及其周围组织水肿,阴道黏膜皱襞因过度伸展而减少,甚至消失,导致阴道壁松弛。随着阴道壁肌张力的逐渐恢复,阴道腔逐渐缩小,但阴道不能完全恢复到未孕时的紧张度,阴道黏膜皱襞约在产后 3 周逐渐恢复。外阴可有轻度水肿,产后 2～3d 内自行消退。会阴伤口一般产后 3～4d 愈合。处女膜在分娩时撕裂,形成残缺不全的痕迹,称为处女膜痕。

3. 盆底组织

产后盆底肌肉及其筋膜可发生充血、水肿,分娩使盆底肌肉和筋膜过度伸展而弹性降低,并常伴有肌纤维部分断裂。产后 1 周盆底组织充血水肿消失,盆底组织张力随着产后锻炼逐渐恢复。

(二)乳房的变化

产后乳房的主要变化是泌乳。胎盘娩出后雌、孕激素水平急剧下降,解除了对下丘脑和垂体的抑制,在垂体催乳素的作用下,乳汁开始分泌。而新生儿吸吮刺激可使垂体催乳素呈脉冲式释放,促进乳汁分泌,同时吸吮乳头还引起垂体释放缩宫素增多,缩宫素使腺泡周围的肌上皮收缩,引起喷乳反射。新生儿吸吮是保持乳房不断泌乳的关键。不断排空乳房也是维持乳汁分泌的重要条件。此外,产妇的营养、睡眠、情绪及健康状况等也都影响乳汁的合成和分泌。

(三)血液及循环系统的变化

最初 3d 内,由于子宫缩复、胎盘娩出,大量组织间液和血液从子宫进入体循环,血容量在产后 72h(尤其 24h)内增加,产后 2～3 周恢复正常。

产后凝血活酶、凝血酶原增高,血液仍处于高凝状态,有利于胎盘剥离面迅速形成血栓,减少产后出血,产后约 2～4 周恢复正常。白细胞于产后 2 周恢复正常。红细胞沉降率则于产后 3～4 周降至正常。

(四)消化系统的变化

孕期出现的胃肠蠕动和肌张力的减弱、胃酸分泌减少,产后约需 1～2 周恢复。由于分娩时体力的消耗及体液的大量流失,产妇于产后 1～2d 常感口渴,喜流食或半流食,产后逐渐恢复。此外,产妇常因卧床时间长、产后腹肌和盆底肌松弛导致肠蠕动减弱、少渣饮食等易出现便秘。

(五)泌尿系统的变化

妊娠期体内潴留的大量水分主要经肾排出,故产妇最初 7d 内尿量增加。妊娠期发生的肾盂及输尿管扩张,多于产后 2～8 周逐渐恢复。分娩过程中,因膀胱受压致使黏膜水肿充血、肌张力下降,以及会阴裂伤、疼痛,不习惯床上排尿,麻醉等原因,均可导致产后排尿困难和尿潴留。

(六)内分泌的变化

产后雌激素与孕激素急剧下降,产后 1 周恢复正常。产后恢复排卵和月经复潮的时间因人而异。不哺乳产妇一般在产后 6～10 周月经复潮,平均在产后 10 周左右恢复排卵。哺乳产妇月经复潮延迟,有的在哺乳期间一直不恢复月经,平均在产后 4～6 个月恢复排卵。

(七)皮肤的变化

产后腹壁明显松弛,主要因腹壁受增大的妊娠子宫影响,部分弹性纤维断裂,腹直肌不同程度分离所致。腹壁紧张度需产后 6~8 周恢复。产褥期下腹正中线的色素沉着逐渐消退,紫红色妊娠纹逐渐被银白色妊娠纹所代替。妊娠斑产后至更长时间逐渐变浅、消退,但也有终身不能完全消退者。

二、产褥期心理

产妇历经妊娠、分娩、产褥期三个阶段的变化,新生儿出生后,产妇社会角色发生转换,家庭模式出现变化,这些因素可引起产妇心理发生很大反差。此外,产妇理想中的母亲角色和现实的差异,新生儿的外貌和性别与理想中的不符,现实中的母亲责任重大或丈夫把注意力转向新生儿均可造成产妇情绪方面的明显波动,而发生心理冲突等表现。产妇在产褥期心理一般要经历三个时期:

(一)依赖期

一般在产后前 3d。多数产妇身体虚弱,精神疲惫,而且面对一个全新而陌生的生活模式,渴望被人安慰、关心和帮助;部分产妇则处于过于兴奋、激动或悲伤状态,希望或拒绝别人分享分娩后的感受,妊娠和分娩的经历,已使产妇心理脆弱,表现为情感上的依赖性强。

(二)依赖-独立期

一般在产后第 3~14d。产妇身体逐渐恢复,开始适应新的生活方式,出现较为独立的行为,主动参与学习和练习护理新生儿,并考虑其需求。但疲劳和情感上得不到满足、母亲的责任、妊娠和分娩过程以及产后内分泌的改变,可使产妇出现产后心境不良,甚至引发精神疾患,此期是产后抑郁症和产后精神病的高发阶段,临床应警惕。

(三)独立期

一般在产后 2 周至 1 个月。产妇已完全接纳了新家庭,新家庭作为一个完整的系统运作正常,产妇独立性恢复。家人共同分享欢乐及责任,但产妇作为母亲会承担更多的责任、承受更多的压力,情绪不稳定也非常多见。

第二节　产褥期护理

【护理评估】

(一)健康史

产妇妊娠和分娩过程及新生儿的情况;产妇既往健康状况。

(二)身体状况

1. 生命体征

因分娩损伤和体力消耗,体温可略升高,但一般不超过 38℃,多在 24h 内恢复正常;产后 3~4d 乳汁大量分泌可出现泌乳热。脉搏略缓慢,60~70 次/分,约产后 1 周恢复。呼吸深慢,由妊娠时的胸式呼吸转变为胸腹式呼吸,14~16 次/分。血压平稳在正常范围内,妊娠高血压疾病者于产后血压明显降低。

2. 子宫复旧

(1)子宫逐渐缩小直至恢复正常。

（2）恶露：恶露可分为血性恶露、浆液性恶露和白色恶露三种。①血性恶露（lochia rubra）：色鲜红，量多，含有血液、坏死的蜕膜等，以血液为主，一般持续 3～4d，不超过 7d。②浆液性恶露（lochia serosa）：色淡红似浆液，量减少，血液成分减少，含有较多的坏死的蜕膜、细菌、宫腔渗出液和宫颈黏液等，持续约 10d。③白色恶露（lochia alba）：色白，黏稠，有大量白细胞、坏死的蜕膜及细菌等，持续约 3 周。正常恶露可有血腥味，但无臭味，总量约为 250～500mL，由于子宫的复旧，量逐渐减少，颜色逐渐变浅，约持续 4～6 周。

护考真题　4.1

对于恶露的正确描述是（　　　）

A. 含有血液、坏死蜕膜组织及宫颈黏液　　　　B. 血性恶露可持续 2 周

C. 浆液性恶露可持续 2 周左右　　　　　　　　D. 白色恶露可持续 8 周

E. 正常恶露有腥臭味

3. 产后宫缩痛

部分产妇产褥早期因宫缩引起的下腹部阵发性疼痛，称为产后宫缩痛，疼痛程度有个体差异，多于产后 1～2d 出现，持续 2～3d 自然消失，经产妇多见，哺乳时加重。

4. 乳房

产后 1～2d 可分泌乳汁，若产后延迟哺乳或哺乳不当等原因，可出现乳房胀痛和乳头皲裂等异常情况。

5. 其他

产褥早期皮肤汗腺排泄功能旺盛，产妇大量排出汗液，尤其在睡眠和初醒时更加明显，称为褥汗。会阴伤口局部水肿、疼痛，产后逐渐减轻。还可出现尿潴留和便秘等。

（三）心理-社会状况

不同产妇会经历希望、兴奋、焦虑、悲观、压抑等不同的情感体验，心理变化较大，情绪波动明显。

【护理诊断及合作性问题】

（1）有感染的危险　　与产妇体力消耗大，软产道创面，抵抗力降低有关。

（2）焦虑　　与担心自身恢复、新的家庭模式及知识缺乏等有关。

【护理目标】

（1）产妇无感染发生。

（2）产妇焦虑减轻。

【护理措施】

（一）预防感染

1. 观察生命体征及一般情况

每日测体温、呼吸、脉搏、血压 1 次，如体温超过 38℃，应每 4h 测 1 次体温，并协助查找原因，直至体温正常。

2. 观察宫底高度及恶露情况

每日同一时间，产妇排空膀胱后，先按摩子宫促进收缩，然后测宫底高度；同时观察恶露的

量、颜色及气味。若子宫复旧不良、恶露量增多且持续时间长或伴有臭味,应遵医嘱用药,并做好用药护理。

3. 会阴护理

每日用 0.5% 碘附擦洗会阴 2 次,大便后清水冲洗,保持会阴清洁、干燥,并指导产妇使用消毒会阴垫。会阴有水肿者可用 50% 硫酸镁湿热敷,产后 24h 可局部红外线照射;会阴有硬结者可用 95% 的乙醇湿热敷;会阴小的血肿,24h 后可湿热敷,大的血肿应配合医生处理。会阴侧切者,指导产妇向会阴伤口对侧卧位,以免恶露污染伤口。会阴伤口一般在产后 3~5d 拆线,若有感染,应提前拆线引流,并定时换药。

4. 排尿护理

鼓励产妇在产后 4h 内排尿,如排尿困难,可采取鼓励、听流水声诱导排尿或热敷或按摩下腹部等方法促进其排尿,必要时遵医嘱肌注硫酸新斯的明,上述方法无效可行无菌导尿术。

5. 保持良好环境

保持环境清洁,空气清新、流通,及时做好消毒、隔离工作。

6. 生活指导

指导产妇合理饮食,加强营养,保证充足的休息时间,增强机体抵抗力;保持皮肤清洁卫生,勤换衣裤和床单被褥。

7. 用药

必要时,遵医嘱用抗生素预防感染。

(二)减轻焦虑

帮助产妇适应产褥期变化,关心理解、体贴产妇,鼓励其表达自己的情感并与其他产妇交流,提高产妇的自信心,防止不良情绪的发生;耐心解答产妇及家属提出的问题,鼓励家人给予更多的关爱。

(三)健康指导

1. 饮食、活动和休息

产妇宜摄入营养丰富、高纤维素、易消化、多汤汁食物,同时注意维生素和矿物质的补充,根据胃肠功能恢复的情况,不断调整食物种类,保证营养平衡;创造良好休息环境,保证充足的睡眠;正常分娩者产后 6~12h 即可起床轻微活动,第 2 日可在室内走动。会阴侧切或剖宫产者可根据情况适当延迟活动。无异常者,产后第 2 日根据自身情况循序渐进进行产后锻炼,指导产妇做产后保健操(图 4-1),以促进盆底和腹壁张力的恢复,但产褥期应避免重体力劳动或长时间站立或蹲位。产后保健操可以促进腹壁及盆底肌肉张力的恢复,防止尿失禁、膀胱直肠膨出及子宫脱垂。据产妇情况于产后第 2 日起,每 1~2d 增加一节,每节做 8~16 次,由弱到强,循序渐进地进行练习。

(1)第一节:仰卧,深吸气,收腹部,呼气。

(2)第二节:仰卧,两臂直放于身旁,进行缩肛与放松动作。

(3)第三节:仰卧,两臂直放于身旁,轮流双腿上举或并举,与身体呈直角。

(4)第四节:仰卧,放松髋与腿,稍屈,脚底放在床上,尽力抬高臀及背部。

(5)第五节:仰卧坐起。

(6)第六节:跪姿,双膝分开,肩肘垂直,双手平置床上,腰部做左右旋转动作。

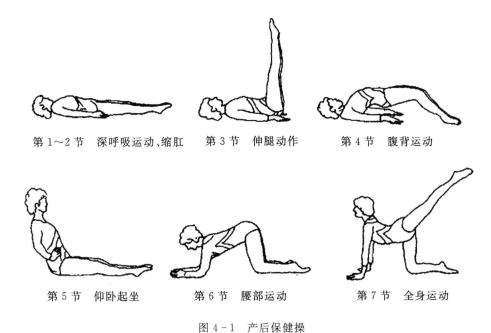

第1~2节　深呼吸运动、缩肛　　第3节　伸腿动作　　第4节　腹背运动

第5节　仰卧起坐　　第6节　腰部运动　　第7节　全身运动

图4-1　产后保健操

（7）第七节：全身运动，跪姿，双臂支于床上，左右腿交替向背后高抬。

2. 母乳喂养和新生儿护理

介绍母乳喂养和新生儿护理等方面的知识，并给予技术指导。

（1）母乳喂养：联合国卫生组织提倡产后4~6个月纯母乳喂养。母乳喂养方便、经济且安全，它对母婴有诸多好处，是最原始、最科学、最有效的喂养方法，有利于母婴健康，应积极推广母乳喂养。

1）母乳喂养的优点：母乳营养丰富，而且容易被吸收和利用，能满足婴儿生长发育需要；母乳含有免疫蛋白和免疫细胞，能提高婴儿免疫能力，预防疾病；通过母乳喂养有利于增进母子感情，促进母儿身心愉悦，也有利于婴儿心理健康发育；母乳喂养有利于母亲产后恢复和减少乳腺癌及生殖器官恶性肿瘤的发生。

2）母乳喂养的时间和方法：早接触、早吸吮，产后半小时皮肤接触，刺激乳汁分泌，并应按需哺乳，6个月后逐渐添加辅食，可逐渐减少喂哺次数。母乳喂养时间以1~2年为宜，可根据具体情况决定。

3）母乳喂养的操作步骤：喂哺姿势以母亲和孩子舒适为原则，根据情况采用有坐姿或卧姿，哺乳时做到"三贴"，即胸贴胸、腹贴腹、母亲乳房贴新生儿下巴。母亲将一手拇指与其他四指分别放在乳房上下方，呈"C"形托起乳房；用乳头轻触婴儿嘴唇，婴儿条件反射性口张大，其下巴和下嘴唇先接触乳房，乳头在软硬腭交接处，乳头及大部分乳晕被婴儿含接入口中，注意勿使乳房堵住婴儿口鼻；哺乳时从一侧乳房开始，吸空后换另一侧，有效吸吮时能明显感觉到婴儿有节奏的吞咽；哺乳结束后挤出少量乳汁涂在乳头及乳晕上，并将婴儿直立靠在母亲肩部，轻拍背部排出气体后，侧卧，以防溢乳引起窒息。

4）按摩乳房：将一只手的食指、中指、无名指并拢，放在对侧乳房上，以乳头为中心，顺时针由乳房外缘向内侧画圈，两侧乳房各做10次。产后进行乳房按摩可增加乳房的血液循环，促进乳汁分泌量。

5)手法挤奶:挤奶前洗净双手,用毛巾清洁乳房,将乳头和乳晕擦洗干净,热毛巾对整个乳房进行热敷;准备清洁消毒的盛奶器具,母亲躯体略向前倾,用手托起乳房,大拇指放在离乳头二横指(约3厘米)处挤压乳晕,其他手指在对侧向内挤压,手指固定,不要在皮肤上移动,重复挤压,模拟吸吮频率,一张一弛,并沿着乳头(从各个方向)依次挤净所有的乳窦,以排空乳房内的余奶。

6)母乳喂养异常情况:乳房胀痛多因乳房过度充盈、乳腺管阻塞及乳汁排出不畅所致。指导产妇早吸吮,按需哺乳。哺乳前热敷及按摩乳房,哺乳后应用手法或吸奶器吸空乳房,佩戴合适的棉质胸罩,必要时遵医嘱给予药物治疗。乳汁不足的原因是多方面的,出现后不要过度焦虑,积极寻找原因,对不正确的哺乳方法及时纠正,增加哺乳次数,鼓励多进营养丰富且促进乳汁的汤汁,保证休息。必要时,遵医嘱配合使用催乳的药物。乳头皲裂多因孕期未做乳房护理及哺乳方法不正确所致,应及时纠正。轻者可继续哺乳,哺乳前热敷乳房3~5min,先挤出少量乳汁,待乳晕处变软后再哺乳,哺乳结束后挤出少量乳汁涂在乳头和乳晕处,短暂暴露使其干燥,严重者应暂停哺乳,可吸出乳汁喂给婴儿,皲裂处遵医嘱用药。因疾病或其他原因不能哺乳者应尽早采取措施。限制汤类食物,停止哺乳;每天用生麦芽60~90g,水煎当茶饮,连服3~5d,或芒硝250g分装于两个纱布袋外敷于乳房,湿硬时更换。目前不主张用雌激素、溴隐亭等药物退奶。

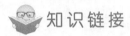 知识链接

WHO《促进母乳喂养十项措施》

国际母乳喂养行动联盟从1992年开始,把每年的8月第一周确定为"世界母乳喂养周"。

(1)有书面的母乳喂养规定,并常规的传达到全体医务人员。

(2)对全体医务人员进行必要的技术培训,使其能实施有关规定。

(3)把有关母乳喂养的好处及处理方法告诉所有的孕妇。

(4)帮助母亲在产后半小时内开奶。

(5)指导母亲如何喂奶,以及在需与新生儿分开的情况下如何保持泌乳。

(6)除母乳外,禁止给新生儿喂任何食物或饮料,除非有医学指征。

(7)实施母婴同室,让母亲与婴儿每天24h在一起。

(8)鼓励按需哺乳。

(9)不要给母乳喂养的婴儿吸橡皮奶头,或使用橡皮奶头做安慰物。

(10)促进母乳喂养支持组织的建立,并将出院的母亲转给这些组织。

(2)新生儿沐浴

1)新生儿沐浴的优点:新生儿皮肤娇嫩,分泌和代谢旺盛,出生时皮肤表面和皱褶处有胎脂、产道分泌物等附着,新生儿沐浴既能清洁皮肤、预防感染,使新生儿舒适和皮肤健康,同时还可以加速血液循环,促进新陈代谢。此外,新生儿沐浴有利于其体温调节中枢的逐渐成熟。

2)新生儿沐浴的方法:健康新生儿只要条件允许,生后第2日即可每日沐浴1次。选择新生儿哺乳前或哺乳后1h为宜。备齐用物,保持环境温度24~28℃,调节水温38~40℃,戴好口罩、帽子,系好围裙,清洁双手;将新生儿抱至操作台,核对、检查无误后,撤去腕带,露出全身(脐带未脱落者贴防水护脐贴)。第一步洗脸,从擦洗眼睛开始,按照从内眦到外眦;再擦洗额

头、鼻翼等部位；第二步洗头，将新生儿耳郭向前轻按，防止水进入外耳道，注意沐浴液勿接触新生儿眼睛；第三步洗身体，由上而下，按照颈部、上肢、腋下、前胸、腹部、后背、腹股沟、会阴和臀部、下肢的顺序进行，注意洗净皮肤皱褶处。

3）擦干身体，消毒脐部，身体皱褶处及臀部适量涂护肤霜，更换干净衣物，戴好腕带和胸牌。沐浴过程中要随时观察新生儿情况，注意保暖和安全。

（3）新生儿抚触：新生儿抚触是抚触者双手对新生儿各部位进行有次序的、有技巧的科学抚摸与按触，让温和良好的刺激促进新生儿的身心发育。

1）新生儿抚触的优点：肌肤接触有利于母子情感交流和爱的传递，增进母子感情；抚触可稳定新生儿情绪，增加新生儿安全感，保持新生儿安静；通过刺激按摩促进血液循环，刺激免疫系统，提高新生儿抵抗疾病能力；通过抚触刺激新生儿肌肉和关节，有利于其发育，抚触能促进新生儿神经系统发育，提高新生儿应激能力，促进智力发育。

2）新生儿抚触方法：将新生儿放于平坦操作面，暴露身体，操作者温暖双手，掌心涂抹均匀婴儿润肤油，按照头面部、胸部、腹部、上肢、下肢、背部、臀部的顺序进行抚触。每次抚触10～15min，每个动作4～6次，配合与新生儿目光与语言的交流，同时注意观察新生儿的反应。头面部：将双手拇指放于新生儿眉心，其余四指放于头两侧，两拇指从眉心沿眉弓向两侧按摩至太阳穴；将双手拇指放在新生儿下颌中央，其余四指放于头两侧，两拇指从下颌中央向外上滑动至耳部，划出一个微笑状；双手示、中、无名指指腹从前额发际滑向脑后、后发际至于两耳乳突处，轻轻按压。胸部：双手分别自胸部的外下方滑动至对侧上方，避开乳头，至肩部，双手在胸前划出一个大的交叉形状。腹部：右手指腹先从新生儿的右上腹滑向右下腹，然后从右上腹经左上腹滑向左下腹，最后自右下腹经右上腹、左上腹滑向左下腹。四肢：双手交替握住新生儿一侧上肢，从上臂至手腕分段揉搓或挤捏，然后抚触手掌和手背，提捏每个手指，下肢抚触方法同上肢。背部：新生儿取俯卧位，操作者双手放在新生儿脊柱两侧，以棘突为中心向两侧横向滑动，由上自下重复直至臀部，然后再自头顶沿脊柱纵向滑至骶骨，最后双手指腹在两臀部做由内自外的环形滑动。

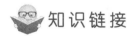 知识链接

婴儿游泳

20世纪60年代开始出现婴儿游泳，21世纪初风靡全球。2002年，世界各地将婴儿游泳的时间提前至新生儿期，我国已有数万名出生后几小时或几天的新生儿参加了新生儿游泳训练。实践表明，婴儿游泳训练能有效地刺激婴儿神经系统、消化系统、呼吸系统、循环系统及肌肉和骨骼系统，其好处有：

（1）促进婴儿全身血液循环。

（2）增加婴儿肺活量，促进其胸廓发育。

（3）刺激婴儿大脑神经发育。

（4）加强婴儿骨骼系统的灵活性与柔韧性。

（5）促进婴儿良好睡眠。

（6）提高婴儿机体免疫力和抗寒能力。

（7）有助于婴儿形成健康快乐的情绪。

3. 产后访视与产后检查

产后访视一般于产后 3d、14d、28d 进行,通过访视了解产妇与新生儿健康状况和哺乳情况,并给予指导,有异常者及时处理。产后 42d 产妇和婴儿应一起到医院做产后健康检查,检查内容包括测量血压、血常规、尿常规和妇科检查等,以了解产妇全身情况及生殖器官恢复情况,同时了解母乳喂养及新生儿发育情况。

护考真题 4.2

产后健康检查的时间应在产后(　　)

A. 3 周　　　　　　　　　B. 4 周　　　　　　　　　C. 5 周

D. 6 周　　　　　　　　　E. 8 周

4. 计划生育指导

产后 42d 内禁止性生活。产妇恢复正常性生活后,应及时采取避孕措施,哺乳者宜用工具避孕,不哺乳者可选用药物避孕或工具避孕。产后较晚恢复月经者,首次月经复潮前常已有排卵,故哺乳期妇女月经虽未来潮,却仍有受孕可能,应注意避孕。

【护理评价】

(1)产妇是否未发生感染。

(2)产妇焦虑是否减轻,配合医护指导。

目标检测

A₁ 型题

1. 正常产褥期时间为产后(　　)

A. 2 周　　　　　　　　　B. 4 周　　　　　　　　　C. 6 周

D. 10 周　　　　　　　　E. 12 周

2. 胎盘附着面内膜完全修复在产后(　　)

A. 1~2 周　　　　　　　　B. 2 周　　　　　　　　C. 4 周

D. 6 周　　　　　　　　　E. 8~10 周

3. 产褥期母体生殖系统变化最明显(　　)

A. 外阴　　　　　　　　　B. 阴道　　　　　　　　C. 盆底

D. 子宫　　　　　　　　　E. 卵巢

4. 产后腹部扣不到宫底为产后(　　)

A. 2~3d　　　　　　　　　B. 3~5d　　　　　　　　C. 5~7d

D. 10d　　　　　　　　　E. 2~3 周

5. 产褥期生殖器官的恢复正确的是(　　)

A. 产后 30d 子宫体恢复正常　　　　　　　B. 宫底每日下降 3~4cm

C. 产后第 1 日子宫收缩,宫底上升脐上　　　D. 产后阴道不会完全恢复到未孕状态

E. 产后 1 周腹部触不到子宫底

6. 正常产后子宫恢复至未孕大小是产后(　　)

A. 3d　　　　　　　　　　B. 7d　　　　　　　　　C. 4 周

D.6周 　　　　　　　　　E.8周

7.产褥期是指(　　)

A.胎儿娩出至产妇子宫复旧所需时间

B.胎盘娩出至产妇生殖器官恢复所需时间

C.胎儿娩出至产妇全身器官恢复正常状态所需时间

D.胎儿娩出至产妇生殖器官恢复正常状态所需时间

E.从胎盘娩出至全身各器官(除乳腺外)恢复或接近正常未孕状态所需时间

8.有关恶露叙述错误的是(　　)

A.恶露持续时间一般约为8周 　　　　　B.量逐渐减少,颜色逐渐变淡

C.包括血性、浆液性和白色恶露 　　　　D.产后每日应观察恶露情况

E.正常血性恶露有血腥味,无臭味

9.下列措施哪项不利于退乳(　　)

A.少喝汤汁 　　　　　B.用吸奶器勤吸奶 　　　　C.生麦芽水煎服

D.芒硝敷两侧乳房 　　E.停止哺乳

10.产后会阴护理错误的是(　　)

A.每日擦洗会阴部2次 　　　　　　　　B.会阴有伤口者应对侧卧位

C.伤口感染者应延期拆线 　　　　　　　D.水肿者可用50%硫酸镁湿热敷

E.每日检查外阴伤口有无红肿

11.正常产褥期表现,下列正确的是(　　)

A.产后8d为血性恶露 　　　　　　　　B.产后初期产妇脉搏增快

C.产后宫缩痛多见于初产妇 　　　　　　D.产褥早期大量出汗不属病态

E.产后48h体温持续达38°C

12.产褥期指导,错误的是(　　)

A.产褥期内禁止性交 　　　　　　　　　B.产后42d产后检查

C.不哺乳者尽早避孕 　　　　　　　　　D.身体许可应尽早产后锻炼

E.哺乳者遵医嘱用药物避孕

13.正常分娩后1d异常的是(　　)

A.体温37.2°C 　　　　　B.乳汁量较少 　　　　C.子宫脐上2指

D.恶露呈红色 　　　　　E.外阴轻度水肿

14.常规产后检查的时间是产后(　　)

A.2周 　　　　　　　　B.3周 　　　　　　　　C.4周

D.5周 　　　　　　　　E.6周

A₂型题

15.张女士,初产妇,顺产。产后第13日。子宫复旧情况不正常的是(　　)

A.宫颈内口关闭 　　　B.浆液性恶露 　　　　C.耻骨联合上可触及宫底

D.子宫颈外口呈"一"形 　E.子宫内膜尚未充分修复

16.王女士,正常产后第3日,乳房胀满、疼痛,无红肿,乳汁少。正确的处理是(　　)

A.芒硝敷乳房 　　　　B.生麦芽煎汤喝 　　　　C.吸奶器吸乳

D. 新生儿多吸吮   E. 少喝汤水

A₃型题

（17～18 共用题干）

张女士，29 岁，初产妇。阴道助产一男婴，产后 6h 未排尿，下腹部有胀感，子宫收缩好，出血不多。检查：宫底脐上一横指，下腹部有囊性包块。

17. 最大可能是（   ）

A. 宫腔积血   B. 腹胀   C. 卵巢肿瘤

D. 尿潴留   E. 宫缩乏力

18. 正确处理方法是（   ）

A. 按摩子宫   B. 静脉输液   C. 定期复查

D. 加强宫缩   E. 诱导排尿

（冯爱华）

第五章　异常妊娠患者的护理

学习目标

1. 掌握异常妊娠疾病的概念、身体状况和护理措施。
2. 熟悉异常妊娠疾病的分类、健康史、辅助检查、治疗要点和护理诊断。
3. 了解异常妊娠疾病病理、护理目标和护理评价。
4. 树立预防和急救意识，体现认真、严谨及高度责任心的职业素质。

第一节　流　产

案例引入

张女士，24 岁，已婚。既往月经规律，身体健康，末次月经 2015 年 3 月 15 日。2015 年 5 月初开始出现晨起恶心、呕吐和择食现象，8d 后出现阴道少量流血，伴轻微下腹疼痛，卧床休息 1d 未见好转，第 2 日阴道流血量增多，腹痛加重呈阵发性，急送医院就诊。

1. 张女士出现了什么问题？
2. 护士应配合医生做哪些检查和护理？

妊娠不足 28 孕周，胎儿体重不足 1000g 而终止者，称自然流产(abortion)。发生在 12 周以前者为早期流产；发生在 12 周及以后者为晚期流产。流产分为自然流产(spontaneous abortion)和人工流产两种，本节仅介绍自然流产。据统计，胚胎着床后约 1/3 发生自然流产，其中 80％ 为早期流产。在早期流产中约 2/3 为发生在月经期前的隐性流产，亦称生化妊娠。

早期流产多为胚胎先死亡，继之底蜕膜出血致绒毛与蜕膜分离，诱发子宫收缩，将胚胎组织如同异物排出。所以早期流产往往先有出血后有腹痛。妊娠 8 周以前，发育中绒毛与蜕膜的联系不牢固，此时发生流产，妊娠物易从子宫壁完全剥离而排出；妊娠 8～12 周，绒毛发育旺盛，绒毛与蜕膜联系较牢固，流产时，妊娠物往往剥离不全，影响子宫收缩血窦闭合导致大出血。妊娠 12 周后，胎盘已形成，流产过程多与足月分娩相似，先腹痛后有出血。

【护理评估】

(一)健康史

1. 遗传因素

染色体异常是早期流产最常见的原因，约为 50％～60％。染色体异常多为数目异常，如多倍体、三倍体及 X 单体等；其次为结构异常，如染色体断裂、缺失和易位。染色体异常的胚胎多数发生流产，少数可能继续发育成，但多为畸形胎儿或代谢、功能缺陷胎儿。

2. 母体因素

(1)全身性疾病:妊娠期高热可引起子宫收缩而发生流产;严重贫血或心力衰竭可致胚胎或胎儿缺氧,也可引起流产;细菌毒素或病毒通过胎盘进入胎儿血液循环,导致胎盘病变、胎儿死亡而发生流产。此外,慢性肾炎或高血压的孕妇,其胎盘可能发生梗死而引起流产。

(2)内分泌功能失调:黄体功能不全的妇女,体内孕激素不足,蜕膜发育不良,影响胚胎的植入与发育,而引起流产。甲状腺功能低下的孕妇,也可因胚胎发育不良而导致流产。

(3)生殖器官疾病:子宫发育不良、子宫畸形、子宫肌瘤等可影响胎儿的生长发育而导致流产。子宫颈重度裂伤、宫颈内口松弛易因胎膜早破而引起晚期流产。

3. 胎盘因素

滋养细胞的发育和功能不全是胚胎早期死亡的重要原因。此外,胎盘内巨大梗死、前置胎盘、胎盘早期剥离而致胎盘血液循环障碍,致胎儿死亡而引起流产。

4. 免疫功能异常

妊娠期胚胎与母体间存在复杂的免疫学关系。若双方免疫不适应,如父方的组织相容性抗原(HLA)、血型抗原(ABO 及 Rh 血型抗原)、母胎免疫的封闭抗体(Ab-I)分泌不足、孕妇抗磷脂抗体产生过多等均可引起母体对胚胎排斥而流产。

5. 应激与刺激

强烈的躯体和心理精神刺激,如外伤、不恰当的检查、劳累、性交粗暴或过频、过度焦虑、突发精神巨大刺激等均可导致流产;自然环境不良和人际环境紧张也是导致流产不可忽略的因素。

6. 男方因素

有研究证实精子染色体异常与自然流产有关。

7. 其他

不良的生活习惯如熬夜、挑食、吸烟、酗酒、吸毒等均可引起流产。

(二)身体状况

流产的主要临床表现为停经、阴道流血和腹痛。阴道流血量的多少,腹痛的轻重等与流产的病程和类型有关。流产的发展过程如下:

正常妊娠 ←→ 先兆流产 → 难免流产 → 完全流产
　　　　　　　　　　↘ 稽留流产 → 不全流产

1. 先兆流产(threatened abortion)

表现为停经后出现阴道少量流血,多呈点滴状,无或有轻微下腹痛;妇科检查宫颈口未开,胎膜未破,妊娠产物未排出,子宫大小与停经周数相符。经休息或治疗后有望继续妊娠。

护考真题 5.1

患者女,26 岁,停经 52d,阴道点滴流血 2d,伴轻度下腹阵发性疼痛,尿妊娠实验(+)查体:宫口闭,子宫如孕 7 周大小,最可能的诊断是(　　　　)

A. 先兆流产　　　　　　B. 难免流产　　　　　　C. 不全流产

D. 稽留流产　　　　　　E. 习惯性流产

2. 难免流产（inevitable abortion）

由先兆流产发展而来，流产已不可避免。阴道流血量增多，腹痛程度加重，呈阵发性下腹痛。妇科检查子宫颈口已开，有时可见胚胎组织或胎囊堵塞于宫颈口内，子宫大小与停经周数基本相符或略小。

3. 不全流产（incomplete abortion）

难免流产继续发展，胚胎组织可部分排出体外，部分残留在宫腔内而影响子宫收缩和宫颈口闭合，导致大量出血，腹痛加重，严重时可引起失血性休克，危及生命。妇科检查宫颈口已开，宫口有妊娠物堵塞及持续性血液流出，子宫小于停经周数。

4. 完全流产（complete abortion）

胚胎或胎儿及附属物已全部排出，腹痛消失，阴道流血少或停止。妇科检查子宫颈口闭合，子宫接近正常大小。

5. 稽留流产（missed abortion）

稽留流产又称过期流产，胚胎或胎儿已死亡仍滞留宫腔内未自然排出者。多数患者曾有先兆流产过程，阴道流血时有时无，量少，腹痛轻微或无。妇科检查子宫颈口闭合，子宫较停经周数小。辅助检查无胎心。滞留于宫腔内的胚胎组织机化后与宫壁粘连，不易剥离。滞留宫腔过久的胚胎坏死组织细胞可释放凝血活酶，导致 DIC 发生。

6. 复发性流产（recurrent spontaneous abortion）

旧称习惯性流产（habitual abortion），是指同一性伴侣连续发生 3 次或 3 次以上流产者。但多数学者提出连续 2 次流产即应引起重视，并寻找原因，因其再次流产的风险与 3 次者相近。复发性流产者每次流产多发生在同一妊娠月份，有相似的病因或诱因存在，以早期流产常见。早期流产的原因多为染色体异常；晚期流产常见原因为子宫内口松弛等，患者多无自觉症状，一旦胎膜破裂，胎儿迅速排出。

7. 流产合并感染（septic abortion）

是指流产过程中，若阴道流血时间长，胚胎组织残留于宫腔内或不洁流产，可引起宫腔感染，严重者炎症可扩散到盆腔、腹腔甚至全身，导致盆腔炎、腹膜炎、败血症及感染性休克。

（三）心理-社会状况

常以焦虑和恐惧为特征，患者会对治疗担心、紧张、恐惧，同时流产预后及对今后生育的影响是患者情绪波动的重要原因。

（四）辅助检查

1. B 型超声检查
据妊娠囊的形态、胎心和胎动情况可确诊胚胎是否存活及流产类型。

2. 血 β-HCG 和血黄体酮的连续测定
此两项可评估流产的结果和预后。

3. 其他
血常规及凝血功能等检查，对判断凝血功能及是否贫血有参考价值。

（五）治疗要点

1. 先兆流产
卧床休息，减少刺激，必要时给予镇静剂；对于黄体功能不足的孕妇，每日肌注黄体酮

20mg 或口服黄体酮胶囊,以利于保胎,并适时进行超声监测。

2. 难免流产

一旦确诊,尽早排出胚胎及胎盘组织,预防大出血。

3. 不全流产

确诊后及时清除宫腔内容物,预防大出血和感染。

4. 完全流产

一般无需特殊处理。

5. 稽留流产

由于稽留流产易并发 DIC,根据血常规、凝血功能检查等结果而定。若凝血功能正常,应先用雌激素 3d,以提高子宫平滑肌对缩宫素的敏感性,减少术中出血;子宫小于 12 孕周,可行刮宫术,术中肌注缩宫素,手术应谨慎、小心,防止子宫穿孔,一次不能刮净,可于 5~7d 后再次刮宫;子宫大于 12 孕周者,可行引产。若凝血功能异常,应尽早纠正,待凝血功能好转后,再行刮宫或引产。

6. 复发性流产

查明原因,并予以纠正和治疗。

7. 流产合并感染

在积极控制感染的基础上,尽快清宫。若阴道流血量多,在静脉滴注抗生素及输血的同时,用卵圆钳将宫腔内残留组织夹出,减少出血,切不可用刮匙全面清宫,以免造成感染扩散,术后继续应用抗生素,待感染控制后再行彻底刮宫;若已合并感染性休克者,应积极抗休克,待休克控制、机体生命体征稳定后,再行清宫处理;若感染严重或腹、盆腔有脓肿形成,应手术引流,必要时切除子宫;若阴道流血量少,应用抗生素 2~3d,待控制感染后再行刮宫。

【护理诊断及合作性问题】

(1)组织灌注无效(外周)　与大出血有关。

(2)潜在并发症:失血性休克。

(3)有感染的危险　与阴道流血、宫口开大、宫腔内残留组织有关。

(4)焦虑　与担心病情、治疗及预后有关。

【护理目标】

(1)患者大出血得到制止,生命体征恢复正常。

(2)患者不出现并发症或出现后得到及时处理。

(3)患者无感染发生。

(4)患者焦虑减轻。

【护理措施】

(一)减少出血

(1)严密观察患者阴道出血量及有无组织物排出,排出物的性质、颜色、气味等;注意腹痛的部位、性质、程度等;注意询问患者自觉症状。

(2)密切监测生命体征,并给患者保暖、吸氧,迅速建立静脉通道,补充血容量和用药,做好输血等急救准备。

（3）迅速做好清宫术前后准备,协助医生做好护理配合,术后将刮出组织送病理检查。

（4）需要手术者,做好手术相应护理。

（二）防治并发症

（1）注意患者皮肤颜色有无苍白,四肢末端温度有无冰冷及精神状态,询问患者有无心慌、恶心、头晕等休克表现;观察患者皮肤、黏膜有无出血点或出血斑,有无注射针眼出血不止现象,静脉注射时有异常堵、渗、漏现象,警惕 DIC 早期征兆,发现异常及时报告医生。

（2）遵医嘱做好输液的护理;做好采血、配血及血常规等标本的采集工作,必要时做好输血准备。

（3）一旦发生失血性休克,配合医生急救并做好相应护理。

（三）预防感染

（1）遵医嘱定时监测生命体征,特别是体温和脉搏的变化。密切观察患者是否有感染的表现,如阴道分泌物的量、性状、颜色、气味等,并注意患者的自觉症状。

（2）对需要保胎者指导患者绝对卧床休息,禁止性生活,避免不必要的检查和刺激,减少出血,必要时遵医嘱用药,做好用药护理。

（3）做好常规的消毒和隔离工作。

（4）指导患者合理饮食,提高机体抵抗力。

（5）手术中树立无菌意识,严格无菌操作配合。

（6）指导患者保持外阴清洁干燥,并做好会阴护理。

（7）必要时,遵医嘱使用抗生素,预防感染。

（四）减轻焦虑

向患者介绍病情特点、预后和处理,加强与患者沟通和交流,赢得患者的理解和信任;关心、体贴和鼓励患者,增强治疗信心,使患者能积极配合医护工作;协助预后不良者及家属顺利度过妊娠失败的悲伤期。

（五）健康指导

（1）与患者及家属共同讨论流产的原因,利于指导下次妊娠。

（2）嘱患者出院后加强营养,增强机体抵抗力。注意避孕,待机体功能恢复正常时,最好半年后再受孕。再次妊娠时,应加强孕期保健;避免重体力劳动,防止外伤;避免刺激,禁止性生活。

（3）告知清宫术后的患者如出现阴道流血多于月经量或持续 10d 以上,或有发热、腹痛应及时就诊。

（4）复发性流产者再次妊娠前应做必要的检查,妊娠后及时到医院就诊,采取早期的积极干预措施,治疗期需超过以往发生流产的妊娠月份。

【护理评价】

（1）患者大出血是否得到及时控制,生命体征恢复正常。

（2）患者是否未出现并发症或出现后得到及时处理。

（3）患者是否无感染发生。

（4）患者焦虑是否减轻,积极配合治疗和护理。

第二节　异位妊娠

案例引入

张女士,28 岁,已婚。右侧附件炎病史 3 年余,现停经 35d,间断阴道流血 5d,伴有右下腹隐痛,今晨大便时突感右下腹撕裂样疼痛,伴有头晕、眼花、肛门坠胀感。送至医院时,BP 80/50mmHg,面色苍白,四肢冰冷,脉细速,全腹压痛,反跳痛,阴道后穹隆穿刺抽出不凝血 5mL。

1. 该患者的疾病临床特点是什么?

2. 根据目前情况,对此患者的护理措施有哪些?

受精卵在子宫体腔以外着床发育者为异位妊娠(ectopic pregnancy),俗称宫外孕(extrauterine pregnancy)。据受精种植部位不同而分为输卵管妊娠、卵巢妊娠、腹腔妊娠、阔韧带妊娠、宫颈妊娠等,其中以输卵管妊娠(tubal pregnancy)最多见,占异位妊娠的 95% 左右。输卵管妊娠中壶腹部妊娠最多见,约占 78%,其次为峡部,伞部、间质部妊娠较少见(图 5-1)。异位妊娠是妇产科常见的急腹症之一,发病率约为 2%,且有上升趋势,是孕妇死亡原因之一。近年来由于临床上对异位妊娠的早期诊断和处理,使患者预后得到改善。本节主要介绍输卵管妊娠。

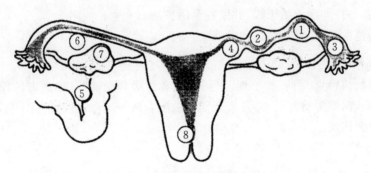

图 5-1　异位妊娠的发生部位

1—输卵管壶腹部妊娠;2—输卵管峡部妊娠;3—输卵管伞端妊娠;4—输卵管间质部妊娠;

5—腹腔妊娠;6—阔韧带妊娠;7—卵巢妊娠;8—宫颈妊娠

输卵管与子宫腔相比,妊娠时不能形成完好的蜕膜,平滑肌层薄,管腔狭窄。因此,妊娠发展到一定程度,常发生以下结局。

1. 输卵管妊娠流产

多见于妊娠 8~12 周输卵管壶腹部妊娠(图 5-2)。

2. 输卵管妊娠破裂

多见于妊娠 6 周左右输卵管峡部妊娠。间质部妊娠破裂发生的时间较晚,约在妊娠 12~16 周,出血极其严重,短时间内发生大量腹腔内出血,致失血性休克(图 5-3)。

3. 陈旧性宫外孕

输卵管妊娠流产或破裂,反复内出血、囊胚死亡机化与盆腔、腹腔组织粘连形成包块所致。

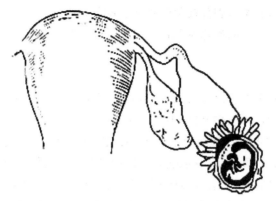

图 5-2　输卵管妊娠流产

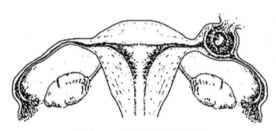

图 5-3　输卵管妊娠破裂

4.继发性腹腔妊娠

输卵管妊娠流产或破裂,胚胎偶尔存活继续发育生长于腹腔者。

输卵管妊娠后,在内分泌激素影响下,子宫发生妊娠期变化,子宫内膜呈蜕膜样变化,但无绒毛结构。

【护理评估】

(一)健康史

(1)输卵管炎症是引起异位妊娠的最常见原因。炎症可使输卵管粘连、管腔狭窄、扭曲,受精卵运行受阻而发生异位妊娠。

(2)输卵管妊娠史或手术史。

(3)输卵管发育或功能异常。

(4)节育和助孕技术、输卵管周围疾病、精神因素、内分泌失调等因素均使异位妊娠的发生几率增加。

(二)身体状况

1.症状

(1)停经与阴道出血:停经多为 6～8 周,约有 20％～30％患者无明显停经史,而表现一次过期数日的月经。停经一段时间后或停经过程中出现阴道不规则出血,量少且呈点滴状,色暗红或深褐色。由于停经短和阴道流血少,临床易被忽略。

(2)腹痛:急性腹痛是患者就诊的主要原因。往往在数日前出现一侧下腹部轻微隐痛或酸胀痛,或无明显感觉。当输卵管妊娠流产或破裂时,患者突感一侧下腹撕裂样疼痛,随后波及全腹,可出现肛门坠胀感,甚至肩胛部放射性疼痛及胸部疼痛。

（3）晕厥与休克：由于剧烈的疼痛及急性大量内出血,患者可在短时间内出现晕厥和休克,但与阴道流血不成正比。

2.体征

（1）患者可呈贫血貌；出血多时可有面色苍白、脉搏细弱、血压下降等休克体征；休克时体温略低,腹腔内出血吸收时,体温略升高,但不超过 38℃。

（2）腹部检查有腹膜刺激征,但腹肌紧张较炎性腹膜刺激征轻微,出血多者,移动性浊音阳性。

（3）妇科检查：阴道后穹隆饱满,有触痛,宫颈举痛阳性,此为输卵管妊娠的主要体征；子宫稍大、变软；腹腔内出血多时,子宫有浮球感；子宫一侧或后方可触及边界不清的包块。多见于输卵管妊娠流产或破裂所形成的血肿时间较长者,由于血液凝固、机化并于周围组织器官粘连,可形成包块,若包块较大或位置较高,可于腹部触及。

(三)心理-社会状况

患者对此次妊娠的结果表现出自责、无助、恐惧等心理反应。在病情紧急的情况下,患者及其家属无思想准备,有难以接受、恐慌等情绪表现。

(四)辅助检查

1. β - HCG 测定

早期诊断输卵管妊娠的重要方法。

2.黄体酮测定

血清黄体酮的测定可判断正常妊娠的胚胎发育情况。若血清黄体酮水平较正常妊娠偏低对考虑异位妊娠有帮助。

3.B 型超声检查

异位妊娠可见子宫前后径饱满,宫腔内空虚,一侧宫旁可见团块状低回声区,其内探及强回声的胚芽及原始胎心管搏动,可确诊异位妊娠。

4.阴道后穹隆穿刺

一种简便、较为可靠的方法(图 5 - 4),适用于疑有腹腔内出血的患者。若抽出暗红色不凝血液,说明有血腹症存在。

5.腹腔镜检查

此检查是异位妊娠诊断的金标准,并且又可在诊断的同时进行治疗。大量内出血或伴休克者禁做此项检查。

(五)治疗要点

1.药物治疗

随着早期输卵管妊娠被诊断的病例增多,药物治疗在临床上应用越来越广泛。

药物治疗主要适合于早期、需要保留生育能力的年轻患者。常用方法：用甲氨蝶呤(MTX)0.4mg/(kg·d),肌注,5d 为一疗程。其次,可选用活血化瘀的中草药。在药物治疗期间严密观察病情变化和药物的毒副反应,用 B 型超声和血 β - HCG 进行监控。若用药后 2 周血 β - HCG 下降,且连续 3 次阴性,症状缓解或消失为有效。如无改善,甚至发生急性腹痛或输卵管破裂症状,应立即采取手术治疗。

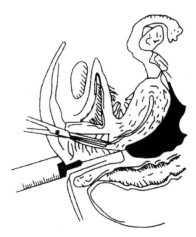

图 5-4　阴道后穹隆穿刺

2. 手术治疗

适用于腹腔内出血多、妊娠月份大(如输卵管间质部妊娠)或药物治疗失败者,分为保守手术和根治手术。腹腔镜手术近年逐渐成为异位妊娠的主要治疗方法,常用腹腔镜直视下穿刺抽取妊娠囊液或吸出胚胎后,注入氨甲蝶呤或镜下激光、电凝杀死胚胎等方法,创伤小,效果好。

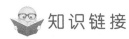知识链接

持续性异位妊娠

输卵管妊娠性保守手术后,残余滋养细胞有可能继续生长,引起出血、腹痛等表现,称为持续性异位妊娠。因此,术后应密切监测血 β-HCG 水平,若术后血 β-HCG 升高,术后 1d 血 β-HCG下降<50%,或术后 12d 血 β-HCG 未下降至术前值的 10% 以下即可诊断。对此情况应及时用甲氨蝶呤治疗,必要时需再次手术。

【护理诊断及合作性问题】

(1)组织灌注无效(外周)　与大出血有关。

(2)急性疼痛　与手术和内出血刺激有关。

(3)潜在并发症:失血性休克。

(4)有感染的危险　与出血、手术创伤致机体抵抗力低有关。

(5)恐惧　与担心生命安危和接受手术治疗有关。

【护理目标】

(1)患者大出血得到制止,生命体征恢复正常。

(2)患者疼痛减轻或消失。

(3)患者不出现并发症或出现后得到及时处理。

(4)患者无感染发生。

(5)患者恐惧减轻或消失。

【护理措施】

(一)减少出血

(1)严密观察患者面色、一般情况并注意其自觉症状。

(2)密切监测生命体征,并给患者保暖、吸氧,遵医嘱迅速建立静脉通道,遵医嘱输液,补充血容量;做好采血、配血及血常规等标本的采集工作,做好输血等急救准备。

(3)做好辅助检查及手术前各项准备和护理。

(二)减轻疼痛

(1)注意观察腹痛部位、性质和特点。

(2)护理操作轻柔,减少各种刺激,减轻出血。

(3)指导患者取舒适体位,减轻腹肌紧张,缓解疼痛。

(4)给患者及家属解释疼痛原因和对策,告知禁用止痛剂的临床意义并取得患者及家属的配合。

(5)加强精神心理支持。

(三)防治并发症

(1)严密观察患者病情变化,警惕休克表现,发现异常及时报告医生。告知患者若出现腹痛或加剧、肛门坠胀感,应迅速告知医护人员。

(2)指导患者绝对卧位休息,避免增加腹压的动作。向患者解释绝对卧床休息的必要性,以取得患者合作;做好床边护理;巡视病房,及时发现患者生活需要,并协助患者完成。

(3)遵医嘱用甲氨蝶呤或活血化瘀的中药时,严格掌握药物配伍规则及给药途径和给药方法,并注意观察药物毒副反应,做好用药护理。

(4)一旦发生失血性休克,配合急救护理。

(四)预防感染

密切观察是否有感染的表现;做好常规的消毒和隔离工作;指导患者合理饮食,提高机体抵抗力;手术中树立无菌意识,严格无菌操作配合;指导患者保持外阴清洁干燥,并做好会阴护理;必要时遵医嘱使用抗生素。

(五)缓解恐惧

加强与患者沟通,向患者及家属解释病情、治疗计划和手术的必要性;关心和体贴患者;耐心倾听患者的倾诉,合理解释患者的问题;对疼痛者采取转移注意力、鼓励等方法,并鼓励家属积极参与。

(六)健康指导

(1)做好宣传教育工作,针对病因加以预防,做好经期、人流术后等的键康保健工作;嘱患者出院后保持良好的卫生习惯,防止发生盆腔感染,患盆腔炎后必需彻底治疗。

(2)帮助制定和落实出院后家庭休养计划,如饮食、休息等。

(3)因患者有 10% 的再发生率和 50%~60% 的不孕率,嘱患者下次妊娠时要及时就诊。

(4)指导患者避孕,以流产后 6 个月以上再孕为宜。

【护理评价】

(1)患者大出血是否得到及时控制,生命体征恢复正常。

（2）患者疼痛是否减轻或消失。

（3）患者是否未出现并发症或出现后得到及时处理。

（4）患者是否无感染发生。

（5）患者恐惧是否减轻或消失，积极配合治疗和护理。

第三节　前置胎盘

案例引入

李女士，28岁，0-0-2-0，孕38周。患者早晨醒来时发现阴道较多量出血，无明显其他不适，急诊入院。查体：血压90/60mmHg，脉搏118次/分，神志清，宫高37cm，臀先露、高浮，胎心音158次/分，骨盆正常，阴道少量活动性流血。

1.该患者疾病有哪些特点？

2.对该患者应做哪些护理？

妊娠28周以后胎盘附着于子宫下段、部分或全部覆盖宫颈内口，其位置低于胎儿先露部时，称为前置胎盘（placenta previa）。前置胎盘是导致妊娠晚期阴道流血最常见原因，多见于经产妇、多产妇，前置胎盘不仅引起产前出血，且多并发产后出血，严重威胁母儿生命安全。其发病率国内报道约为0.24%～1.57%。

根据胎盘与子宫颈内口的关系将前置胎盘分为三类（图5-5）。

1.完全性（中央性）前置胎盘

胎盘组织完全覆盖宫颈内口。

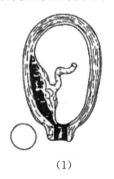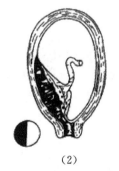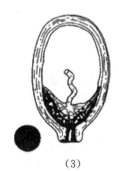

（1）　　　　　　　（2）　　　　　　　（3）

图5-5　前置胎盘的分类

（1）边缘性前置胎盘；（2）部分性前置胎盘；（3）完全性前置胎盘

2.部分性前置胎盘

胎盘组织覆盖部分宫颈内口。

3.边缘性前置胎盘

胎盘组织附着于子宫下段但其边缘未超越宫颈内口。

由于胎盘与宫颈内口的关系随孕周和产程进展而改变，分类也随之变化，因此，临床诊断标准以处置前最后一次检查结果为准。

【护理评估】

(一)健康史

具体发病原因尚不清楚,目前认为有以下相关因素。

(1)子宫内膜病变或损伤、胎盘面积过大和受精卵发育延迟等与发病有关。

(2)多次流产及刮宫、高龄初孕妇、产褥感染、剖宫产史、多产妇、不良生活习惯(吸烟或吸毒)、辅助生育技术受孕、子宫形态异常等高危因素。

(二)身体状况

1. 症状

典型症状是妊娠晚期或临产后无诱因、反复发生的无痛性阴道流血。阴道流血出现的时间早晚、流血时间长短、出血量的多少、间隔时间、发作的次数与其类型有关。

完全性前置胎盘初次出血时间早且出血量多,妊娠28周左右即可有出血,偶尔出血发生于妊娠20周;边缘性前置胎盘出血时间晚,多于妊娠37~40周,且出血量较少;部分性前置胎盘介于前两者之间。由于反复阴道流血,患者可出现贫血与生殖道感染;完全性前置胎盘一次性大出血可导致患者休克,危及母儿生命。

2. 体征

子宫较软无压痛;胎位常为臀位或横位,胎先露多高浮;有时在耻骨联合上方听到胎盘杂音。

3. 对母儿影响

前置胎盘可导致产后出血、产褥感染、胎盘植入及羊水栓塞,亦可引起胎儿宫内窘迫、死胎或死产。

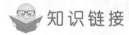 知识链接

胎盘植入

子宫下段或宫颈口蜕膜发育不良且薄,当胎盘覆着在此部位时,为了获得充分的血供,胎盘绒毛穿透底蜕膜,侵入子宫肌层,称为胎盘植入。胎盘植入易引起产后胎盘剥离不全而导致大出血。

(三)心理-社会状况

患者由于恐惧、无助,担心胎儿宫内安危而表现出焦虑、紧张、手足无措等。

(四)辅助检查

1. B型超声检查

B型超声检查为首选。B型超声检查可显示胎盘位置及其与宫颈内口的关系,是最简单、安全、准确的诊断方法,可确定前置胎盘的类型,妊娠晚期超声检查准确率达95%以上。

2. 产后检查

若前置部位的胎盘母体面边缘有暗紫色陈旧血块附着,而且胎膜破口距离胎盘边缘在7cm以内,则可作为产后诊断依据。

(五)治疗要点

主要包括期待疗法和终止妊娠。根据阴道出血情况、孕周、前置胎盘的类型、头盆关系、产

次和胎儿存活能力等方面综合考虑选择具体方法。

1. 期待疗法

适用于妊娠 34 周以前或估计胎儿体重<2000g,胎儿存活,阴道流血量不多,一般情况良好者。在保证孕妇安全的前提下,尽量延长孕周,预防早产,以提高围生儿存活率,但同时应注意防治感染。如期待疗法期间发生大出血或反复出血,应终止妊娠。

2. 终止妊娠

适用于大出血,或反复出血,或出血量虽少,但妊娠已近足月或已临产者,应采取积极措施,选择最佳方式终止妊娠。若患者出血多,怀疑凶险性前置胎盘,当地条件所限,应在输血输液的条件下,由有经验的医护人员迅速护送至上级医疗机构。

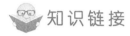 **知识链接**

凶险性前置胎盘

凶险型前置胎盘是指孕妇既往有剖宫产史,再次妊娠胎盘附着于原手术瘢痕处。因为瘢痕处血运差,为了获得充分的血供,胎盘绒毛植入较深,其内粗大的血管穿透子宫进入膀胱等周围组织,甚至深达盆腔。产后胎盘剥离不全,手术难度也极大,可致命性的产后大出血、泌尿系统和肠道损伤甚至死亡等严重并发症,抢救极为困难。随着二胎政策的实施,全国符合生育政策的夫妇中相当比例的首胎是剖宫产,临床此类患者逐渐增多,由此切除子宫和死亡病例呈明显上升趋势,应引起高度重视,加强对凶险型前置胎盘的知识宣教,并做好对凶险型前置胎盘的及时防治。

(1)剖宫产术:能迅速结束分娩,既能提高胎儿存活率又能迅速减少或制止出血,是处理前置胎盘的主要手段。

(2)阴道分娩:适用于边缘性前置胎盘而胎位正常,在临产后发生出血,但出血量不多,产妇一般情况好,产程进展顺利,估计在短时间内可以结束分娩者。可在备血、输液前提下人工破膜,破膜后胎头下降,可压迫胎盘止血,并可促进子宫收缩,加速分娩进程,若破膜后胎先露下降不理想,出血仍多或产程进展不顺利,应立即改为剖宫产。

3. 产后处理

胎儿娩出后立即用宫缩剂,预防产后出血,一旦出现按产后出血处理;做好新生儿窒息急救准备及护理配合。

【护理诊断及合作性问题】

(1)潜在并发症:产后出血、胎儿窘迫、新生儿窒息等。

(2)有感染的危险 与反复阴道流血、胎盘剥离面距宫颈口近、机体抵抗力下降等有关。

(3)焦虑 与担心病情及自身和胎儿的安危有关。

【护理目标】

(1)患者不出现并发症或出现后得到及时处理。

(2)患者未发生感染。

(3)患者焦虑减轻。

【护理措施】

(一)防治并发症

(1)密切监测生命体征,观察面色与阴道流血量,注意患者自觉症状,及时发现休克的早期症状。

(2)完善各种辅助检查,如血常规、B超检查、胎儿成熟度检查等。做好胎儿监护、一旦发现异常立即报告医生并配合抢救。

(3)期待疗法期间,指导患者绝对卧床休息,以左侧卧位为主;定时吸氧,每日3次,每次30分钟;多食粗纤维食物,保持大便通畅,并避免刺激(禁止行肛门检查及灌肠),减少出血的发生。做好随时终止妊娠及抢救的准备。

(4)密切观察产程进展、阴道流血和产妇及胎儿情况。产后警惕大出血和新生儿窒息的发生,做好相应的急救准备。

(二)预防感染

密切观察,及早发现感染征象;做好常规预防措施。

(三)减轻焦虑

耐心倾听患者的诉说,并给予帮助和指导;讲解本病的有关知识,将病情和处理方案做以必要的解释,取得理解,增强治疗信心。

(四)健康指导

(1)向患者介绍前置胎盘的有关知识,有高危因素者指导其积极去除原因或治疗。

(2)嘱产妇出院后注意休息,增加营养,纠正贫血,增强体质,保持会阴清洁卫生;禁止盆浴和性交,指导避孕措施,剖宫产分娩者以避孕至少2年以上为宜。

【护理评价】

(1)患者是否未发生并发症或发生后得到及时处理。

(2)患者是否未发生感染。

(3)患者焦虑是否减轻,是否积极配合治疗和护理。

第四节 胎盘早剥

案例引入

李女士,25岁,初孕妇,妊娠34周。车祸后感到腹部剧烈腹痛,阴道少量流血,急诊入院。查体:血压85/60mmHg,脉搏118次/分,面色苍白,大汗淋漓,宫底剑突下3横指,胎位不清,胎心音听不到,宫体右前壁压痛。诊断:胎盘早剥。

1.该患者入院后首要的护理措施是什么?

2.针对该患者主要的护理配合有哪些?

妊娠20周后或分娩期,正常位置的胎盘在胎儿娩出前,部分或全部从子宫壁剥离者,称为胎盘早剥(placental abruption)。胎盘早剥是妊娠晚期出血性疾病之一,是产科严重并发症,往往起病急、进展快,若处理不及时,可危及母儿生命。发病率国内为 0.46%～2.1%。

主要病理变化为底蜕膜出血形成血肿而将胎盘与底蜕膜分离。按病理分为以下三种(图5-6):

1. 显性剥离

血肿位于胎盘边缘,血液可冲开胎盘边缘与胎膜,从宫颈、阴道流出,形成显性出血。

2. 隐性出血

血肿位于胎盘中央或胎先露已衔接骨盆入口,血液不向外流而积聚胎盘与底蜕膜之间,形成隐性出血。内出血严重时,血肿内高张、高压作用下,血液向子宫肌层浸润,引起肌纤维分离、断裂、变性,使子宫表面呈紫蓝色淤斑,称子宫胎盘卒中(库弗莱尔子宫),子宫肌纤维的收缩功能严重下降。严重的内出血,从剥离处的胎盘绒毛和蜕膜组织中释放大量组织凝血活酶,进入母体血液循环,激活凝血系统导致弥散性血管内凝血(DIC)。

3. 混合性出血

当隐性出血过多时,在血液压力的作用下,血液冲开胎盘边缘与胎膜,血液自宫颈口外流出形成混合型出血,也有出血穿透胎膜溢入羊水引起血性羊水。

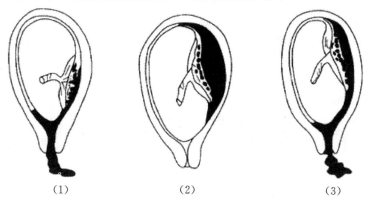

(1)　　　　　　　　(2)　　　　　　　　(3)

图 5-6　胎盘早剥的类型
(1)显性剥离;(2)隐性剥离;(3)混合性剥离

【护理评估】

(一)健康史

1. 血管病变

孕妇患有妊娠期高血压疾病、原发性高血压、慢性肾炎等疾病时,胎盘早剥的发生几率高。

2. 创伤

孕妇腹部受外力创击,脐带绕颈或过短,也可造成胎盘早剥。

3. 子宫血管压力骤然变化

如双胎第一个胎儿娩出后、羊水过多患者放羊水时羊水流出过快、仰卧位低血压综合征等。

4. 其他

高龄孕妇、孕妇吸烟、吸毒,孕妇有血栓形成倾向、子宫肌瘤(尤其胎盘附着处肌瘤)等高危因素均与胎盘早剥的发生有关。有胎盘早剥史的孕妇再次发生的可能性增加。

(二)身体状况

1. 临床表现

典型的临床表现为妊娠晚期发生的有诱因的腹痛,伴有或无阴道流血。据病情严重程度可分以下 3 度。

(1) Ⅰ度:多发生于分娩期,胎盘剥离面积小,一般不超过胎盘的 1/3,以外出血为主,出血量一般较少,色暗红,伴轻微腹痛或无腹痛,贫血体征不明显。腹部检查子宫软,宫缩有间歇,子宫大小符合妊娠月份,胎位清,胎心率多正常,若出血量多,胎心可有改变。腹部压痛不明显或仅有局部轻压痛(胎盘附着处)。产后检查见胎盘母体面有凝血块及压迹。

(2) Ⅱ度:胎盘剥离面超过胎盘的 1/3 左右,内出血和混合性出血为主,无阴道流血或少量阴道流血。主要症状为突然发生的持续性腹部疼痛和(或)腰酸、腰背痛,其程度与胎盘后积血多少呈正相关。腹部检查子宫大于妊娠月份,腹部有压痛(胎盘附着处),宫缩有间歇,胎位可触及,胎儿存活。

(3) Ⅲ度:胎盘剥离面超过胎盘的 1/2,可出现恶心、呕吐,以及面色苍白、出汗、脉搏细弱及血压下降等休克征象。腹部检查子宫硬如板状,有压痛,以胎盘附着处最明显,但子宫比妊娠月份大,宫底随胎盘后血肿增大而增高。偶见宫缩,子宫多处于高张状态,子宫收缩间歇期不能放松,胎位触不清楚,胎心消失。患者可发生子宫胎盘卒中、DIC、产后出血等。

2. 对母儿的影响

(1) 凝血功能障碍:多发生于隐性剥离和混合性剥离患者,出现弥散性血管内凝血(DIC)。

(2) 产后出血:由于子宫胎盘卒中和凝血功能障碍,患者可发生严重的产后出血。

(3) 急性肾衰竭:由于失血多,休克时间长及 DIC,均可直接影响肾脏的血液灌流量。加之胎盘早剥多由妊娠期高血压疾病等血管病变引起,故易发生肾组织缺血性坏死,出现少尿或无尿等急性肾衰竭表现。

(4) 由于胎儿缺氧而发生胎儿窘迫甚至胎死宫内,使围生儿的病死率增加。

(三)心理-社会状况

孕妇及其家属可因突然阴道流血而感到恐慌,因担心孕妇的健康和胎儿的安危而惊慌、紧张;患者及家属也可因失去胎儿甚至子宫而悲痛。

(四)辅助检查

1. B 型超声检查

可见胎盘与子宫壁之间有液性暗区,通过超声测量液性暗区面积估算出血量的多少,同时 B 超检查还可观察胎儿宫内情况。

2. 实验室检查

主要了解患者的贫血程度和凝血功能障碍情况。其包括全血细胞计数、凝血功能检查等。根据情况选择 DIC 筛选试验(血小板计数、凝血酶原时间、纤维蛋白原测定)与纤溶确诊试验(凝血酶时间、优球蛋白溶解时间、血浆鱼精蛋白副凝试验)。

3. 其他

了解肾脏、胎盘等脏器功能情况的相关检查。

(五)治疗要点

纠正休克、及时终止妊娠是处理胎盘早剥的原则。根据病情轻重、胎儿成熟度及宫内情况、产科情况等综合判断决定终止妊娠的方式。对并发症如凝血功能障碍、产后出血和急性肾衰竭等积极处理。

【护理诊断及合作性问题】

(1)组织灌注无效(外周)　与大出血有关。

(2)急性疼痛　与内出血刺激有关。

(3)潜在并发症:产后出血、凝血功能障碍(DIC)、胎儿窘迫等。

(4)预感性悲哀　与胎儿窘迫、切除子宫有关。

【护理目标】

(1)患者大出血得到控制,生命体征恢复正常。

(2)患者疼痛减轻或消失。

(3)患者不出现并发症或出现后得到及时处理。

(4)患者不良情绪减轻或消失。

【护理措施】

(一)减少出血

(1)密切监测生命体征、阴道流血和宫底变化情况,若出现阴道流血量与血压、脉搏变化不成比例,或宫底逐渐升高,说明有内出血,应立即报告医生。

(2)嘱患者绝对卧床休息,保暖、吸氧,迅速建立多条静脉通道,遵医嘱补充血容量,并做好输血的准备及护理。

(3)协助医生尽快终止妊娠,宫口未开全者迅速做好剖宫产的术前准备。

(二)减轻疼痛

(1)严密观察病情变化　监测生命体征的变化及腹痛程度和部位、阴道流血情况;密切注意胎儿宫内情况;准确记录24小时的尿量,注意有无少尿或无尿等症状。

(2)护理操作轻柔,尽量减少刺激和搬动,向患者和家属解释疼痛的原因和解决的办法,以取得理解和配合。

(3)加强心理支持　关心、体贴和鼓励患者。

(三)防治并发症

(1)密切观察患者全身情况与阴道流血量是否成正比;注意皮下、黏膜和注射部位有无异常出血情况。

(2)按医嘱及时送检各种标本;备好肝素、纤维蛋白等药物,遵医嘱及时用药,做好用药护理。

(3)做好随时终止妊娠、手术和抢救的准备。

(4)产后立即按摩子宫并遵医嘱用宫缩剂,加强宫缩,减少出血;配合应急抢救工作,备好热盐水和大块纱布。术中若发现子宫胎盘卒中,出血多且无法控制,应配合医生迅速做好子宫切除术的准备。

(5)一旦出现并发症,配合医生积极抢救。

(四)减轻不良情绪

耐心讲解有关疾病的相关知识,告知患者及家属有关母儿的情况及诊疗计划,并给予心理方面的支持;帮助患者及家属解除各种顾虑,增强战胜疾病的信心。

(五)健康教育

1.做好健康宣传

胎盘早剥是一种严重危害母儿双方生命安危的产科疾病。应以预防护理为主,加强产前检查,做到早预防、早发现、早治疗;妊娠中、晚期避免仰卧位和剧烈活动及腹部外伤;处理羊水过多和双胎时,避免子宫内压力骤降等。

2.做好产褥期保健指导

嘱患者加强营养,纠正贫血;保持会阴清洁、干燥,预防感染;据产妇身体状况正确指导母乳喂养的方法和注意事项;指导避孕措施,剖宫产术后两年方可再孕;定期复查。

【护理评价】

(1)患者出血是否得到有效控制,生命体征恢复正常。

(2)患者疼痛是否减轻或消失。

(3)患者是否未出现并发症或出现后得到及时处理,结局良好。

(4)患者不良情绪是否减轻或消失,积极配合治疗和护理。

第五节 妊娠期高血压疾病

案例引入

徐女士,30岁,初孕妇。妊娠26周开始下肢水肿,未引起重视。妊娠32周开始出现头痛,头晕症状,检查时发现BP150/98mmHg,尿蛋白(+),水肿(+++),医生要求住院治疗,因家庭经济困难拒绝。医生给予降压,利尿等药物治疗,并告知有异常应及时来院就诊。患者回家治疗的第三天早晨,突然头痛加重,眼花、恶心、呕吐,急送医院。

1.该患者的护理评估主要有哪些内容?

2.你认为该患者的护理要点是什么?

妊娠期高血压疾病(hypertensive disorders complicating pregnancy)是妊娠与高血压并存的一组疾病,包括妊娠期高血压、子痫前期、子痫,以及慢性高血压并发子痫前期和慢性高血压合并妊娠。前三种疾病与后两种在发病机制和临床处理上有所不同。本节主要讲解前三种疾病。本类疾病好发于妊娠20周以后,以高血压、蛋白尿、水肿为临床主要表现,严重时可出现抽搐、昏迷,甚至母婴死亡,至今仍是引起孕产妇和围产儿死亡的重要原因之一。发病率约为5%～12%。

妊娠期高血压疾病基本病理变化为全身小血管(小动脉)痉挛,内皮损伤及局部缺血。全身各器官组织灌流量减少,组织脏器功能因缺血缺氧而受到损害。由于小动脉痉挛,造成管腔狭窄,周围血管阻力加大,血管内皮细胞损伤,通透性增加,蛋白质和体液漏出血管外等改变,表现为血压升高、蛋白尿、水肿和血液浓缩等。

1.心血管

外周小血管痉挛,血压升高,心血管系统处于低排高阻状态,严重时出现心肌出血和坏死,导致心力衰竭,甚至死亡。

2. 脑

脑小血管痉挛,引起脑组织缺血、缺氧和水肿,脑血管自身调节功能丧失,脑部点状或局灶性出血,甚至大面积脑出血。

3. 肾

肾小血管痉挛,肾血流量和肾小球滤过率下降,肾小球内皮细胞肿胀,血浆蛋白自肾小球漏出,导致蛋白尿和肾功能损害。

4. 胎盘

子宫螺旋小动脉痉挛引起胎盘血流量下降和胎盘血管内皮细胞梗死,导致胎盘功能下降、胎儿窘迫及胎盘早剥。

【护理评估】

(一)健康史

流行病学调查发现孕妇年龄≥40岁;子痫前期病史;高血压、糖尿病、肾炎病史或家族史;抗磷脂抗体阳性;本次妊娠多胎、初孕、妊娠间隔≥10年;初次产前检查 BMI≥35kg/m² 和早期收缩压≥130 mmHg 或舒张压≥80 mmHg 等均与发病密切相关,但其确切病因不明。

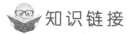 **知识链接**

妊娠期高血压疾病病因学说

近年来研究发现妊娠期高血压疾病的病因,有以下几种学说:

(1)螺旋小动脉重铸不足:正常妊娠时,子宫螺旋小动脉重铸使血管腔扩大,以满足胎儿生长发育的需要。但妊娠期高血压疾病患者的滋养细胞浸润过浅,俗称"胎盘浅着床",螺旋小动脉重铸不足,使胎盘血流量减少。孕早期母体与胎盘间免疫耐受异常导致子宫螺旋小动脉生理重构障碍,致胎盘血流减少,引发子痫前期的一系列表现。

(2)炎症免疫过度激活:妊娠被视为一种半同种移植,之所以胚胎、胎儿不被母体排斥,是由于胚胎与母体间存在复杂又特殊的免疫学关系。若母体产生的封闭抗体(Ab-I)产生不足,激活母体产生免疫排斥反应,引起细胞毒性损害导致妊娠期高血压疾病。

(3)血管内皮细胞损伤:由于胎盘血流减少,滋养细胞缺血使细胞毒性物质和炎性物质产生,引起血管内皮损伤,血管舒张收缩失调,使血压升高并引起一系列病理变化。

(4)营养缺乏:现已发现以白蛋白为主的营养缺乏,钙、镁、锌及硒的缺乏均与妊娠期高血压疾病发生、发展有关。

(5)遗传因素:从妊娠期高血压疾病有家族遗传倾向提示此病与遗传有关,但遗传的方式尚不明确。

(6)胰岛素抵抗:近年研究发现胰岛素抵抗与妊娠期高血压疾病的发生有着密切关系。

(二)身体状况

1. 血压升高

妊娠期首次同一手臂至少2次测量出现收缩压≥140mmHg 和(或)舒张压≥90mmHg。血压较基础血压升高 30/15mmHg,但低于 140/90mmHg 时,不做诊断依据,但应严密观察。

2. 蛋白尿

蛋白尿出现常略晚于血压升高。蛋白尿的出现及量的多少,能反映肾小动脉痉挛造成肾脏功能受损的严重程度。蛋白尿是指尿蛋白≥0.3g/24h 或随机尿蛋白≥3.0 g/L 或尿蛋白定性(＋)。

3.水肿

水肿常为凹陷性水肿,起自踝部逐渐上延至全身,经充分休息后不消失。水肿往往是患者就医的首发症状。患者水肿出现之前体重异常增加,每周体重增加≥0.5kg 者,为隐性水肿。体重突然增加≥0.9kg/周,或 2.7kg/4 周是子痫前期的征兆。水肿据其范围,临床分四级:水肿局限于膝以下以"＋"表示,延及大腿以"＋＋"表示,延及外阴及腹部为"＋＋＋",全身水肿或伴有腹水为"＋＋＋＋"。

4.子痫

在先兆子痫的基础上进而出现抽搐发作,或伴昏迷,称为子痫。子痫典型发作过程为先表现眼球固定,瞳孔散大,头迅速扭向一侧,口吐白沫,呼吸暂停,牙关紧闭,面部肌肉颤动,抽搐发展迅速,全身肌肉呈强直性收缩。一般持续 1～1.5min 左右。抽搐发作时,患者神志丧失。抽搐发作次数和持续时间及间隔时间的长短与病情严重程度及预后相关。

5.妊娠期高血压疾病的临床分类

见表 5-1。

表 5-1 妊娠期高血压疾病分类和临床表现

分类		临床表现
妊娠期高血压		妊娠期首次出现,收缩压≥140mmHg 和(或)舒张压≥90mmHg,并于产后 12 周内恢复;尿蛋白(一);产后方可确诊。少数可伴有上腹部不适或血小板减少
子痫前期	轻度	妊娠 20 周后出现收缩压≥140mmHg 和(或)舒张压≥90mmHg,伴蛋白尿≥0.3g/24h 或随机尿蛋白定性(＋)
子痫前期	重度	收缩压≥160mmHg 和(或)舒张压≥110mmHg;尿蛋白≥5.0g/24 小时,或随机尿蛋白达到或超过(＋＋＋)。出现母体脏器功能不全或胎儿并发症的表现
子痫		子痫前期患者出现抽搐而不能用其他原因解释
慢性高血压并发子痫前期		慢性高血压孕妇妊娠后首次出现蛋白尿≥0.3g/24 小时;或妊娠前有蛋白尿,妊娠后蛋白尿明显增加或血压进一步升高或血小板减少<100×10⁹/L
妊娠合并慢性高血压		妊娠 20 周前收缩压≥140mmHg 和(或)舒张压≥90mmHg(除外滋养细胞疾病),妊娠期无明显加重;或妊娠 20 周后首次诊断高血压并持续至产后 12 周后

6.并发症

妊娠期高血压疾病严重者可并发胎盘早剥、心力衰竭、肺水肿、肾功衰竭、HELLP 综合征、脑出血、凝血功能障碍、产后循环功能衰竭等。妊娠期高血压疾病对胎儿影响很大,由于胎盘功能下降,可致胎儿生长受限,胎儿窘迫,甚至死胎、死产。

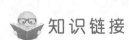 知识链接

HELLP 综合征

HELLP 综合征是妊娠期高血压疾病的严重并发症,本病以溶血、肝酶升高及血小板减少为特点,常危及母儿生命。本病的主要病理改变与妊娠期高血压疾病相同,但发展为 HELLP 综合征的启动机制尚不明确。

妊娠期高血压疾病需与原发性高血压合并妊娠和慢性肾炎合并妊娠相鉴别。子痫抽搐应与癫痫发作、脑炎、脑肿瘤、脑血管畸形破裂出血、糖尿病高渗性昏迷等相鉴别。

(三)心理-社会状况

患者的心理状态与病情的严重程度有密切关系,表现为紧张、焦虑及不安等不良情绪。

(四)辅助检查

1.尿液检查

取中段尿,重点检查尿蛋白,呈(＋)～(＋＋＋＋)不等,或尿蛋白≥0.3g/24h,镜检有时可见红细胞、白细胞和管型。

2.血液检查

血细胞比容≥35%、血液黏稠度增高,表明有血液浓缩情况;血小板计数、凝血功能等可了解有无 DIC;测定转氨酶、血尿素氮及尿酸等可反映肝肾功能情况;测定二氧化碳结合力和血清电解质,可了解有无酸中毒及电解质紊乱。

3.眼底检查

视网膜小动脉可反映体内主要器官的小动脉情况,因此,眼底改变是反映妊娠期高血压疾病严重程度的一项重要指标。眼底主要变化为视网膜小动脉痉挛,动静脉管径之比由正常的2:3变为1:2,甚至1:4,严重者可有视网膜水肿、渗出、出血、甚至剥离,患者视力下降或突然失明。

4.心电图

了解有无心肌损害、高血钾、低血钾等改变。

5.其他

如胎盘功能、B超、胎心监护、胎儿成熟度等检查,可了解胎儿、胎盘的情况,以决定处理方案。

(五)治疗要点

妊娠期高血压疾病重在预防和妊娠期产前检查指导,如果做到早指导、早发现,该病多能得到很有效的控制。治疗基本原则是休息、镇静、解痉,有指征地降压、利尿,密切监测母儿情况,防治并发症,适时终止妊娠。

1.妊娠期高血压

以休息、镇静为主。以左侧卧位休息为宜,指导患者高蛋白、高维生素饮食,可适当给予镇静剂,如地西泮 2.5mg,每日 2～3 次。妊娠足月者考虑终止妊娠。

2.子痫前期及子痫

住院治疗。

(1)解痉:首选硫酸镁。镁离子可抑制运动神经末梢释放乙酰胆碱和血管内皮细胞中的内皮素的合成等,具有解痉、降压、消除脑水肿、改善缺氧、防治子痫发作的作用。

护考真题 5.2

某孕妇 28 岁,孕 34 周,因"头晕、头疼"就诊。查体:血压 160/115mmHg 实验室检查:水肿(＋),尿蛋白定量 5.5g/24h,临床诊断为重度子痫前期,首选的解痉药物是(　　)

A. 安定　　　　　B. 阿托品　　　　　C. 硫酸镁
D. 冬眠合剂　　　E. 卡托普利

(2)镇静:根据病情需要可选地西泮、苯巴比妥钠或冬眠药物。

(3)降压:对收缩压≥160mmHg 和(或)舒张压≥110mmHg 者必须降压治疗;收缩压≥140mmHg 和(或)舒张压≥90mmHg 者可降压治疗,妊娠前已用降压药者应继续治疗。根据病情选择不影响心搏出量及肾脏、胎盘灌注量的药物。常用拉贝洛尔、硝苯地平、尼莫地平等。

(4)利尿:对全身性水肿、急性心力衰竭、肾功能不全、肺水肿、脑水肿者,可酌情用呋塞米、甘露醇等。

(5)终止妊娠:适时终止妊娠是重要措施之一。下列情况考虑终止妊娠:①轻度子痫前期足月者。②重度子痫前期妊娠<26 周治疗后病情不稳定者;妊娠 26~28 周根据母儿情况和诊治条件决定;妊娠 28~34 周病情不稳定,经积极治疗 24~28h 病情仍加重,促胎肺成熟后;妊娠≥34 周,胎儿成熟后。③子痫控制后 2h。根据病情轻重和宫颈条件等选择分娩方式。

【护理诊断及合作性问题】

(1)有受伤的危险(母儿) 与血压高、子痫和用药有关。

(2)体液过多 与水钠潴留、低蛋白血症及妊娠子宫压迫下腔静脉有关。

(3)焦虑 与担心自身及胎儿的健康和知识缺乏有关。

(4)潜在并发症:胎盘早剥、胎儿窘迫、急性心功能衰竭等。

【护理目标】

(1)母儿安全。

(2)患者水肿减轻。

(3)患者焦虑减轻。

(4)患者不出现并发症或出现后得到及时处理。

【护理措施】

(一)预防母儿受伤

1. 观察病情

监测生命体征,按医嘱每日定时测血压 2~4 次,每隔 1~2d 量体重 1 次。记录液体出入量。加强产前检查,增加产前检查的次数;密切观察病情进展情况,及时发现抽搐的征象。严密监测胎儿宫内情况,如发现宫内窘迫应积极采取措施。

2. 休息与饮食

保证充足的休息和睡眠,取左侧卧位,每日不少于 10h,最好有 1~2h 的午睡时间。重度子痫前期患者应安置于安静、光线暗的单人或小房间,减少各种刺激。饮食应摄入充足蛋白质和富含维生素和微量元素的清淡食物,不限制盐的摄入,但禁食腌制食品,全身水肿者应限盐饮食。

3. 做好急救准备

备好抢救器械和药品,如辅助呼吸器械等;做好随时终止妊娠和抢救母儿的准备。

4. 用药护理

遵医嘱应用解痉、镇静、降压等药物治疗,并观察疗效及不良反应。

(1)硫酸镁用药方法:常规静脉给药结合肌肉注射。首次剂量 25% 硫酸镁 20mL 溶于 10% 葡萄糖 20mL,缓慢静推,5~10min 推完;继而 25% 硫酸镁 60mL 加入 5% 葡萄糖 500mL

静脉滴注,控制在 15～30 滴/分。若夜间使用应改为肌内注射,25％硫酸镁 20mL 加 2％利多卡因 2mL 深部臀部肌注。每日总量一般不超过 25～30g。

(2)硫酸镁毒性反应:硫酸镁治疗浓度与中毒浓度接近,因此应严密观察硫酸镁的中毒反应。硫酸镁中毒首先表现为膝反射减弱或消失,随即出现全身肌张力减退、呼吸困难,严重可出现呼吸心跳停止,危及生命。

(3)硫酸镁应用注意事项:用药前及用药过程中定时检查膝腱反射;密切观察患者反应,如呼吸不能少于 16 次/分,尿量不少于 25mL/h 或 24h 不少于 600mL,有无恶心、潮红面部有发热感,肌肉软弱无力现象;备好钙剂,一旦中毒立刻停用硫酸镁,静推 10％葡萄糖酸钙 10mL;应用硫酸镁时最好专人看护,并监测血镁浓度;密切注意母儿情况,发现异常及时汇报。

5.子痫护理

子痫是妊娠期高血压疾病的严重阶段,母儿死亡率高,应特别注意,协助医生进行各项化验、检查,必要时做好终止妊娠和抢救的准备。

(1)保持呼吸道通畅:患者取头低侧卧位或头偏向一侧,保持患者呼吸道通畅,及时清理呼吸道黏液和呕吐物,以免引起窒息或吸入性肺炎,同时给予吸氧,并备好气管插管、吸引器,以便及时吸出呕吐物及呼吸道分泌物。患者昏迷或未完全清醒时应禁食、禁水和口服给药。

(2)防止受伤:床边加床档,防止抽搐或昏迷时坠地;备好开口器或纱布包的压舌板,及时置于患者上下白齿之间,以防抽搐时舌咬伤。取出义齿,妥善保管。

(3)避免刺激:将患者安置在单人房间,光线宜暗,空气流通,保持绝对安静,避免一切外来刺激,如光亮和声音等,护理操作要轻柔、相对集中,因任何刺激均可诱发患者再次抽搐。

(4)专人护理:严密观察病情和生命体征,记录液体出入量,观察记录抽搐次数、昏迷时间,并注意神志、胎心和胎动情况及有无宫缩、阴道流血等,详细记录观察和检查结果等。

(5)做好皮肤、口腔、外阴部的护理,防止褥疮和感染。

(6)遵医嘱使用药物,并做好用药护理。硫酸镁应用至产后 24～48h。

(7)产后 24h 至 10d 内仍可发生子痫,故产后应严密观察血压、患者自觉症状,定时监测并做好记录。

6.分娩护理

分娩方式取决于母体病情轻重、胎儿宫内情况、胎儿成熟度等多种因素。

(1)阴道分娩:在第一产程,保持安静,充分休息;严密监测患者的生命体征及尿量,勤听胎心,了解宫缩情况及产程进展情况。第二产程,尽量缩短产程,做好阴道助产术的准备和配合,避免产妇屏气用力。第三产程,注意阴道流血量,遵医嘱给予缩宫素(禁用麦角新碱),及时按摩子宫,防止产后出血,严密观察血压等变化。随时做好剖宫产的准备。

(2)剖宫产:做好胎儿监护和手术准备。剖宫产适用于有产科指征者,宫颈条件不成熟,不能在短时间内经阴道分娩,引产失败,胎盘功能明显减退,或已有胎儿窘迫征象者。

(3)在分娩过程中及产后随时有发生子痫的可能,重视患者的症状如头痛、眼花、上腹不适等,一旦出现子痫,积极配合急救。

(二)减轻水肿

(1)评估水肿程度。记录液体出入量,每日测量腹围、体重,观察水肿变化情况。

(2)做好皮肤护理。水肿严重者应注意观察皮肤受压情况,保持床铺平整、清洁,以防皮肤受损。

（3）指导饮食和休息。指导患者摄入足够的蛋白质，以补充尿中丢失的蛋白，水肿严重者可适当限制食盐，以减轻水钠潴留。嘱患者避免长时间站立，注意休息，抬高下肢，以增加静脉回流。卧床时宜采取左侧卧位，并说明其重要性。

（4）遵医嘱应用白蛋白、血浆和利尿剂等，做好用药护理。

（三）减轻焦虑

引导患者说出焦虑的感受和原因，评估其程度，并对其焦虑表示理解。向患者说明该病的病理变化是可逆的，在产后多能恢复正常。给患者及家属提供真实且有希望的信息，并解释采取的治疗及护理措施的理由和目的；指导患者做放松术、听轻柔的音乐、与人交谈等，以减轻紧张、忧虑的情绪。

（四）防治并发症

（1）注意监测胎心，指导患者自数胎动，以及时发现胎儿缺氧；配合医生进行胎心监护、胎盘功能、胎儿成熟度等检查，以了解胎儿宫内情况。每日观察、询问患者有无腹痛和阴道流血，以便及早发现胎盘早剥；警惕早期心力衰竭和肾功能不全等并发症的表现。

（2）根据胎儿和患者心功能情况，给予吸氧和用药，并做好用药护理。

（3）一旦发生并发症，及时通知医生并配合急救。

（五）健康教育

（1）向患者及家属讲解本病的有关知识及对母儿的危害，使孕妇能重视产前检查并能坚持定期检查，以便早发现、早治疗。

（2）指导患者合理饮食，摄入高营养、高维生素和富含钙、镁、铁、锌的食物，对预防妊娠期高血压疾病有一定的作用；注意休息，避免劳累。

（3）积极做好本病的预测，可早期诊断。常用的预测方法有：①平均动脉压测定（MAP）测定：MAP＝（收缩压＋2×舒张压）÷3。MAP≥85mmHg 有发生子痫前期倾向，应及时诊治；MAP≥140mmHg，可发生脑血管意外，有死亡危险。②转身试验（ROT）：患者左侧卧位测血压，翻身仰卧 5 分钟再测血压。若后者较前者≥20mmHg，预示有子痫前期发生的倾向。③血液流变学检查：妊娠期高血压疾病患者血液黏稠度增加，若血细胞比容≥0.35，全血黏度＞3.6，血浆粘度＞1.6 时预示有子痫前期的倾向。④尿钙测定：妊娠期高血压疾病患者尿钙排泄量明显降低，尿 Ca/Cr 比值若≤0.04，有子痫前期的倾向。

（4）嘱患者遵医嘱按时用药，定期随访。

（5）做好计划生育指导，注意避孕。

【护理评价】

（1）患者病情是否得到有效控制，母儿结局良好。

（2）患者水肿是否减轻。

（3）患者焦虑是否减轻，积极配合治疗和护理。

（4）患者是否未出现并发症或出现后得到及时处理。

第六节　妊娠剧吐

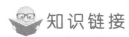 案例引入

李女士,25 岁,初孕妇。停经 46d 出现早孕反应,逐渐加重,近几日出现频繁呕吐、呕吐物中有胆汁,不能正常饮食,体重下降,唇舌干燥,便秘,尿少,乏力,精神不振,失眠、焦虑,来院就诊。查体:孕妇一般情况差,精神萎靡不振,眼窝凹陷,呼吸有烂苹果味;尿常规检查:尿比重增高,尿酮体(+);血液检查:红细胞计数及血红蛋白增高,二氧化碳结合力下降,并有电解质紊乱。

1. 该孕妇出现了什么问题?

2. 对此情况应如何进行护理?

妊娠 5~10 周出现频繁恶心、呕吐,不能进食,排除其他疾病引起的呕吐,体重较妊娠前减轻≥5%,导致体液、电解质失调及新陈代谢障碍,需住院输液治疗者,称妊娠剧吐(hyperemesis gravidarum),发生率为 0.5%~2%,多见于年轻初孕妇。

【护理评估】

(一)健康史

本病的确切病因不明,目前认为妊娠剧吐可能与以下几种因素有关:

1. 内分泌因素

目前认为妊娠剧吐与体内 HCG 升高有关,如葡萄胎、多胎妊娠孕妇易发生。此外,雌激素也与妊娠剧吐密切相关,两者呈现正相关的特点。

2. 精神神经因素

神经系统功能不稳定、精神紧张和焦虑的孕妇,妊娠剧吐多见,可能与大脑皮层下中枢功能失调致使下丘脑自主神经系统功能紊乱有关。

3. 其他

生活环境和经济状况较差的孕妇更易出现妊娠剧吐;研究提示感染幽门螺旋杆菌与发病有关。

(二)身体状况

1. 症状

多在停经 40d 左右出现恶心、呕吐,逐渐加重直至频繁呕吐不能进食,呕吐物中可有胆汁或咖啡样物。呕吐严重者,可出现尿量减少、全身乏力、脱水等症状;长期妊娠剧吐可导致营养不良,引起 Wernicke 综合征等严重并发症。

📖 知识链接

Wernicke 综合征

Wernicke 综合征即 Wernicke 脑病(Wernicke encephalopathy,WE),本病是 1881 年由德国神经病理医生 Carl Wernicke 首先发现的一种维生素 B_1(硫胺素)缺乏引起的脑病,故称之

为 Wernicke 脑病。因 WE 与 Korsakoff 精神病常同时发生,故又称 Wernicke－Korsakoff 综合征(W－K 综合征)。该病多见于慢性乙醇中毒及妊娠剧吐者。患者由于维生素 B_1 缺乏,出现眼球震颤、视力障碍、共济失调、急性期言语增多,随着病情进展,逐渐出现精神迟钝、嗜睡,个别发生木僵或昏迷等表现。若不及时治疗,死亡率极高。

2.体征

轻症患者可无阳性体征。重症患者可有脉搏、呼吸增快,血压正常或下降,精神差、面色苍白、皮肤黏膜干燥、眼球凹陷和巩膜黄染等。

(三)心理-社会评估

患者可因频繁呕吐不能进食担心胎儿营养而烦躁、精神紧张;有的患者因此而惧怕、厌倦妊娠。

(四)辅助检查

1.尿液检查

尿比重增加,尿酮体阳性,肾功能受损时尿中出现蛋白和管型。

2.血液检查

血液浓缩时可出现血红蛋白含量、红细胞计数、红细胞压积、全血及血浆黏度升高;酸中毒时可有二氧化碳结合力降低;电解质紊乱时可出现血钾、血钠、血氯浓度降低,严重者出现肝肾功能受损时,可有胆红素和转氨酶升高,尿素氮和肌酐升高。

3.心电图检查

重症患者钾缺乏时,可有 Q－T 间期延长,T 波低平或伴有 U 波,甚至 T 波倒置、S－T 段下移。

4.B 型超声检查

可了解胎儿宫内情况。

5.其他

必要时行眼底检查和神经系统检查,严重病例眼底检查可见视网膜出血,并发 Wernicke 综合征时,神经系统检查可有异常。

(五)治疗要点

妊娠剧吐尿酮体阳性者应住院治疗。

1.镇静休息

卧床休息,精神紧张者给予镇静剂,如地西泮 5mg,每日 3 次。

2.支持疗法

补充营养,纠正水、电解质紊乱及酸碱失衡,每日补液量不少于 3000mL,尿量维持在 1000 mL 以上,输液中注意补充氯化钾和维生素 C 等,并给予维生素 B_1 肌内注射。

3.止吐

常用维生素 B_6,静脉滴注 200mg,每日 1 次。也可用维生素 B_6-多西拉敏复合制剂。

4.终止妊娠

经上述治疗病情无好转,出现下列情况,危及孕妇生命时应考虑终止妊娠:①持续黄疸或蛋白尿。②体温升高,持续在 38℃以上。③心率≥120 次/分。④伴发 Wernicke 脑病等。

【护理诊断及合作性问题】

(1)营养失调:低于机体需要量　与频繁呕吐、不能进食有关。

(2)焦虑　与剧烈呕吐致不能进食,担心影响胎儿健康有关。

【护理目标】

(1)患者营养状态改善。

(2)患者焦虑减轻。

【护理措施】

(一)改善营养状态

1.观察病情

观察患者呕吐的次数、呕吐物的性质及量,有无皮肤黏膜干燥、眼眶凹陷等脱水征象,注意患者生命体征、一般情况、神志、皮肤颜色、体重等变化,遵医嘱定时复查尿常规等,及时了解病情变化,并记录 24h 液体出入量,每日尿量不应少于 1000mL。

2.饮食指导

指导患者暂禁食、少饮水。呕吐停止后可尝试进少量流质食物,根据病情好转情况由少渐多,调整食物,少食多餐,指导家属准备患者喜爱的食物,但要注意易于消化和避免油腻。为患者提供一个安静、通风、舒适的就餐环境,减少刺激,及时清除呕吐物,避免与其他呕吐患者同住,减少刺激。

3.用药护理

遵医嘱输液,并做好相应护理。

(二)减轻焦虑

关心体贴患者,多与其交谈,了解其心理状态,耐心倾听其倾诉,针对患者及家属关心的问题给予及时解答,消除其担心进食不足而对胎儿发育不良或导致胎儿畸形的顾虑。鼓励亲属多陪伴、关心、体贴患者,给予心理支持,减轻和解除其思想顾虑。

(三)健康指导

向患者及家属介绍妊娠剧吐的原因及预防方法,嘱患者出院后遵医嘱复查,指导患者孕期保健。

【护理评价】

(1)患者进食量和体重是否逐渐增加,营养状态改善。

(2)患者焦虑是否减轻,积极配合治疗与护理。

第七节　羊水过多

案例引入

宋女士,26 岁,G_1P_0,妊娠 30 周。产前检查:骨盆正常,宫底剑下二横指,近一周自感胸闷,呼吸困难不能平卧,来医院检查,骨盆正常,横位,胎心音遥远。

1.该患者首先需要做的辅助检查是什么?

2.目前该患者主要护理诊断和护理措施有哪些?

妊娠期间内羊水量超过2000mL者为羊水过多(polyhydramnios),发生率为0.5%~1%。羊水缓慢增多者为慢性羊水过多,临床多见;羊水在短时间内快速增多者为急性羊水过多,较少见。

【护理评估】

(一)健康史

约有1/3的患者原因不明,称为特发性羊水过多。明显的羊水过多患者多与以下情况有关。

(1)胎儿畸形。羊水过多孕妇中约18%~40%合并胎儿畸形,以中枢神经系统和消化系统畸形最常见。

(2)妊娠合并糖尿病、母儿血型不合、多胎、重度贫血、妊娠期高血压疾病、胎盘脐带病变等。

(二)身体状况

1.症状

慢性羊水过多常发生于妊娠晚期,由于羊水增加缓慢,多数孕妇多无明显自觉症状。急性羊水过多常发生在妊娠20~24周,由于羊水量急速增加,患者常出现压迫症状,如呼吸困难、不能平卧、心悸、腹部胀痛、食量减少、便秘、行走不便等。

2.体征

腹部张力大,腹壁皮肤发亮、变薄,宫高、腹围大于相应孕周,胎位不清,胎心音遥远或听不清;体重增加较快;因增大的子宫压迫下腔静脉,影响静脉回流,可出现下肢、会阴和(或)腹壁水肿和静脉曲张等。

3.对母儿的影响

由于子宫张力大,易并发妊娠期高血压疾病、胎膜早破、早产、产后出血;胎膜破裂时易发生脐带脱垂、胎儿窘迫;破膜时若羊水流出过快可发生胎盘早剥。

(三)心理-社会状况

患者因腹胀不适,担心胎儿畸形,而表现紧张和焦躁不安。已确诊合并胎儿畸形者常因妊娠失败而感到悲伤。

(四)辅助检查

1.B型超声检查

B型超声检查是羊水过多的重要辅助检查方法。羊水最大暗区垂直深度(AFV)≥8cm;羊水指数(AFI)≥25cm诊断为羊水过多。超声检查同时可了解胎儿发育有无异常。

2.其他

检测甲胎蛋白(AFP)有助于胎儿开放性神经管缺损畸形者(无脑儿、脊柱裂、脑膨出)的诊断,其值往往升高。合并糖尿病者,可测定血糖、尿糖。

(五)治疗要点

处理原则取决于胎儿有无畸形、孕周和患者自觉症状的严重程度,同时需防治早产、胎膜早破、产后出血等并发症。

1. 胎儿畸形

应及时终止妊娠,行高位人工破膜引产。

2. 胎儿无畸形

(1)症状较轻者,在严密随访下继续妊娠,寻找病因,积极治疗糖尿病等合并症。可酌情给予前列腺素合成酶抑制剂吲哚美辛,此药可抑制胎儿排尿,减少羊水的产生,但有致胎儿动脉导管闭合的作用,不宜长期应用,妊娠超过 34 周者也不宜使用。用药期间用超声监测药效和胎儿宫内情况。指导低盐饮食,加强产前检查,注意休息,必要时给予镇静剂。

(2)症状严重者,可在 B 型超声监测下避开胎儿和胎盘行羊膜腔穿刺放羊水,缓解症状。

(3)羊水量反复增长,自觉症状明显,妊娠≥34 周,胎肺已成熟者可终止妊娠;若胎肺未成熟,可在羊膜腔内注射地塞米松 10mg,24～48h 后再考虑引产。

【护理诊断及合作性问题】

(1)潜在并发症:早产、胎膜早破、产后出血等。

(2)焦虑　与担心胎儿畸形和母儿安危有关。

【护理目标】

(1)患者不出现并发症或出现后得到及时处理。

(2)患者焦虑减轻。

【护理措施】

(一)防治并发症

1. 产科监护

密切注意羊水增长和胎儿宫内情况。询问患者自觉症状,密切观察胎心及临产先兆,教会患者自测胎动,如有异常立即告知医生。

2. 活动与休息

指导患者多卧床休息,少活动,左侧卧位为宜。压迫症状明显者可取半卧位,减轻不适感。避免长时间站立活动,并抬高下肢,促进血液回流,减轻水肿。

3. 饮食指导

指导患者低盐饮食,注意营养平衡,预防贫血。

4. 穿刺术护理

压迫症状明显者,遵医嘱做好腹壁穿刺术术前准备和护理配合。嘱患者排空膀胱,取半卧位或平卧位,协助医生在 B 型超声监测下经腹羊膜腔穿刺放羊水。放羊水的速度不易过快,以每小时 500mL 为宜,一次放羊水量不超过 1500mL,以患者压迫症状减轻、感觉舒适为宜。放羊水过程中,注意观察血压、脉搏、胎心以及阴道流血情况。严格无菌操作,预防感染。放羊水后腹部放置沙袋或腹带包扎,以防血压骤降,同时观察有无宫缩、阴道流血、孕妇反应及羊水性状等,遵医嘱给予预防感染的药物。观察羊水情况,必要时遵医嘱重复放羊水。

5. 做好分娩期护理

胎儿娩出后应立即给予缩宫素,腹部放置沙袋,预防产后出血和腹压骤降导致休克;需做引产者,做好引产准备和护理配合。

护考真题 5.3

某孕妇,30 岁,G₁P₀,孕 37 周。羊水过多行羊膜腔穿刺术后为该孕妇腹部放置沙袋的目的是(　　)

A. 减轻疼痛　　　　　B. 减少出血　　　　　C. 预防休克

D. 预防血栓形成　　　E. 预防感染

(二)减轻焦虑

胎儿畸形需终止妊娠者,需做好患者及其家属的工作,使其配合医生的诊治,主动与患者及其家属交谈使其获得心理安慰。

(三)健康指导

(1)介绍羊膜腔穿刺术的目的及过程。

(2)嘱患者出院后注意休息,加强营养,增强抵抗力,预防感染的发生。

(3)若此次胎儿畸形,应指导患者再次受孕时加强遗传检查和咨询,并做好产前检查,孕期进行高危监护。

【护理评价】

(1)患者是否未出现并发症或出现后得到及时处理,结局良好。

(2)患者焦虑是否减轻,积极配合治疗和护理。

附:羊水过少

妊娠晚期羊水量少于 300mL 称为羊水过少(oligohydramnios),其发病率约为 0.4%～4%。羊水过少严重影响围生儿预后,羊水量不足 50mL,围生儿病死率高达 88%。

(一)病因

羊水过少主要与羊水产生减少或羊水吸收、外漏增加有关。部分羊水过少原因不明。常见原因有:①胎儿畸形:胎儿肾缺如、肾发育不全、输尿管或尿道梗阻等。②胎盘功能减退。③羊膜病变:羊膜通透性改变、感染等。④母体因素:孕妇脱水、血容量不足及服用药物(利尿剂、吲哚美辛)等。

(二)临床表现

临床症状多不典型,胎动时孕妇感腹痛,胎盘功能减退时多有胎动减少。检查见宫高、腹围较同期孕周小,合并胎儿生长受限更明显,有子宫紧裹胎儿感。子宫比较敏感,轻微刺激易引起宫缩,临产后阵痛明显,且宫缩多不协调。阴道检查发现前羊膜囊不明显,胎膜紧贴胎先露,人工破膜时羊水量少。

羊水过少是胎儿危险的重要信号,围生儿死亡率明显增高。发生在妊娠早期,胎膜与胎体粘连造成胎儿畸形,甚至肢体短缺;发生在妊娠中晚期,子宫外压力作用于胎儿,引起胎儿肌肉骨骼畸形(如斜颈、曲背、手足畸形等)。孕产妇手术产率和引产率均增加。

（三）辅助检查

1.B 型超声检查

是最重要的辅助检查方法。妊娠晚期羊水最大暗区垂直深度（AFV）≤2cm 为羊水过少；≤1cm 为严重羊水过少。羊水指数（AFI）≤5cm 诊断为羊水过少；≤8cm 为羊水偏少。超声检查还能及时发现胎儿生长受限,胎儿肾缺如、肾发育不全、输尿管或尿道梗阻等畸形。

2.胎儿电子监护仪监护

羊水过少容易使脐带及胎盘受压,子宫收缩脐带受压加重,出现胎心变异减速和晚期减速。胎盘储备功能降低时,无应激试验（NST）无反应型。

3.染色体检查

需排除胎儿染色体异常者可做羊水细胞培养,或采集胎儿脐带血细胞培养,做染色体核型分析、荧光定量 PCR 诊断。

（四）治疗护理要点

根据胎儿有无畸形和孕周大小选择治疗方案。

1.胎儿畸形

一旦确诊尽早终止妊娠。

2.正常胎儿

(1)终止妊娠:对妊娠足月、胎儿存活者应终止妊娠。合并胎盘功能不良、胎儿窘迫或破膜时羊水少且胎粪严重污染,估计短时间不能结束分娩者,应行剖宫产术;胎儿贮备力好,无明显宫内缺氧,人工破膜羊水正常者,在密切观察产程进展和连续监测胎心的情况下,可阴道试产。

(2)期待治疗:对妊娠未足月、胎肺不成熟者,可增加羊水量,延长孕周。经羊膜腔灌注液体解除脐带受压,能使胎心变异减速发生率、羊水胎粪污染发生率及剖宫产率降低,提高围生儿存活率。羊膜腔灌注法为在超声引导下行羊膜腔穿刺,以每分钟 10～15mL 速度输入 37℃ 0.9% 氯化钠液 200～300mL,同时用宫缩抑制剂预防早产。

第八节 多胎妊娠

案例引入

张女士,25 岁,G_1P_0,妊娠 30 周。产前检查:骨盆正常,宫高剑下一横指,胎心音听诊可听到两个频率的胎心音,四步触诊可触及多个小肢体。

1.对该孕妇应协助做什么辅助检查?

2.若确诊后应做哪些孕期健康指导?

一次妊娠宫腔内同时有两个或两个以上胎儿者称为多胎妊娠（multiple pregnancy）,多胎妊娠自然发生率约为 $1:89^{n-1}$,以双胎妊娠多见。近年来随着促排卵药物和辅助生育技术的广泛应用,多胎妊娠发生率明显增高。多胎妊娠并发症较多,对母儿产生有很多不利影响,早产及围生儿死亡率高,属高危妊娠范畴,故临床上应予以重视。本节重点介绍双胎妊娠。

双胎妊娠包括:①双卵双胎:由两个卵子分别受精形成,约占双胎妊娠的 2/3。②单卵双胎：由一个受精卵分裂而成，约占双胎妊娠的 1/3。两者的区别见表（表 5-2）。

表 5-2　单卵双胎与双卵双胎的区别

	单卵双胎	双卵双胎
性别	相同	可相同可不同
血型	相同	可相同可不同
容貌	很相似	似同胞兄弟姊妹
胎盘	一个或两个，彼此血运相通	两个，彼此血运不通

【护理评估】

(一)健康史

患者或其丈夫家族中有多胎妊娠史者；使用促排卵药物或行助孕手术者，多胎妊娠发生率增加。

(二)身体状况

1. 症状

妊娠期早孕反应较重，孕 10 周开始子宫增大速度较单胎快。妊娠中、晚期患者出现呼吸困难、体重增加快、静脉曲张、活动不便、常感疲劳和腰背部疼痛等症状。常自诉感多处有胎动。

2. 体征

宫底高度大于正常孕周，腹部可触及两个胎头、多个肢体，在腹部的不同部位可听到两个频率不同的胎心音，频率相差＞10 次/分，或两个胎心音之间隔有无音区。常见下肢水肿、静脉曲张等。

3. 对母儿影响

多胎妊娠使早产、妊娠期高血压疾病、妊娠期肝内胆汁淤积症、胎膜早破、缺铁性贫血、胎盘早剥与前置胎盘等发病率增高，围生儿死亡率增加。分娩过程中易并发胎位异常，以双头位最多见，若两个胎头同时入盆，形成胎头碰撞性难产；其次在臀—头分娩过程中第一个胎儿头部尚未娩出，而第二个胎儿头部已入盆，两个胎儿下颏相扣，形成胎头交锁，造成难产。双胎妊娠产后易出现产后出血及产褥感染等。

(三)心理-社会状况

患者及家属开始往往激动、兴奋，但随着孕期身体不适的出现及对双胎妊娠的了解，患者及家属又出现对母儿的安全担忧和不安等情绪反应；同时对分娩担心及出生后的抚养、经济负担等也有深深的忧虑。

(四)辅助检查

B 型超声检查可见到两个妊娠囊及胎心搏动，孕 13 周后清楚显示两个胎头光环及各自拥有的脊柱、躯干、肢体等，B 型超声对中晚期的双胎妊娠诊断率为 100%。

(五)治疗要点

定期产前检查，做到早诊断、早指导，避免或减少并发症的发生。

1. 妊娠期

注意休息，加强营养，补充蛋白质、维生素和钙、铁等微量元素等，预防贫血、妊娠期高血压疾病、早产等疾病的发生。妊娠晚期应根据双胎胎方位制订合适的分娩方式。

2.分娩期

观察产程和胎心变化,如发现有宫缩乏力或产程延长,应及时处理;第一个胎儿娩出后,立即断脐,助手扶正第二个胎儿的胎位,使其保持纵产式;如等待15min仍无宫缩,可行人工破膜或静脉滴注缩宫素促进宫缩。第二个胎儿娩出后应立即给予缩宫素,腹部放置沙袋,预防产后出血和腹压骤降导致休克。若第一胎儿为横位或臀位,应行剖宫产术。

【护理诊断及合作性问题】

(1)营养失调:低于机体需要量　与双胎妊娠对营养的需要量增大有关。

(2)焦虑　与担心妊娠、分娩等有关。

(3)潜在并发症:胎膜早破、早产、产后出血等。

【护理目标】

(1)患者营养状态改善。

(2)患者焦虑减轻。

(3)患者不出现并发症或出现后得到及时处理。

【护理措施】

(一)改善营养状态

指导孕妇补充营养,注意蛋白质、钙、铁、维生素的摄入,鼓励患者少食多餐。遵医嘱服用铁剂,定时做产前检查、血常规检查等,以了解有无营养缺乏及胎儿发育情况。

(二)减轻焦虑

向患者讲解有关双胎妊娠的知识,并给予指导,减轻患者不必要的担心和顾虑;协助患者及其家庭做好思想和物质上的准备,保持情绪稳定。

(三)防治并发症

1.检查与监护

加强产前检查和胎儿生长发育及胎位的监护,及时发现异常情况。

2.活动和休息

增加卧床休息时间,左侧卧位为宜,并抬高下肢,促进血液回流,减轻水肿;指导患者掌握减轻腰背部疼痛的方法,如采取舒适卧位等。嘱患者减少活动量,孕晚期避免长时间站立活动,孕30周后减少外出,日常生活注意安全,避免跌倒、外伤,避免劳累和提重物。

3.饮食指导

指导患者多食蔬菜、水果等纤维素丰富的食物,保持大便通畅,以防用力排便时腹压增高致胎膜破裂。如发生胎膜破裂,应指导孕妇立即平卧、抬高臀部,防止脐带脱垂。破膜超过12h者,遵医嘱使用抗生素预防感染。

4.自我监护

教会患者自数胎动的方法,以便及时发现胎儿窘迫征象;注意有无腹痛,头晕,阴道流液、流血等表现,一旦出现,及时就诊。

5.分娩期护理

做好分娩护理配合,并注意观察胎心、腹痛及阴道流血情况。第二个胎儿娩出后遵医嘱立即给予缩宫素,腹部放置沙袋。需行剖宫产者,做好手术前后护理以及新生儿抢救准备。

6. 产后护理

观察宫缩、阴道流血、面色、神志、生命体征等情况,有异常及时报告医生;指导产妇母乳喂养,以促进子宫收缩;教会产妇及家属按摩子宫的方法。

(五)健康指导

(1)加强孕期保健指导,预防胎膜早破、贫血和早产等,一旦出现异常,应正确处理并及时就诊。

(2)指导患者做好产褥期保健,定期复查。

【护理评价】

(1)患者营养状况是否得到改善。

(2)患者焦虑是否减轻,积极配合治疗和护理。

(3)患者是否未出现并发症或出现后得到及时处理。

第九节 早 产

案例引入

黄女士,32 岁,G_2P_0,孕 31 周。阵发性腹痛 2 小时,检查:宫口开大 1cm,宫颈管消退约 80%。

1. 为完善护理评估资料,护士还应做哪些评估?

2. 护士应采取哪些护理措施?

早产(premature delivery)是指妊娠满 28 周至不满 37 足周之间分娩者。此时娩出的新生儿称早产儿,出生体重多不足 2500g,各器官发育尚不成熟。据统计,早产儿中约有 15% 于新生儿期死亡,是围生儿死亡的重要原因之一。因此,积极防治早产,是降低围生儿死亡率的重要环节。早产发生率约为 5%~15%。

【护理评估】

(一)健康史

(1)妊娠合并急、慢性疾病,生殖器官异常、外伤史、过度疲劳、严重的精神创伤等为高危因素。

(2)胎膜早破、生殖道感染、前置胎盘、胎盘早剥、胎儿窘迫、羊水过多、多胎妊娠等易引起。

(3)有早产史。

(二)身体状况

早产主要表现是子宫收缩,最初为不规律子宫收缩,伴有少量阴道流血或血性分泌物,继之可发展为规律性子宫收缩,与足月临产相似,并伴有子宫颈管逐渐消失和宫颈口扩张,胎膜早破的发生率较足月分娩者高。先兆早产为出现规律或不规律宫缩,伴有宫颈管的进行性缩短。出现子宫规律性收缩(20min≥4 次或 60min≥8 次),伴有宫颈管展平≥80% 及进行性宫口扩张 1cm 以上,则为早产临产。

(三)心理-社会状况

由于提前分娩,患者及家属没有思想及物质准备,同时担心新生儿的安全和健康,多有焦虑不安、自责等情绪反应。

(四)治疗要点

如胎儿存活、无宫内窘迫、胎膜未破,原则上应抑制宫缩,尽可能维持妊娠至足月。如胎膜已破,早产已不可避免时,应尽量提高早产儿的成活率。

【护理诊断及合作性问题】

(1)有受伤的危险(围生儿) 与早产儿发育不成熟有关。

(2)焦虑 与担心新生儿预后有关。

【护理目标】

(1)围生儿不出现受伤。

(2)患者焦虑减轻。

【护理措施】

(一)预防围生儿受伤

1.保胎治疗者

(1)绝对卧床休息,左侧卧位为宜,禁止性生活,勿刺激乳头及腹部,慎做肛诊和阴道检查,以避免诱发宫缩。

(2)遵医嘱给予宫缩抑制剂,常用药物有利托君、沙丁胺醇、硫酸镁等,注意观察药物效果及副作用。

(3)精神高度紧张者遵医嘱给予地西泮等镇静药物。

(4)严密观察并记录宫缩、胎动、胎心、有无胎膜破裂等情况,发现异常及时报告医生并配合处理。

2.终止妊娠者

终止妊娠前遵医嘱给予地塞米松,以促进胎儿肺成熟,避免早产儿发生呼吸窘迫综合征。

(1)常规给孕妇吸氧,慎用镇静剂。

(2)做好会阴切开及助产的准备,以缩短第二产程,预防新生儿颅内出血。

(3)做好早产儿保暖和复苏的准备。

(4)加强早产儿的护理。

(二)减轻焦虑

向患者介绍早产的相关知识,提供充分的心理支持,减轻患者的紧张和不安,消除其内疚感;帮助患者尽快适应早产儿母亲的角色。

(三)健康指导

(1)加强孕期保健,如积极治疗妊娠合并症和并发症;多取左侧卧位休息;自数胎动;加强营养,避免创伤,保持身心健康;妊娠晚期禁止性交及重体力劳动,预防生殖道感染等。

(2)指导患者及家属认识早产征象,出现临产先兆及时就诊。

(3)指导患者掌握护理早产儿的护理技能。

【护理评价】

(1)围生儿是否未出现受伤。

(2)患者焦虑是否减轻,积极配合治疗和护理。

第十节　过期妊娠

案例引入

王女士,27 岁,初孕妇。既往月经规律,现妊娠近 43 周,来医院检查,骨盆测量未见异常,LOA,胎心音 128 次/分,余无异常。

1.该孕妇需要住院治疗吗? 为什么?

2.针对目前情况应做哪些健康指导?

凡平时月经规律,妊娠达到或超过 42 周尚未临产者,称过期妊娠(postterm pregnancy)。发生率为 3%～15%。过期妊娠可使胎儿窘迫、胎粪吸入综合征、产伤、巨大胎儿、难产、新生儿窒息及围生儿死亡率等增高,并随妊娠时间的延长而增加。

【护理评估】

(一)健康史

(1)确切病因仍不清楚,可能与内源性前列腺素和雌二醇分泌不足;黄体酮抑制宫缩的作用持续存在;胎盘缺乏硫酸酯酶、胎儿下丘脑或肾上腺皮质功能不全;头盆不称、胎位异常等造成先露不能紧贴宫颈,使分娩发动推迟和遗传因素等有关。

(2)既往月经是否规律,核对末次月经的时间,确定是否为过期妊娠。

(二)身体状况

由于过期妊娠的胎盘功能情况不同,有以下两种表现:

1.正常生长或巨大胎儿

胎盘功能正常者,能维持胎儿继续生长,约 1/4 成为巨大胎儿。

2.胎儿过熟综合征

主要由于胎盘功能减退,胎盘血流灌注不足,导致胎儿缺氧和营养缺乏。胎动频繁或减少、消失,胎儿体重不再增加甚至减少。出生后表现为皮肤干燥多皱褶,脱皮,又以手心和脚心明显;身体瘦长、胎脂消失,皮下脂肪减少,指(趾)甲长,等,容貌似"小老人"。因胎儿缺氧,羊水减少,胎粪排出致羊水胎粪污染,可使胎儿皮肤黄染,羊膜和脐带呈黄绿色,围生儿病死率高。

(三)心理-社会评估

由于部分患者对过期妊娠的后果认识不足,甚至错误地认为怀孕时间越长对胎儿越好,常表现不接受医生的处理方案。部分患者则因分娩迟迟不发动或担心胎儿健康而焦躁不安。

(四)辅助检查

1.B 型超声检查

了解胎儿发育及宫内情况;了解胎盘成熟度、羊水情况等,

2. 胎盘功能检查

常提示胎盘功能减退。

3. 其他

Bishop 宫颈成熟度评分、胎儿监护等。

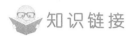 **知识链接**

Bishop 宫颈成熟度评分法

Bishop 提出用宫颈成熟度评分法估计加强宫缩措施的效果。对于人工破膜,若产妇得分在 3 分及 3 分以下,人工破膜均失败,应改用其他方法。4～6 分的成功率约为 50%,7～9 分的成功率约为 80%,9 分以上均成功。

指标	分数			
	0	1	2	3
宫口开大(cm)	0	1～2	3～4	≥5
子宫颈管退缩(%)	0～30	40～50	60～70	≥80
先露位置	−3	−2	−1～0	＋1～＋2
子宫颈硬度	硬	中	软	
子宫颈口朝向	后	中	前	

(五)治疗要点

核实预产期,判断胎盘功能与胎儿宫内情况。一经确诊,选择适宜的分娩方式终止妊娠,终止妊娠的方式应根据胎盘功能、胎儿情况和宫颈成熟度等综合分析决定。

1. 阴道分娩

适合于胎盘功能及胎儿情况良好者。一般认为,Bishop 评分在 7 分以上,应予人工破膜和静滴催产素引产;Bishop 评分在 7 分以下者,先给予促宫颈成熟的措施。在引产过程中,若出现胎盘功能减退或胎儿宫内窘迫,均行剖宫产尽快结束分娩。

2. 剖宫产

胎盘功能减退或有产科指征者,应行剖宫产术。

【护理诊断及合作性问题】

(1)气体交换受损(围生儿) 与胎盘功能减退、难产等有关。

(2)焦虑 与知识缺乏、担心围生儿的安危有关。

【护理目标】

(1)围生儿缺氧情况改善。

(2)患者焦虑减轻。

【护理措施】

(一)改善围生儿缺氧

(1)注意监测胎心,并教会患者自测胎动,以了解胎儿宫内安危情况。协助医生进行各种产前检查及监测,临产后要严密观察产程胎心、羊水情况,以便及时发现胎盘功能减退和胎儿窘迫。

(2)嘱患者左侧卧位,吸氧,每日2~3次,必要时遵医嘱用药,以增加胎儿血氧供应和对缺氧的耐受性。

(3)做好及时终止妊娠和抢救新生儿的准备。胎儿娩出后,如羊水Ⅲ°污染,协助医生立即气管插管,在直接喉镜下清理呼吸道,以减少胎粪吸入综合征。

(4)新生儿易出现窒息、脱水、低血容量和代谢性酸中毒等,应按高危儿加强护理,密切观察,并遵医嘱给予药物治疗。

(二)减轻焦虑

部分患者对过期妊娠认识不够,认为"瓜熟蒂落",不愿接受计划分娩;另一部分则为胎儿安危而过度担忧。应根据不同的情况,向患者及家属介绍过期妊娠对母儿的影响,说明适时终止妊娠的必要性及方法,以减轻其顾虑和矛盾心理,取得患者和家属的配合;认真倾听患者或家属的诉说,给予耐心解释,讲明利弊,解除其思想顾虑。对围生儿预后不良者给予心理支持。

(三)健康指导

嘱产妇注意产褥期保健,加强新生儿护理。

【护理评价】

(1)围生儿缺氧是否改善。

(2)患者焦虑是否减轻,积极配合治疗和护理。

第十一节　高危妊娠

妊娠期有个人或社会不良因素及某种并发症或致病因素可能危害母儿健康或可能导致难产者称为高危妊娠(high risk pregnancy)。具有高危妊娠因素的孕妇称高危孕妇。

【护理评估】

(一)健康史

高危妊娠的范畴几乎包括了所有的病理产科,包括以下几方面:

(1)孕妇年龄<16岁或≥35岁;妊娠前体重过轻或超重、身高<145cm、营养低下、家属中有遗传性疾病、未婚或独居、婚姻不和谐、孕期遭遇不幸、收入低下及居住条件差等。

(2)有异常孕产史,如自然流产、异位妊娠、早产、死胎、死产、新生儿死亡、难产、新生儿先天畸形或有先天性或遗传性疾病等。

(3)各种异常妊娠及妊娠并发症,如妊娠期高血压疾病、前置胎盘、胎盘早剥、羊水过多或过少、过期妊娠、胎儿生长受限、母儿血型不合等。

(4)各种妊娠合并症,如心脏病、糖尿病、肾脏病、甲状腺功能亢进、病毒性肝炎、血液病等。

(5)可能发生分娩异常者,如胎位异常、骨盆异常、软产道异常、巨大胎儿、多胎妊娠等。

(6)妊娠早期病毒感染,尤其风疹病毒、巨细胞病毒感染,接触大量放射线、化学毒物或服用过对胎儿有影响的药物等。

(7)胎盘功能不全。

(8)盆腔肿瘤或曾有过盆腔手术史,有不良的嗜好,如酗酒、吸毒和吸烟者。

(二)身体状况

由于高危妊娠情况及疾病不同,临床表现各异。

(三)心理-社会状况

高危妊娠危及母儿双方的健康,患者常担心自身及胎儿的安危,因自身健康与维持妊娠相矛盾而常有焦虑、无助甚至恐惧感。应注意动态评估患者的心理状况及社会支持系统。

(四)辅助检查

根据母儿情况,选择相应检查,如甲胎蛋白(AFP)测定,可了解胎儿是否畸形;血、尿雌三醇(E₃)和血清胎盘生乳素(HPL)测定,了解胎盘功能;羊水检查卵磷脂/鞘磷脂比值(L/S),羊水中肌酐值,胆红素类物质含量等,判断胎儿成熟度;B超检查用于了解胚胎或胎儿情况、胎盘及羊水情况及前置胎盘、羊水过多、胎盘早剥等疾病的诊断。

(五)治疗要点

加强产前检查和孕期保健,积极针对病因处理,加强监护,适时终止妊娠。

【护理诊断及合作性问题】

(1)焦虑 与担心自身健康及胎儿安危有关。

(2)知识缺乏 缺乏高危妊娠的相关知识。

(3)潜在并发症:胎儿生长受限、胎儿窘迫等。

【护理目标】

(1)患者焦虑减轻。

(2)患者能了解高危妊娠的相关知识

(3)患者未出现并发症或出现后被及时处理。

【护理措施】

(一)减轻焦虑

关心、体贴孕妇,鼓励其倾诉内心的担忧,共同分析产生心理矛盾的原因,指导正确的应对方式。各种检查和操作之前向孕妇耐心解释,提供帮助。动员和指导家属参与,为孕妇提供心理支持。

(二)介绍知识

根据患者的接受能力,提供高危妊娠的相关知识和信息,并给予指导。如告知产前检查的重要性,指导患者自我监护的方法,如有异常及时与医护人员联系;嘱患者加强营养,尤其对有胎盘功能减退、胎儿生长受限者,应指导患者摄入高蛋白、高能量饮食,并补充足够的维生素和铁、钙等矿物质,预防贫血;嘱患者保证充足睡眠和休息,采取左侧卧位为宜;指导患者配合治疗的方法。

(三)防治并发症

1. 严密监测

(1)增加产前检查次数,及时发现和处理胎儿生长受限和胎儿窘迫等。

(2)监测生命体征,注意有无阴道流血、腹痛、头晕、头痛、眼花、心悸、水肿等异常情况。

(3)教会患者自我监测胎动,如有异常及时报告。

(4)临产后严密观察产程进展情况,注意胎心率变化及羊水情况,做好母儿监护。

2. 做好检查及治疗配合

(1)按时进行血、尿、羊水标本的采集和送检。

(2)协助进行各项特殊检查,做好用物准备和检查配合。

(3)按医嘱给予药物治疗并做好用药护理。

(4)对出血性疾病患者,应做好输液、输血及手术准备工作。

(5)做好急救如子痫、新生儿窒息等的抢救准备及其配合。

(6)高危儿送监护室并做好重点监护工作。

(四)健康指导

针对不同高危妊娠的患者给予相应的健康指导;嘱患者遵医嘱定期产前检查,主动配合各项检查和治疗,有异常随时就诊。

【护理评价】

(1)患者焦虑是否减轻。

(2)患者能否了解高危妊娠的相关知识。

(3)患者是否未出现并发症或出现后得到及时处理。

目标检测

A₁型题

1.早期流产最常见原因(　　　)

A.染色体异常　　　　B.子宫颈内口松弛　　　　C.生殖道炎症

D.甲状腺功能　　　　E.母儿血型不合

2.难免流产孕妇确诊后,处理正确的是(　　　)

A.嘱孕妇取臀高位,减轻症状　　　　　　B.遵医嘱保胎治疗

C.及时清除宫内妊娠组织　　　　　　　　D.嘱孕妇绝对卧床

E.应用止血和抑制宫缩的药物

3.异位妊娠最常见的部位是(　　　)

A.卵巢　　　　　　　B.输卵管　　　　　　　C.宫颈

D.腹腔　　　　　　　E.阴道

4.早期流产是指妊娠(　　　)

A.8周前　　　　　　B.12周前　　　　　　　C.14周前

D.16周前　　　　　　E.18周前

5.流产是指妊娠终止在多少孕周前(　　　)

A.12周　　　　　　　B.20周　　　　　　　　C.24周

D.28周　　　　　　　E.32周

6.有关早产的护理措施,错误的是(　　　)

A. 鼓励产妇多下床活动　B. 教会患者自数胎动　　C. 做好新生儿保暖和复苏的准备

D. 缩短第二产程,预防新生儿颅内出血　　E. 常规给患者吸氧,慎用镇静剂

7. 输卵管妊娠最常见原因(　　)

A.输卵管手术　　　　　　B.输卵管发育异常　　C.输卵管炎症

D.多次、反复刮宫　　　　E.染色体异常

8.输卵管妊娠主要症状为(　　)

A.停经　　　　　　　　　B.阴道流血　　　　　C.腹痛

D.恶心呕吐　　　　　　　E.贫血

9.不是输卵管妊娠破裂体征的是(　　)

A.宫颈举痛　　　　　　　B.阴道后穹隆饱满　　C.出血多有子宫漂浮感

D.子宫增大符合孕周　　　E.移动性浊音

10. 下列不属于高危妊娠范畴的是(　　)

A. 孕妇年龄不足 15 岁　B. 骨盆入口平面狭窄　　C. 胎盘功能减退

D. 羊水量达到 1000mL　E. 母儿血型不合

11.前置胎盘的临床表现错误的是(　　)

A.子宫软,无压痛　　　　　　　　　　B.阴道流血与贫血程度符合

C.腹痛剧烈、板状腹　　　　　　　　　D.妊娠晚期反复阴道出血

E.胎位、胎心清楚

12.有关早产的处理护理,下列哪项是错误的(　　)

A. 指导患者及家属认识早产征象

B. 指导孕妇及家属掌握护理早产儿的技能

C. 为防止用药过度,应在产后治疗妊娠合并症

D. 妊娠晚期禁止性交及重体力劳动

E. 加强营养,避免创伤,保持身心健康

13.胎盘早剥隐性剥离的叙述,错误的是(　　)

A.子宫板状硬　　　　　　B.持续性严重腹痛　　C.阴道无流血

D.胎位胎心查不清　　　　E.子宫无压痛

14.妊娠期高血压疾病基本病理改变为(　　)

A.水钠潴留　　　　　　　B.血液浓缩　　　　　C.全身小血管痉挛

D.血压高　　　　　　　　E.肾小球滤过率下降

15.有关输卵管妊娠破裂叙述不正确的是(　　)

A.阴道后后穹窿饱满,触痛　　　　　　B.阴道大量流血

C.积极做好抢救和手术准备　　　　　　D.可有肛门下坠感

E.子宫略增大,有蜕膜改变

16.羊水过多是指妊娠期羊水量超过为(　　)

A.1000mL　　　　　　　B.1500mL　　　　　C.2000mL

D.2500mL　　　　　　　E.3000mL

17.急性羊水过多发生的孕周多在(　　)

A.20~24 周　　　　　　B.24~28 周　　　　　C.28~32 周

D. 32~36 周   E. 36~40 周

18. 关于双胎妊娠的叙述现哪项不符合(　　)

A. 易引起产后出血   B. 妊娠晚期患者有压迫症状

C. 易发生胎膜早破   D. 因胎儿小产程缩短   E. 可发生胎头交锁

19. 过期妊娠指孕周超过(　　)

A. 37 周   B. 38 周   C. 40 周

D. 41 周   E. 满 42 周及以上

20. 妊娠剧吐的护理下列哪项正确(　　)

A. 遵医嘱静脉补充液体   B. 避免应用药物止吐   C. 呕吐后即可进普通饮食

D. 呕吐严重时不应禁食   E. 保持尿量约为 1000mL/d 以上

A₂ 型题

21. 李女士，孕 35 周。宫缩规律，间隔 5~6min，每次持续 45s，查宫颈管展平 80%，宫口扩张 2.5cm。应诊断为(　　)

A. 足月产   B. 假宫缩   C. 早产临产

D. 规律性宫缩   E. 先兆临产

22. 李女士，妊娠 8 周。呕吐频繁，食欲差，精神萎靡，无腹痛等不适，尿酮体阳性，肝功能正常，既往体健。首先应考虑是(　　)

A. 早孕反应   B. 急性胃窦炎   C. 急性肝炎

D. 急性胆囊炎   E. 妊娠剧吐

23. 李女士，25 岁。停经 50d，阵发性腹痛伴阴道流血 3d，妇科检查：宫颈口开大 1cm，有羊膜囊阻塞子宫颈口，子宫孕 50d 大小。最可能的诊断是(　　)

A. 先兆流产   B. 过期流产   C. 难免流产

D. 完全流产   E. 稽留流产

24. 张女士，30 岁。停经 40d，阴道点滴出血，疑输卵管妊娠有腹腔内出血，临床上常用、简便的诊断方法是(　　)

A. 妇科检查   B. 尿妊娠试验   C. 腹腔镜检查

D. 诊断性刮宫   E. 阴道后穹隆穿刺

25. 张女士，27 岁，孕 34 周。胎盘早剥隐性出血，宫口未开，处理护理不妥的是(　　)

A. 密切监测生命体征   B. 迅速建立输液通道   C. 立即静滴缩宫素

D. 遵医嘱补充血容量   E. 做好剖宫准备

26. 张女士，26 岁。因羊水过多入院，为防止腹腔压力突然下降，采取的方法错误的是(　　)

A. 放羊水量不宜过多   B. 严格无菌操作   C. 放羊水速度不宜过快

D. 破羊水后腹部放沙袋   E. 放羊水速度不超过 500mL/h

A₃ 型题

(27~29 题共用题干)

张女士，29 岁，孕 11 周。因阴道流血 4h，量多，并有烂肉样物掉出，紧张、担心，来院就诊。检查：BP 90/55mmHg，P 100 次/分，面色苍白，手脚凉，宫口有组织堵塞，子宫孕 40d 大。

27.首先考虑( )

A.先兆流产   B.难免流产   C.不全流产

D.完全流产   E.稽留流产

28.最恰当处理是( )

A.保胎治疗   B.抢救休克   C.立即清宫

D.观察监护   E.抗休克同时清宫

29.护理诊断不包括( )

A.组织灌注无效   B.有感染的危险   C.生活自理缺陷

D.有窒息的危险   E.焦虑

(30～32 题共用题干)

林女士,35 岁,第二胎,停经 32 周。1h 前无诱因出现阴道流血,同月经,无腹痛,非常紧张、担心。查体:BP 120/80mmHg,P 82 次/分,宫底在脐与剑突之间,子宫软,无压痛,胎心 146 次/分。

30.首先考虑是( )

A.异位妊娠   B.晚期流产   C.前置胎盘

D.先兆早产   E.胎盘早剥

31.最合适的检查是( )

A.肛门检查   B.阴道检查   C.窥器检查

D.B 型超声检查   E.CT 检查

32.该患者的护理诊断哪项符合( )

A.组织灌注无效   B.急性疼痛   C.有感染的危险

D.慢性疼痛   E.胎儿窘迫

(33～35 题共用题干)

李女士,34 岁,孕 34 周,因妊娠期高血压疾病使用硫酸镁治疗。

33.护士在观察中发现有中毒反应,最早出现的中毒反应是( )

A.呼吸减慢   B.尿量减少   C.心动过缓

D.心搏骤停   E.膝反射减弱或消失

34.遵医嘱立即用的解毒药为( )

A.钙剂   B.呼吸兴奋剂   C.钾剂

D.糖皮质激素   E.利尿剂

35.经过处理,患者情况好转,第 2 日患者突然出现子痫,对此护理措施正确的( )

A.多刺激患者,使其保持清醒状态   B.患者未完全清醒时可喝水

C.仰卧位,以保持呼吸道通畅   D.立即采取终止妊娠的方法

E.专人护理、防止受伤

(刁桂杰 杨 卿 徐 群)

第六章 妊娠合并症患者的护理

学习目标

1. 掌握妊娠合并症的护理措施。
2. 熟悉妊娠合并症与妊娠的相互影响;妊娠合并贫血的诊断标准及最常见的类型;妊娠合并症的护理评估和护理诊断。
3. 了解妊娠合并症的护理目标及护理评价。
4. 树立预防意识,体现认真、严谨和高度责任心的职业素质。

妊娠合并症是指在妊娠前或妊娠期间发生的非妊娠直接引起的疾病。由于妊娠、分娩及产褥期变化均增加了母体各系统的负担,因此,必然会使合并症病情加重,而合并症又会对妊娠、分娩及产褥期及母儿产生不利影响,两者相互影响,增加了妊娠合并症的风险性,甚至引起严重的不良后果。本章主要介绍妊娠合并心脏病、妊娠合并病毒性肝炎、妊娠合并糖尿病、妊娠合并贫血。

第一节 心脏病

案例引入

王女士,29 岁,G_1P_0,妊娠 36 周。因出现不规律宫缩就诊。患者 11 年前因"先天性心脏病"手术治疗,手术后一般情况可。妊娠 16 周活动后出现心慌、气短等不适。查体发现心功能Ⅱ级。经过增加产前检查次数,严密监测孕期经过等,孕期母儿情况良好。

1. 此患者目前主要护理诊断是什么?
2. 请拟定采取的护理措施。

妊娠合并心脏病是造成孕产妇死亡的重要原因之一,在我国孕产妇死因顺位中高居第二位,占非直接产科死因首位,主要死因是心力衰竭,其次是感染。国内报道发生率约为 1%,妊娠合并心脏病以先天性心脏病最多见,其次为风湿性心脏病,而妊娠期高血压性心脏病、围产期心肌病及心肌炎等也占有一定的比例。

妊娠、分娩及产褥期的变化与心脏病产生相互影响,使妊娠合并心脏病风险大大增加,对母儿造成不利影响,包括以下两方面。

1. 心脏病对妊娠、分娩的影响

心脏病不影响受孕,其对母儿的影响取决于心脏病的病变程度和心脏的代偿功能。但妊娠后心功能易降低,可使流产、早产、死胎、胎儿宫内发育迟缓、胎儿窘迫、新生儿窒息的发生率均明显增高。

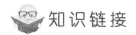知识链接

先天性心脏病遗传性

随着心血管外科发展,越来越多的先天性心脏病女性经过手术治疗获得妊娠的机会,但研究证实,多数先天性心脏病为多基因遗传,双亲中任何一方患有先天性心脏病,其后代患有心脏病或其他畸形的几率均比对照组增加5倍,如室间隔缺损、肥厚性心肌病、马方氏综合征等均有较高的遗传性。

2.妊娠、分娩、产褥期对心脏病患者的影响

(1)妊娠期:为了适应胎儿生长发育的需要,孕妇血容量自妊娠6周后逐渐增加,于妊娠32~34周达高峰,血容量增加约30%~45%,心脏每分钟搏出量增加20%~30%,妊娠中晚期心率增快10~15次/分,心脏负担加重;妊娠晚期子宫增大,膈肌上升,心脏向左前上方移动,导致大血管扭曲,进一步加重了心脏负担。

(2)分娩期:为心脏负担最重的时期。第一产程中,每次子宫收缩约有250~500mL血液被挤入体循环,回心血量增加,每次宫缩心排出量增加24%,同时因子宫收缩引起周围血管阻力增加,这些变化均加重了心脏负担。第二产程中,除子宫收缩外,腹肌和骨骼肌也参与收缩,使回心血量和周围血管阻力进一步增加。分娩时的屏气,使肺循环压力增高,右心负担加重。第三产程中,因胎儿娩出,子宫迅速缩小,腹腔内压力骤减,引起回心血量急剧减少。此外,胎盘娩出后胎盘血循环停止,子宫收缩,大量血液从子宫突然涌入体循环中,可使回心血量突然增多,两者引起急剧的血流动力学改变,导致心脏负担增加。因此,在此期由于子宫收缩、产妇屏气用力、胎儿胎盘娩出后血流动力学的急剧改变,极易诱发心力衰竭。

(3)产褥期:产后3d内由于子宫缩复,血液进入体循环,机体组织内潴留的液体开始回到血循环,使心脏负荷再度加重,易诱发心力衰竭。

总之,妊娠32~34周,分娩期及产后3d内是妊娠合并心脏病孕妇最容易发生心衰时期,应加强护理和管理,预防心力衰竭的发生。

护考真题　6.1

关于妊娠合并心脏病的叙述不正确的是(　　　　)

A.是孕产妇死亡的主要原因之一

B.妊娠32~34周时血容量达到最高峰

C.第二产程心脏的负担最重

D.心功能不全可以发生早产、胎儿宫内窘迫

E.产后2~3d心脏负担减轻

【护理评估】

(一)健康史

(1)既往有心脏病、风湿热病史及心力衰竭史。

(2)心功能分级,过去的诊疗情况。

(3)诱发心力衰竭的因素,如重度贫血、上呼吸道感染、心律失常、妊娠期高血压疾病、过

度劳累、情绪激动等。

(二)身体状况

1.症状

呼吸困难、心悸、气短、疲乏无力等是心脏病常见的症状,由于心脏功能情况不同,其症状及程度有所不同。如发生左心衰竭,呼吸困难是主要症状;若发生右心衰竭,以胃肠道和肝脏淤血导致的消化道症状最常见。根据患者的活动能力将心功能划分为四级:

Ⅰ级:一般体力活动不受限制。

Ⅱ级:一般体力活动稍受限制,休息时无自觉症状。

Ⅲ级:一般体力活动明显受限,轻微活动即感心悸、呼吸困难,休息时无不适,或既往有心力衰竭史。

Ⅳ级:不能进行任何活动,休息时仍有心悸,呼吸困难等心力衰竭的表现。

2.体征

脉搏及呼吸次数增加、发绀、杵状指、心脏听诊有舒张期杂音或3级以上收缩期杂音,可有心律失常或心界扩大。发生心衰时肺部可闻及湿啰音,可出现水肿、颈静脉怒张和肝脏肿大等。

3.早期心力衰竭表现

轻微活动后即出现胸闷、心悸、气短;休息时心率超过110次/分;呼吸频率超过20次/分;夜间常因胸闷而坐起呼吸,或到窗口呼吸新鲜空气;肺底部出现少量持续性湿啰音,咳嗽后不消失。

(三)心理-社会状况

多数孕妇因担心无法承受妊娠、分娩的压力,担心自身和胎儿的生命安全,表现出紧张、焦虑和不安,顾虑多,心理负担重。

(四)辅助检查

1.心电图检查

可提示各类心律失常,或心肌损害。

2.超声心动图检查

可提示心腔大小的变化,心瓣膜结构及功能情况。

3.B型超声检查和胎儿电子监护仪监测

可了解胎儿的发育和宫内安危情况。

(五)治疗要点

(1)心脏病变较轻、心功能Ⅰ~Ⅱ级、既往无心力衰竭史和其他并发症者,由内科和产科会诊后可以妊娠,但应加强孕期保健指导及产前检查,严密监护心功能状态,预防心力衰竭和感染。孕妇原则上应提前住院待产,出现异常情况或发生心力衰竭者随时就诊。根据患者心脏功能、产科条件和胎儿宫内情况考虑适时终止妊娠,心功能Ⅰ~Ⅱ级,胎儿不大,胎位正常,宫颈条件良好者可考虑阴道分娩;胎儿偏大,产道条件不佳及心功能Ⅲ~Ⅳ级者,均应剖宫产。

(2)心脏病变较重、心功能Ⅲ~Ⅳ级、既往有心力衰竭史者等及年龄超过35岁且心脏病病史较长者均不宜妊娠。

(3)不宜妊娠如已妊娠者,应在妊娠12周前行人工流产术。若已发生心衰,控制心衰后再终止妊娠。

【护理诊断及合作性问题】

(1)潜在并发症:心力衰竭、胎儿窘迫。

(2)活动无耐力 与心功能不良有关。

(3)有感染的危险 与机体抵抗力低及分娩创伤有关。

(4)焦虑 与担心病情及预后、知识缺乏等有关。

【护理目标】

(1)患者未出现并发症或出现后得到及时处理。

(2)患者心功能得到改善,活动耐受力增强。

(3)患者不发生感染。

(4)患者焦虑减轻。

【护理措施】

(一)防治并发症

1.妊娠期

加强孕期保健和监护,必要时遵医嘱吸氧和使用保护心脏药物;预防胎儿窘迫和心力衰竭。

(1)加强产前检查:强调产前检查的重要性,根据病情需要增加产前检查次数。妊娠20周以前,应每2周产前检查1次;妊娠20周以后,应每周1次,必要时请内科医生会诊,了解胎儿宫内情况、心功能情况及有无早期心衰的表现。指导患者自数胎动,及时发现异常情况。孕期顺利者应在妊娠36~38周入院待产。

(2)合理休息和活动:根据心脏功能和孕周合理安排活动和休息,活动的形式和量因人而异,适当减轻工作强度,避免过度劳累;强调充分休息的重要性,每日至少保证10h睡眠,且中午宜休息2h。休息时宜采用左侧卧位,略抬高床头。

(3)合理饮食:孕妇应摄入高蛋白、高维生素、低盐、低脂且富含铁、锌、钙的食物,妊娠20周预防性使用铁剂,预防贫血;少食多餐,控制孕期体重增加不超过10kg;多食蔬菜和水果,预防便秘,避免排便用力增加心脏负担,诱发心力衰竭;妊娠16周后限制钠盐摄入,每日食盐量不超过4~5g。

(4)消除诱发心力衰竭的各种因素:积极预防和治疗贫血、上呼吸道感染、妊娠期高血压疾病等;避免过度劳累和情绪激动,控制好体重。

2.分娩期

临产后密切观察产程进展和产妇情况,做好手术及抢救准备;适当控制输液速度。

(1)第一产程:密切观察产妇的生命体征,动态评估心脏功能,每15min测血压、脉搏、呼吸、心率各1次,必要时遵医嘱协助实施心电监护;安慰、鼓励产妇,稳定情绪,适当使用地西泮、哌替啶等镇静剂;严密观察产程进展,避免产程延长,每30min听胎心1次,必要时监测胎心;产妇取左侧卧位,略抬高头部,吸氧;产程开始后给予抗生素预防感染,直至产后1周。

(2)第二产程:每5~10min听胎心1次,指导产妇避免屏气用力,以减轻心脏负担,行阴道助产术,缩短第二产程,协助进行新生儿窒息的抢救,同时注意产妇的情况,警惕心衰的表现。

(3)第三产程:胎儿娩出后,于腹部放置1~2kg沙袋或使用收腹带,持续24h,以防腹压骤然下降诱发心力衰竭;注意观察子宫收缩情况及产妇一般情况;为防止产后出血,应遵医嘱及时给予缩宫素 10~20U,但禁用麦角新碱,以防静脉压升高而诱发心力衰竭。

3. 产褥期

产后 1 周内,尤其是前 3d,密切观察心功能情况。保证产妇充分休息,产后 24h 内应绝对卧床休息,必要时遵医嘱给予镇静剂,做好生活护理和协助新生儿护理;合理饮食,预防便秘;心功能在Ⅲ级及以上者,不宜哺乳;做好产褥期护理,预防产后出血和感染。

(二)增强活动耐受力

加强妊娠期、分娩期及产褥期保健,减轻心脏负担,并遵医嘱用药,改善心脏功能;鼓励患者说出活动后的感受,了解其活动耐受力,根据患者情况和心功能情况制定合理而安全的活动计划;协助患者完成日常生活自理,避免劳累。

(三)预防感染

指导患者注意保暖,减少到公共场所,预防呼吸道感染;保持会阴清洁和注意个人卫生;加强合理营养、休息及活动,提高机体抵抗力;必要时遵医嘱用抗生素预防感染,做好用药护理。

(四)减轻焦虑

向患者及家属介绍有关知识,消除不必要的紧张;耐心听取患者的倾诉,详细解答其提出的问题;鼓励家属多给予患者关爱及支持,使其情绪稳定。

(五)健康指导

(1)做好孕前指导,告知心脏病患者孕前应及时就诊,根据心脏功能决定是否妊娠。不宜妊娠者,应指导其采取有效的避孕措施。

(2)孕期指导患者避免加重和诱发心力衰竭的因素,保持心功能状态稳定。

(3)产后应保证休息,心功能Ⅰ~Ⅱ级患者可以母乳喂养,但应避免劳累,不宜哺乳者,应指导及时回奶。同时指导患者饮食、卫生等产褥期保健。

(4)告知患者注意自觉症状,有异常及时报告。

(5)不宜再妊娠者,可在剖宫产同时或产后 1 周行绝育术。未做绝育术者应指导采取适宜的避孕措施,严格避孕。

(6)嘱患者产后定期复查,并建议患者进行专科就诊和治疗。

【护理评价】

(1)患者是否未出现并发症或出现后得到及时处理。

(2)患者是否活动耐受力增强。

(3)患者是否未发生感染。

(4)患者焦虑是否减轻,积极配合治疗和护理。

第二节　急性病毒性肝炎

案例引入

蒋女士,28 岁。既往有病毒性肝炎病史,未经系统治疗,平素无明显症状。妊娠 38 周,自感疲乏、食欲不振、厌油、肝区不适,诊断为妊娠合并急性病毒性肝炎入院。孕妇非常焦虑、担心,情绪低落。

1.该患者主要护理诊断是什么?

2.对此患者有哪些护理措施?

病毒性肝炎(viral hepatitis)是由肝炎病毒引起,以肝细胞变性、坏死为主要病变的常见传染性疾病。目前病毒性肝炎主要的致病病毒有甲型(HAV)、乙型(HBV)、丙型(HCV)、丁型(HDV)和戊型(HEV)五种,近年来又发现两种病毒,即庚型(HGV)和己型(TTY)又称输血传播病毒。我国妊娠合并病毒性肝炎以乙型肝炎最常见。病毒性肝炎可发生在妊娠的任何时期,其发病率为非孕妇女的6倍。妊娠合并病毒性肝炎是妊娠期妇女肝病和黄疸最常见的原因,其导致急性垂型肝炎是非孕妇的66倍,是我国孕产妇死亡的主要原因之一。

妊娠与病毒性肝炎相互影响,包括两方面:

1.妊娠对病毒性肝炎的影响

由于妊娠期特殊的生理变化,加重肝脏负担,易感染病毒性肝炎,或促使原有的肝炎病情加重,重症肝炎的发生率较非孕时明显增加。

2.病毒性肝炎对妊娠的影响

(1)对母体影响:急性病毒性肝炎发生于妊娠早期者,可加重早孕反应;发生于妊娠晚期者,妊娠期高血压疾病发生率增高;因凝血因子合成减少,易发生产后出血;若为重症肝炎,常并发DIC,孕产妇死亡率升高。

(2)对胎儿及新生儿影响:病毒性肝炎患者流产、早产、死胎、死产及新生儿死亡的发生率均增高;通过垂直传播可致新生儿肝炎。近年来研究发现,病毒性肝炎与唐氏综合征的发生有关。

护考真题 6.2

关于妊娠合并急性病毒性肝炎的叙述,下列哪项不妥(　　　　)

A.使早孕反应加重　　　　　　　　　B.孕晚期易发生妊娠期高血压疾病

C.分娩期易发生产后出血　　　　　　D.对胎儿无影响

E.妊娠期易发生病毒性肝炎

3.母婴传播方式

①甲型病毒性肝炎:主要经粪-口途径传播。②乙型病毒性肝炎:经血液、体液传播。孕期可通过胎盘发生垂直传播;产时传播是主要传播途径,胎儿在通过产道时接触母血、羊水及阴道分泌物等感染新生儿。产后可通过母亲的唾液、乳汁传播。③丙型病毒性肝炎:主要经输血、血制品、母婴传播等途径传播。④丁型病毒性肝炎:传播途径同乙型病毒性肝炎,但母婴传播较少见。⑤戊型病毒性肝炎:传播途径同甲型病毒性肝炎。⑥庚型和己型病毒型肝炎:庚型病毒性肝炎可发生母婴传播,己型病毒性肝炎主要经血传播。

【护理评估】

(一)健康史

(1)有与病毒性肝炎患者的密切接触史,或半年内曾接受输血、注射血制品

（2）有肝炎病家族史及当地流行病史等。

（二）身体状况

1. 症状

患者出现不能用早孕反应或其他原因解释的消化道症状,如食欲不振、厌油、恶心、呕吐、腹胀等,同时可有全身乏力、肝区疼痛、尿色深黄,严重者可黄疸、发热、食欲极度减退、严重呕吐、腹水,甚至嗜睡、烦躁和昏迷.

2. 体征

皮肤巩膜黄染,肝脏肿大或缩小(重型肝炎),肝区叩痛或触痛等。

（三）心理-社会状况

患者常因被隔离和担心肝炎会传染胎儿,感到自卑、焦虑和无助感。

（四）辅助检查

1. 肝功能检查

血清丙氨酸氨基转移酶（ALT）升高,血清胆红素和尿胆红素增高,均对病毒性肝炎有诊断意义。

2. 病原学检查

肝炎病毒抗原抗体检测有助于明确病原体种类和病情判断。

3. 凝血功能检查

可反映凝血功能是否正常。

4. 影像学检查

主要是 B 型超声检查,必要时进行磁共振成像（MRI）检查,可了解肝脾大小、有无肝硬化、有无腹腔积液、有无肝脏脂肪变性等。

（五）治疗要点

妊娠期肝炎的治疗原则与同非妊娠期。肝炎活动期患者原则上不宜妊娠,已妊娠或孕早期感染者,在积极治疗的同时,争取在妊娠早期行人工流产;妊娠中晚期一般不主张终止妊娠,应加强监护和保健,积极进行保肝治疗,防治妊娠期高血压疾病,病情加重可考虑终止妊娠;分娩期及产后防止出血、感染,不宜哺乳者,退奶时不宜使用对肝脏有损害的雌激素,做好新生儿免疫、隔离工作。

【护理诊断及合作性问题】

（1）潜在并发症:产后出血、肝性脑病。

（2）有感染的危险　与肝炎病毒的传染性有关。

（3）预感性悲哀　与知识缺乏、担心病情和预后及隔离等有关。

【护理目标】

（1）患者未出现并发症或出现后得到及时处理。

（2）未发生交叉感染和围生儿感染。

（3）患者不良情绪减轻或消失。

【护理措施】

(一)防治并发症

1. 加强产前检查

根据病情增加产前检查的次数,必要时请相关医生会诊,及时了解孕妇和胎儿的情况,注意观察患者是否有嗜睡、性格改变、神智淡漠、行为异常及扑翼样震颤等肝性脑病的前驱症状。

2. 合理休息和活动

保证休息,适当活动,避免劳累。

3. 合理饮食

给患者提供高维生素,高热量、低盐、低脂肪食物,指导适量蛋白质饮食,有肝性脑病倾向者限制或禁止蛋白质摄入,腹胀者减少牛奶、豆类等产气食品的摄入。

4. 用药护理

遵医嘱给予保护肝脏药物。维生素 B_1、维生素 B_6、维生素 C、维生素 E 等;根据病情使用三磷腺苷、辅酶 A、细胞色素 C 等,以促进肝细胞的代谢;注意纠正水和电解质紊乱。重型肝炎者遵医嘱给予人血白蛋白、肝细胞生长因子、高血糖素-葡萄糖-胰岛素等药物,并做好用药护理。

5. 预防产后出血

严密监测生命体征。产前遵医嘱肌内注射维生素 K_1,预防产后出血,并配血;第二产程协助阴道助产,缩短产程时间,减少体力消耗;胎儿前肩娩出后立即遵医嘱给予缩宫素,以加强宫缩。重症肝炎病情控制 24h 后,宜行剖宫产终止妊娠。产后严密观察阴道流血、子宫收缩、血压、脉搏、神志、尿量等情况,同时观察患者有无口鼻、皮肤黏膜、注射部位出血等出凝血功能障碍的征象。一旦出现异常出血,立即报告医生处理。

(二)预防感染

1. 防止交叉感染

设置专门诊室和产房,严格执行消毒隔离制度,患者所用物品、器械均需用 2000mg/L 的含氯消毒液浸泡后再按相关规定处理。向患者讲解消毒隔离的重要性,取得其理解与配合。

2. 阻断母婴传播

(1)HBsAg 阳性的孕妇,妊娠晚期每 4 周注射 1 次乙型肝炎免疫球蛋白(HBIG)200IU,直至分娩,可能有一定的宫内阻断作用,但目前尚有争议。

(2)对 HBsAg 及 HBeAg 阳性的产妇,分娩过程中应严格执行消毒隔离制度,减少产道损伤、新生儿产伤及新生儿羊水和阴道分泌物吸入。胎儿娩出后,抽脐血做血清病原学及肝功能检查,以判断是否有宫内感染。

(3)对 HBsAg 阳性产妇的新生儿进行免疫接种,新生儿在出生后 24h 内尽早(最好在出生后 12h 内)注射乙型肝炎免疫球蛋白(HBIG)100~200 IU(第 1 针),同时在不同部位接种 $10\mu g$ 重组酵母或 $20\mu g$ 中国仓鼠卵母细胞乙型肝炎疫苗;在 1 个月和 6 个月时分别注射第 2 针和第 3 针乙型肝炎免疫球蛋白(0、1、6 方案)。

(4)指导母乳喂养,目前认为乳汁中 HBV-DNA 阳性者不宜哺乳,母血 HBsAg、HBeAg 及抗-HBe 三项阳性及后两项阳性产妇也不宜哺乳。HBsAg 阳性患者分娩的新生儿经主、被动联合免疫后,可以母乳喂养。产后不宜哺乳者,可口服生麦芽或芒硝外敷乳房回乳。

3. 使用抗生素

遵医嘱给予对肝脏损害较小的抗生素预防感染。

(三)减轻不良情绪

给予患者关心和支持,减轻其紧张情绪和恐惧;介绍疾病的有关知识和处理原则,纠正患者及家属的片面认识,并取得患者及家属的理解和配合;与患者有效沟通,消除因传染病而产生的顾虑及自卑心理。

(四)健康指导

(1)强调婚前检查和孕前检查重要性,重视高危人群和疫苗接种。

(2)告知患者及家属病毒性肝炎的传播途径并指导其采取隔离措施,做好必要的防护。

(3)指导产褥期保健,注意营养、卫生及休息,避免过度劳累;建议工具避孕,选择避孕套避孕为宜,禁用避孕药,有再生育要求者,待肝炎痊愈后至少半年,最好 2 年后再怀孕。

【护理评价】

(1)患者是否未出现并发症或出现后得到及时处理,结局良好。

(2)是否无交叉感染和围生儿感染。

(3)患者不良情绪是否减轻或消失,积极配合治疗和护理。

第三节 糖尿病

案例引入

王女士,32 岁,G_3P_1,停经 30 周。因外阴瘙痒、白带增多 3d 就诊。患者妊娠 26 周糖尿病筛查,空腹血糖偏高,但未遵医嘱做进一步检查,未做任何治疗。查体:一般情况好,宫高、腹围均较孕周大,ROA,胎心 145 次/分,空腹血糖 6.0mmol/L,追问病史其母亲有糖尿病史。白带检查:假丝酵母菌阳性。

1. 对该患者应做哪些护理评估?

2. 针对该患者有哪些护理措施?

糖尿病是由于胰岛素分泌缺陷或胰岛素作用缺陷而引起的一组以慢性血糖水平升高为特征的代谢性疾病,有家族遗传倾向。妊娠合并糖尿病包括两种情况,即妊娠前已有糖尿病,又称孕前糖尿病(pregestational diabetes mellitus,PGDM),占妊娠合并糖尿病的比例不足20%,其余为妊娠后才发生或首次发现的糖尿病,后者又称为妊娠期糖尿病(gestational diabetes mellitus,GDM),患者多于产后血糖恢复正常,但以后患糖尿病的机会增加。妊娠合并糖尿病可导致多种并发症,危害母儿健康,且发病率呈上升趋势,临床上应引起足够重视。本节主要介绍妊娠期糖尿病。

妊娠期特殊的生理变化使葡萄糖需要量增加,此外,胎盘合成的胎盘生乳素、雌激素、孕激素和胎盘胰岛素酶等均具有拮抗胰岛素的作用,使孕妇对胰岛素的敏感性下降,引起血糖升高或胰岛功能亢进,导致高血糖、低血糖和酮症酸中毒。

妊娠与糖尿病相互影响,包括以下两方面。

1. 妊娠对糖尿病的影响

妊娠可使原有糖尿病病情加重,而妊娠期糖尿病患者,糖尿病并发症的发生率增加。这与妊娠期糖代谢的特点及胰岛素需要量的变化有关。

2. 糖尿病对妊娠的影响

(1)对母体影响:糖尿病患者的受孕率低,流产、羊水过多、妊娠期高血压疾病、难产、产后出血发生率增高。患者易合并感染,尤以泌尿生殖系统感染最常见。

(2)对胎儿及新生儿影响:巨大儿、胎儿生长受限、畸形胎儿、新生儿呼吸窘迫综合征发生率高,容易出现新生儿低血糖。

【护理评估】

(一)健康史

凡有糖尿病家族史、年龄>35岁、妊娠前超重或肥胖、糖耐量异常史者多囊卵巢综合征;妊娠期反复多次阴道假丝酵母菌感染、原因不明的死胎、死产、新生儿死亡史、分娩巨大儿、畸形儿史、GDM史、本次妊娠胎儿偏大或羊水过多者,为妊娠期糖尿病的高危因素。

(二)身体状况

部分患者无明显症状及体征,症状明显者可多尿、多饮、多食和体重下降;孕期可有外阴瘙痒、白带异常的表现;若发生羊水过多、巨大胎儿等,患者可出现呼吸困难、子宫大于妊娠周数等相应的表现;发生低血糖者可出现心悸、出汗、面色苍白、软弱无力、肌肉颤抖等表现;酮症酸中毒者可出现恶心、呕吐、烦躁不安、甚至昏迷。

(三)心理-社会状况

大部分患者及家属担心母儿的健康和预后而焦虑、紧张不安;少数患者及家属对疾病不了解加之自身无明显症状,思想上对检查和治疗不够重视,遵医行为较差,一旦出现不良后果后又陷于惊慌失措、过度悲观和懊悔之中。

(四)辅助检查

1. 尿糖测定

尿糖阳性应除外妊娠期生理性糖尿,可作为诊断的重要线索。

2. 空腹血糖(FPG)检查

首次产前检查在28周以后者或医疗资源缺乏地区者于妊娠24~28周行空腹血糖(FPG)检查,若FPG≥5.1 mmol/L,可诊断为GDM,不必再做75g OGTT;4.4 mmol/L≤FPG<5.1 mmol/L者,应尽早做75g OGTT;FPG<4.4 mmol/L者,可暂不行75g OGTT。

3. 葡萄糖耐量试验(OGTT)

一般在妊娠24~28周及28周后首次就诊时进行。空腹至少8h后,试验前连续3d正常饮食,即每日进食碳水化合物不少于150g,检查期间静坐、禁烟。孕妇5min内口服葡萄糖75g,在不同时间测定血糖值正常上限:服糖前5.1mmol/L,服糖后1h 10.0mmol/L,服糖后2h 8.5mmol/L,若任何一项血糖值达到或超过上述标准,可诊断为GDM。孕妇具有GDM高危因素,首次OGTT正常者,必要时在孕晚期再次行OGTT。

4. 其他

B型超声检查、胎儿电子监护仪检查和羊水L/S比值测定,可了解胎儿的发育、宫内安危及胎儿肺成熟情况;眼底检查、尿酮体及肝肾功能检查有助于了解是否有并发症及程度。

(五)治疗要点

妊娠合并糖尿病 White 分类属于 D、F、R、H 级者不宜妊娠,如已妊娠须终止妊娠;病变较轻,血糖控制在正常范围内者可以妊娠,但需严密监护和加强保健和指导,从糖尿病健康教育、饮食控制、运动锻炼、药物治疗和自我检测五个方面综合处理,严格控制好血糖,预防并发症,在确保母儿安全的前提下,适时终止妊娠,并选择适宜的分娩方式。

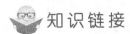 知识链接

妊娠合并糖尿病的分期(White 分类法)

White 分类可判断糖尿病的严重程度和预后。

A 级:妊娠期诊断的糖尿病。

A_1 级:经控制饮食,空腹血糖<5.3 mmol/L,餐后 2h 血糖<6.7 mmol/L。

A_2 级:经控制饮食,空腹血糖≥5.3 mmol/L,餐后 2h 血糖≥6.7 mmol/L。

B 级:显性糖尿病,20 岁以后发病,病程<10 年。

C 级:发病年龄在 10～19 岁,或病程达 10～19 年。

D 级:10 岁以前发病,或病程≥20 年,或合并单纯性视网膜病。

F 级:糖尿病性肾病。

R 级:眼底有增生性视网膜病变或玻璃体积血。

H 级:冠状动脉粥样硬化性心脏病。

T 级:有肾移植史。

【护理诊断及合作性问题】

(1)营养失调:低于机体需要量　与糖代谢异常有关。

(2)潜在并发症:酮症酸中毒、低血糖、感染。

(3)有受伤的危险(围生儿)　与糖尿病对围生儿的危害有关。

(4)焦虑　与担心母儿健康和预后及缺乏知识有关。

【护理目标】

(1)患者血糖正常或接近正常,能满足机体需要。

(2)患者未出现并发症或出现后得到及时处理。

(3)围生儿不发生受伤。

(4)患者焦虑减轻。

【护理措施】

(一)改善营养状态

1.检测血糖

指导患者定期检测血糖情况。

2.指导饮食

饮食控制是治疗的基础,部分 GDM 患者采用饮食疗法和运动可控制血糖在正常范围内。

（1）根据不同孕期母儿需要，指导合理营养，一般妊娠早期需要热量基本同孕前，妊娠中、晚期需要热量增加，将糖类、蛋白质、脂肪食物提供的热量合理分配，并在早餐、午餐、晚餐和睡前占有合适的比例，提倡多食绿叶蔬菜、豆类、粗谷物、低糖水果等，少食多餐，并坚持低盐饮食。

（2）根据血糖和尿酮体测定结果，评价和调整饮食，注意补充钙剂、叶酸和铁等。

（3）饮食控制理想的目标是既保证母儿营养需要，又不使患者出现饥饿性酮症酸中毒、低血糖、餐后高血糖，孕期体重增加不超过 10～12kg。

3. 适度运动

适度的运动可提高胰岛素的敏感性，有利于糖尿病病情的控制和正常分娩。运动最佳方式是有氧运动，如散步或中速步行、上臂运动、太极拳等，注意安全，以不引起心悸、宫缩、胎心率变化为宜。每天运动量和时间相对恒定，一般安排在餐后 1h，每次运动持续 20～40min。

4. 药物治疗

磺脲类及双胍类降糖药能通过胎盘，对胎儿产生毒性反应，因此孕妇不宜口服降糖药物，胰岛素是控制血糖的首选药物。遵医嘱用药并及时调整，并观察胰岛素的副作用。产后拮抗胰岛素功能物质下降，应遵医嘱及时减少胰岛素用量，一般情况下，产后 24h 内减至原用量的 1/2，48h 时内减至原用量的 1/3。

（二）防治并发症

（1）严密观察患者精神状况、意识、面色、呼吸及尿量等表现并注意询问其自觉症状。

（2）嘱患者遵医嘱控制好饮食，适度活动，随身携带糖块或含糖食物。

（3）在妊娠期、分娩期及产后，遵医嘱使用和调整胰岛素用量，密切监测血糖、尿糖和尿酮体，一旦发现异常，及时报告医生。

（4）分娩前做好助产准备以预防肩难产；产程时间不超过 12h，避免产程过长引起酮症酸中毒。

（5）若发生低血糖，神志清醒者，可给予糖水、含糖饮料、含糖饼干、面包等，神志不清者立即给予 50% 葡萄糖液 40～60mL 静脉推注，清醒后改进食物。酮症酸中毒发生后应立即入院治疗。

（6）预防感染，做好常规清洁、会阴护理，注意个人卫生，观察是否有感染的表现，预防产后出血，做好产褥期护理，必要时遵医嘱用抗生素。

（三）预防围生儿受伤

1. 加强产前检查

妊娠 10 周前每周 1 次，妊娠 11～32 周每 2 周 1 次，妊娠 32 周后每周 1 次，注意血糖检测和监测胎儿宫内情况。

2. 自我监护

指导患者自数胎动，发现异常及时就诊。

3. 适时终止妊娠

通常选择在妊娠 38～39 周终止妊娠。糖尿病患者的胎儿肺发育往往不成熟，为预防新生儿呼吸窘迫综合征，遵医嘱提前给予促胎肺成熟药物。

4. 分娩准备

临产前做好手术及抢救准备，分娩过程中密切检测血糖、产程进展及胎心变化，必要时进行胎儿监护;若胎儿窘迫或产程异常者,协助手术结束分娩。

5.新生儿护理

无论新生儿体重大小均按早产儿护理,注意保暖、吸氧、早喂糖水和早开奶。一般新生儿出生时取脐血检测血糖,出生后 30min 后定时滴服 25％葡萄糖液防止低血糖;接受胰岛素治疗的产妇,哺乳不会影响新生儿的健康,鼓励母乳喂养。

(四)减轻焦虑

向患者及家属介绍疾病的有关知识,以积极的心态面对压力,纠正患者的不正确认识,积极配合治疗和护理。

(五)健康指导

(1)教会患者自己测血糖的方法,注意观察自觉症状,并告知患者发生并发症的诱因及出现后的应对措施。

(2)保持会阴部清洁干燥,注意观察恶露情况,预防产褥感染及泌尿系感染。

(3)鼓励母乳喂养,不宜妊娠的妇女应避孕。

(4)产后长期定期随访及检测血糖水平,因 GDM 患者即使产后血糖恢复正常,将来约有20％～50％患者可发展为 2 型糖尿病,而且越来越多的证据表明,其后代有发生肥胖和糖尿病的可能。

【护理评价】

(1)患者血糖是否控制在正常范围,营养状态改善。

(2)患者是否未出现并发症或出现后得到及时处理。

(3)围生儿是否未发生受伤。

(4)患者焦虑是否减轻,积极配合治疗和护理。

第四节　贫　血

案例引入

吴女士,31 岁,G_1P_0,孕 35 周。妊娠反应持续时间长,食欲较差,近一周自觉头晕、乏力、心悸及食欲明显下降。查体:面色苍白,心率 100 次/分,产科检查正常,血红蛋白 90g/L,红细胞比容 0.28。

1.此孕妇发生了什么问题?

2.对此应采取哪些护理措施?

贫血是妊娠期常见的合并症之一,妊娠期由于血液稀释,可引起生理性贫血,属于正常现象。世界卫生组织对妊娠合并贫血的诊断标准为:孕妇血红蛋白＜110g/L,血细胞比容＜0.33。我国妊娠合并贫血诊断标准为血红蛋白＜100g/L;红细胞＜$3.5×10^{12}$/L,血细胞比容＜0.30。

贫血在妊娠各期对母儿均可造成一定危害,在某些贫血严重的国家和地区,是引起孕产妇死亡的重要原因之一。妊娠合并贫血以缺铁性贫血(iron deficiency anemia)最为常见,占妊娠期贫血的 95％。本节主要介绍缺铁性贫血。

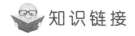 知识链接

妊娠后为什么容易出现贫血？

妊娠期由于胎儿生长发育的需要和妊娠期血容量的增加,对铁的需要量增加,仅妊娠期约需要铁 1000g 左右,每日约需要铁至少 4mg。一般情况下,孕妇每日饮食中含铁约 10～15mg,吸收利用率仅 10％,即使妊娠晚期铁的最大吸收率达 40％,一般饮食也不能满足正常生理需要,机体对铁的需求和供给发生失衡,若孕期未及时补充铁剂,可导致体内储备铁耗尽而出现贫血。

贫血对妊娠的影响包括两方面。

1. 对母体影响

贫血患者的抵抗力低下,对分娩、手术和麻醉的耐受力降低。重度贫血可导致贫血性心脏病、妊娠期高血压疾病性心脏病、产后出血、失血性休克、产褥感染等并发症的发生,危及患者生命。

2. 对胎儿影响

重症贫血时,胎儿生长发育所需的营养物质及氧缺乏,容易造成胎儿生长受限、胎儿窘迫、早产或死胎。

【护理评估】

(一)健康史

(1)月经过多或消化道疾病引起的慢性失血病史。

(2)妊娠剧吐、不良饮食习惯或胃肠道功能紊乱导致的营养不良病史。

(二)身体状况

1. 症状

轻者可无明显症状,疲乏、困倦和软弱无力是贫血最常见和最早出现的症状,严重者可有头晕耳鸣、记忆力下降和活动后心悸、气短等。

2. 体征

皮肤黏膜苍白是贫血最主要的体征,以睑结膜、口唇和甲床等部位较明显;此外,可有皮肤毛发干燥、脱发、指甲脆薄、口腔炎和舌炎等;胎儿宫内发育落后或缺氧表现。

3. 其他

若贫血引起贫血性心脏病、妊娠期高血压疾病、产后出血、感染和胎儿窘迫等可出现相应的表现。

(三)心理-社会状况

患者及家属因担心贫血母儿的不利影响,可表现为紧张和焦虑不安;部分患者因无明显不适及缺乏疾病知识,对贫血重视不足,或过度关注,遵医行为欠佳。患者也可因身体不适而精神不振或出现倦怠心理。

(四)辅助检查

1. 血常规

外周血涂片为小细胞低色素型贫血。血红蛋白、红细胞计数、红细胞比容符合妊娠期贫血标准。

2. 血清铁测定

血清铁浓度更能灵敏地反映缺铁情况，正常成年妇女血清铁为 $7\sim27\mu mol/L$，若孕妇血清铁为 $<6.5\mu mol/L$，可诊断为缺铁性贫血。血清铁下降可出现在血红蛋白下降前，是缺铁性贫血的早期表现。

3. 其他

B 型超声检查和胎儿电子监护仪检查等，了解胎儿宫内情况。

（五）治疗要点

去除病因，补充铁剂，若血红蛋白≤60g/L，接近预产期或短期内需行剖宫产术者，可少量多次输血。同时积极预防胎儿窘迫、产后出血及产褥感染，适时终止妊娠。

【护理诊断及合作性问题】

（1）活动无耐力　与组织缺氧有关。

（2）潜在并发症：胎儿窘迫、产后出血、产褥感染。

（3）焦虑　与担心母儿安全及知识缺乏有关。

【护理目标】

（1）患者活动耐受力增加。

（2）患者不出现并发症或出现后得到及时处理。

（3）患者焦虑减轻。

【护理措施】

（一）增强活动耐受力

1. 指导饮食

建议摄取高铁、高蛋白质及富含维生素 C 食物，以改善缺铁性贫血。应注意饮食搭配，纠正偏食、挑食等不良习惯。有口腔炎者，轻者可于就餐前后、睡前、晨起用漱口液漱口；重者应每日做好口腔护理，有溃疡者遵医嘱局部用药。

2. 合理活动和休息

保证充足的睡眠和休息，根据患者情况安排活动，以不感觉疲劳为宜，避免劳累。

3. 指导服用铁剂

妊娠 4 个月后遵医嘱指导患者服用铁剂，注意观察疗效和副作用。

（1）首选口服制剂，如硫酸亚铁 0.3g，每日 3 次，餐中或餐后 20min 服用，以避免铁剂引起的胃肠道反应。若为重度贫血或口服胃肠道反应较重，可采用深部肌肉注射法，常用右旋糖酐铁及山梨醇铁。

（2）指导患者多摄入水果、蔬菜及纤维素丰富的食物，以防服用铁剂后引起便秘，告知患者服用铁剂后可出现黑便，以免引起不必要的紧张。

（3）服用铁剂忌饮茶水，可同时服用维生素 C、10% 稀盐酸或酸性果汁，以促进铁的吸收。

4. 其他

必要时遵医嘱给予输血。

（二）防治并发症

（1）遵医嘱定期复查血常规，观察患者病情变化。

(2)加强产前检查,指导孕妇自数胎动,注意观察胎儿宫内情况,做好孕期保健指导;临产后严密观察产程和胎心情况,左侧卧位,吸氧,协助阴道助产或剖宫产手术结束分娩。

(3)中、重度贫血临产前遵医嘱给予维生素 K$_1$、维生素 C 等药物,并配血备用。第二产程行阴道助产,减少产妇体力消耗。为预防产后出血,胎儿前肩娩出时遵医嘱肌注或静脉注射宫缩剂,或胎儿娩出后经阴道或肛门置入卡前列甲酯栓 1mg,预防产后出血。产后密切观察生命体征、子宫收缩及阴道出血情况。

(4)严格无菌操作,产时、产后遵医嘱给予抗生素预防感染,注意观察是否有感染的表现,如子宫复旧、恶露和体温的变化等。

(三)减轻焦虑

向患者及家属介绍疾病知识;关心理解孕妇,及时提供正面信息,使其保持乐观情绪,积极配合治疗。

(四)健康指导

(1)孕前应积极治疗失血性疾病。

(2)指导孕妇合理饮食、活动休息和用药。

(3)做好产褥期保健指导,提供避孕指导;贫血严重或有严重并发症者,不宜哺乳。

(4)产后定期随访和检查。

【护理评价】

(1)患者活动耐受力是否增强。

(2)是否未出现并发症或出现后得到及时处理。

(3)患者焦虑是否减轻,积极配合治疗和护理。

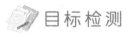 目标检测

A$_1$型题

1.妊娠合并心脏病患者的分娩期处理,不正确的是(　　)

A.第二产程勿让患者屏气用力

B.产程开始使用抗生素预防感染

C.注意观察患者有无心衰的表现

D.产后遵医嘱给予缩宫素和麦角新碱,预防出血

E.吸氧、稳定患者情绪,严密观察产程进展情况

2.下列关于病毒性肝炎对妊娠造成的影响不正确的是(　　)

A.受孕率低　　　　　　B.DIC 发生率增加　　　　C.早期妊娠反应加重

D.产后出血发生率增加　　E.妊娠期高血压疾病发生率增加

3.妊娠合并病毒性肝炎,临近分娩期有出血倾向可用(　　)

A.缩宫素　　　　　　　B.维生素 K$_1$　　　　　　C.维生素 C

D.安洛血　　　　　　　E.维生素 D

4.妊娠合并病毒性肝炎的护理措施哪项不妥(　　)

A.隔离,杜绝交叉感染　　B.严密监测母儿情况　　　C.新生儿不必与患者隔离

D.新生儿应注射乙肝疫苗　　　　　　　E.产后不宜哺乳者指导及时回奶

5.下列哪项不属于妊娠合并心脏病患者的早期心衰的表现(　　)

A.肝脾增大,有压痛

B. 肺底部出现少量持续性湿啰音,咳嗽后不消失

C.休息时呼吸大于 20 次/分

D.轻微活动即有心悸、气急

E.休息时心率大于 110 次/分

6.妊娠合并糖尿病的产后处理,下列哪项错误(　　)

A.嘱咐患者定期复查　　　　　　　　　　B.分娩后胰岛素用量应增加

C.鼓励产后母乳喂养新生儿　　　　　　　D.新生儿无论体重大小均按早产儿处理

E.新生儿出生后 30min 后滴服葡萄糖液

7. 妊娠合并心脏病易发生心力衰竭的时期不包括(　　)

A. 分娩期　　　　　　B. 妊娠 33 周　　　　　C.妊娠 12 周前

D.产后 1d　　　　　　E. 产后 2d

8.妊娠合并糖尿病患者药物应选用(　　)

A.二甲双胍　　　　　　B.胰岛素　　　　　　C.苯乙双胍

D.格列本脲　　　　　　E.甲苯磺丁尿

9.妊娠合并贫血主要是哪种类型(　　)

A.失血性贫血　　　　　B.巨幼红细胞性贫血　　C.溶血性贫血

D.缺铁性性贫血　　　　E.再生障碍性贫血

10.妊娠合并心脏病孕产妇死亡的主要原因是(　　)

A.心脏病病程长　　　　B.孕产妇年龄大　　　　C.心力衰竭与感染

D.产程中用力过度　　　E.产后劳累血压过高

A₂型题

11.张女士,38 岁,妊娠 11 周。因休息时仍感胸闷、气急住院。查体:脉搏 120 次/分,呼吸 22 次/分,心界向左侧扩大,心尖区有Ⅱ级收缩期杂音,性质粗糙,肺底有湿啰音,正确的做法是(　　)

A.立即终止妊娠　　　　B.加强产前监护　　　　C.控制心衰后终止妊娠

D.控制心衰后继续妊娠　E.限制钠盐摄入,暂不做其他处理

12.李女士,29 岁,妊娠合并乙型肝炎,下列护理措施错误的是(　　)

A.产前肌内注射维生素 K₁

B.产前准备好抢救物品

C.产时注意观察异常出血

D.分娩过程中密切观察产程进展,避免产程过长

E.胎儿娩出后不能使用催产素,以避免损害肝功能

A₃型题

(13~15 题共用题干)

张女士,34 岁,孕 16 周出现心慌、气短,经检查发现心功能属于Ⅱ级。经过增加产前检查

次数,严密监测孕期经过等处理,目前孕 37 周,自然临产。

13.该患者在分娩期护理措施,错误的是(　　)

A.常规吸氧　　　　　　　B.注意保暖　　　　　　　C.阴道手术助产

D.用抗生素预防感染　　　E.胎盘娩出后,腹部放置 4kg 沙袋

14.该患者的体位最好是(　　)

A.平卧位　　　　　　　　B.右侧卧位　　　　　　　C.左侧卧位

D.半卧位　　　　　　　　E.随意卧位

15.该患者产褥期护理正确的是(　　)

A.告知患者产后第 1 日最易发生心衰

B.产后应密切观察病情,无异常者早出院

C.鼓励患者产后早期下床活动,防止便秘和血栓

D.为避免菌群失调,遵医嘱产后立即停用抗生素

E.为了早期母子感情的建立,应尽量自己护理新生儿,无需别人帮忙

A₄型题

(16~18 题共用题干)

宋女士,28 岁,G_1P_0。妊娠 37^{+5} 周。既往有风湿性心脏病病史,轻微活动后即感心悸、气急,但休息后无不适。产科检查:宫高 32cm,腹围 95cm,头先露,LOA,胎心 145 次/分。

16.该患者心功能分级属于(　　)

A.Ⅰ级　　　　　　　　　B.Ⅱ级　　　　　　　　　C.Ⅲ级

D.Ⅳ级　　　　　　　　　E.Ⅴ级

17.入院后护理措施不恰当的是(　　)

A.间断吸氧　　　　　　　B.避免情绪波动　　　　　C.遵医嘱严格控制输液速度

D.静滴缩宫素,诱发宫缩　E.向患者适当介绍病情,嘱其卧床休息

18.在改善心功能后,剖宫产娩一男婴,产后护理措施不包括(　　)

A.监测生命体征

B.协助患者进行母乳喂养

C.遵医嘱使用抗生素 1 周

D.嘱患者注意卫生,每日常规给予会阴擦洗

E.告知患者卧床休息的重要性,并避免情绪激动

(陈明秀)

第七章 异常分娩患者的护理

学习目标

1.掌握潜伏期延长、活跃期延长、第二产程延长、滞产、急产的概念,掌握子宫收缩乏力身体状况和护理要点。

2.熟悉产力异常和骨产道异常的分类,子宫收缩乏力的健康史,子宫收缩过强和骨产道异常的护理评估和护理要点,胎位异常的概念、身体状况及护理要点,异常分娩的护理诊断。

3.了解软产道异常和胎儿发育异常护理;异常分娩护理目标及护理评价。

4.树立尊重、关爱患者的意识,体现认真、严谨和高度责任心的职业素质。

影响分娩有四个因素,如果在分娩的过程中,任何一个或一个以上的因素发生异常或者四个因素之间不能相互适应,使分娩进展受阻称为异常分娩(abnormal labor)俗称难产(dystocia)。在分娩过程中,顺产和难产在一定条件下可以相互转化,如果处理不当,可以使顺产转变为难产;如果处理得当,则可以使难产转化为顺产。因此,在分娩的过程中,必须严密观察产程进展。一旦出现异常分娩时,要综合分析四因素的关系,及时做出正确判断,恰当处理,使分娩顺利进行。异常分娩包括产力异常、产道异常、胎位及胎儿发育异常、患者的精神心理因素异常。本章重点介绍前三个因素异常。

第一节 产力异常

产力异常主要是子宫收缩力异常(abnormal uterine action)。在分娩过程中,子宫收缩的节律性、对称性和极性不正常或强度、频率有改变,称为子宫收缩力异常,简称为产力异常。子宫收缩力异常临床上分为子宫收缩乏力(简称宫缩乏力)和子宫收缩过强(简称宫缩过强)两类,每类又分为协调性子宫收缩和不协调性子宫收缩两种。临床上以协调性子宫收缩乏力为最常见(表7-1)。

表7-1 产力异常的分类

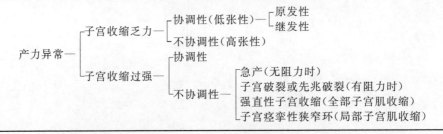

一、子宫收缩乏力

案例引入

张女士,31 岁,G_3P_0。停经 39^{+6} 周,因见红 36h,规律性腹痛 8h 入院。既往体健。入院时查体:血压 110/80mmHg,腹膨隆,如孕足月,宫缩 35~40s/3~4min,胎位 LOA,胎心 136 次/分,骨盆外测量:髂棘间径 25cm、髂嵴间径 28cm、骶耻外径 20cm、坐骨结节间径 8.5cm。阴道检查:宫口开大 3cm,先露 $S^{+0.5}$,胎膜未破。4h 后肛查:宫口开大 4cm,先露 S^{+1},宫缩变弱 10~20s/7~8min,胎心 152 次/分,未发现头盆不称。

1. 目前产程进展顺利吗? 出现了什么问题?

2. 护士应采取哪些护理措施?

【护理评估】

(一)健康史

(1)产前检查情况,患者的一般资料,如患者的身高、骨盆测量值、头盆关系等。

(2)既往病史、妊娠合并症、异常分娩的病史等。

(3)本次妊娠胎产式、胎先露、胎方位、胎心、胎儿大小及临产后患者的精神状态、休息、进食及排泄情况;重点评估宫缩的节律性、对称性、极性、强度与频率,产程进展及使用镇静剂或止痛剂的情况。

(4)引起子宫收缩乏力(uterine inertia)的因素

1)头盆不称或胎位异常:临产后,由于胎儿先露部下降受阻,胎先露不能紧贴子宫下段及子宫颈内口,不能反射性引起有效子宫收缩,是导致继发性宫缩乏力最常见的原因。

2)精神因素:多见于高龄初产妇。由于患者恐惧和精神过度紧张,干扰了中枢神经系统的正常功能,再加上产程长、过度疲劳、临产后进食不足、体力过度消耗、膀胱充盈等因素影响子宫正常收缩,导致出现子宫收缩乏力。

3)子宫因素:子宫肌纤维过度伸展(如多胎妊娠、羊水过多及巨大胎儿等)可使子宫肌纤维失去正常收缩能力;多次妊娠、分娩,子宫的急、慢性炎症,结缔组织增生,导致子宫肌纤维变性而影响子宫收缩;子宫肌瘤、子宫发育不良及子宫畸形等均能影响子宫的收缩力引起原发性子宫收缩乏力。

4)药物影响:临产后不恰当地使用大剂量镇静剂、解痉剂、宫缩抑制剂、止痛剂及麻醉剂,如硫酸镁、盐酸利托君、哌替啶、吗啡、氯丙嗪、苯巴比妥钠等可抑制子宫收缩引起子宫收缩乏力。

5)内分泌失调:临产后,患者体内雌激素、缩宫素、前列腺素、乙酰胆碱等合成与释放不足,孕激素下降缓慢,或者子宫对乙酰胆碱等物质的敏感性降低等,均可导致宫缩乏力。

6)其他:营养不良、贫血和其他慢性疾病所致体质虚弱者,临产后进食与睡眠不足,过多的体力消耗、过度疲劳,膀胱、直肠充盈、过早使用腹压等均可使子宫收缩乏力。

(二)身体状况

1.协调性子宫收缩乏力（低张性宫缩乏力）

子宫收缩具有正常的节律性、对称性和极性,但收缩力弱,宫腔内压力<15mmHg,持续时

间短,间歇时间长且不规律,宫缩<2 次/10 分。在宫缩高峰时,子宫体隆起不明显,用手按压子宫底部肌壁仍可出现凹陷,产程延长或停滞。根据其在产程中出现的时间不同可分为:

(1)原发性宫缩乏力:指产程开始即出现子宫收缩乏力,宫口不能如期扩张,胎先露部不能如期下降,产程延长,少见。

(2)继发性宫缩乏力:指产程开始时子宫收缩正常,当产程进行到某一阶段(多在活跃期或第二产程),子宫收缩转弱,产程进展缓慢,甚至停滞,较常见。常见于中骨盆与骨盆出口平面狭窄,胎先露部下降受阻,持续性枕横位或枕后位等。

2. 不协调性子宫收缩乏力（高张性宫缩乏力）

多见于初产妇,宫缩极性倒置,宫缩的兴奋点不是起自两侧子宫角部,而是来自子宫下段的一处或多处,节律不协调,宫缩时子宫底部收缩力弱而子宫下段强,宫缩间歇期子宫壁也不能完全松弛,这种宫缩属无效宫缩,不能使宫口正常扩张和胎先露如期下降。以原发性宫缩乏力多见,多存在胎位异常、头盆不称。临产后患者感觉腹部持续疼痛,拒按、烦躁、焦虑不安,进食休息均差,体力消耗大,并影响胎儿-胎盘血液循环,易出现胎儿宫内窘迫。产科检查常见在两次宫缩间歇期子宫壁也不能完全放松,下腹部压痛,胎位触不清,胎心不规律,产程进展异常。

3. 产程曲线异常

产程图是产程监护和识别难产的重要手段。宫缩乏力导致的产程曲线异常表现为以下几种。

(1)潜伏期延长:从规律宫缩至宫口开大 3cm 为潜伏期。超过 16h 称潜伏期延长。

(2)活跃期延长:从宫口开大 3cm 至宫口开全(10cm)为活跃期。超过 8h 称为活跃期延长。

(3)活跃期停滞:进入活跃期后,宫口不再扩张达 2h 以上,称活跃期停滞。

(4)第二产程延长:第二产程初产妇超过 2h,经产妇超过 1h,胎儿尚未娩出者,称第二产程延长。

(5)第二产程停滞:第二产程达 1h 胎头下降无进展,为第二产程停滞。

(6)胎头下降延缓:活跃晚期及第二产程,胎儿下降速度初产妇<1.0cm/h,经产妇<2.0cm/h,称胎头下降延缓。

(7)胎头下降停滞:活跃期晚期胎头滞留在原处不下降达 1h 以上,称胎头下降停滞。

(8)滞产:当总产程超过 24h 称为滞产。

以上异常产程曲线,可以单独存在,也可以合并存在(图 7-1)。

4. 对母儿影响

(1)对母体影响:由于子宫收缩乏力导致产程延长,患者休息不好,过度疲劳,进食少,可出现疲乏无力、肠胀气、尿潴留等,严重者引起脱水、酸中毒及电解质紊乱,进一步影响宫缩。由于第二产程延长,盆底软组织及膀胱被压迫于胎先露与耻骨联合之间,压迫过久导致组织缺血、坏死,引起膀胱阴道瘘或尿道阴道瘘。多次的肛门检查或阴道检查以及胎膜早破,均增加产褥感染机会。产后子宫收缩乏力易发生产后出血。

(2)对胎儿、新生儿影响:由于产程延长、胎膜早破、宫内感染、胎头脐带受压,尤其在不协调宫缩乏力时,子宫壁不能完全放松,易发生胎儿窘迫甚至胎死宫内;协调性宫缩乏力易致胎头内旋转困难,手术产率升高,新生儿产伤增加,新生儿窒息、颅内出血、吸入性肺炎等发病率

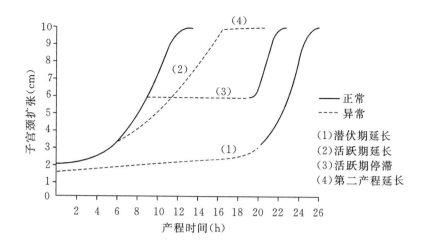

图 7-1　异常的宫颈扩张曲线

和新生儿死亡率增加。

(三)心理-社会状况

由于产程延长,患者疲乏无力,加上对异常分娩认识不足,尤其是既往有妊娠分娩失败史者,对阴道分娩失去信心,表现出过度焦虑、恐惧,担心母儿安危,并恳求医护人员尽快帮其解除痛苦,大多要求手术结束分娩。

(四)辅助检查

尿液检查可出现尿酮体阳性,血液生化检查可出现钾、钠、氯及钙等电解质的改变,二氧化碳结合力可降低。

(五)治疗要点

1. 协调性子宫收缩乏力

不论是原发性还是继发性子宫收缩乏力,一旦确诊,应先尽快寻找病因,针对病因进行治疗,如无头盆不称与胎位异常,估计可以经阴道分娩者,首先改善患者全身情况,然后根据产程进展情况加强宫缩。发现头盆不称、胎位异常等产科指征,估计不能经阴道分娩者,应及时行剖宫产术。

2. 不协调性子宫收缩乏力

调节子宫收缩,恢复正常节律性和极性,然后按协调性子宫收缩乏力处理,在宫缩恢复其协调性之前,严禁应用催产素。如处理无效,或出现胎儿窘迫,或伴有头盆不称和胎位异常等产科指征应行剖宫产术。

【护理诊断及合作性问题】

(1)疲乏　与宫缩乏力致体力过度消耗等有关。

(2)有体液不足的危险　与产程延长、体力过度消耗和摄入不足有关。

(3)焦虑　与缺乏知识,担心母儿健康有关。

(4)潜在并发症:产后出血、产褥感染、胎儿窘迫等。

【护理目标】

(1)患者疲劳感减轻。

(2)患者不出现脱水。

(3)患者焦虑减轻。

(4)母儿未出现并发症或出现后得到及时处理。

【护理措施】

(一)减轻疲劳感

1. 提供舒适的待产环境

给患者提供舒适的待产室,温馨、安静、整洁,尽量家庭化,提倡导乐陪伴分娩。

2. 保证休息

指导患者尽量取左侧卧位休息,避免过多体力消耗。对于过度疲劳和紧张者遵医嘱给予镇静剂,如地西泮、哌替啶等。

3. 指导放松

密切观察患者生命体征、精神状态,宫缩时教会患者使用腹部按摩法、深呼吸等放松技巧,以缓解疼痛,避免过度疲劳。

(二)预防脱水

1. 补充营养

鼓励患者进食易消化、高能量食物,保证产程进展过程中的能量与水分的供应。对于不能进食者,遵医嘱静脉补充营养,并及时发现和纠正酸中毒及水电解质紊乱。

2. 促进产程进展

密切观察并记录子宫收缩、宫颈扩张、胎先露下降、胎心率、是否破膜以及羊水情况。肛查或阴道检查以 2h 左右 1 次为宜,以了解产程进展,及时正确绘制产程图。发现子宫收缩力异常、产程延长等,及时报告医生并协助处理。

(1)协调性子宫收缩乏力:应配合医生查明原因。对于有明显头盆不称、胎位异常、骨盆狭窄及胎儿窘迫等产科指征者,积极做好剖宫产的术前准备。估计能经阴道分娩者,积极改善患者全身状态,鼓励患者临产后每 2～4h 排尿 1 次,避免膀胱充盈影响宫缩,如排尿困难应协助及时处理。如经上述处理,子宫收缩仍弱,可遵医嘱选用下述方法加强宫缩:

1)针刺合谷、三阴交等穴位。

2)刺激乳头。

3)人工破膜:宫口扩张≥3cm,无头盆不称,胎头已衔接而产程延缓者,可行人工破膜。破膜后胎头下降紧贴子宫下段及宫颈内口,反射性加强宫缩,加速产程进展。破膜前须除外脐带先露,破膜应在宫缩间歇期进行,注意无菌操作,避免感染,破膜后立即听胎心,观察羊水量、性状,并做好记录。

4)静脉滴注缩宫素:适用于头盆相称、胎心良好、胎位正常者。原则以最小浓度获得最佳宫缩。一般 0.9％生理盐水或 5％葡萄糖液 500mL＋2.5U 缩宫素静脉滴注,从每分钟 4～5 滴开始,根据宫缩强弱调整滴速和浓度,每 15～30min 调整 1 次,最大给药剂量通常不超过 60 滴/分,以使宫缩时宫腔压力维持在 50～60mmHg,宫缩持续 40～60s,间隔 2～3min 为佳。应用缩宫素过程中需注意观察宫缩、胎心、血压和脉搏。如宫缩持续 1min 以上、10min 内宫缩≥5 次或胎心率异常,应立即停用缩宫素,以免因宫缩过强而发生子宫破裂和胎儿窘迫。如血压升高,应减慢缩宫素滴注速度。在用缩宫素静脉滴注时,必须专人监护,随时调节剂量、浓度和滴速。

5)地西泮静脉推注:地西泮能使宫颈平滑肌松弛,软化宫颈,促进宫口扩张,并缓解患者的紧张情绪。适用于宫颈扩张缓慢及宫颈水肿,常用剂量 10mg,缓慢静脉推注,约 3～4min 推完,间隔 4～6h 可重复使用,与缩宫素联合使用效果更佳。

经上述处理,试产 2～4h 产程无进展或出现胎儿窘迫等异常,应及时做好剖宫产手术的准备;若宫口开全,胎头双顶径已通过坐骨棘平面,则加强宫缩后等待自然分娩,或配合医生行阴道助产术结束分娩。第三产程应注意预防产后出血和感染。

(2)不协调性子宫收缩乏力:遵医嘱给予镇静剂,如哌替啶 100mg 肌注或地西泮 10mg 静脉推注,并做好心理护理,稳定其情绪,使患者充分休息,经过休息后不协调性子宫收缩多能恢复为协调性宫缩,转为协调性宫缩后仍较弱者,按协调性宫缩乏力处理。若不协调性宫缩不能纠正,或出现胎儿窘迫,或伴有头盆不称和胎位异常者,应及时通知医生,并做好剖宫产手术和抢救新生儿的准备。

(三)减轻焦虑

护士应利用语言和非语言性沟通技巧关心患者,鼓励患者表达不适或担心;告之患者分娩是绝大多数妇女能够胜任的自然的生理过程,及时耐心解答患者及家属提出的问题,增强其阴道分娩的信心和自控能力;鼓励家属陪伴分娩,为患者提供心理支持,教会患者放松技术;及时告知产程进展及治疗计划,使患者和家属及时了解产程进展情况,并指导其积极配合医护处理。

(四)防治并发症

1. 产后出血

加强产时观察,发现异常及时报告,并协助处理;当胎儿前肩娩出时,遵医嘱给予缩宫素 10U 静脉推注或宫颈注射,并给予缩宫素 10～20U 静脉滴注,加强宫缩,促进胎盘的剥离与娩出,促使子宫血窦闭合,减少出血量。产后注意观察子宫底高度、子宫轮廓、阴道出血情况,如有异常及时通知医生,并做好抢救产后出血的准备。

2. 感染

尽量减少阴道检查次数;做好必要的清洁、消毒工作;做好会阴护理;对于产程长、破膜 12 小时以上未分娩者,遵医嘱给予抗生素预防感染;产后做好产褥期卫生、饮食等指导,保持会阴清洁,提高机体抵抗力,预防产褥感染。

3. 胎儿窘迫

定时听胎心或持续胎心监测,如发现胎心异常,及时报告医生并协助处理,并做好抢救新生儿窒息准备。

(五)健康指导

(1)强调产前教育,提倡孕妇参加孕妇学校培训,让孕妇及家属了解分娩过程,树立阴道分娩的信心。

(2)督促患者早期下床活动,有利于子宫复旧和恶露排出;提倡母乳喂养、产后锻炼;注意乳房、会阴部、会阴伤口清洁以防感染,定期复查。

【护理评价】

(1)患者疲劳感是否减轻,能在产程中保持良好的体力。

(2)患者是否未出现脱水。

(3)患者焦虑是否减轻,积极配合治疗和护理。

(4)母儿是否未出现并发症或出现后得到及时处理。

二、子宫收缩过强

【护理评估】

(一)健康史

(1)临产后精神过度紧张、过度疲劳等。

(2)产程中使用缩宫素不当,如用药剂量过大、肌注缩宫素、个体对缩宫素过于敏感或米索前列醇引产等,均可导致宫缩过强,甚至强直宫缩。

(3)分娩过程中如出现产道梗阻,或多次进行阴道检查及粗暴的宫腔操作刺激,可导致子宫收缩不协调。

(4)经产妇如有急产史,可再次出现宫缩过强急产。

(二)身体状况

1.协调性子宫收缩过强

子宫收缩的节律性、对称性和极性都正常,仅子宫收缩过强、过频(宫腔压力>50mmHg,10min 内有 5 次以上宫缩),宫口扩张速度≥5cm/h(初产妇)或 10cm/h(经产妇)。患者常于临产后表现为痛苦面容,大声喊叫,腹部阵发性宫缩痛难以忍受。如无产道梗阻、胎位正常,宫口迅速开全,分娩在短时间内结束,总产程<3h 称为急产(precipitous labor),经产妇多见。若产道有梗阻或瘢痕子宫,可出现病理性缩复环(pathologic retraction ring),严重时发生子宫破裂。

2.不协调性子宫收缩过强

(1)强直性子宫收缩:表现为子宫强烈收缩,失去正常的节律性,子宫收缩无明显间歇。常见于缩宫素使用不当。患者表现为烦躁不安、疼痛难忍,检查胎位不清,胎心听不清。甚至出现病理性缩复环、肉眼血尿等先兆子宫破裂征象。

(2)子宫痉挛性狭窄环:子宫壁局部肌肉痉挛性不协调性收缩形成的环状狭窄,持续不放松,称为子宫痉挛性狭窄环。痉挛性狭窄环可以发生于子宫体、子宫颈的任何部位,多发生在子宫上、下段交界处,也可在胎体某一狭窄部,如胎颈、胎腰处。患者持续性疼痛,烦躁不安,胎先露下降停滞,宫颈扩张缓慢,胎心不规则。此环特点是不随宫缩上升,阴道检查可触及宫腔内较硬而无弹性的狭窄环(图 7-2)。

3.对母儿影响

(1)对母体影响:若无阻力,可致患者宫颈、阴道及会阴撕裂;若有梗阻则可发生子宫破裂危及母儿生命。宫腔压力高增加羊水栓塞的风险;接生时来不及消毒可致产褥感染;产程长、患者体力过度消耗、疲乏无力可导致患者衰竭,手术产机会多;产后子宫肌纤维缩复不良可导致胎盘滞留或产后出血。

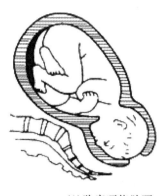 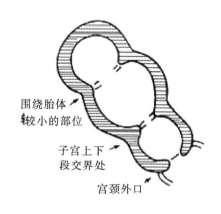

围绕胎体
较小的部位

子宫上下
段交界处

宫颈外口

（1）狭窄环绕胎颈　　　　　　　　（2）狭窄环容易发生的部位

图 7-2　子宫痉挛性狭窄环

（2）对胎儿、新生儿影响：宫缩过强、过频可致胎儿胎盘循环障碍,易出现胎儿窘迫、新生儿窒息；胎儿娩出过快可导致新生儿颅内出血；无准备、来不及消毒即分娩,新生儿易发生感染,如果坠地可致骨折、外伤等。

（三）心理-社会状况

急产时,因患者毫无准备,往往出现恐惧和无助感,极度担心自身及胎儿安全。不协调性宫缩过强者因持续腹痛剧烈,加之产程进展缓慢,患者及家属焦虑万分,反复、强烈要求医护人员尽快采取有效措施减轻患者痛苦,挽救母儿生命。

（四）治疗要点

1.急产的处理

以预防为主。有急产史者应提前住院待产,出现临产先兆后密切观察产程进展,临产后慎用缩宫药物及其他促进子宫收缩的方法,提前做好接生及抢救新生儿的准备,避免胎儿娩出过快,预防产伤及感染。

2.不协调性子宫收缩过强

（1）强直性子宫收缩：吸氧,抑制宫缩,如合并产道梗阻,立即行剖宫产术。

（2）子宫痉挛性狭窄环：停止阴道内操作及停用缩宫药物,给予镇静剂或宫缩抑制剂,等待异常宫缩自然消失,必要时阴道助产。如经上述处理无效或出现胎儿窘迫,应立即行剖宫产术。

【护理诊断及合作性问题】

（1）急性疼痛　与子宫收缩强而频有关。

（2）有受伤的危险（母儿）　与产程进展过快造成患者软产道损伤、新生儿缺氧、颅内出血及产伤等有关。

（3）焦虑　与担心胎儿与自身安危有关。

（4）潜在并发症:子宫破裂、产后出血、感染等。

【护理目标】

（1）患者异常疼痛减轻,宫缩恢复正常。

(2)母儿不出现受伤。

(3)患者焦虑减轻。

(4)患者未出现并发症或出现后得到及时处理。

【护理措施】

(一)减轻异常疼痛

(1)分娩过程中正确使用缩宫素,严格掌握阴道检查、操作的指征,操作轻柔。

(2)密切观察患者疼痛情况,如有宫缩过强,立即停止一切刺激,停用缩宫素,并立即报告医生,必要时遵医嘱应用抑制宫缩药物。

(3)向患者提供缓解疼痛的措施,如缓慢深呼吸、腹部按摩、腰骶部按摩等。

(4)给予患者心理支持。

(5)需要手术分娩或阴道助产者,立即做好相应准备和护理配合。

(二)预防母儿受伤

指导患者出现产兆应立即卧床休息,左侧卧位;对急产者,提早作好接生及抢救新生儿准备。如宫口已经开全,嘱患者深呼吸,并指导患者宫缩时张口哈气,以减慢分娩进程。分娩时尽可能作会阴侧切术,以防会阴撕裂。如已发生软产道裂伤,应及时处理。如出现胎儿窘迫,应让患者取左侧卧位,吸氧,必要时阴道助产或行剖宫产术。遵医嘱给新生儿肌注维生素 K_1 2mg,预防新生儿颅内出血。

(三)减轻焦虑

提倡一对一陪伴分娩,密切观察患者情绪变化,经常与患者交谈,分散注意力。解释有关检查和治疗的必要性,及时向患者和家属提供信息,使患者及家属能及时了解产程进展及胎儿状况,减轻患者的担心与紧张,并取得患者及家属的理解与配合。鼓励家属多关心、体贴患者,给予心理支持。

(四)防治并发症

1. 子宫破裂

临产后密切观察宫缩与产程进展,如监测宫缩、胎心、胎先露下降、宫口扩张情况等,发现子宫收缩过强、产程异常、病理缩复环等情况,及时报告医生并做妥善处理。

2. 产后出血

当胎儿前肩娩出时,可给予缩宫素 10U 静脉推注或宫颈注射,并给予缩宫素 10～20U 静脉滴注,加强宫缩,减少出血量。产后注意观察子宫底高度、子宫轮廓、阴道出血情况,如有异常及时通知医生,并做好抢救产后出血的准备。

3. 感染

尽量减少阴道检查次数。对于产程长或来不及接生者,给予抗生素预防感染,必要时注射破伤风抗毒素。产后遵医嘱给予会阴清洁护理,以防感染。

(五)健康指导

(1)加强孕期宣教,介绍妊娠、分娩相关知识;告知有急产史的患者在预产期前 1～2 周不要远行,提前住院待产;如新生儿出现意外,协助患者及家属平稳度过哀伤期。

(2)做好产褥期保健指导。

【护理评价】

(1)患者异常疼痛是否减轻,宫缩是否恢复正常。

(2)母儿是否未出现受伤。

(3)患者焦虑是否减轻,积极配合治疗和护理。

(4)患者是否未出现并发症或出现后得到及时处理。

第二节 产道异常

案例引入

张女士,27岁,0-0-2-0,妊娠38^{+5}周。因不规律腹痛1小时入院。既往体健。入院查体:血压为130/75mmHg,心肺未闻异常,腹膨隆,如孕足月,可触及不规律宫缩,胎位LOA,胎心140次/分,骨盆外测量:髂棘间径23cm、髂嵴间径26cm、骶耻外径18cm、坐骨结节间径7.5cm,坐骨结节间径与后矢状径之和<15cm,跨耻征检查可疑阳性,肛查:宫口未开,胎膜未破,头先露,高浮。估计胎儿体重3500g。

1.患者目前情况有哪些异常?

2.对此情况处理护理要点是什么?

产道异常包括骨产道异常和软产道异常,以骨产道异常多见。

1.骨产道异常

骨产道异常主要是狭窄骨盆(contracted pelvis),是指骨盆径线过短或形态异常,致使骨盆腔小于胎先露部可通过的限度,阻碍胎先露下降,影响产程顺利进展。狭窄骨盆可以是一个径线过短或多个径线同时过短,亦可以是一个平面或多个平面同时狭窄。

狭窄骨盆可以分为如下几种类型:

(1)骨盆入口平面狭窄:以骨盆入口前后径狭窄为主。骶耻外径<18cm,前后径<10cm,对角径小于11.5cm。常见有两种类型:①单纯扁平骨盆(simple flat pelvis):骨盆入口前后径缩短而横径正常,骨盆入口呈横扁圆形,骶岬向前下突出(图7-3)。②佝偻病性扁平骨盆(rachitic flat pelvis):骨盆入口前后径短,骨盆入口呈横的肾形,骶岬向前突,骶骨变直向后翘,尾骨呈钩状突向骨盆出口(图7-4)。

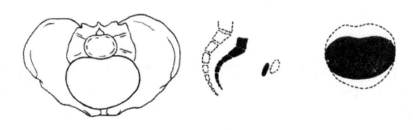

图7-3 单纯扁平骨盆

(2)中骨盆及骨盆出口平面狭窄:常见于漏斗骨盆(图7-5)及横径狭窄骨盆(图7-6)。

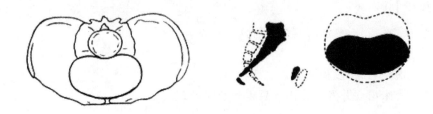

图 7 - 4　佝偻病性扁平骨盆

①漏斗骨盆(funnel shaped pelvis)：骨盆入口平面各径线值均正常，两侧骨盆壁内聚，形态似漏斗状，中骨盆及骨盆出口平面均明显狭窄，坐骨棘间径<10cm，坐骨切迹宽度<2横指，坐骨结节间径<8cm，耻骨弓角度<90°，坐骨结节间径与后矢状径之和<15cm。②横径狭窄型骨盆：与类人猿骨盆相似，骨盆各个平面横径均缩短，而前后径稍长，入口平面呈纵椭圆形。

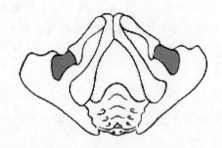

图 7 - 5　漏斗骨盆

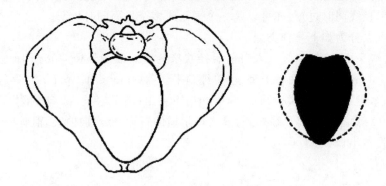

图 7 - 6　横径狭窄骨盆

(3)骨盆三个平面均狭窄：骨盆外形属正常女型骨盆，但骨盆各个平面径线均小于正常值2cm或更多，称均小骨盆(generally contracted plevis)。多见于身材矮小、体型匀称的女性。

(4)畸形骨盆：骨盆失去正常形态及对称性。多见于偏斜骨盆、外伤等(图7-7)。

2. 软产道异常

软产道异常所致的难产临床较少见，容易被忽视，主要包括：

(1)外阴异常：外阴坚韧、外阴瘢痕，导致外阴缺乏弹性，会阴伸展性差，使外阴、阴道口狭窄，影响胎先露下降及胎儿娩出。

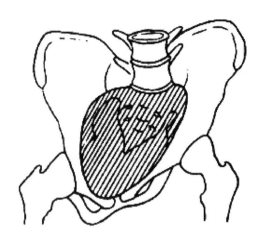

图 7 - 7　偏斜骨盆

（2）阴道异常：常见的有阴道横隔、阴道纵隔、阴道囊肿、阴道肿瘤、阴道尖锐湿疣。如阴道隔膜较薄，常随着胎先露的下降而发生断裂，胎儿可经阴道娩出；如阴道隔膜较厚，多阻碍胎先露下降。

（3）宫颈异常：常见于宫颈粘连、宫颈瘢痕、宫颈水肿、宫颈坚韧、宫颈癌等，分娩时影响宫颈扩张，造成难产。

（4）子宫异常：子宫畸形易出现子宫收缩乏力、宫颈扩张缓慢等，瘢痕子宫易出现子宫破裂。

（5）盆腔肿瘤：子宫肌瘤、卵巢囊肿，可阻碍胎先露衔接与下降，造成难产。

【护理评估】

（一）健康史

先天性骨盆发育不良、佝偻病、脊髓灰质炎、脊柱和关节结核、外伤及难产史等。

（二）身体状况

1. 体征特点

注意患者的体型，步态，有无跛足，有无脊柱及髋关节畸形，米氏菱形窝是否对称，有无悬垂腹等体征。身高低于 145cm 者，应警惕均小骨盆。

2. 不同类型狭窄骨盆表现

（1）骨盆入口平面狭窄：骨盆入口平面狭窄者，于妊娠末期或临产后胎头不能入盆，初产妇常呈尖腹，经产妇常呈悬垂腹；临产后胎头常呈不均倾位入盆，或胎头骑跨在耻骨联合上方（即跨耻征阳性）；胎头不能紧贴宫口诱发有效宫缩，故常表现为继发性宫缩乏力，潜伏期或活跃期延长，宫颈扩张缓慢；由于胎头迟迟不入盆，前羊水囊受力不均，易导致胎膜早破、脐带脱垂。

（2）中骨盆及出口平面狭窄：临产后胎先露可以入盆，胎头下降至中骨盆、出口平面时内旋转受阻，常常出现持续性枕横位或枕后位，第一产程患者常出现排便感；可出现继发性子宫收缩乏力，导致产程进入活跃期晚期及第二产程后进展延缓、停滞。

（3）骨盆三个平面狭窄：若头盆不称者可有入盆困难、难产表现等。

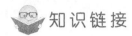知识链接

跨耻征检查

跨耻征检查是临床上检查头盆是否相称的常用方法。正常情况下,初孕妇多在预产期前1~2周,经孕妇于临产后,胎头应入盆。如已临产胎头仍未入盆,则应充分估计头盆关系。具体方法:患者排空膀胱后仰卧,两腿伸直,检查者将手放在耻骨联合上方,将浮动的胎头向骨盆腔方向推压,如胎头低于耻骨联合平面表示胎头可以入盆,头盆相称,称为跨耻征阴性;如胎头与耻骨联合在同一平面,表示可疑头盆不称,称跨耻征可疑阳性;如胎头高于耻骨联合平面,则表示头盆明显不称,称为跨耻征阳性(图7-8)。

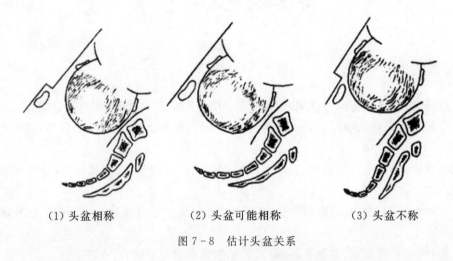

(1)头盆相称　　　　(2)头盆可能相称　　　　(3)头盆不称

图7-8 估计头盆关系

3. 对母儿影响

(1)对母体影响:产道狭窄影响胎先露的衔接和内旋转,常出现胎位异常、继发性宫缩乏力,导致产程延长或停滞,使手术助产、软产道损伤、胎膜早破、产后出血、产褥感染的几率增多;产程延长,膀胱等局部组织受压过久,发生缺血、坏死、脱落形成生殖道瘘;严重梗阻性难产如处理不及时,可导致先兆子宫破裂,甚至子宫破裂。

(2)对胎儿、新生儿影响:胎膜早破如伴有脐带脱垂,可引起胎儿窘迫、胎死宫内、新生儿窒息及死亡等。产程延长、胎头受压、手术助产易引起新生儿颅内出血、新生儿产伤等。

(三)心理-社会状况

产前检查发现骨盆狭窄或软产道有异常时,患者往往担心能否正常分娩以及胎儿是否会出现异常,甚至恐惧预产期的到来。临产后由于产程中出现异常,患者常表现为紧张、焦虑、恐惧等。

(四)辅助检查

B型超声检查可了解胎先露与骨盆的关系,测量胎头的双顶径及预测胎儿体重,结合骨盆大小、形态、宫底高度和腹围可以判断胎儿能否经阴道分娩。

(五)治疗要点

1. 骨产道异常

明确狭窄骨盆的类别和程度,根据患者年龄、产次、既往分娩史,结合本次妊娠胎儿大小、

产力、胎位、胎心率、宫颈扩张程度、胎先露下降程度、破膜与否等综合分析,决定分娩方式。骨盆入口平面绝对性狭窄不能经阴道分娩,应行剖宫产术结束分娩;骨盆入口平面相对狭窄可在严密监护下试产 2～4h,如胎头仍迟迟不入盆,宫口扩张缓慢或出现胎儿窘迫,及时行剖宫产术结束分娩。中骨盆平面狭窄根据胎头位置高低决定分娩方式。骨盆出口平面狭窄不应试产。骨盆三个平面均狭窄,如胎儿不大,产力好,胎位正,胎心正常可经阴道试产。畸形骨盆严重,明显头盆不称者应及时行剖宫产术。

2. 软产道异常

根据母儿状况、局部组织的病变种类、程度及对阴道分娩的影响,选择合适的分娩方式,必要时行会阴切开或剖宫产术结束分娩。

【护理诊断及合作性问题】

(1)有感染的危险 与胎膜早破、产程延长、手术操作、产后出血有关。

(2)焦虑 与担心分娩过程及母婴结局有关。

(3)潜在并发症:子宫破裂、胎儿窘迫、生殖器官瘘等。

【护理目标】

(1)患者未出现感染。

(2)患者焦虑减轻。

(3)母儿未出现并发症或出现后得到及时处理。

【护理措施】

(一)预防感染

胎儿娩出后立即遵医嘱应用宫缩药物,如缩宫素、益母草、米索前列醇等,加强宫缩,预防产后出血;保持外阴清洁,做好会阴护理,每日擦洗会阴 2 次;必要时遵医嘱用抗生素。

(二)减轻焦虑

让患者和家属积极参与分娩方式的选择,向患者及其家属讲明产道异常对母儿的影响,阴道分娩的可能性及优点,解除思想顾虑,及时让患者及家属了解产程进展,耐心解答患者及家属的问题,增强其阴道分娩的信心,主动配合医护人员的工作。给患者提供良好的服务,注意护患沟通技巧,使其建立对医护人员的信任,缓解焦虑、恐惧心理。

(三)防治并发症

(1)有明显头盆不称(骶耻外径≤16.0cm,骨盆入口前后径≤8.0cm),胎头跨耻征阳性者,足月活胎不能经阴道分娩。需在临近预产期或临产后遵医嘱做好剖宫产的术前准备与护理。

(2)轻度头盆不称者(骶耻外径 16～18 cm,骨盆入口前后径 8.5～9.5 cm),严密监护下可以试产 2～4h。试产过程中需注意:①专人专护,指导合理饮食,保证良好的产力。②密切观察胎儿情况及产程进展。重点观察宫缩强度及频率、胎心率、先露下降及宫颈扩张情况。③胎膜未破者,可在宫口开大≥3 cm 时行人工破膜,如出现宫缩乏力,可遵医嘱静点缩宫素加强宫缩。④如试产 2～4h 胎头仍未入盆,宫口扩张缓慢或出现胎儿窘迫、子宫先兆破裂征象,应立即停用缩宫素,及时通知医生,停止试产,并做好剖宫产的术前准备。

(3)中骨盆及骨盆出口平面狭窄。①阴道助产术:如宫口已开全,胎头双顶径达坐骨棘水平下 2cm 或更多者,或出口横径与后矢状径之和>15cm 者,应做好阴道助产的准备并配合医生手术。②剖宫产术:如宫口已开全,胎头双顶径仍位于坐骨棘水平以上;或出现胎儿窘迫;或出口横径与后矢状径之和<15cm者,应做好剖宫产的术前准备。③做好抢救新生儿窒息的准备并配合医生抢救。

(4)加强产程观察,正确处理产程,一旦发生并发症,积极协助处理。

(四)健康指导

(1)加强孕期保健和产前检查,尤其对有难产史、身材矮小及内外科病史如佝偻病、脊柱和关节结核及外伤者更应行详细的骨盆测量,及时发现异常骨盆。妊娠早期常规行妇科检查,及早发现软产道异常。

(2)对于产道异常不能阴道试产的患者,应嘱其择期住院待产。

(3)向患者进行产褥期健康教育及出院指导,预防晚期产后出血及产褥感染。

【护理评价】

(1)患者是否未出现感染。

(2)患者焦虑是否减轻,积极配合治疗和护理。

(3)母儿是否未出现并发症或出现后得到及时处理。

第三节 胎位异常

案例引入

张女士,29岁,G_2P_0,妊娠40周。因见红20h,规律腹痛6h入院。既往体健。入院查体:宫缩规律,胎位LOP,胎心130次/分,宫口开大3厘米,患者有排便感。入院后4h检查宫缩35~40s/2~3min,胎心145次/分,阴道检查:宫口近开全,胎膜已破,先露头S^{+2},胎头大囟门位于骨盆左前方,矢状缝位于骨盆右斜径上。

1.该患者的胎位是否正常?

2.对此有哪些处理护理措施?

分娩时除枕前位为正常胎位外,其余均为异常胎位,是造成难产的常见原因。胎位异常包括胎头位置异常、臀先露及肩先露等。在异常胎位中,胎头位置异常居多,其中以持续性枕后位、枕横位多见。

一、持续性枕后位、枕横位

在分娩过程中,胎头多以枕后位或枕横位衔接,临产后胎头枕部持续位于母体骨盆的侧方或后方,不能转向前方,致使分娩发生困难者,称为持续性枕后位(persistent occiput posterior position)或持续性枕横位(persistent occiput transverse position)。多因骨盆异常、子宫收缩乏力、胎儿过大、胎头俯屈不良等引起。

【护理评估】

(一)健康史

1.骨盆异常

多见于漏斗形骨盆或类人猿骨盆。

2. 胎头俯屈不良

胎头以枕后位或枕横位入盆时,胎儿脊柱与母体脊柱接近,不利于胎头俯屈。

3. 子宫收缩乏力

宫缩乏力可使胎头下降、俯屈及内旋转受阻。

4. 其他

前置胎盘、膀胱充盈、宫颈肌瘤、头盆不称、胎儿发育异常等。

(二)身体状况

1. 症状

临产后胎头衔接较晚、俯屈不良,胎先露部不能紧贴子宫下段及宫颈内口,从而引起协调性宫缩乏力、宫口扩张缓慢,导致产程延长,主要表现为活跃期晚期及第二产程延长。持续性枕后位因胎头枕骨持续位于母体骨盆后方压迫直肠,患者自觉肛门坠胀及排便感,导致宫口未开全就过早地使用腹压并消耗体力,引起宫颈前唇水肿、患者疲劳,影响产程进展,引起产程延长、停滞。如宫口已开全,阴道口可见到胎发,但数次宫缩时患者向下屏气用力却不见胎头继续下降,应考虑持续性枕后位。

2. 体征

(1)腹部检查:子宫呈纵椭圆形,在宫底部触及胎臀,胎背偏向母体后方或侧方,前腹壁易触及胎儿肢体;多在胎儿肢体侧听到胎心音,或在脐下一侧偏外方最响亮。

(2)肛门检查或阴道检查:枕后位时,骨盆后部空虚。如胎头矢状缝位于骨盆左斜径上,大囟门在骨盆右前方,小囟门在左后方,称为枕左后位,反之为枕右后位。枕左横位时,胎头矢状缝位于骨盆横径上,大囟门位于骨盆的右侧,小囟门位于骨盆的左侧,反之为枕右横位。也可行阴道检查借助胎儿耳郭、耳屏的位置及方向判断胎位。

3. 对母儿影响

(1)对母体影响:持续性枕后位(枕横位)容易导致胎膜早破、继发性宫缩乏力、产程延长、停滞,手术助产率高,容易发生软产道损伤,增加产后出血及产褥感染的几率。胎头长时间压迫软产道,可形成生殖器官瘘。

(2)对胎儿、新生儿影响:因宫缩乏力、产程延长、手术助产几率高,常出现胎儿窘迫、新生儿窒息,增加了围生儿死亡率。

(三)心理-社会状况

因产程延长,患者极度疲劳,容易失去阴道分娩信心而产生急躁情绪,焦虑万分,唯恐危及胎儿及自身安危。如家属及医护人员关心支持力度不够,会进一步加重患者的焦虑和恐惧,烦躁吵闹,强烈要求剖宫产结束分娩。

(四)辅助检查

B 型超声检查能明确胎位。

(五)治疗要点

如骨盆无异常、胎儿不大时,可以试产,必要时行阴道手术助产;试产失败则需行剖宫产术。

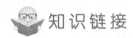 知识链接

持续性枕后位/枕横位分娩机制

胎儿以枕后位或枕横位入盆时,胎儿在下降过程中,胎头枕部因强有力宫缩绝大多数能向前旋转 90°～135°,转成枕前位自然分娩。如胎头不能转成枕前位,有以下两种分娩机制:

1. 枕左(右)后位

胎头枕部到达中骨盆向后行 45°内旋转,使矢状缝与骨盆前后径一致。胎儿枕部朝向骶骨成正枕后位。其分娩方式有:

(1)胎头俯屈较好:胎头继续下降,前囟先露降至耻骨联合下时,以前囟为支点,胎头继续俯屈使顶部和枕部自会阴前缘娩出,随后胎头仰伸,额、鼻、口、颏相继娩出。此方式在枕后位经阴道助娩中最常见。

(2)胎头俯屈不良:当鼻根降到耻骨联合下时,以鼻根为支点,胎头俯屈使前囟、顶部、枕部先娩出,而后胎头仰伸,鼻、口、颏自耻骨联合下相继娩出。由于胎头俯屈不理想,胎儿娩出较困难,多需手术助产。

2. 枕横位

枕横位内旋转受阻或枕后位仅向前内旋转 45°成为持续性枕横位。此时多需用手或胎头吸引术转成枕前位娩出。

【护理诊断及合作性问题】

(1)有受伤的危险(母儿)　与胎位异常、产程延长、脐带脱垂、手术助产等有关。

(2)焦虑　与担心胎儿与自身安全有关。

(3)有感染的危险　与产程延长、体力过度消耗、胎膜早破、母体软产道损伤等有关。

(4)潜在并发症:胎儿窘迫、生殖器官瘘等。

【护理目标】

(1)母儿未出现受伤。

(2)患者焦虑减轻。

(3)患者未发生感染。

(4)母儿未出现并发症或出现后得到及时处理。

【护理措施】

(一)预防母儿受伤

(1)严密观察胎心及产程进展,发现异常及时报告。

(2)保持良好的产力,指导患者合理用力,减少体力消耗;注意保证患者休息,必要时遵医嘱给予镇静剂,鼓励患者合理进食,必要时遵医嘱静脉补液。

(3)需要阴道试产者,做好护理配合。①嘱患者不要过早屏气用力以防宫颈水肿,导致宫口扩张缓慢,产程延长。②嘱患者取胎背对侧卧位,即朝向胎腹方向侧卧,以利胎头枕部转向前方。③可行人工破膜,若产力欠佳,遵医嘱静滴缩宫素加强宫缩。④如试产过程中出现胎儿窘迫或有头盆不称,应做好剖宫产准备。

(4)做好阴道助产准备。当胎头双顶径达坐骨棘平面以下 2cm 或更多时,协助实施胎头

吸引术或产钳术助产。

(二)减轻焦虑

了解患者及家属的疑问,耐心回答患者及家属提出的问题,如情况紧急,护士亦应做必要的解释,及时将产程进展和胎儿情况告知患者及家属,以减轻焦虑、恐惧,稳定患者情绪;减轻阵痛,如抚摸腹部、按摩背部,教会患者放松技巧,增加舒适感;充分肯定患者的努力,与患者多沟通,鼓励家属参与患者心理疏导,增强其阴道分娩的信心。

(三)预防感染

加强宫缩,及时发现异常,正确处理,避免产程延长,患者衰竭,机体抵抗力降低;产程中尽量减少肛查或阴道检查次数,注意无菌操作;注意保护会阴,避免出现会阴裂伤,如出现会阴撕裂,及时缝合;产后合理使用抗生素预防感染;给予会阴擦洗 2 次/日,做好会阴护理。

(四)防治并发症

严密观察产程进展和胎儿情况,发现异常,及时报告医生,并协助处理。

(五)健康指导

(1)指导患者加强产前检查,及早发现异常情况并及时处理,如对胎位异常,及时纠正。有头盆不称、骨盆狭窄、巨大儿等剖宫产指征者应提前住院,择期手术。

(2)做好出院指导。对于新生儿死亡者,做好心理疏导。

【护理评价】

(1)母儿是否未出现受伤。

(2)患者焦虑是否减轻,积极配合治疗和护理。

(3)患者是否未发生感染。

(4)母儿是否未出现并发症或出现后得到及时处理。

二、臀先露

臀先露(breech presentation)即臀位,是最常见的异常胎位。约占妊娠足月分娩总数的 $3\%\sim4\%$。臀先露以骶骨为指示点,有 6 种胎方位。根据胎儿两下肢所取的姿势分为单臀先露、完全臀先露或混合臀先露、不完全臀先露三种。单臀先露是指胎儿双髋关节屈曲,双膝关节伸直,以臀部为先露,又称腿直臀先露,最多见;完全臀先露是指胎儿双髋关节及双膝关节均屈曲,以臀部和双足为先露,又称混合臀先露,较多见;不完全臀先露是指胎儿以一足或双足、一膝或双膝、一足一膝为先露,较少见。因胎头比胎臀大,分娩时后出胎头无变形机会,易造成娩出困难,加之常发生胎膜早破、脐带脱垂、新生儿产伤等并发症,围生儿死亡率是枕先露的 $3\sim8$ 倍。

【护理评估】

(一)健康史

1.胎儿在宫腔内活动范围过大

羊水过多、经产妇腹壁松弛、早产儿羊水相对偏多,胎儿易在宫腔内自由活动形成臀先露。

2.胎儿在宫腔内活动范围受限

子宫畸形、胎儿畸形、羊水过少、双胎妊娠等。

3. 胎头衔接受阻

狭窄骨盆、前置胎盘、盆腔肿瘤和巨大儿等。

(二)身体状况

1. 症状

妊娠晚期胎动时,孕妇常感季肋部胀痛。临产后因胎臀不能紧贴子宫下段及宫颈内口,常出现宫缩乏力,宫口扩张缓慢,产程延长。

2. 体征

(1)腹部检查:子宫为纵椭圆形,在宫底部可触及圆而硬、有浮球感的胎头,如未衔接,耻骨联合上方触及宽而软、不规则的胎臀,胎心在脐左上方或右上方听得最清楚。

(2)阴道检查:如胎膜已破且宫颈扩张 2cm 以上,可触及胎臀、外生殖器、肛门以及胎足,应注意鉴别胎臀与颜面、胎足与胎手。

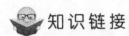 **知识链接**

胎臀与颜面、胎足与胎手的鉴别

如为胎臀,可触及肛门与两坐骨结节连成一条直线,手指放在肛门内有环状括约肌的收缩感,取出手指可见胎便;如为颜面,口与两颧骨突出点呈三角形,手指放入口内可触及齿龈。

如触及胎足,胎足趾端短而平齐,且有足跟;如触及胎手,胎手指长,指端不平齐。

3. 对母儿影响

(1)对母体影响:胎臀形状不规则,不能紧贴子宫下段及宫颈内口,对前羊膜囊压力不均,容易发生胎膜早破、继发性宫缩乏力、产程延长,增加产后出血与产褥感染的机会;如宫口未开全强行牵拉,容易造成宫颈撕裂,严重时可延及子宫下段。

(2)对胎儿、新生儿影响:容易发生胎膜早破、脐带脱垂,脐带受压可致胎儿窘迫甚至死亡,早产儿、低体重儿增多;因后出胎头困难及手术助产使新生儿窒息、颅内出血、臂丛神经损伤、胸锁乳突肌损伤等增多,故臀先露导致围生儿的发病率、死亡率均增高。

(三)心理-社会状况

患者因胎位异常,经阴道分娩风险大而焦虑不安,害怕阴道分娩不能顺利进行,担心胎儿及自身安危。

(四)辅助检查

B 型超声检查可以判断臀先露类型及胎儿情况。

(五)治疗要点

1. 妊娠期

妊娠 30 周前,臀先露多能自行转为头先露。若 30 周后仍为臀先露应予以矫正。

2. 分娩期

根据患者年龄、胎产次、骨盆类型、胎儿大小、胎儿数量、胎儿是否存活、臀先露类型以及有无合并症综合判断,确定分娩方式。

(1)剖宫产:如有骨盆狭窄、软产道异常、胎儿体重大于 3500g、胎儿窘迫、妊娠合并症、高龄初产、B 型超声检查提示脐带先露或膝先露、有难产史、不完全臀先露、瘢痕子宫等,均应行剖宫产术。

（2）阴道分娩：凡孕周≥36 周、单臀先露、胎儿体重在 2500～3500g 之间、无胎头仰伸、无骨盆狭窄等，且无其他剖宫产指征者可阴道分娩。

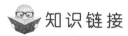 知识链接

骶右前位分娩机制

（1）胎臀娩出：临产后，胎臀以股骨粗隆间径衔接于骨盆入口右斜径上，胎臀达盆底遇到阻力时，前髋即向母体的右前方作 45°内旋转，使粗隆间径与母体骨盆前后径一致。胎臀继续下降，胎体为适应产道弯度而侧屈，后髋先自会阴前缘娩出。然后胎体稍伸直，使前髋自耻骨弓下娩出。继之双腿双足娩出。此时胎体外旋转，使胎背转向前方。

（2）胎肩娩出：当胎背转向前方时，胎儿双肩径衔接于骨盆入口右斜径或横径上，并沿此径线逐渐下降，当双肩达骨盆底时，前肩向右旋转 45°转至耻骨弓下，使双肩径与骨盆出口前后径一致，同时胎体侧屈使后肩及后上肢自会阴前缘娩出，随即前肩及前上肢从耻骨弓下娩出。

（3）胎头娩出：当胎肩娩出时，胎头的矢状缝衔接于骨盆入口左斜径或横径上，并沿此径线下降，胎头俯屈。枕骨达骨盆底时，胎头向母体左前方旋转 45°，使枕骨位于耻骨联合后。胎头继续下降，枕骨下凹以耻骨弓为支点，胎头继续俯屈，使额、面、额相继从会阴前缘娩出，最后枕部自耻骨弓下娩出。

【护理诊断及合作性问题】

（1）有受伤的危险（母儿）　与分娩困难、脐带脱垂、手术助产等有关。

（2）焦虑　与担心胎儿及自身安全有关。

（3）有感染的危险　与产程延长及胎膜早破等有关。

【护理目标】

（1）母儿未发生受伤。

（2）患者焦虑减轻。

（3）患者未出现感染。

【护理措施】

（一）预防母儿受伤

1. 纠正胎位

妊娠 30 周后仍为臀先露者，应采取下列方法。

（1）胸膝卧位：让孕妇排空膀胱，松解裤带，胸膝卧位姿势如图（图 7 - 9），每日 2～3 次，每次 15min，连续做一周后复查。

（2）激光照射或艾灸至阴穴：近年多用激光照射或艾灸至阴穴（至阴穴位置：小脚趾外侧，距趾甲角 0.1 寸），每日 1 次，每次 15～20min，5 次为一疗程。

（3）外转胎位术：应用上述方法无效者，可于妊娠 32～34 周时行外转胎位术。因有发生胎盘早剥、脐带缠绕等严重并发症的可能，应用时要慎重。

2. 手术准备

具有剖宫产指征者遵医嘱做好手术准备。

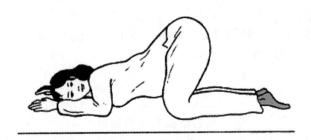

图 7-9 胸膝卧位

3.协助阴道分娩

(1)第一产程:嘱患者左侧卧位休息,不宜站立走动,保持良好体力。少做肛查或阴道检查,禁灌肠,尽量避免胎膜破裂。一旦破膜,立即听胎心,如有胎心异常,立即行阴道检查,了解有无脐带脱垂,发现异常立即吸氧并通知医生,并做好立即剖宫产准备。当宫口开大 4~5 厘米时,胎足可经宫口脱出至阴道,应消毒外阴使用"堵"外阴方法。即当宫缩时用手掌垫无菌巾"堵"住阴道口,让胎臀下降,避免胎足先下降,使宫颈及阴道充分扩张,注意每隔 10~15min 听一次胎心,并注意宫口是否开全,宫口近开全时做好接生和抢救新生儿的准备。

(2)第二产程:胎儿娩出有三种方式:自然分娩、臀位助产、臀牵引术。临床上多采用臀位助产方式协助胎儿娩出,接生前应导尿,排空膀胱,初产妇应行会阴后—侧切开术。胎儿脐部娩出后,一般应在 2~3min 内娩出胎头,最长不超过 8min。

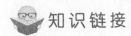 **知识链接**

臀位分娩的三种方式

(1)自然分娩:胎儿自然娩出,不做任何牵拉。极少见,仅见于经产妇、产力良好、胎儿小、骨盆宽大者。

(2)臀位助产术:当胎臀自然娩出至脐部后,脐以上部分则由接生者协助娩出。

(3)臀位牵引术:胎儿全部由接生者牵拉娩出,此种手术对母儿损伤大,一般情况下应禁止使用。

护考真题 7.1

臀位阴道分娩脐部娩出后,胎头娩出不应超过(　　　)

A. 3min　　　　　　　　B. 5min　　　　　　　　C. 8min

D. 10min　　　　　　　 E. 15min

(3)第三产程:协助娩出胎盘,遵医嘱肌内注射缩宫素或前列腺素制剂,预防产后出血,检查软产道有无裂伤,及时缝合会阴切口及软产道裂伤。

(二)减轻焦虑

向患者及家属讲解分娩经过,使患者及家属对臀位分娩有正确认识;耐心回答患者及家属提出的问题;及时将产程进展和胎儿情况告知患者及家属,减轻焦虑、恐惧,保持良好心态;与患者多沟通,鼓励家属陪伴分娩,增强分娩的信心。

(三)预防感染

严格无菌操作,遵医嘱应用抗生素预防感染,加强产后会阴护理。

(四)健康指导

加强产前检查,如有胎位异常,及时纠正;有剖宫产指征者应提前住院,择期手术,做好产褥期健康指导。

【护理评价】

(1)母儿是否未受伤。

(2)患者焦虑是否减轻,积极配合治疗和护理。

(3)患者是否未出现感染。

三、肩先露

胎体横卧于骨盆入口之上,胎体纵轴与母体纵轴垂直,先露为肩部称为肩先露(shoulder presentation)。以肩胛骨为指示点,有肩左前、肩右前、肩左后、肩右后四种胎方位。除死胎和早产儿胎体可折叠娩出外,足月活胎不能经阴道娩出,肩先露是对母儿最不利的胎方位。

【护理评估】

(一)健康史

骨盆狭窄、子宫畸形、羊水过多、前置胎盘、盆腔肿瘤、经产妇腹壁松弛等。

(二)身体状况

1.症状

孕妇多无明显症状。

2.体征

(1)腹部检查:子宫呈横椭圆形,子宫底低于孕周,在腹部两侧分别可触及圆而硬、有浮球感的胎头和软宽、不规则的胎臀,宫底及耻骨联合上方空虚,胎心在脐周两侧听得最清楚。

(2)肛查或阴道检查:胎膜未破者不宜查清胎位。临产后胎膜多破裂,如宫口已开大,阴道检查可触及肩胛骨、锁骨、肋骨、腋窝,并可根据肩胛骨及腋窝尖端指向确定胎位。腋窝尖端指向胎儿头端,可确定胎头在母体的左或右侧;肩胛骨朝向母体的前或后方,确定是肩前位或肩后位。

3.对分娩影响

临产后因胎先露部不能紧贴子宫下段及宫颈内口,对宫颈压力不均,易引起宫缩乏力、胎膜早破、脐带脱垂,导致胎儿窘迫,甚至死亡。随着宫缩的不断加强,胎肩及部分胸廓被挤入骨盆内,胎体弯曲折叠,上肢可脱出于阴道口外,胎头和胎臀被阻于骨盆入口上方,形成嵌顿性肩先露,严重时可出现子宫破裂。

(三)心理-社会状况

患者因足月胎儿不能经阴道分娩,恐惧剖宫产手术,担心胎儿安全而情绪不稳定。

(四)辅助检查

B型超声检查能通过胎头、脊柱等,探清肩先露,确定胎方位。

（五）治疗要点

在妊娠后期发现横位时，及时采用胸膝卧位、激光照射（或艾灸）至阴穴纠正胎位。上述措施无效，可行外倒转术，对于纠正失败的孕妇，应提前住院，择期行剖宫产术。

【护理诊断及合作性问题】

（1）有受伤的危险（围生儿）　与胎位异常、脐带脱垂、手术等有关。

（2）焦虑　与担心胎儿安全、害怕手术有关。

【护理目标】

（1）围生儿未受伤。

（2）患者焦虑减轻。

【护理措施】

（一）预防围生儿受伤

妊娠晚期，如发现肩先露，及时纠正胎位。如不能纠正，需提前住院待产，择期手术终止妊娠。术中注意配合医生，避免新生儿出现意外。

（二）减轻焦虑

告知患者及家属，足月胎儿不能阴道分娩，使患者及家属有剖宫产手术的思想准备；针对患者及家属的疑问，做好必要的解释，配合医生告知患者及家属手术风险，使其对剖宫产结束妊娠有正确认识，以减轻焦虑和恐惧。

（三）健康指导

加强产前检查，及时发现胎位异常，及时纠正。对新生儿死亡的患者，应耐心疏导、安慰，使患者情绪稳定，顺利度过哀伤期，并指导下次妊娠。

【护理评价】

（1）围生儿是否未出现受伤。

（2）患者焦虑是否减轻，积极配合治疗和护理。

第四节　胎儿发育异常

案例引入

赵女士，25岁，G_1P_0，妊娠40^{+1}周，因见红2h就诊。既往体健。查体：宫高40cm，腹围115cm，未触及宫缩规律，胎位ROA，胎心136次/分。超声检查提示胎头双顶径10.0cm，腹围35cm，股骨长7.5cm。

目前对该孕妇应做哪些处理和护理？

胎儿发育异常主要有巨大胎儿和胎儿畸形（脑积水、无脑儿、连体胎儿等）。

一、巨大胎儿

胎儿出生体重达到或超过4000g者称巨大胎儿（macrosomia）。目前欧美国家以胎儿体重达到或超过 4500g 为巨大胎儿。由于近年来营养过剩导致巨大胎儿逐年增多。

护考真题 7.2

我国巨大胎儿是指胎儿体重达到或超过(　　　)

A. 3500g
B. 3800g
C. 4000g
D. 4500g
E. 4800g

【护理评估】

（一）健康史

巨大胎儿往往与孕妇肥胖、妊娠期糖尿病、过期妊娠、父母身材高大、巨大胎儿分娩史、种族等有关。

（二）身体状况

1. 症状

巨大胎儿孕妇妊娠期体重增加迅速,常常出现呼吸困难,腹部沉重,两肋胀痛。

2. 体征

腹部明显膨隆,宫高＞35cm,胎体大,往往先露部高浮,跨耻征阳性,听诊胎心位置较高。

3. 对母儿影响

(1)对母体影响:胎儿过大导致头盆不称发生率增加,剖宫产率上升。经阴道分娩肩难产风险增加。胎儿巨大使子宫极度扩张,易出现子宫收缩乏力、产程延长及产后出血。产程长,胎头长时间压迫软产道,易出现生殖器官瘘。

(2)对胎儿影响:因胎儿过大,常需手术助产,可引起新生儿颅内出血、锁骨骨折、臂丛神经损伤等产伤,严重时导致新生儿死亡。

（三）心理-社会状况

巨大胎儿经阴道分娩困难,孕妇往往担心分娩过程不顺利、胎儿受伤而紧张、焦虑不安。

（四）辅助检查

B 型超声检查提示胎体大,胎头双顶径常＞10cm,但预测巨大胎儿有一定难度。

（五）治疗要点

选择分娩方式应根据患者、胎儿具体情况综合分析,以对患者、胎儿损伤最小为原则。

【护理诊断及合作性问题】

(1)有受伤的危险(母儿)　与胎儿巨大阴道分娩困难有关。

(2)焦虑　与担心分娩、母儿安全有关。

【护理目标】

(1)母儿未出现受伤。

(2)患者焦虑减轻。

【护理措施】

(一)预防母儿受伤

1. 剖宫产

估计胎儿体重≥4000g且合并糖尿病者,遵医嘱做好剖宫产准备。

2. 阴道试产

估计胎儿体重≥4000g且无糖尿病者,遵医嘱做好阴道试产准备和护理。但需注意产时充分评估,必要时做好手术助产护理,出现肩难产者,协助处理。产后应仔细检查软产道,如发现损伤及时修补。胎儿娩出后注意预防产后出血。

(二)减轻焦虑

详细讲解分娩可能出现的风险,针对患者及家属的疑问,耐心回答提出的问题,协助患者选择分娩方式;及时告知患者及家属产程进展情况,增强分娩的信心和决心,减轻焦虑、恐惧;安慰鼓励患者。

(三)健康指导

(1)加强产前检查,合理饮食,避免营养过剩。妊娠24～28周行糖耐量检查,及早发现妊娠期糖尿病。进行孕期宣教,适时人工干预,避免出现过期妊娠。

(2)出院后注意休息,加强营养,注意个人卫生。嘱患者如出现恶露增多或持续时间长,应及时就诊。

【护理评价】

(1)母儿是否未出现受伤。

(2)患者焦虑是否减轻,积极配合治疗和护理。

二、脑积水

脑积水(hydrocephalus)是指脑室系统内有大量脑脊液(500～3000mL)蓄积,致使脑室系统扩张、压力升高,颅腔体积增大,颅缝明显变宽,囟门显著增大,常压迫正常脑组织。多伴有脊柱裂、足内翻等畸形(图7-10)。

【护理评估】

(一)健康史

(1)接触过有毒有害物质,如苯、铅、放射线等,或受病毒感染等。

(2)分娩畸形儿家族史。

(二)身体状况

1. 症状

孕妇一般无症状。

2. 体征

(1)腹部检查:耻骨联合上方可触及宽大、骨质薄软、有弹性、高浮的胎头,跨耻征阳性。

(2)阴道检查:盆腔空虚,胎先露高浮,颅缝宽,颅骨软而薄,囟门张力大,有乒乓球的感觉。

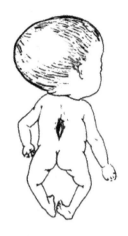

图 7-10　脑积水

3. 对母儿影响

脑积水可致梗阻性难产、子宫破裂、生殖道瘘等,对母体危害极大。

(三)辅助检查

B 型超声检查于妊娠 20 周后,颅内大部分被液性暗区占据,中线飘动,胎头周径明显大于腹周径。

(四)心理-社会状况

一旦得知胎儿脑积水,孕妇往往悲痛欲绝,难以接受现实。

(五)治疗要点

一经确诊,及时终止妊娠。处理时以保护母体免受伤害为原则。

【护理诊断及合作性问题】

(1)有受伤的危险　与胎儿娩出困难致软产道损伤有关。

(2)焦虑　与脑积水、胎儿畸形及担心影响生育有关。

【护理目标】

(1)患者未出现受伤。

(2)患者焦虑减轻。

【护理措施】

(一)预防受伤

一旦确诊脑积水等畸形,配合医生尽快终止妊娠。头先露,宫口扩张 3 厘米时,行颅内穿刺放液,或临产前 B 型超声监视下经腹行脑室穿刺放液,缩小胎头体积娩出胎儿,避免软产道损伤。

(二)减轻焦虑

理解、同情患者,解释胎儿畸形的常见病因,说明引产的必要性和再次妊娠的可能性。对患者应耐心疏导、安慰,使患者情绪稳定,顺利度过哀伤期。

(三)健康指导

(1)加强产前检查,提倡孕妇积极参加孕妇学校学习和培训。妊娠早期预防细菌病毒、感染,必要时在医生指导下用药,提醒孕妇及家属树立警惕胎儿发育异常的意识,必要时行产前诊断筛查异常胎儿。

(2)遵医嘱给予患者回奶,并指导患者再次妊娠时应行产前诊断,加强围生期保健。

(四)护理评价

(1)患者是否未出现受伤。

(2)孕妇焦虑是否减轻,积极配合治疗和护理。

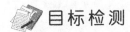 目标检测

A₁型题

1.协调性子宫收缩乏力的临床特点,错误的是(　　)

A.有节律性　　　　　　　B.宫颈扩张缓慢　　　　　　C.宫缩达到高峰时子宫也不硬

D.子宫底收缩比子宫下段强　　　　　E.出现病理性缩复环

2.滞产是指总产程超过(　　)

A.18h　　　　　　　　　B.20h　　　　　　　　　C.24h

D.26h　　　　　　　　　E.28h

3.下列哪项操作应专人监护(　　)

A.灌肠　　　　　　　　　B.人工破膜　　　　　　　C.针刺

D.缩宫素静脉滴注　　　　　E.按摩乳头

4.急产是总产程少于(　　)

A.1h　　　　　　　　　　B.2h　　　　　　　　　C.3h

D.4h　　　　　　　　　　E.5h

5.关于均小骨盆,不正确的描述是(　　)

A.多见于身材矮小,体型匀称的妇女

B.形态属正常女性骨盆

C.有明显头盆不称应及早行剖宫产术

D.估计胎儿不大,头盆相称者可给予试产

E.骨盆各径线均较正常值小 1cm

6.妊娠期间,臀先露开始矫正的时间应是(　　)

A.妊娠 28 周后　　　　　　B.妊娠 30 周后　　　　　C.妊娠 32 周后

D.妊娠 34 周后　　　　　　E.妊娠 36 周后

A₂型题

7.李女士,初产妇,24 岁,妊娠 39 周。产妇于 5:00 临产,14:00 宫口开大 6cm,20:00 宫口开全,23:30 胎头吸引术助娩一女婴。此患者临产后的正确诊断是(　　)

A.潜伏期延长　　　　　　B.活跃期延长　　　　　　C.活跃期停滞

D.第二产程延长　　　　　E.滞产

8.张女士,26岁,G_1P_0,孕 39^{+6} 周。骨盆外测量:髂棘间径 23cm,髂嵴间径 25cm,骶耻外径 16cm,坐骨结节间径 9cm,应诊断为(　　)

A.漏斗型骨盆　　　　B.扁平型骨盆　　　　C.畸形骨盆

D.正常骨盆　　　　　E.均小骨盆

A_3 型题

(9～11题共用题干)

王女士,初产妇,孕 40 周,临产 16 小时后,宫口开大 4 厘米,胎膜未破,头先露,S^0,宫缩弱、规律,间歇期能完全松弛,胎心 140 次/分。

9.此患者目前子宫收缩的情况是(　　)

A.协调性子宫收缩乏力　　　　　　B.不协调性子宫收缩乏力

C.协调性子宫收缩过强　　　　　　D.不协调性子宫收缩过强

E.混合型子宫收缩乏力

10.下述哪项处理是不正确的(　　)

A.继续观察　　　　B.鼓励患者进食进水　　　　C.人工破膜

D.静点缩宫素　　　E.静推地西泮

11.结合患者目前情况,给予静点缩宫素,下述注意事项哪项是错误的(　　　)

A.从小剂量低浓度开始,根据宫缩强弱调整滴速和浓度

B.每 15～30min 调整一次

C.最大给药剂量通常不超过 60 滴/分

D.出现胎儿窘迫,可继续静脉用缩宫素

E.用缩宫素静脉滴注时,必须专人监护

A_4 型题

(12～14题共用题干)

张女士,初孕妇,26 岁。足月妊娠第 1 胎,先露为臀,骶骨位于母体骨盆的左前方,胎心 140 次/分,规律。骨盆外测量正常。

12.该患者的胎方位是(　　)

A.骶左前　　　　B.骶左横　　　　C.骶左后

D.骶右前　　　　E.骶右后

13.入院后 3h 出现不规律宫缩,目前的处理是(　　)

A.密切观察　　　　B.人工破膜　　　　C.缩宫素引产

D.剖宫产　　　　　E.灌肠加速产程进展

14.6h 后,患者宫缩规律,已临产,宫缩胎心均正常,护理错误的是(　　)

A.临产后卧床休息　　　B.勿灌肠　　　　C.破膜后,立即听胎心音

D.严密观察产程　　　　E.阴道口看见胎足,应协助牵拉娩出

(高　辉)

第八章　分娩期并发症患者的护理

学习目标

1. 掌握分娩期并发症的概念、身体状况和护理措施。
2. 熟悉分娩期并发症的健康史、辅助检查、治疗要点和护理诊断。
3. 了解分娩期并发症的护理目标和护理评价。
4. 具有预防和急救意识，体现认真、严谨和高度责任心的职业素质。

第一节　胎膜早破与脐带脱垂

案例引入

刘女士,28 岁,孕 38 周,G_1P_0。因突发阴道流液 2 小时就诊。既往体健。查体无腹痛,肛门检查时触不到羊膜囊,上推胎儿先露部可见到阴道流液量增多。

1. 为完善护理评估资料,护士还应做哪些评估?
2. 护士应采取哪些护理措施?

胎膜早破(premature rupture of membranes,PROM)是指临产前胎膜自然破裂,是常见的分娩期并发症。妊娠满 37 周发生率为 10% 左右,可引起早产、脐带脱垂及宫腔感染。脐带在胎膜破裂后脱出于阴道或外阴部,称脐带脱垂(prolapse of umbilical cord,图 8-1),是严重威胁胎儿生命的分娩期并发症。胎膜未破时脐带位于胎先露前方或一侧称为脐带先露,又称隐性脐带脱垂(图 8-2)。

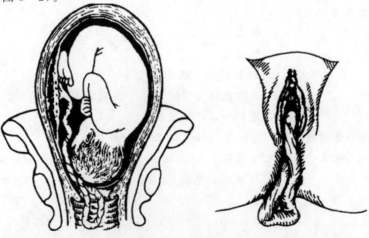

图 8-1　脐带脱垂

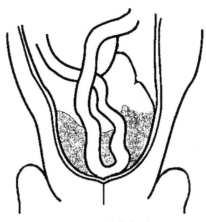

图 8 - 2　脐带先露

【护理评估】

（一）健康史

1. 胎膜早破

胎位异常、胎先露高浮、胎膜炎、多胎妊娠、羊水过多、妊娠晚期性生活、创伤、维生素及微量元素缺乏及宫颈内口松弛等。

2. 脐带脱垂

胎膜早破及胎先露衔接不良等。

（二）身体状况

1. 胎膜早破

孕妇突感阴道有不能自控的较多液体流出,咳嗽、用力时流液增多。肛门检查时触不到羊膜囊,上推先露部流液量增多。阴道窥器检查可见液体从宫口流出。

2. 脐带脱垂

胎膜破裂后胎心率突然改变,阴道内能触及或外阴看到条索状物(脐带)。若脐带先露表现为胎膜未破,在胎动、宫缩后胎心率突然改变,经变换体位、上推胎先露及抬高臀部后迅速恢复;行阴道检查,在胎先露旁或其前方可触及波动的条索状物。

3. 对母儿影响

（1）对母体影响:胎膜早破时宫内感染及产褥感染明显增加。

（2）对胎儿及新生儿影响:胎膜早破易诱发早产、脐带脱垂、胎儿窘迫等,围生儿死亡率增加。

（三）心理-社会状况

突然发生的胎膜早破使孕妇及家属惊慌失措,若有脐带脱垂,孕妇及家属会更加焦虑,担心孕妇和胎儿的安危。

（四）辅助检查

1. 阴道液检查

用石蕊试纸测定阴道流液,pH≥6.5;阴道液干燥涂片检查呈羊齿状结晶。

2. 羊膜镜检查

看不到前羊膜囊,可确诊为胎膜早破。

(五)治疗要点

根据破膜时间、胎儿情况、有无感染及母体情况综合考虑决定处理方法,预防感染和脐带脱垂。一般孕周不足 24 周者应终止妊娠;孕周在 28～35 周胎儿肺不成熟,无感染和胎儿窘迫者,可期待治疗,但必须排除绒毛膜羊膜炎。若胎儿肺成熟或有明显感染者,或胎儿窘迫且孕周超过 36 周者,应立即终止妊娠。若有脐带先露经变换体位等恢复胎心率者,可继续观察,否则,应行剖宫产术;若脐带脱垂,应尽快结束分娩。

【护理诊断及合作性问题】

(1)有受伤的危险(围生儿) 与脐带受压和早产儿各器官发育不成熟有关。

(2)有感染的危险 与破膜后病原体易侵入有关。

(3)焦虑 与担心自身及胎儿安危有关。

【护理目标】

(1)围生儿未发生受伤。

(2)患者无感染发生。

(3)患者焦虑减轻。

【护理措施】

(一)预防围生儿受伤

(1)嘱胎膜早破患者应及时住院,绝对卧床休息,采取头低臀高左侧卧位为宜,注意胎心率监测和胎动,了解胎儿宫内安危;观察羊水性状、颜色、气味等,配合医生在严格消毒下行阴道检查,确定有无脐带脱垂,若有脐带脱垂,立即抬高臀部,并严密监测胎心,胎儿存活、宫口未开全者,遵医嘱做好剖宫产准备;若宫口开全,胎头位置低者,做好阴道助产术护理配合。同时做好抢救新生儿护理准备。

(2)脐带先露者应卧床休息,吸氧,取臀高头低位、上推胎先露部等方法,密切观察胎心变化,若胎心率、胎头衔接和宫口扩张均正常,做好阴道分娩的护理;否则,做好剖宫产术护理和新生儿窒息抢救准备。

(3)对孕周小于 35 周者,遵医嘱给予地塞米松促进肺成熟,并做好早产儿的抢救和护理准备。

(二)预防感染

密切观察生命体征,及时发现感染征象;严格无菌操作;保持外阴清洁,使用消毒会阴垫,会阴擦洗每日 2 次;破膜超过 12h,遵医嘱使用抗生素;定期复查白细胞计数。

(三)减轻焦虑

用委婉的语言将分娩情况及可能发生的问题及时告知患者及家属,并将处理措施和注意事项交代清楚,取得患者及家属的配合;多陪伴患者,及时解答患者提出的疑问,鼓励其说出心中的感受,给予精神安慰,提供优质护理服务,缓解焦虑。

(四)健康指导

加强围生期卫生宣教与指导,嘱孕妇妊娠后期禁止性交,避免负重和腹部受撞击;告知宫颈内口松弛者于妊娠 14～16 周行宫颈环扎术；饮食中应注意补充维生素及微量元素；指导头盆不称、胎位异常的孕妇提前住院待产；告知孕妇一旦破膜应立即平卧并抬高臀部,禁止直立行走,尽快住院。

【护理评价】

(1)围生儿是否未发生受伤。

(2)患者是否无感染发生。

(3)患者是否焦虑减轻,积极配合治疗和护理。

第二节　产后出血

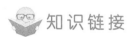 案例引入

李女士,25 岁,既往体健,孕 40 周,G_1P_1。产后 2h 阴道流血多,约为 550mL,色暗红。查体:无腹痛,宫缩弱。血压 90/60mmHg,P90 次/分。

1.目前情况是否正常? 为什么?

2.护士应采取哪些护理措施?

胎儿娩出后 24h 内失血量超过 500mL,剖宫产时超过 1000mL 者为产后出血(postpartum hemorrhage,PH),是分娩期严重的并发症,在我国居产妇死亡原因的首位,其发生率约占分娩总数的 2%～3%,其中 80% 以上发生在产后 2h 内。短时间大量出血可发生失血性休克,休克时间过长可引起垂体缺血性坏死,继发腺垂体功能衰退导致希恩综合征。

知识链接

希恩综合征

希恩综合征又称席汉氏综合征。由于产后大出血,尤其是伴有长时间的失血性休克,使垂体前叶组织缺氧、变性、坏死,继而纤维化,最终导致垂体前叶功能减退引起一系列表现的综合征。表现为产后无乳、脱发、闭经、性欲减退,阴道干燥、皮肤干燥粗糙、低血压、畏寒、嗜睡等。

【护理评估】

(一)健康史

1.子宫收缩乏力

子宫收缩乏力是最常见的原因之一,约占 70%～80%,可由全身性因素及子宫局部因素引起,如恐惧、紧张,身体衰竭,镇静剂和麻醉剂使用不当,全身性疾病,子宫发育不良、子宫肌瘤或多次刮宫、多产、产褥感染所致的子宫炎症或损伤等。

2.胎盘因素

胎盘因素包括胎盘滞留、粘连或植入、部分残留、嵌顿等。

3.软产道损伤

急产,巨大儿,产力过强,助产手术操作不当等。

4. 凝血功能障碍

原发性或继发性凝血功能异常,如血液病、肝脏疾患、胎盘早剥、重度子痫前期等。

(二)身体状况

1. 阴道出血

不同原因引起的出血特点如下表(表8-1)。

表8-1 不同原因阴道出血的特点

原因	特点
子宫收缩乏力	胎盘娩出后阴道多量出血,多为间歇性,色暗红,有血块。子宫软,轮廓不清,按摩推压宫底有积血流出,使用宫缩剂后子宫变硬
软产道损伤	胎儿娩出后立即出现持续性阴道出血,色鲜红色能自凝
胎盘因素	胎盘剥离延缓,胎盘娩出前阴道出血,出血呈间歇性,色暗红,有血块
凝血功能障碍	胎盘娩出前、后出现持续性阴道流血,色鲜红,多而不凝,且伴有全身出血倾向

2. 贫血与休克

由于出血多,患者可有头晕、乏力、心慌等症状;还可出现面色苍白,严重者出现血压下降、脉搏细数、四肢湿冷等休克表现。

(三)心理-社会状况

产妇及其家属多感到紧张、恐惧和焦虑,担忧产妇的安危和身体康复等问题。

(四)辅助检查

血常规,血型及凝血功能检查。

(五)治疗要点

寻找病因,迅速止血,预防和抢救休克,预防感染。

【护理诊断及合作性问题】

(1)组织灌注无效(外周) 与大出血有关。

(2)潜在并发症:失血性休克、希恩综合征等。

(3)有感染的危险 与出血致机体抵抗力降低和手术操作有关。

(4)恐惧 与担心生命安危有关。

【护理目标】

(1)患者出血减少或停止,生命体征恢复正常。

(2)患者未出现并发症或出现后得到及时处理。

(3)患者未出现感染。

(4)患者恐惧减轻或消失。

【护理措施】

(一)减少出血

1. 严密观察病情

严密观察患者一般情况、生命体征、子宫收缩和阴道流血情况。

2.迅速止血

(1)子宫收缩乏力:①按摩子宫:首先采用经腹壁双手按摩子宫法(图8-3),一手放在产妇耻骨联合上方按压下腹部,将子宫向上托起,另一手放于子宫底部,大拇指在子宫前壁,其余四指在后壁,均匀而有节律地按摩子宫,同时间断的用力挤压子宫,使宫腔内积血及时排出;若上述按摩无效,可改用腹部-阴道双手按摩子宫法(图8-4),一手在腹部按压子宫后壁,另一手戴消毒手套握拳置于阴道前穹隆顶压子宫前壁,双手相对紧压按摩子宫。②遵医嘱用药:缩宫素10IU肌注或加入0.9％生理盐水500mL静脉滴注,必要时缩宫素10IU直接宫体注射;麦角新碱0.2mg肌注或静脉用药(心脏病、高血压者慎用);米索前列醇0.2mg舌下含化或卡前列甲酯栓1mg置于阴道后穹隆。③宫腔内填塞纱布(图8-5):在无输血及手术条件的情况下,抢救时可采用宫腔内填塞纱布条压迫止血,但需严格消毒,均匀填塞,不留空隙,严密观察生命体征,注意宫底高度及子宫大小变化。24h后取出纱布条,抽出前先注射宫缩剂,给予抗生素以防感染。④结扎盆腔血管:严重的子宫弛缓性出血,上述方法无效时,可经阴或腹腔,结扎子宫动脉或髂内动脉,近年来,用吸收性明胶海绵颗粒栓塞盆腔血管,也取得良好的止血目的。⑤子宫切除:上述方法无效的情况下,为挽救患者生命,遵医嘱做好子宫切除的准备。

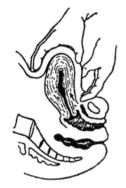 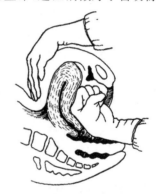

图8-3　经腹壁双手按摩子宫法　　　　　图8-4　腹部—阴道按摩子宫法

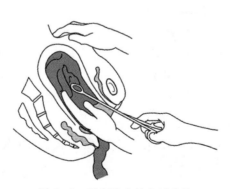

图8-5　子宫腔内纱布填塞法

(2)胎盘因素:①胎盘剥离后滞留:一手按摩子宫,刺激子宫收缩,让患者屏气向下用力,另一手轻拉脐带协助胎盘、胎膜娩出。②胎盘粘连、剥离不全:行徒手剥离胎盘术(图8-6)。③胎盘嵌顿:肌注阿托品0.5mg或1％肾上腺素1mL,待子宫狭窄环松解后,用手取出胎盘,无效时可在麻醉下取出胎盘。④胎盘植入:行子宫切除术,近年来,临床对初产妇、出血少患者采取甲氨蝶呤、5-氟尿嘧啶和中药等保守治疗,也取得一定效果。

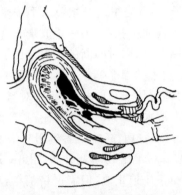

图 8-6　徒手剥离胎盘术

(3)软产道裂伤:协助医生查找裂伤,及时缝合止血。

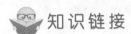知识链接

会阴裂伤分度诊断标准

会阴裂伤分为:Ⅰ度:为会阴皮肤及阴道黏膜撕裂,未累及肌层;Ⅱ度:为会阴体肌层撕裂,未累及肛门括约肌;Ⅲ度:裂伤向会阴深部扩展,肛门括约肌撕裂,直肠黏膜未累及。Ⅳ度:指肛门、直肠和阴道完全贯通,直肠肠腔外露,组织损伤严重。

(4)凝血功能障碍:遵医嘱使用药物改善凝血功能,积极做好抗休克及纠正酸中毒等抢救准备。如阴道流血不止,做好子宫切除术的准备。

3. 及时补充血容量

迅速建立静脉通道,遵医嘱输血、输液。评估出血量,可参考以下的方法:

(1)称重法:失血量≈(有血敷料重—干敷料重)÷1.05(血液比重为 1.05g/mL)。

(2)容积法:用专用的产后接血容器收集血液用量杯测定。

(3)面积法:失血量(mL)≈血湿面积 cm^2(即每 10cm×10cm 折合 10mL 血量)

(4)休克指数法:休克指数=脉率/收缩压,休克指数为 1,则失血约为 500～1500mL;休克指数为 1.5,则失血约为 1500～2500mL;休克指数为 2.0,则失血约为 2500～3500mL。

(二)防治并发症

(1)密切观察失血情况,发现异常及时报告医生。

(2)一旦出现失血性休克,遵医嘱迅速配合医生采取急救措施,纠正休克,改善脑血氧供应,预防希恩综合征等。

(三)预防感染

(1)保持环境和病室清洁,注意通风及消毒。

(2)严格无菌操作,防止病原体侵入生殖道。

(3)监测体温变化,每日 4 次。定时送检血液,收集结果及时反馈给医生

(4)保持会阴清洁,每日擦洗会阴 2 次,注意恶露颜色、气味及会阴伤口情况。

(5)加强营养,增强机体抵抗力。

（6）必要时,遵医嘱用抗生素预防感染,做好用药护理。

(四)缓解恐惧

向患者介绍疾病有关知识,消除不必要的紧张;多陪伴患者,并给予同情、安慰和支持;缓解恐惧心理,保持情绪稳定,主动配合救护工作。

(五)健康指导

（1）重视高危孕妇的产前检查,做好孕期保健,对有产后出血危险的孕妇须及早纠正,择期住院待产。

（2）教会患者按摩子宫及会阴伤口的护理方法。发现子宫复旧、恶露异常及时就诊。

（3）指导母乳喂养,促进子宫缩复,减少出血。

（4）指导患者做好产褥期保健,合理安排休息与活动,多摄入营养丰富、富含铁、维生素的食物,促进身体逐步康复。

（5）贫血者指导服用纠正贫血药物。

（6）嘱患者产后定期复查。

【护理评价】

（1）患者出血是否减少或停止,生命体征是否恢复正常

（2）患者是否出现并发症或出现后得到及时处理。

（3）患者是否发生感染。

（4）患者恐惧是否减轻或消失,积极配合治疗和护理。

第三节　子宫破裂

案例引入

艾女士,25岁,孕40周,G_1P_1。临产12h,产程进展缓慢,产妇烦躁不安,腹痛难忍,呼吸、心率加快。查体:下腹部压痛,并出现一环状凹陷,腹部呈葫芦形,胎动和胎心音不清。

1.该产妇产程中出现了什么问题?

2.对此,护士应采取哪些护理措施?

子宫破裂(rupture of uterus)是指子宫体部或子宫下段于妊娠晚期或分娩期发生破裂,是产科极严重的并发症,若不能及时诊断处理,将威胁母儿生命。多发生于经产妇,尤其是多产妇。

【护理评估】

(一)健康史

胎先露下降受阻、子宫瘢痕、宫缩剂使用不当、手术创伤和外伤等。

(二)身体状况

子宫破裂可分为先兆子宫破裂和子宫破裂两个阶段。

1.先兆子宫破裂（threatened uterine rupture）

常见于有梗阻性难产、产程延长者。

(1)症状:患者腹部疼痛难忍、烦躁不安、呼叫不已,胎动频繁,下腹拒按,自觉胎动频繁,排尿困难,甚至血尿。

(2)体征:子宫呈强直性收缩,胎心不规则或听不清。过强的宫缩使子宫体部肌肉增厚变短,子宫下段拉长变薄,在两者之间形成明显的环状凹陷,此凹陷随宫缩逐渐上升,称为病理性缩复环(pathologic retraction ring)。患者下腹部出现环状凹陷(图8-7),子宫下段压痛明显。下腹部压痛、病理性缩复环的形成、胎心率改变、血尿出现是先兆子宫破裂的四大主要表现。

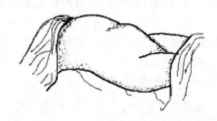

图8-7 先兆子宫破裂时的腹部外形

2.子宫破裂

(1)症状:继先兆子宫破裂的症状后,患者突感下腹部撕裂样剧痛,子宫收缩骤然停止,腹痛稍缓解,片刻后出现全腹持续性疼痛,伴有面色苍白、出冷汗、脉搏细数等休克征象。

(2)体征:患者出现全腹压痛、反跳痛等腹膜刺激征;腹壁下可触及胎体,胎心消失,子宫缩小位于胎体一侧。阴道检查:宫颈口回缩,胎先露上升或消失。

(三)心理-社会状况

患者因剧烈的腹痛而焦躁不安,担心自身及胎儿安危,随着病情加重,患者及家属出现恐慌不安、悲伤、失望,甚至抱怨、愤怒的情绪。

(四)辅助检查

1.B型超声检查

仅用于可疑子宫破裂病例,了解胎儿与子宫破裂的位置关系。

2.实验室检查

血常规检查见血红蛋白下降;尿常规检查可见红细胞或肉眼血尿。

(五)治疗要点

先兆子宫破裂者抑制子宫收缩,如肌内注射哌替啶100mg或静脉全麻,同时行剖宫产术;子宫破裂者在积极抢救休克同时,剖腹取胎,行子宫修补或切除术。

【护理诊断及合作性问题】

(1)急性疼痛　与强直性子宫收缩或子宫破裂有关。

(2)组织灌注无效(外周)　与子宫破裂大出血有关。

(3)预感性悲哀　与胎儿死亡、子宫切除有关。

【护理目标】

(1)患者异常疼痛减轻或消失。

(2)患者出血减少或停止,生命体征恢复正常。

（3）患者不良情绪减轻。

【护理措施】

（一）减轻疼痛

（1）严密观察宫缩和腹形，对子宫收缩过强、异常腹痛要高度警惕；发现子宫破裂的先兆，应立即停止缩宫素的使用，报告医生。遵医嘱使用宫缩抑制剂，缓解宫缩和胎儿缺氧。

（2）遵医嘱吸氧、建立静脉通路和做好术前准备。

（3）给予患者心理支持。

（二）减少出血

（1）休克者取中凹卧位或平卧位、吸氧、保暖。

（2）严密观察生命体征，迅速建立静脉通道，遵医嘱输血、输液。

（3）尽快做好剖腹探查手术准备，并护送至手术室，移动患者力求平稳，减少刺激。

（三）减轻不良情绪

对患者及家属所表现的恐惧、怨恨等情绪给予同情和理解，耐心倾听患者的倾诉，给予心理安抚，帮助患者调整情绪，接受现实，尽快摆脱悲哀，树立生活的信心。

（四）健康指导

加强产前检查，有骨盆狭窄、胎位异常或子宫瘢痕者应在预产期前 2 周住院待产。宣传计划生育，减少分娩、流产的次数，提倡阴道分娩。对行子宫修补术的患者，指导其 2 年后再孕，指导避孕。

【护理评价】

（1）患者异常疼痛是否减轻或消失。

（2）患者出血是否减少或停止，生命体征逐渐恢复正常。

（3）患者不良情绪是否减轻，积极配合治疗和护理。

第四节　羊水栓塞

案例引入

夏女士，26 岁，初产妇。宫口开全胎膜破裂后突然出现呛咳、烦躁、呼吸困难，随即昏迷，血压 50/30mmHg。

1.此患者出现了什么问题？

2.护士应采取哪些护理措施？

羊水栓塞（amniotic fluid embolism，AFE）是指在分娩过程中羊水突然进入母体血液循环引起肺栓塞、过敏性休克、弥散性血管内凝血（DIC）、肾衰竭等一系列病理改变的严重并发症。羊水栓塞发病急，病情凶险，发生在足月分娩者死亡率高达 70%～80%。也可发生在钳刮术和妊娠中期引产术中，但病情较缓和。

【护理评估】

(一)健康史

宫缩过强、胎膜早破或人工破膜、急产、前置胎盘、胎盘早剥、子宫破裂、中期妊娠引产或钳刮术、宫缩剂使用不当、剖宫产、高龄产妇、多产妇等诱因。

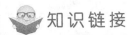

知识链接

羊水栓塞的预防措施

(1)加强产前检查,发现诱发因素及时处理。

(2)掌握缩宫素的正确使用方法。

(3)人工破膜宜在宫缩间歇期进行,破口要小,控制羊水流出速度。

(4)钳刮术时先刺破胎膜,羊水放出后再钳刮,先取胎儿后取胎盘,刮宫前不用缩宫素。中期引产行羊膜腔穿刺的次数不应超过3次。

(5)严格掌握剖宫产指征。

(二)身体状况

病情严重程度与妊娠月份、羊水进入量性状及速度有关,典型临床经过可分为休克期、DIC期和急性肾衰竭期。破膜后患者突然发生寒战、呛咳、气促、躁动不安,继而出现发绀、呼吸困难、抽搐甚至昏迷;阴道持续大量出血,血液不凝或全身广泛性出血;病情凶险者仅尖叫一声即进入休克状态或死亡。体格检查:脉搏细速,血压下降,肺部听诊有湿啰音,切口渗血不止等。存活者进一步出现少尿、无尿及尿毒症征象。

(三)心理-社会状况

患者生命突然危在旦夕,家属无法接受现实,表现出恐惧、情绪激动、愤怒,如果抢救无效还会出现过激行为。

(四)辅助检查

血常规、凝血功能检查均异常;X片可见肺部双侧弥漫性点、片状浸润阴影;心电图示右心房和右心室扩大;下腔静脉取血可查到羊水中的有形物质。

(五)治疗要点

迅速纠正呼吸循环衰竭,抗休克及纠正凝血功能障碍,积极防治肾衰竭。

【护理诊断及合作性问题】

(1)气体交换受损　与肺动脉高压、肺水肿有关。

(2)组织灌注无效(外围)　与弥散性血管内凝血有关。

(3)潜在并发症:心力衰竭、肾衰竭等。

【护理目标】

(1)患者呼吸恢复正常。

(2)患者出血减少或停止,生命体征恢复正常。

(3)母儿未出现并发症或出现后得到及时处理。

【护理措施】

(一)改善呼吸

(1)患者取半卧位,保持呼吸道通畅,加压给氧,必要时气管插管或气管切开,维持有效呼吸。

(2)遵医嘱用药,如:静脉注射地塞米松抗过敏;罂粟碱、阿托品、氨茶碱静脉缓慢推注,解除支气管痉挛,降低肺动脉高压等。

(3)严密监测病情变化,注意患者生命体征、心肺功能等情况。

(二)减少出血

(1)迅速建立静脉通道,遵医嘱输液、输血,维持有效循环血容量。

(2)配合医生迅速做必要的辅助检查,严密观察全身出血情况,注意有无凝血功能障碍的早期征象,一旦发现及时协助处理。

(3)遵医嘱用药,做好剖宫产术或子宫切除术的准备。

(四)防治并发症

(1)密切观察破膜后患者的表现,注意患者病情变化,如生命体征、出血情况、尿量等。

(2)遵医嘱应用强心剂和利尿剂,如毛花苷 C、呋塞米或 20％甘露醇,做好用药护理。

(五)健康指导

(1)向家属解释患者的病情,介绍羊水栓塞相关知识和可能发生胎儿意外的原因,对于家属的心情表示理解,并给予安慰,取得家属的理解和配合。

(2)指导患者产后康复。

【护理评价】

(1)患者呼吸是否恢复正常。

(2)患者出血是否减少或停止,生命体征恢复正常。

(3)母儿是否未出现并发症或出现后得到及时处理。

目标检测

A₁ 型题

1.胎膜早破是指(　　)

A.胎膜在临产前破裂　　　　　　　　　B.胎膜在第一产程末破裂

C.胎膜在第二产程末破裂　　　　　　　D.胎膜在宫缩开始破裂

E.胎膜在妊娠 39 周前破裂

2.胎膜早破的表现为(　　)

A.反复出现少量的阴道流血　　　　　　B.反复出现少量的阴道流液

C.持续性腹痛,腹肌紧张　　　　　　　D.无腹痛,腹肌紧张

E.持续性的高热

3.病理性缩复环常见于(　　)

A.羊水过多　　　　　B.梗阻性难产　　　　　C.双胎

D.巨大儿　　　　　　E.胎盘早剥

4. 胎膜早破时护理措施不包括(　　)

A. 卧床休息　　　　　　B. 听胎心　　　　　　C. 预防感染

D. 抬高臀部　　　　　　E. 灌肠

5. 为预防感染,破膜后超过多少小时给予抗生素(　　)

A. 8　　　　　　　　　　B. 10　　　　　　　　C. 12

D. 18　　　　　　　　　　E. 24

6. 产后出血是指(　　)

A. 胎儿娩出后 24h 内出血量超过 500mL,剖宫产时超过 1000mL 者

B. 胎盘娩出后 24h 内出血量超过 500mL,剖宫产时超过 800mL 者

C. 胎儿娩出后 24h 内出血量超过 1000mL,剖宫产时超过 2000mL 者

D. 胎盘娩出后 24h 内出血量超过 200mL,剖宫产时超过 500mL 者

E. 胎儿娩出后 48h 内出血量超过 500mL,剖宫产时超过 1000mL 者

7. 产后出血最常见的原因为(　　)

A. 胎盘残留　　　　　　B. 软产道损伤　　　　C. 子宫收缩乏力

D. 胎盘嵌顿　　　　　　E. 弥散性血管内凝血

8. 产后出血休克患者的护理措施中不妥的是(　　)

A. 迅速建立静脉通道　　　　　　　　　B. 配合医生采取有效止血措施

C. 立即切除子宫　　　　　　　　　　　D. 密切观察生命体征

E. 立即平卧、吸氧、保暖

9. 子宫收缩乏力引起的大出血首选的止血措施是(　　)

A. 按摩子宫　　　　　　B. 缝合止血　　　　　C. 刮匙刮取残留组织

D. 子宫切除　　　　　　E. 麻醉松弛狭窄环

10. 先兆子宫破裂的临床表现不包括(　　)

A. 烦躁　　　　　　　　B. 胎动、胎心音异常　　C. 血尿

D. 病理性缩复环　　　　E. 休克

11. 羊水栓塞的处理护理措施中不正确的是(　　)

A. 遵医嘱用大剂量镇静剂　　　　　　　B. 解除肺动脉高压

C. 抗过敏治疗　　　　　　　　　　　　D. 维持有效循环血容量

E. 防治凝血功能障碍

12. 不属于胎膜早破的原因(　　)

A. 机械性刺激　　　　　B. 下生殖道感染　　　C. 宫颈内口紧

D. 胎膜发育不全　　　　E. 羊膜腔压力升高

13. 发生羊水栓塞时,首要的护理措施是(　　)

A. 纠正酸中毒　　　　　B. 纠正心衰　　　　　C. 加压给氧

D. 抗休克　　　　　　　E. 抗过敏

A₂ 型题

14. 张女士,26 岁,妊娠足月产,巨大胎儿。当胎儿娩出后,阴道流出大量鲜红色的血液,能自凝。查体:子宫收缩良好,胎盘完全剥离,胎膜完整。出血的原因可能是(　　)

A.胎盘残留　　　　　　B.软产道损伤　　　　　C.子宫收缩乏力

D.胎盘嵌顿　　　　　　E.弥散性血管内凝血

15.李女士,30岁。胎儿娩出后20分钟后胎盘娩出,阴道出血较多,暗红色,检查发现胎盘小叶缺损,首选措施为(　　　)

A.按摩子宫　　　　　　B.按摩子宫,同时肌内注射宫缩剂

C.积极术前准备　　　　D.清宫

E.监测生命体征,注意观察尿量

16.宋女士,26岁,初产妇,妊娠40周。临产后5h出现烦躁不安,自述下腹疼痛难忍。检查下腹部见一环状凹陷,下腹拒按,胎心听不清,导尿为血尿。该产妇考虑为(　　　)

A.子宫破裂　　　　　　B.前置胎盘　　　　　　C.胎盘早剥

D.妊娠合并急性阑尾炎　E.先兆子宫破裂

17.李女士,28岁,初产妇。临产时静脉滴注缩宫素,破膜后不久突然出现烦躁不安、呛咳、呼吸困难、发绀,数分钟后死亡。最可能的诊断是(　　　)

A.脐带脱垂　　　　　　B.子痫　　　　　　　　C.羊水栓塞

D.胎盘早剥　　　　　　E.宫缩过强

A₃型题

(18~19题共用题干)

张女士,初产妇,28岁,G_1P_0。临产后给予缩宫素静滴,现宫缩强且呈持续性,不能缓解,产妇烦躁不安,在脐耻之间出现了一环状凹陷,子宫下段明显压痛,胎心音166次/分。

18.该产妇很可能是(　　　)

A.子宫痉挛收缩　　　　B.羊水栓塞　　　　　　C.先兆子宫破裂

D.脐带受压　　　　　　E.胎盘早剥隐性出血

19.首选的处理和护理为(　　　)

A.吸氧、输液　　　　　B.心理安慰　　　　　　C.给予止痛药

D.阴道助产　　　　　　E.停用缩宫素并抑制宫缩

A₄型题

(20~22题共用题干)

张女士,初产妇,孕35周。臀位,不规则宫缩,胎心音148次/分,血压138/82mmHg,先露高浮,未破膜。

20.待产3h后,胎膜破裂,护士应立即(　　　)

A.听胎心音　　　　　　B.测量生命体征　　　　C.呼叫其他人员抢救

D.开放静脉输液　　　　E.给予氧气吸入

21.护理完成后,护士还需向患者讲解抬高臀部的目的(　　　)

A.胎儿不成熟需保胎　　B.阻止羊水流出　　　　C.便于观察宫缩进展

D.防止脐带脱垂　　　　E.减少体力消耗

22.破膜后6h,临产娩一早产男婴,患者情绪低落,精神不振,此时护士应采取的护理措施为(　　　)

A. 立即向值班医生汇报 B. 强调早产的危害性

C. 做好心理疏导 D. 增加营养

E. 遵医嘱用抑制宫缩药物

（杨　卿）

第九章 异常产褥患者的护理

学习目标

1. 掌握产褥感染和产褥病率的概念、身体状况和护理措施。
2. 熟悉产褥感染的健康史、辅助检查、治疗要点和护理诊断；熟悉晚期产后出血和产后抑郁症的概念、护理评估、护理诊断及护理措施。
3. 了解异常产褥的护理目标及护理评价。
4. 树立预防保健意识，体现认真、严谨和高度责任心的职业素质。

产褥期虽然是产后正常的生理过程，但由于产妇体质虚弱，全身各系统特别是生殖系统发生着急剧的变化，如不注意护理和保健，很容易发生产褥期疾病，给患者带来身心危害，甚至危及生命。本章主要介绍产褥感染、晚期产后出血及产后抑郁症。

第一节 产褥感染

案例引入

张女士，28岁。产后8d寒战、发热、腹痛5d入院。检查：38.1℃，P116次/分，R38次/分，BP95/70mmHg，痛苦面容，下腹部压痛，恶露量多，暗红色，有臭味。

1. 对该患者护理评估时应收集哪些资料？
2. 患者入院后应做哪些护理？

产褥感染（puerperal infection）是指分娩与产褥期病原体侵入生殖道引起局部或全身的炎症性变化，严重者可引起脓毒血症、败血症而危及生命，目前是引起患者死亡的四大原因之一，发病率约为6％。产褥病率（puerperal morbidity）是指分娩24h以后的10d内，每日用口表测量体温4次，间隔时间4h，有2次≥38℃者（口表）。产褥病率的主要原因是产褥感染，其次为急性乳腺炎、急性上呼吸道感染和泌尿系统感染等。

【护理评估】

(一)健康史

1.诱因
体质虚弱、产前或产后出血、营养不良、胎膜早破、产程延长、产科手术操作、慢性疾病等。

2.病原体
包括需氧菌、厌氧菌、支原体及衣原体等，且多是混合感染，厌氧菌是最常见的病原体。而许多非致病菌在人体抵抗力低下或特定条件下也可成为致病菌。

3. 感染来源

(1)内源性感染:当机体抵抗力低下时,正常生殖道或其他部位寄生的非致病菌引起。

(2)外源性感染:由外界的病原体通过器具、手术器械、敷料和物品侵入生殖道引起。

(二)身体状况

产褥感染以发热、疼痛、恶露异常为主要症状。由于感染部位、程度及病原体不同而临床表现多样,轻者主要为局部表现,重者可出现全身表现。

1. 急性外阴炎、阴道炎、宫颈炎

多因产时会阴部损伤或手术产所致,以局部灼热、疼痛、会阴下坠感为主,全身反应较轻。检查可见局部伤口红肿、伤口愈合不良、脓性分泌物、溃疡、触痛等。感染部位较深者可导致阴道旁结缔组织炎;宫颈感染若向宫旁深部组织蔓延,可引起盆腔结缔组织炎。

2. 急性子宫内膜炎、子宫肌炎

最常见,两者常伴发。病原体经胎盘剥离面侵入,扩散到子宫蜕膜层及肌层所致。表现为发热、恶露增多呈脓性且有臭味,下腹疼痛及子宫压痛,子宫复旧不良。严重者可伴有高热、寒战、头痛等全身表现。

3. 急性盆腔结缔组织炎、急性输卵管炎

病原体经宫旁淋巴和血行到达宫旁组织,同时波及输卵管所致。主要表现为下腹痛伴肛门坠胀、大量脓性恶露有臭味,可伴有寒战、高热、头疼、脉速等全身表现。检查宫旁组织增厚、压痛,触及炎性包块,边界不清,重者侵及整个盆腔,形成"冰冻骨盆",治疗不彻底可转为慢性炎症。

4. 急性盆腔腹膜炎及弥漫性腹膜炎

炎症扩散至子宫浆膜,形成盆腔腹膜炎,甚至扩散至腹腔,引起弥漫性腹膜炎。患者全身中毒症状明显,如寒战、高热、全腹疼痛、恶心、呕吐、腹胀,并可引起直肠子宫陷凹处脓肿,若脓肿累及肠管或膀胱,患者出现腹泻、里急后重与排尿困难。检查腹部明显压痛、反跳痛和腹肌紧张,严重者可导致中毒性休克而死亡。治疗不彻底可发展成慢性炎症。

5. 血栓静脉炎

包括盆腔血栓静脉炎和下肢血栓静脉炎。盆腔血栓静脉炎以产后 1～2 周多见,病变单侧居多,患者表现为寒战、高热等并反复发作,持续数周。下肢血栓性静脉炎常继发于盆腔静脉炎,表现为弛张热、下肢疼痛和水肿、皮肤发白,习称"股白肿"。

6. 脓毒血症及败血症

感染血栓脱落进入血液循环可引起脓毒血症,并可引发感染性休克等;若病原体大量进入血液循环并繁殖可引起败血症,表现为持续高热、寒战等全身中毒症状,危及生命。

(三)心理-社会状况

患者及家属由于缺乏必要知识及担心病情,常表现为紧张不安、烦躁,病情发展较快者会极度不安和悲观,也可因治疗影响照顾孩子而失落、内疚。

(四)辅助检查

1. 血、尿常规检查

白细胞计数增多,嗜中性粒细胞增多。检测血清 C-反应蛋白,有助于早期诊断感染。

2. 病原体培养和药物敏感试验

通过取宫腔分泌物、脓肿穿刺液作为标本,可确定病原体,并有助于抗生素的选择。

3. B 型超声检查

彩色超声多普勒、CT 对炎性包块、脓肿或血栓等定位及诊断有帮助。

(五)治疗要点

1. 支持疗法

加强营养,提高全身抵抗力,纠正水及电解质失衡。

2. 局部病灶处理

通过物理疗法,切开引流、刮宫等方法处理局部肿痛、宫腔残留物和脓肿。

3. 抗生素的应用

未确定病原体前可根据临床表现和临床经验,选用广谱高效抗生素;待病原体确定后,根据情况调整抗生素。病情严重者可联合用药。常用抗生素有青霉素、甲硝唑等。中毒症状严重者可短期加用肾上腺皮质激素,提高机体应激能力。对血栓静脉炎,使用抗生素的同时,应加用肝素。

4. 手术治疗

子宫严重感染,经积极治疗无效,炎症继续发展,出现不可控制的出血、败血症等严重后果时,应及时行子宫切除术,挽救患者生命。

【护理诊断及合作性问题】

(1)体温过高　与病原体感染有关。

(2)急性疼痛　与局部损伤、炎症刺激等有关。

(3)焦虑　与担心病情及知识缺乏等有关。

【护理目标】

(1)患者体温恢复正常。

(2)患者疼痛减轻或消失。

(3)患者焦虑减轻。

【护理措施】

(一)恢复正常体温

(1)密切观察患者的生命体征和恶露的量、颜色、气味、腹部压痛情况,每 4h 测量体温一次,做好记录。注意询问患者的自觉症状。

(2)嘱患者半卧位,以利恶露排出和炎症局限。

(3)指导患者摄入高蛋白、高热量等易消化食物,并多饮水。

(4)保持病房适宜的温湿度,空气流通。

(5)体温超过 39℃时可给予物理降温。

(6)必要时遵医嘱使用抗生素和降温药物,并做好用药护理。

(二)减轻疼痛

(1)密切观察伤口和恶露情况,如出现伤口红肿、硬结、化脓、恶露有臭味等异常情况,及时报告医生处理。

（2）做好会阴护理，常规会阴擦洗，每日 2 次，便后注意卫生。嘱会阴侧切患者取健侧、半卧位，勤换消毒会阴垫，以保持伤口清洁、干燥。会阴伤口红肿时行局部红外线照射，会阴水肿时行会阴湿热敷。

（3）刮宫、切开引流及子宫切除术者，做好手术相应护理。

（4）遵医嘱给予抗生素等药物，并做好用药护理。

（三）减轻焦虑

向患者及家属介绍疾病知识，关心、体贴患者；及时解答患者及家属的疑问，避免不必要的紧张；鼓励家属给予患者精神支持；协助患者完成新生儿护理，减轻其不安心理。

（四）健康指导

（1）加强孕期卫生宣教和指导，避免产褥感染的诱因。

（2）指导患者做好产褥期保健。

（3）嘱患者定期复查。

【护理评价】

（1）患者体温是否恢复正常。

（2）患者疼痛是否减轻或消失。

（3）患者焦虑是否减轻，积极配合治疗和护理。

第二节　晚期产后出血

晚期产后出血（late puerperal hemorrhage）是指分娩 24h 后，在产褥期内发生的子宫大量出血。以产后 1～2 周最常见，但也有延至产后 8 周多者。晚期产后出血影响患者产褥期正常恢复，严重者可引起失血性休克，临床上应引起足够重视。

【护理评估】

（一）健康史

1.胎盘、胎膜残留

胎盘、胎膜残留为阴道分娩最常见原因。当黏附在宫腔内的残留胎盘组织发生变性、坏死、机化时，形成胎盘息肉，当其脱落时可暴露基底部血管，引起出血。

2.蜕膜残留

若蜕膜剥离不全，长时间残留于宫腔，可影响子宫复旧，继发子宫内膜炎，从而引起出血。

3.感染

以子宫内膜炎常见。感染引起胎盘附着面复旧不良和子宫收缩力差，血窦关闭不全而出血。

4.其他

剖宫产术后子宫切口裂开、产后子宫滋养细胞肿瘤、子宫黏膜下肌瘤等均可引起异常出血。

（二）身体状况

1.症状

（1）阴道出血：胎盘、胎膜残留及蜕膜残留引起的出血多见于产后 10d，胎盘附着面复旧不良引起的出血多见于产后 2 周左右。剖宫产术后子宫切口裂开者多在产后 2～3 周。患者表现为血性恶露持续时间延长,并反复出血或突然大量出血,可导致失血性休克。

(2)腹痛、发热、恶露增多等,与合并感染有关。

(3)全身症状:面色苍白、乏力等贫血症状,严重者可有失血性休克表现。

2. 体征

检查子宫复旧不良、宫口松弛,伴有感染者可有子宫压痛等。

(三)心理-社会状况

患者因对疾病不了解及突发或反复出血而倍感紧张不安,焦虑、失眠,并对预后担忧。

(四)辅助检查

1. 血常规

了解贫血和感染情况。

2. B 型超声检查

了解子宫大小、宫腔有无残留物及子宫切口愈合情况。

3. 其他

病原体培养和药物敏感试验、血 HCG 测定、病理检查等对选用抗生素和排除其他疾病等均有帮助。

(五)治疗要点

应根据不同原因采取相应的止血措施,预防大出血和感染,并给予支持疗法。

(1)胎盘、胎膜残留、蜕膜残留或胎盘附着面复旧不良者需行刮宫手术。

(2)剖宫产手术后子宫切口裂开者,根据出血量、是否合并感染,给予抗生素及支持疗法、剖腹探查术、清创缝合及动脉结扎术等方法,严重者酌情做子宫全切除术。

(3)肿瘤引起的阴道出血,按肿瘤做相应处理。

【护理诊断及合作性问题】

(1)有感染的危险　　与出血导致机体抵抗力下降有关。

(2)疲乏　　与出血及产后体质虚弱有关。

(3)焦虑　　与担心病情及知识缺乏等有关。

【护理目标】

(1)患者未发生感染。

(2)患者疲劳感减轻。

(3)患者焦虑减轻。

【护理措施】

(一)预防感染

(1)密切观察生命体征、阴道出血和子宫复旧情况,并注意询问患者自觉症状。

(2)做好会阴护理,指导患者注意个人卫生。

(3)保持病房清洁,空气流通,定期消毒。

(4)指导患者合理饮食和休息,增强机体抵抗力。

(5)手术者做好手术前后护理,如建立静脉通路、备血、备好各种药物及手术器械和急救物品等。

（6）遵医嘱给予止血药、宫缩剂、抗生素等，并做好用药护理。

（二）减轻疲劳感

（1）保持病房环境安静，保证患者充足的睡眠和休息。

（2）指导患者加强营养。

（3）根据患者情况安排适宜的活动，逐步提高身体素质。

（4）与家属共同做好患者生活护理和新生儿护理，避免劳累。

（三）减轻焦虑

向患者及家属介绍疾病知识，安慰、鼓励患者积极治疗，与家属共同给予患者精神支持。

（四）健康指导

（1）加强知识宣教，发现异常及时咨询和就诊，并指导患者做好产褥期保健。

（2）告知患者出院后遵医嘱定期复查。

【护理评价】

（1）患者是否未发生感染。

（2）患者是否疲劳感减轻。

（3）患者焦虑是否减轻，积极配合治疗和护理。

第三节　产后抑郁症

WHO 把与产褥期有关的精神和行为紊乱分为轻度和重度两种，轻度是指产褥期抑郁，即产后抑郁症（postpartum depression，PPD），重度是指产后精神病（postpartum psychosis），本节主要介绍产后抑郁症。

产后抑郁症是指患者在产后出现的以持续和严重的情绪低落为主要表现的综合征群，是产褥期精神综合征最常见的一种类型。其发病具有复杂、多方面和不确定等特点，临床表现及持续时间因人而异，严重者有自杀或伤婴倾向，甚至诱发产后精神病。产后抑郁症发病率一般国外报道约为 30%，国内为 3.8%～16.7%。产后抑郁症患者再次妊娠有一定的复发率，且临床上部分患者被漏诊。

【护理评估】

（一）健康史

引起产后抑郁症的病因比较复杂，一般认为是多方面的，但主要是产后神经内分泌的变化和社会心理因素与本病发生有关。

1. 生物学因素

妊娠期体内性激素显著增高，皮质类固醇、甲状腺素也有不同程度增加，分娩后这些激素突然迅速撤退，雌、孕激素水平下降，导致脑内和内分泌组织的儿茶酚胺减少，从而影响大脑活动，此为产褥期抑郁症发生的生物学基础。

2. 心理因素

情绪不稳定、性格内向、对母亲角色不适应、产褥期情感脆弱等易引起发病。

3. 社会因素

夫妻感情不和、亲人关心不够、不良分娩结局、对婴儿性别的歧视、居住环境差等都是产后抑郁症的重要危险因素。此外,低龄、低社会地位、低学历、低收入等因素也会增加患者产后抑郁症的易感性。

4. 遗传因素

有精神病家族史,特别是有家族抑郁症病史的患者,产后抑郁症的发病率高。

(二)身体状况

产后抑郁症的主要表现是抑郁,多在产后 2 周发病,产后 4~6 周最明显,持续时间为数周,甚至 1 年,少数为 1 年以上。

(1)情绪改变,表现为心情压抑、沮丧、情感淡漠、焦虑、恐惧,有时表现为孤独、不愿见人或易哭泣、伤感,对生活、活动缺乏主动性和兴趣。

(2)精神不振,易疲倦、睡眠障碍、反应迟钝、注意力涣散,工作效率和处理事物的能力下降,性欲减退。

(3)自我评价降低,自暴自弃、自责、自我负罪感,或表现对身边的人充满敌意、戒心,担心不能照顾婴儿,担心自己或婴儿受到伤害,与家人关系不协调。病情严重者甚至绝望,出现自杀或杀婴的倾向,此为抑郁症最严重的症状。

(三)辅助检查

目前尚无统一的诊断标准,有一些方法可供参考。美国精神病学会(American Psychiatric Association APA,1994)在《精神疾病的诊断与统计手册》制订了产后抑郁症的诊断标准(表 9-1)。此外,产后抑郁量表和产后抑郁筛查量表等综合采用对诊断均有帮助。

表 9-1　产后抑郁症诊断标准(APA,1994)

1.产后 2 周内出现以下 5 条或 5 条以上的症状,必须具备(1)和(2)
(1)情绪抑郁
(2)对全部或多数活动明显缺乏兴趣或愉悦
(3)体重明显下降或增加
(4)失眠或睡眠过度
(5)精神运动性兴奋或阻滞
(6)疲劳或乏力
(7)遇事均感毫无意义或自责感
(8)思维能力减退或注意力涣散
(9)反复出现自杀企图
2.在产后 4 周内发病

(四)治疗要点

采用个体化心理治疗和药物治疗。

1. 心理治疗

为重要的治疗手段,包括心理咨询、支持和社会干预等。根据患者的个性特征、心理状态及发病原因给予个性化的心理辅导,目的是增强患者的自信心和自我价值意识,解除致病的心理因素。

2.药物治疗

主要针对中、重度患者及心理治疗无效者。在专科医生指导下主要使用5-羟色胺再吸收抑制剂及三环类抗抑郁药。①5-羟色胺再吸收抑制剂:盐酸帕罗西汀、盐酸舍曲林;②三环类抗抑郁药:阿米替林。对哺乳者尽量选用上述不进入乳汁的药物。

【护理诊断及合作性问题】

(1)功能障碍性悲哀　与妊娠和分娩期间的痛苦经历、不良的人际关系和应对能力低等有关。

(2)对自己/他人有暴力行为的危险　与不良的精神、心理反应有关。

【护理目标】

(1)患者情绪平稳,能正常交流,配合医护人员和家人采取有效应对措施。

(2)患者未发生对自己或他人的暴力行为。

【护理措施】

(一)提供心理支持

1.妊娠前

做好婚前检查和健康教育,帮助女性了解婚前健康情况,指出妊娠期和分娩期可能出现的身体不适,树立正确的生育观。

2.妊娠期

加强孕期保健,重视孕妇心理卫生的咨询与指导、对不良个性、既往有 PPD 史或家族史、筛查出有精神症状的高危孕妇进行监测和必要的干预。鼓励孕妇及其丈夫一起学习认识妊娠和分娩的相关知识,了解分娩过程及分娩时的放松技术,消除消极情绪,调整心态,保持愉悦的心情。

3.分娩期

改善分娩环境,建立家庭化分娩室,替代以往封闭式的产房,提高产妇对分娩自然过程的感悟。开展导乐陪伴分娩,临产后让有经验的助产士和家属陪伴待产,与家属共同协作,减轻分娩疼痛对产妇的刺激,消除其焦虑、恐惧的情绪,可减少其并发症及心理异常的发生。

4.产褥期

重视患者心理保健。对分娩时间长、难产或有不良妊娠结局的患者,应给予重点心理护理,注意保护性医疗,避免精神刺激。实行母婴同室、指导母乳喂养,并做好新生儿的保健指导工作,减轻患者的体力和心理负担,指导患者家属共同做好产褥期患者及新生儿的保健工作。对以往有精神抑郁史、或出现情绪忧郁的患者要足够的重视,及时发现识别,并协助医生给予适当的处理。

(二)预防暴力行为

(1)密切观察患者的言行、举止变化,发现异常及时报告医生。

(2)指导患者适应母亲角色并与新生儿进行交流、接触和照顾新生儿。

(3)帮助患者改善家庭关系和生活环境,积极发挥社会支持体系的作用。

（4）建立良好的护患关系,为患者提供心理咨询信息,必要时请精神科或心理医生治疗。

（5）重视患者的伤害性行为,注意加强安全保护,防止其对自己或他人施行暴力行为。

（6）遵医嘱用抗抑郁的药物,并观察疗效和不良反应。

（三）健康指导

（1）宣传产褥期抑郁症的相关知识,避免不良刺激,创造良好的人文环境,给予患者积极、愉快的家庭氛围。

（2）做好出院指导,告知家人应做好患者心理疏导,密切观察患者情绪反应,有异常情况随时与医护人员联系。

【护理评价】

（1）患者情绪是否平稳,能否配合医护人员和家人采取有效应对措施。

（2）患者是否未出现暴力行为。

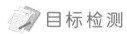目标检测

A₁型题

1. 产褥感染的概念是指（   ）

A. 分娩与产褥期病原体侵入生殖道引起局部或全身的炎症性变化

B. 分娩 24h 后的 10d 内,每日用口表测量体温 4 次,有 2 次≥38℃者

C. 分娩 24h 后的 10d 内,病原体侵入生殖道创面引起局部或全身的炎症性变化

D. 产后 10d 内原体侵入生殖道引起感染者

E. 分娩以后的 10d 内每日用口表测量体温 4 次,有 2 次≥38℃者

2. 产褥病率的主要原因（   ）

A. 泌尿道感染   B. 盆腔结核   C. 乳腺炎

D. 产褥感染   E. 上呼吸道感染

3. 产褥感染最常见的情况为（   ）

A. 急性弥漫性腹膜炎   B. 急性子宫内膜炎和子宫肌炎

C. 栓塞性静脉炎   D. 急性宫颈炎

E. 盆腔结缔组织炎

4. 晚期产后出血最常见的时间是（   ）

A. 产后 3d   B. 产后 1 周内   C. 产后 1~2 周

D. 产后 8 周以后   E. 产后 10 周

5. 下述临床表现不属于产褥感染的是（   ）

A. 产后 3d 宫底压痛   B. 会阴切口化脓   C. 发热、下腹压痛、反跳痛

D. 产后 2d 宫缩痛   E. 产后 10d 红色恶露有臭味

6. 产褥感染的诱因不包括（   ）

A. 产道损伤   B. 早产   C. 胎膜早破

D. 贫血   E. 产程延长

7. 产后抑郁症发生的时间多在（   ）

A. 产后 1 个月   B. 产后 1 周   C. 产后 2 周

D. 产后 3d 内　　　　　　E. 产后 2 个月

8. 产后抑郁症的护理评估不包括(　　　)

A. 家庭关系　　　　　B. 妊娠、分娩经历　　　　C. 性格特征

D. 妊娠足月　　　　　E. 激素变化

A₂型题

9. 李女士,29 岁。因产褥感染住院治疗,护士采取的护理措施中错误的是(　　　)

A. 保持外阴清洁　　　B. 取半卧位　　　　　　C. 便盆无须消毒

D. 加强饮食　　　　　E. 高热可给物理降温

10. 张女士,30 岁。会阴侧切产后 10d,诊断为晚期产后出血入院。护士在护理评估时,应首先评估的内容是(　　　)

A. 会阴侧切口　　　　　　　B. 子宫胎盘附着面复旧情况

C. 子宫内膜感染　　　　　　D. 胎盘、胎膜残留　　　　E. 蜕膜残留

11. 何女士,33 岁。2 周前因胎儿窘迫阴道助产一男婴,新生儿重度窒息,复苏后在新生儿重症监护室观察 1 周后出院,目前未发现新生儿出现其他异常情况。产妇情绪一直不稳定,出现焦虑、哭泣,精神不振,神智淡漠,不愿意与家人及医护人员交流,对此情况,采取的护理措施哪项不恰当(　　　)

A. 注意观察,不予干预　　　　　　　　B. 主动协助患者护理新生儿

C. 创造良好休养环境,陪伴患者　　　　D. 请心理医生给予诊断和心理疏导

E. 鼓励家人多关心、鼓励患者,并积极与其沟通

12. 吴女士,31 岁,孕 38 周。胎膜早破 2d 临产入院,顺产。产后第 3 日高热,体温 39.5℃,宫底平脐,左宫旁压痛明显,恶露血性浑浊有臭味,白细胞 $23×10^9/L$,中性粒细胞 90%。下列护理不妥的是(　　　)

A. 清洁外阴　　　　　B. 外阴湿热敷　　　　　C. 物理降温

D. 遵医嘱给予足量抗生素　　　　　　E. 取半卧位

A₃型题

王女士,26 岁,产后第 9 日,发热及下肢疼痛 4d 就诊。检查:T39℃,P120 次/分,R40 次/分,BP100/80mmHg,急性痛苦面容,下腹部无压痛,恶露量正常,淡红色,无臭味,左下肢水肿,皮肤发白。

13. 最可能的诊断是(　　　)

A. 急性宫颈炎　　　　　B. 血栓静脉炎　　　　　C. 急性输卵管炎

D. 急性子宫内膜炎　　　E. 急性盆腔结缔组织炎

14. 该患者的护理措施不包括(　　　)

A. 物理降温　　　　　　B. 遵医嘱用药　　　　　C. 密切观察病情

D. 抬高患肢,局部热敷　　E. 鼓励患者坚持锻炼患肢

(徐　群)

第十章　异常胎儿及新生儿的护理

学习目标

1. 掌握胎儿窘迫和新生儿窒息的身体状况、治疗要点及护理措施。
2. 熟悉胎儿窘迫和新生儿窒息的概念、分类、健康史和护理诊断。
3. 了解胎儿窘迫和新生儿窒息的护理目标和护理评价；了解新生儿产伤的护理。
4. 树立预防和急救意识，体现认真、严谨和高度的责任心的职业素质。

第一节　胎儿窘迫

案例引入

李女士，29 岁，$G_3P_1L_0A_2$，产前检查正常。孕 42^{+1} 周过期妊娠入院待产。查体：LOA，先露固定，胎心音 140 次/分，无宫缩，给予缩宫素引产 3h，宫口开大 2 厘米，宫缩持续 45s，间歇 3min，胎心音 162 次/分，规律。

针对目前情况，应做哪些处理护理？

胎儿窘迫(fetal distress)是指胎儿在子宫内因缺氧危及其健康和生命的综合征。根据缺氧的急缓程度，可分为急性胎儿窘迫(多见)和慢性胎儿窘迫两种类型。急性胎儿窘迫多发生在分娩期，往往是慢性胎儿窘迫的延续和加重，临床情况危急，是剖宫产的主要指征之一；慢性胎儿窘迫多发生在妊娠期，以妊娠晚期常见。胎儿窘迫严重者可导致胎儿死亡，亦可引起新生儿窒息。及时发现和处理胎儿窘迫，避免更严重的后果尤为重要，临床上应高度重视。

胎儿生长发育所需要的氧来源于母体，通过胎儿-胎盘血液循环，胎儿从母体获得氧气和营养物质，当由于各种原因引起胎儿缺血、缺氧时，胎儿全身各器官会出现功能下降，甚至功能衰竭。

【护理评估】

(一)健康史

1. 母体因素

心脏病、肺功能不全、重度贫血、中毒等均可引起母体血液含氧量不足，是导致胎儿窘迫的重要因素。

2. 胎盘、脐带因素

脐带和胎盘是母体与胎儿间物质交换的通道和主要场所，母儿间血氧运输与交换障碍必然引起胎儿缺氧。如胎盘早剥、前置胎盘、各种原因引起的休克可引起母体严重血循环障碍，致胎盘灌注减少;妊娠期高血压疾病、原发性高血压、慢性肾炎、糖尿病和过期妊娠等,可引起子宫胎盘血管硬化、狭窄、梗死,使绒毛间隙血流灌注不足;脐带打结、脐带脱垂、脐带扭转、宫缩过强使脐带血循环障碍。

3.胎儿因素

胎儿患有先天性心血管疾病、颅脑损伤、母儿血型不合、宫内感染、胎儿畸形、呼吸系统疾病等均可引起胎儿运输和利用氧的能力下降。药物使用不当如麻醉、镇静剂过量可引起呼吸抑制。

(二)身体状况

1.急性胎儿窘迫

多见于脐带异常、胎盘早剥、宫缩过强、产程延长及休克等。

(1)胎心率改变:是急性胎儿窘迫重要的且最早出现的临床征象。缺氧早期或一过性缺氧刺激使交感神经兴奋,心率加快,>160次/分。若缺氧继续存在,则使迷走神经兴奋,胎心率减慢,<110次/分,尤其是<100次/分或胎心率不规则,提示胎儿危险。

(2)胎动改变:急性胎儿窘迫初期表现为胎动频繁,缺氧严重时,胎动逐渐变弱,次数逐渐减少,甚至消失。一般情况下,胎动消失约24h后胎心音消失。

(3)羊水胎粪污染:胎儿持续缺氧引起迷走神经兴奋,肠蠕动亢进,缺氧刺激亦引起肛门括约肌突然松弛,导致胎粪排入羊水中,使羊水的正常颜色改变。羊水污染分为三度:Ⅰ度羊水呈浅绿色,质稀薄,多见于慢性胎儿窘迫,但在臀位或Ⅰ度羊水如无胎心改变不一定是缺氧;Ⅱ度羊水呈黄绿色或深绿色并可呈混浊状,质较厚,多见于急性胎儿窘迫;Ⅲ度羊水呈棕黄色,黏稠呈糊状,提示胎儿缺氧严重。

2.慢性胎儿窘迫

多见于妊娠期高血压疾病、慢性肾炎、糖尿病及胎盘功能减退等。主要表现为胎动减少或消失,并常有胎儿宫内发育迟缓,严重者可出现胎死宫内。

(三)心理-社会状况

多数孕妇及家属由于对疾病缺乏了解及担心胎儿安危而倍感焦虑、紧张,对需要手术结束分娩产生犹豫、无助感,一旦胎儿预后不好甚至死亡,产妇和家属感情上受到强烈刺激,则可能表现为悲伤、悲观、情绪难以自控,甚至出现愤怒、难以接受,由于感情遭受的创伤会出现过激言行。

(四)辅助检查

1.胎盘功能检查

多提示胎盘功能下降。

2.胎儿电子监护

胎心率基线变异消失,无应激试验(NST)无反应型,缩宫素激惹试验(OCT)出现频繁的变异减速和晚期减速。

3.脐动脉多普勒超声检查

宫内发育迟缓的胎儿表现为进行性舒张期血流下降,脐血流指数升高,提示存在胎盘灌流不足。

4. 胎儿头皮血血气分析

血 pH<7.20(正常值 7.25～7.35)为胎儿酸中毒。目前临床很少用。

5. 羊膜镜检查

见羊水混浊呈浅绿色至棕黄色。

(五)治疗要点

1. 急性胎儿窘迫

一旦诊断需急救,迅速采取果断、有效措施,及时纠正胎儿宫内情况,以改善预后。

(1)积极寻找原因,警惕脐带脱垂,提高母体血氧含量,改善胎儿缺氧状况。如因缩宫素导致的宫缩过强,应停止使用,并用硫酸镁等抑制宫缩。若宫口未开全,胎儿窘迫轻者,立即左侧卧位、吸氧,观察 10min,胎心好转者继续观察,必要时用药。

(2)尽快结束分娩,如经过上述处理无效,需尽快结束分娩,估计短时间内不能结束分娩者,应立即实施剖宫产术。若宫口已开全,胎先露已达坐骨棘水平以下,应尽快阴道助产结束分娩。

2. 慢性胎儿窘迫

主要应根据孕周、胎儿成熟度、胎儿窘迫的程度等情况综合考虑处理。孕妇左侧卧位,间断吸氧,积极治疗各种妊娠合并症或并发症,加强孕期监护。如无好转,胎儿成熟者应迅速终止妊娠;胎儿不成熟者,在促胎肺成熟前提下尽早终止妊娠。

【护理诊断及合作性问题】

(1)气体交换受损(胎儿) 与母体血氧含量低、胎儿-胎盘血循环障碍及胎儿异常有关。

(2)预感性悲哀 与知识缺乏、担心胎儿安危及预后不良有关。

【护理目标】

(1)胎儿缺氧情况改善。

(2)孕产妇不良情绪减轻。

【护理措施】

(一)改善胎儿缺氧状态

(1)密切观察胎儿宫内情况,注意胎心、胎动及羊水情况等,做好胎儿监护;慢性胎儿窘迫者还应注意胎盘功能及胎儿生长发育情况,做好孕期各种检查。

(2)吸氧,急性胎儿窘迫者,左侧卧位,高流量吸氧,每次 30min,间隔 5min;慢性胎儿窘迫者,低流量吸氧,每天 2～3 次,每次 30min。

(3)对慢性胎儿窘迫者,协助医生积极治疗引起胎儿缺氧的疾病。

(4)需阴道助产或剖宫者,积极做好手术及新生儿窒息的抢救准备。

(二)缓解不良情绪

向孕产妇及家属介绍有关知识,并对其提出的问题给予耐心解释;注意观察孕产妇及家属的情绪变化,给予安慰、关心和支持;对于胎儿预后不良,情绪极不稳定者应安排专人给予心理疏导,防止意外情况发生,帮助孕产妇及家属尽早平复情绪。

(三)健康指导

(1)指导高危孕妇自我监护和自数胎动,发现异常及时就诊,酌情提前住院待产。

(2)指导孕妇正确吸氧,改善胎儿宫内缺氧状态。

(3)向孕妇强调增加产前检查次数的重要性。

(4)根据病情指导孕妇日常休息、活动及营养。

【护理评价】

(1)胎儿缺氧是否改善,结局良好。

(2)孕产妇不良情绪是否减轻,积极配合治疗和护理。

第二节　新生儿窒息

案例引入

赵女士,30 岁,G_2P_0,孕 39 周,临产 9h 后,胎头吸引术娩一女婴,新生儿出生后 1min 情况如下:全身皮肤青紫色,呼吸表浅,心率 93 次/分,规律有力,清理呼吸道刺激咽喉部有轻微反应,四肢稍屈。

1.此新生儿是否正常?为什么?

2.针对新生儿情况有哪些护理措施?

新生儿窒息(neonatal asphyxia)是指胎儿娩出后 1min,仅有心跳而无呼吸或未建立规律呼吸的缺氧状态。根据窒息程度可分为轻度窒息和重度窒息,两者在一定情况下可相互转化。新生儿窒息是新生儿最常见的急症,也是新生儿伤残及死亡的主要原因之一,必须争分夺秒做好新生儿窒息的抢救,以降低新生儿死亡率和预防脑瘫、智力低下等严重后遗症。

【护理评估】

(一)健康史

1.胎儿窘迫的延续

胎儿窘迫若未得到有效纠正,当新生儿出生后就表现为新生儿窒息。

2.呼吸中枢受到抑制或损害

常由于产程延长、急产、阴道助产手术等原因,引起脑部长时间缺氧及颅内出血,使呼吸中枢受到损害;胎儿娩出前 6h 内应用麻醉剂、镇静剂等抑制了胎儿呼吸中枢,从而使新生儿出生后不能建立正常呼吸。

3.呼吸道阻塞

胎儿娩出过程中吸入产道内的黏液、羊水、尤其是被胎粪污染的羊水,引起呼吸道阻塞,无法进行气体交换。

4.胎儿因素

胎儿宫内感染、心肺发育不良、畸形等均可引起缺氧。

(二)身体状况

1.轻度新生儿窒息（青紫窒息）

Apgar 评分 4～7 分;新生儿面部及全身皮肤青紫色;呼吸表浅不规律;心跳规则,强而有力,心率慢,80～100 次/分;对外界刺激有反应,喉反射存在;肌张力好,四肢稍屈。此类窒息一般预后良好,但若未及时处理或处理不当均可发展为重度窒息。

2.重度新生儿窒息(苍白窒息)

Apgar评分0~3分;新生儿全身皮肤苍白色,口唇发绀;无呼吸或仅有喘息或叹息样呼吸;心跳不规则,心率极慢,小于80次/分且弱;对外界刺激无反应,喉反射消失;肌张力差,四肢松弛。此类窒息预后多较差,可致新生儿死亡或引起脑部后遗症,但处理得当也可转化为轻度窒息或正常。

新生儿出生后1min Apgar评分有助于判断是否需要复苏;出生后5min Apgar评分有助于判断新生儿恢复程度和预后,若出生后5min评分≤3分,则新生儿的死亡率及日后发生脑部后遗症的几率明显增加。

护考真题 10.1

某新生儿出生时全身青紫,四肢伸展,无呼吸,心率80次/分,用洗耳球插鼻有皱眉动作。该新生儿Apgar评分是(　　)

A.0分　　　　　　　　B.1分　　　　　　　　C.2分
D.3分　　　　　　　　E.4分

(三)心理-社会状况

产妇因担心新生儿死亡或留有脑部后遗症,常表现出焦虑不安,烦躁,一旦出现不良后果,其情绪往往无法自控,出现悲观、绝望的心理表现。

(四)治疗要点

新生儿出生后应迅速而有效地按A(清理呼吸道airway)、B(建立呼吸breathing)、C(维持循环circulation)、D(药物drug)治疗、E(复苏后评价evalution)复苏原则实施急救,不能单纯等待新生儿出生后1分钟评分来判断新生儿窒息的状况,应争分夺秒及时复苏,以免延误抢救时机。

【护理诊断及合作性问题】

(1)气体交换受损(新生儿)　与胎儿窘迫延续、新生儿呼吸中枢受损及呼吸道阻塞等有关。

(2)预感性悲哀　与担心新生儿预后及不良结局有关。

【护理目标】

(1)新生儿缺氧得到纠正。

(2)产妇不良情绪减轻。

【护理措施】

(一)纠正新生儿缺氧

1.复苏前准备

估计胎儿娩出后可能发生窒息者,分娩前做好复苏准备,包括人员、地点、环境,复苏物品,包括吸氧、吸引设备、红外线辐射抢救台、正压人工呼吸气囊、药品、喉镜、气管导管、吸痰管、面罩等。抢救环境保持在25~28℃,以减少新生儿的耗氧量,提高复苏的成功率。

2. 配合复苏

复苏手法要快速、准确、有效而适度。新生儿窒息复苏一般分为四个步骤,每个步骤一般约 30s,每 30s 评价一次,贯穿于整个复苏过程中,呼吸、心率、肤色是评价复苏效果的三大重要指标。遵循评价—决策—实施—再评价—再决策—再实施的循环程序,直至复苏完成。

(1)步骤一:快速评估,初步复苏。

1)保暖:新生儿娩出后迅速对新生儿进行 1min Apgar 评分,并迅速擦干全身皮肤的液体,注意保暖。

2)清理呼吸道:是新生儿窒息抢救的首要措施。当胎头娩出后立即用挤压法清理口鼻黏液及羊水;新生儿娩出后,再次清理呼吸道,断脐后将其放于已预热的远红外线辐射抢救台上,取仰卧位,肩部抬高 2~3cm,头略后仰(鼻吸气位),用吸痰管或吸耳球吸出新生儿口、鼻黏液及羊水,动作轻柔,以免损伤气道黏膜。必须在新生儿出现自主呼吸前清理干净,以免在未清理干净的情况下刺激呼吸,导致窒息加重或引起吸入性肺炎。先吸口腔后吸鼻腔,清理呼吸道过程中注意吸出物的量和性质,若羊水黏稠且混有胎粪,不易清理干净时,应迅速在喉镜下进行气管插管(图 10-1)进一步清理呼吸道。

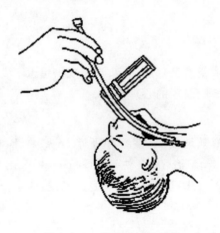

图 10-1　喉镜下气管插管

3)诱发自主呼吸:在确定呼吸道清理干净的前提下,触觉刺激,诱发自主呼吸,保证供氧,直至皮肤转为红色为止。轻拍或轻弹足底等部位,刺激新生儿啼哭,建立自主呼吸后,采用鼻导管或面罩给氧,氧流量<2L/min,5~10 个气泡/秒,以免引起气胸发生。评估心率、呼吸、肤色等情况,必要时监测血氧饱和度。复苏有效为心率>100 次/分、自主呼吸建立,皮肤黏膜转红,予支持护理。否则,进行下一步操作。

(2)步骤二:呼吸支持。如新生儿无规律呼吸或 60 次/分<心率<100 次/分时,给予气囊面罩正压人工呼吸(必要时行气管插管),挤压气囊频率约为 40~60 次/分,按压和放松气囊时间比为 1:2,给氧气压力不宜过大,开始压力为 15~22mmHg,以后减至 11~15mmHg,氧流量一般为 5~10L/min,待建立自主呼吸后,改为一般给氧。在紧急情况或无条件时,也可采用口对口人工呼吸。方法为将一块无菌纱布叠成四层,置于新生儿口鼻部,抢救者一手托起新生儿颈部,另一手轻压其上腹部,防止气体进入新生儿胃部,口对准新生儿口部轻轻吹气,新生儿胸部微微隆起时即停止吹气,然后轻压腹部,协助排出气体,如此一吹一压,直至新生儿建立自

主呼吸为止。当心率＞100 次/分、自主呼吸建立,可逐步减少并停止正压人工呼吸;若心率＜60 次/分,则进行下一步操作。

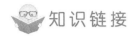 **知识链接**

喉罩

　　喉罩气道是一种介于面罩和气管插管之间的新型通气工具,用于正压通气的气道装置,由一个可扩张的软椭圆形边圈(喉罩)与弯曲的气道导管连接而成,弯曲的喉罩越过舌得到比面罩更有效的双肺通气。其具有操作简便,便于掌握,损伤小,患者耐受好等优点。

　　(3)步骤三:呼吸、循环维持。如上述处理后心率＜60 次/分,继续正压人工呼吸并行胸外心脏按压。新生儿取仰卧位,操作者用两指法或拇指法均可,有节奏的按压胸骨下 1/3,即两乳头连线中点稍偏下。按压深度以胸廓前后径的 1/3 为宜(图 10-2),按压与放松时间基本相同,胸外心脏按压和人工呼吸的比率为按压 3 次,呼吸 1 次,每分钟 120 个动作。按压有效者可触到颈动脉搏动或股动脉搏动,最快、最简单的方法是触摸脐带根部的脐动脉搏动。评估心率、呼吸、肤色等情况,当 60 次/分＜心率＜100 次/分时,停止胸外按压,继续正压通气。否则,进行下一步操作。

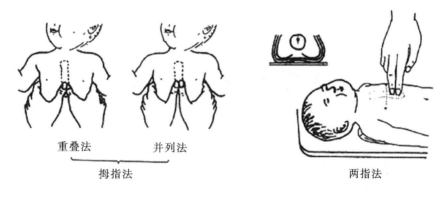

重叠法　　　　并列法
拇指法　　　　　　　　两指法

图 10-2　胸外心脏按压

　　(4)步骤四:药物治疗。心脏按压无效或新生儿心率持续＜60 次/分时,继续正压通气加胸外按压的基础上,遵医嘱使用肾上腺素、扩容剂、碳酸氢钠、纳洛酮等药物。如 1:10000 肾上腺素 0.2mL/kg 脐静脉或气管套管内快速给药,刺激心跳;重度窒息者常用 5% 碳酸氢钠 3~5mL/kg,纠正酸中毒。若因产妇使用麻醉药物引起的新生儿呼吸抑制,可给予纳洛酮。

　　3. 复苏后的护理

　　复苏成功后,仍需加强新生儿监护和护理,以早期发现异常及避免再次出现缺氧而发生意外。

　　(1)维持呼吸道通畅:新生儿取侧卧位或平卧位头偏一侧,及时清理呼吸道分泌物及呕吐物,防止再度窒息和并发吸入性肺炎,适当延迟哺乳,以防呕吐,以静脉补液维持营养。

　　(2)吸氧:间断性、低流量给氧,直至皮肤红润、呼吸平稳为止。

　　(3)密切观察并记录病情:注意新生儿精神状况、面部及皮肤颜色、呼吸频率和节律、哭声、囟门饱满度、对刺激的反应、体温等,发现异常及时报告医生。遵医嘱监测新生儿心率、血压、血氧饱和度、血细胞比容、血糖、血气分析及血电解质等,以早期发现并发症。

（4）保暖、静卧,室温在 25～26℃,必要时可放入新生儿暖箱,暂不沐浴,操作轻柔。

（5）遵医嘱给予预防颅内出血和预防感染的药物,并做好用药护理。

（二）消除不良情绪

抢救过程中要考虑到产妇的感受,关心、陪伴产妇,提供精神和情感支持;医护人员要注意自己言行,避免对产妇的刺激;适时、适度地将新生儿情况告知家属或产妇,对预后不良者需提前告知,使其有适当的心理准备,并给予耐心的解释和安抚。

（三）健康指导

（1）教会产妇及家属观察新生儿的一般情况、皮肤颜色、哭声、心率、对刺激的反应、吸吮力、大小便等情况,一旦发现异常及时就诊。

（2）对重度窒息的新生儿应强调长期跟踪随访,指导家长到专科医院就诊,一旦确诊有脑部后遗症者,应积极采取干预康复措施,以提高患儿的生存质量。

（3）对新生儿死亡的产妇,应指导及时退乳;对情绪极不稳定者同时警惕产后抑郁症和产后出血的发生。

（4）做好产褥期保健,指导避孕。

【护理评价】

（1）新生儿缺氧是否得到纠正,预后是否良好。

（2）产妇不良情绪是否减轻,积极配合治疗和护理。

第三节　新生儿产伤

新生儿产伤(neonatal birth trauma)是指在分娩过程中发生的机械性或缺氧性损伤,多由于产程延长、分娩处理不当或产科手术等引起。因此,应加强产程观察和规范产程处理,及时发现难产并正确处理,实施手术助产时,严格按规程操作,从而降低新生儿产伤的发生,随着产科接生技术的提高和自然分娩的开展,新生儿产伤发病率下降,产伤程度亦有所减轻。本节主要介绍头颅血肿和新生儿骨折。

【护理评估】

（一）健康史

1.头颅血肿

多发生在胎头吸引术、产钳术过程中;也可出现在顺产的新生儿。

2.新生儿骨折

多见于难产助产过程中。

（二）身体状况

1.头颅血肿

分娩过程中颅骨骨膜下血管破裂,血液积聚在骨膜下形成头颅血肿。血肿多位于顶骨,一般在出生后 2～3d 出现,新生儿头部一侧顶骨处可见一肿物,以颅骨边缘为界,不超过颅缝,若出血多,局部可有波动感,血肿外覆盖的头皮颜色不变。头颅血肿吸收较慢,大约需 2～3 个月才能完全吸收。头颅血肿需与胎头水肿鉴别见表 10-1 及图 10-3。

表 10－1　头颅血肿与胎头水肿鉴别

项目	头颅血肿	胎头水肿
部位	骨膜下	胎先露皮下组织
范围	不超过颅缝	可超过颅缝
局部特点	波动感	凹陷性水肿
出现时间	出生后 2～3d	娩出时即存在
消失时间	出生后 3～8 周	出生后 2～4d

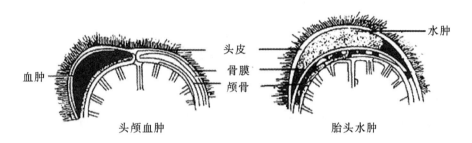

图 10－3　头颅血肿与胎头水肿

2. 新生儿骨折

（1）锁骨骨折：是产伤性骨折中最常见的一种，常因无明显症状而被忽略。多发生于巨大胎儿肩娩出困难或臀位助娩术牵拉肩部用力过猛时，自然分娩时也偶有发生。骨折多位于锁骨中外 1/3 处。患儿患侧肩部运动活动受限，局部肿胀或压痛，拥抱反射减弱或消失，触及患处新生儿因疼痛而啼哭。但有时除拥抱反射消失外，局部也可无明显表现。

（2）肱骨骨折：多由臀位手术引起，以肱骨中段多见。骨折处有移位，患肢活动受限、局部肿胀，抬高患肢新生儿因疼痛而啼哭。

（三）心理-社会状况

产妇因担心新生儿的预后、新生儿疼痛不适、啼哭等焦虑不安；此外，缺乏对疾病的了解、睡眠休息不好、精神压力等因素均会造成产妇情绪不稳定。

（四）辅助检查

X 线摄片可明确诊断。

（五）治疗要点

1. 头颅血肿

血肿较小者，一般不需要特殊处理；血肿较大者，可局部冷敷，必要时用药。

2. 锁骨骨折

在患儿腋下置一棉垫或绷带卷，将患侧上肢用绷带固定于胸部，使患侧手部达到对侧锁骨水平，一般 2 周后常可愈合。

3. 肱骨骨折

在患儿腋下置一棉垫，使肘关节处于直角位，将前臂屈曲放于胸前，并固定。一般 2～3 周常可愈合。

【护理诊断及合作性问题】

(1)急性疼痛(新生儿)　与头颅血肿、锁骨及肱骨骨折有关。

(2)焦虑　与担心新生儿病情有关。

【护理目标】

(1)新生儿疼痛减轻或消失。

(2)产妇焦虑减轻。

【护理措施】

(一)减轻疼痛

(1)保持新生儿安静,避免患处受压、牵拉,操作轻柔,减少刺激。

(2)密切观察新生儿的表现,如一般情况、进食、睡眠、活动、哭声等;注意观察体温、呼吸、心率、患处局部表现(肿胀、皮肤颜色、末梢循环)、黄疸等。

(3)新生儿头颅血肿者,减少头部活动,忌揉搓,勿抽吸血肿内血液,以免继发感染。血肿大且发展快者遵医嘱给予冷敷并用药,维生素 K_1 2mg 肌内注射,每日 1 次,连用 3d,同时用抗生素预防感染。

(4)新生儿骨折者,协助医生固定患处,减少各种刺激,保持患处制动。

(二)减轻焦虑

创造良好舒适的环境,减轻产妇心理压力;耐心向产妇介绍新生儿病情及预后,对其提出的问题给予合理解释,减轻其焦虑和担心;关心体贴产妇,并协助产妇做好新生儿护理;安慰、鼓励产妇,提供情感支持和心理疏导。

(三)健康指导

(1)向产妇介绍疾病有关知识,消除其不正确的认识。

(2)指导产妇合适的母乳喂养和新生儿护理方法,避免加重新生儿病情。

(3)指导产妇学会新生儿康复训练的方法,以利于新生儿恢复正常功能。

(4)告知产妇注意观察新生儿情况,一旦发现异常及时就诊,并定期复查。

【护理评价】

(1)新生儿疼痛是否减轻或消失,恢复良好。

(2)产妇焦虑是否减轻,积极配合治疗和护理。

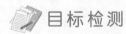 目标检测

A₁型题

1.新生儿重度窒息评分是(　　)

A.≤3 分　　　　　　B.3～4 分　　　　　　C.4～5 分

D.6 分　　　　　　E.≥8 分

2.下列哪项不是引起急性胎儿窘迫的原因(　　)

A.脐带脱垂　　　　　B.不协调性宫缩过强　　　C.胎盘早剥隐性出血

D.妊娠合并轻度贫血　E.羊水栓塞

3. 对新生儿头颅血肿错误的做法是（　　　）

A. 维生素 K_1 止血　　　　B. 初期局部冷敷　　　　C. 抗生素预防感染

D. 保持新生儿安静　　　E. 可穿刺抽出血液

4. 新生儿窒息复苏首选的措施（　　　）

A. 纠正酸中毒　　　　　B. 吸氧　　　　　　　　C. 清理呼吸道

D. 人工呼吸　　　　　　E. 用呼吸兴奋剂

5. 新生儿窒息复苏的护理措施错误的是（　　　）

A. 及时清理呼吸道　　　　　　　　　　　B. 断脐后立即行人工呼吸

C. 揩干新生儿体表的羊水　　　　　　　　D. 必要时气管插管

E. 需用药者遵医嘱脐静脉注射 5% 的碳酸氢钠

6. 急性胎儿窘迫最早出现的重要征象是（　　　）

A. 胎动过多　　　　　　B. 胎心率减少　　　　　C. 羊水胎粪污染

D. 胎心率过快　　　　　E. 胎动减少

7. 下列哪项不是新生儿窒息的原因（　　　）

A. 早产　　　　　　　　B. 胎儿窘迫　　　　　　C. 呼吸道阻塞

D. 新生儿有先天性心脏病　　　　　　　　E. 产妇使用预防性抗生素

8. 与胎儿窘迫的预防无关的是（　　　）

A. 纠正贫血　　　　　　B. 指导孕妇取右侧卧位　C. 糖尿病孕妇控制血糖

D. 协助防治妊娠合并症　E. 过期妊娠者及时住院待产

9. 新生儿轻度窒息的表现不包括（　　　）

A. 肌张力好　　　　　　B. 对外界刺激有反应　　C. 躯干及四肢皮肤青紫

D. 无呼吸或仅有喘息样呼吸　　　　　　　E. 心跳有力、心率>100 次/分

10. 新生儿心外按压正确的部位是（　　　）

A. 胸骨上 1/5　　　　　B. 胸骨上 1/4　　　　　C. 胸骨上段

D. 胸骨下 2/3　　　　　E. 胸骨下 1/3

A_2 型题

11. 胎儿娩出后见脐带绕颈一周，四肢青紫，呼吸不规则，心率 110 次/分，四肢稍屈曲活动，清理呼吸道时咳嗽，Apgar 评分为（　　　）

A. 10 分　　　　　　　　B. 9 分　　　　　　　　C. 8 分

D. 7 分　　　　　　　　E. 6 分

12. 张女士，29 岁，G_1P_0，孕 37 周，中度贫血。产前检查发现胎儿宫内发育迟缓，拟诊"慢性胎儿窘迫"。护士在护理评估时，收集的资料中价值不大的是（　　　）

A. 宫高和腹围　　　　　B. 血常规结果　　　　　C. 贫血表现

D 饮食情况　　　　　　E. 家族中急产史

A_3 型题

（13～15 题共用题干）

王女士，30 岁，G_2P_0，孕 42^{+3} 周。诊断为"过期妊娠"入院，给予缩宫素引产，宫缩持续 55s，

间歇 60s,胎心 162 次/分,诊断为"急性胎儿窘迫"。

13.应首先采取的护理措施是( )

A.吸氧   B.左侧卧位   C.立即停滴缩宫素

D.做好手术准备   E.密切观察病情

14.最主要的护理诊断是( )

A.气体交换受损(胎儿) B.焦虑   C.活动无耐力

D.体温过高   E.组织灌注无效

15.针对护理诊断"焦虑"不恰当的护理措施是( )

A.关心、体贴孕妇

B.介绍疾病有关知识

C.告知孕妇及家人预期结果

D.对家属提出的问题给予适当解释

E.隐瞒胎儿危险病情,以防孕妇及家人难以接受

（徐　群）

第十一章　产科手术患者的护理

第一节　会阴切开缝合术

会阴切开缝合术(episiotomy)是产科最常用手术,其目的是减小分娩时会阴阻力,防止会阴严重裂伤;或为阴道手术扩大视野。常用的会阴切开术式有会阴后侧切开术和会阴正中切开术两种。

【适应证】

(1)初产妇阴道助产需行产钳术、胎头吸引术、臀位助产术。

(2)防止会阴严重裂伤,如会阴过紧、会阴坚韧、胎儿较大等。

(3)缩短第二产程,尽快娩出胎儿,如重度子痫前期、妊娠合并心脏病、胎儿窘迫等。

(4)预防早产儿因会阴阻力引起颅内出血。

【用物准备】

弯盘1个,侧切剪刀1把,剪刀1把,止血钳2把,弯血管钳2把,长镊子2把,组织钳2把,巾钳4把,持针器1把,20mL注射器1个,长穿刺针头1个,2号圆针1枚,一次性治疗巾4块,纱布若干,带尾纱布卷1个,1号丝线1团,0/00号肠线1根或2/0可吸收缝线1根,2%利多卡因1支,0.5%碘附溶液,棉球若干等。

【操作步骤】

1.体位

取膀胱截石位,常规外阴备皮、消毒、铺消毒巾。

2.麻醉

常采用阴部神经阻滞麻醉及局部浸润麻醉。

3.会阴切开

(1)会阴后侧切开:会阴左后侧切开术常用。左手示、中两指伸入阴道,置于胎先露和阴道侧后壁之间撑起左侧阴道壁,既可保护胎儿又可指示切口的位置,右手持剪刀在会阴后联合正中偏左0.5cm处向左下方,与正中线呈45°(会阴高度膨隆时可为60°~70°),于宫缩时一次性全层剪开,一般 4～5cm(图 11-1)。注意阴道黏膜与皮肤切口长度应一致。然后用纱布压迫止血,必要时结扎止血。

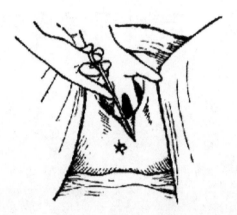

图 11-1　会阴左后-侧切开

(2)会阴正中切开:沿会阴正中向下剪开,切口不超过 2～3cm,出血少,易缝合。但会阴正中切口有可能下延撕裂肛门括约肌,造成会阴Ⅲ度裂伤,故临床少用。

4.会阴缝合

胎盘娩出后检查阴道有无其他部位裂伤,阴道内填塞带尾纱布卷,防止宫腔内血液外流影响手术视野。检查会阴切口,寻找阴道黏膜顶端,用 0 号或 00 号肠线自切口顶端上方 0.5～1cm 处开始间断或连续缝合阴道黏膜至处女膜缘(图 11-2),用同样肠线间断缝合肌层和皮下组织,最后 1 号丝线缝合会阴皮肤(或 2/0 可吸收性线皮内缝合)。缝合时应注意皮肤对合整齐、松紧适宜,不留死腔。

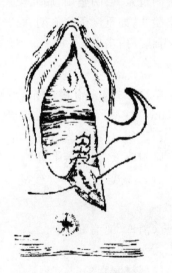

图 11-2　缝合阴道黏膜

5.肛门检查

缝合完毕取出阴道内带尾纱布卷,行肛门检查,了解有无肠线穿过直肠黏膜及有无阴道后壁血肿。

【护理要点】

(1)术前向患者讲清会阴切开术的目的和方法,取得患者积极配合,并做好心理护理。

(2)密切观察产程进展,术中指导患者正确运用腹压。

(3)术后嘱患者健侧卧位。

(4)注意观察会阴切口出血情况,若有异常及时通知医生处理。

(5)指导患者做好产褥期保健。

第二节　胎头吸引术

胎头吸引术(negative pressure operation for drawing fetus head)是将胎头吸引器置于胎头,形成一定负压后吸住胎头,通过牵引,协助胎头娩出的一种助产手术。此方法操作简单,易于掌握,对母儿危害小,但对胎头有一定影响,因此,必须严格掌握适应证和必备条件。常用的有金属直形、牛角形空筒和金属扁圆形胎头吸引器。

【适应证】

(1)缩短第二产程,如有心脏病、子痫前期等或合并其他疾病者。

(2)胎儿窘迫需尽快娩出胎儿且具备由阴道娩出条件者。

(3)第二产程延长者。

(4)持续性枕后位或枕横位需做胎头内旋转并牵引胎头助产者。

(5)有剖宫产史或子宫有瘢痕不宜过分用力者。

【禁忌证】

明显头盆不称,胎位异常(颜面位、额先露、横位、臀位等),产道畸形阻塞,尿漏修补术后等。

【必备条件】

(1)头盆相称。

(2)活胎、顶先露。

(3)胎头双顶径已达坐骨棘水平以下。

(4)宫颈口开全且胎膜已破。

(5)有一定强度的子宫收缩。

【用物准备】

除会阴切开缝合术的用物外,还需准备胎头吸引器1个,50mL注射器1个或负压吸引器1台,血管钳2把,橡皮管1根,无菌手套1副、无菌导尿包1个,供氧设备,新生儿窒息抢救物品、抢救台等。

【操作步骤】

1.体位

患者取膀胱截石位,常规外阴消毒、铺消毒巾,导尿,做阴道检查,了解宫口是否开全、是否破膜,先露高低及胎方位。

2. 会阴后侧切开

初产妇或会阴较紧、胎头较大者应先作会阴后侧切开术。

3. 放置吸引器

术者左手示、中指下压阴道后壁,右手持涂润滑剂的吸引器头端,沿阴道后壁缓慢滑入,避开囟门,使吸引器边缘紧贴胎头顶骨后部。检查吸引器四周,确定吸引器与胎头之间无阴道壁或宫颈软组织被夹于其中,调整吸引器横柄与胎头矢状缝相一致,作为旋转胎头方向的标记。

4. 抽吸空气形成负压

检查吸引器放置的部位准确无误后,助手用 50mL 注射器抽出吸引器内空气 150～180mL(或用电动吸引器使负压达 200～300mmHg)用止血钳钳夹橡皮管。吸引器负压要适当,压力过大容易使胎儿头皮受损,压力不足容易滑脱;发生滑脱,虽可重新放置,但不应超过 2 次,否则,改行产钳术。

5. 牵引

确定无漏气后先试牵引,无异常后正式牵引。宫缩时,顺产轴方向,按分娩机制牵拉,使胎头逐渐娩出。如为枕后位或枕横位,可边旋转边牵引,同时注意指导患者屏气用力,并保护好会阴。牵引时间一般 10～15min,不宜超过 20min。

6. 取下吸引器

当胎头娩出后即可松开止血钳,解除负压,取下吸引器,协助胎肩及胎体娩出。

7. 检查

术后仔细检查软产道,有撕裂伤应立即缝合。

【护理要点】

(1)术前向患者讲解胎头吸引术的目的及方法,取得患者积极配合,并做好心理护理。

(2)术中注意观察宫缩及胎心变化,并做好手术护理配合。

(3)若出现新生儿窒息,应立即配合抢救。术后注意患者宫缩、阴道流血、会阴切口等情况,一旦出现异常,立即配合处理。

(4)新生儿护理

1)密切观察新生儿面色、反应、肌张力、产瘤大小和位置,有无头皮血肿、颅内出血及头皮损伤,并做好新生儿抢救准备。

2)新生儿静卧 24h,避免搬动,3d 内禁止洗头,延迟沐浴。

3)遵医嘱给予新生儿维生素 K_1 2 mg 肌内注射,防止颅内出血。

(5)加强产褥期保健指导,注意新生儿精神状态、排尿、排便情况,保持呼吸道通畅,预防感染,一旦出现异常及时就诊。注意随访和健康检查。

第三节　产钳术

产钳术(operation with obstetric forceps)是用产钳(图 11-3)牵拉胎头协助胎儿娩出的手术。目前临床绝大多数仅行低位(胎头双顶径已达坐骨棘平面以下)产钳术。产钳由左右两叶组成,每叶分为钳匙、钳胫、钳锁和钳柄 4 部分。

【适应证】

(1)同胎头吸引术。

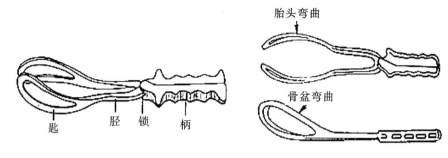

胎头弯曲

骨盆弯曲

匙 胫 锁 柄

图 11 - 3 产钳

（2）胎头吸引术失败者。

（3）臀位和剖宫产胎头娩出困难者。

（4）面先露（颏前位）娩出困难者。

【禁忌证】

（1）同胎头吸引术。

（2）胎头颅骨最低点在坐骨棘水平或以上，有明显头盆不称者。

（3）确定为死胎、胎儿畸形者，应行穿颅术，避免损伤软产道。

【必备条件】

基本同胎头吸引术。

【用物准备】

除会阴切开缝合术的用物外，还需准备无菌产钳 1 副、无菌手套 2 副、无菌导尿包 1 个，供氧设备，新生儿窒息抢救物品、抢救台等。

【操作步骤】

1. 体位

患者取膀胱截石位，常规外阴消毒、铺消毒巾，导尿，做阴道检查，了解宫口是否开全、是否破膜，先露高低及胎方位。

2. 会阴后-侧切开

放置产钳前多行左侧会阴左后-侧切开术。

3. 放置产钳

术者右手四指伸入胎头与阴道左侧壁之间，左手持左叶产钳柄，沿右手掌面与胎头之间慢慢插入，置于胎头左侧，助手持钳柄固定。然后右手持右叶产钳柄，在左手引导下将钳叶放置至胎头右侧，达左叶产钳对应位置。产钳放置好后，检查钳叶与胎头之间有无软组织及脐带夹入，胎头矢状缝是否在两钳叶正中。

4. 合拢产钳

产钳右叶在上，左叶在下，两钳叶柄平行交叉，扣合锁扣，钳柄对合。

5. 牵拉产钳

先试牵拉产钳无异常后，开始正式牵拉，宫缩时术者双手握住钳柄开始牵拉（图 11 - 4），顺产轴方向按分娩机制，沿产轴方向缓慢牵拉，当胎头着冠后将钳柄上提，使胎头仰伸娩出（图

11-5)，此时助手应注意保护会阴。牵拉产钳时用力要均匀，速度不宜过快，产钳不能左右摇晃，宫缩间隙略微放松钳锁。

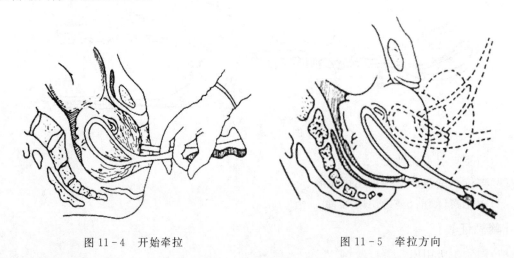

图 11-4　开始牵拉　　　　　　　　　　　图 11-5　牵拉方向

6. 取下产钳

当胎头仰伸后，应松开产钳，先取下右叶产钳，再取出左叶产钳，顺着胎头缓慢滑出，然后按分娩机转娩出胎体。

7. 检查

术后仔细检查软产道，有撕裂伤应立即缝合。

【护理要点】

基本同胎头吸引术。注意检查新生儿有无产伤并配合处理，预防产后出血和产后尿潴留。

第四节　剖宫产术

剖宫产术（cesarean section）是指经腹切开子宫取出胎儿及附属物的手术。主要施行于不能经阴道分娩或若经阴道分娩将给母儿带来危害的患者，由于剖宫产技术的不断成熟，母儿安全性提高，加之其他多种原因，剖宫产率有逐年增高趋势，由此也带来很多不利影响。因此，临床应严格掌握手术指征。剖宫产术式有子宫下段剖宫产术、腹膜外剖宫产术、新式剖宫产术、子宫体剖宫产术。

【适应证】

产道异常或头盆不称、胎儿异常、胎儿窘迫、产力异常经处理无效者、妊娠合并症或妊娠并发症等不利于阴道分娩者等；高龄初产妇、多年不孕或有异常分娩史无子女者；珍贵儿等。

【用物准备】

（1）剖宫产手术包 1 个（内有 25cm 不锈钢盆 1 个，弯盘 1 个，换药碗 2 个，卵圆钳 8 把，手术刀柄 3 把，刀片 3 个，小有齿镊 2 把，小无齿镊 2 把，大无齿镊 2 把，弯血管钳 6 把，直血管钳 12 把，持针器 3 把，组织剪 2 把，线剪 2 把，吸引器头 1 个，阑尾拉钩 2 个，腹腔双头拉钩 1 个，S 状拉钩 1 个，双层大包布 2 块，中层中包布 1 块，治疗巾 10 块，中单 2 块，剖腹单 1 块、手术衣 6 件，纱布垫 6 块,纱布 20 块,铬制肠线 2 管或可吸收缝线若干根,1,4,7 号丝线各 1 卷),手套等。

(2)急救物品。

(3)新生儿处理包、婴儿包。

(4)新生儿窒息急救物品。

【手术步骤】

1. 麻醉

首选硬脊膜外麻醉,也可选用局部麻醉加强化麻醉,必要时用全麻。

2. 术式

(1)子宫下段剖宫产术:此术式切口愈合好,术后并发症少,再孕子宫破裂机会少,临床广泛应用。取下腹正中切口或横切口,切开腹壁,打开腹腔,弧形剪开子宫下段膀胱腹膜反折,钝性分离并向下推膀胱,暴露子宫下段。在子宫下段前壁正中做一小横切口,向左右钝性撕开 10~12cm,刺破胎膜,吸净羊水,一手伸入宫腔达胎头下方,将胎头托起,另一手在宫底加压,两手协助将胎头娩出,胎头娩出后立即清理呼吸道,胎体相继娩出。断脐后交助手处理。向宫体注射宫缩剂,等待胎盘剥离娩出,出血多可徒手剥离。缝合子宫切口、腹膜及腹壁各层。

(2)腹膜外剖宫产术:在腹膜外分离推开膀胱,暴露子宫下段,切开取胎,手术较复杂,多用于子宫有严重感染者。

(3)新式剖宫产术:此术式是以色列 Stark 医生改进的子宫下段剖宫产术。其特点是子宫肌层一层缝合及不缝合腹膜、膀胱反折腹膜,关腹时连续缝合筋膜,全层缝合皮肤及皮下脂肪。

(4)子宫体剖宫产术:也称古典式剖宫产术,切口在子宫体部。其特点是操作简单,但术中出血较多,术后易出现粘连、感染,切口愈合不如子宫下段术式,故已极少采用,仅用于为挽救母儿生命需紧急剖宫产者。

【护理要点】

1. 术前护理

(1)向患者和家属介绍剖宫产术的必要性和手术过程,耐心解答患者的提问,减轻患者的紧张与焦虑不安。

(2)密切观察宫缩及胎心变化,如发生胎儿窘迫立即给患者吸氧,取左侧卧位,并及时报告医生,遵医嘱用药。

(3)做好常规腹部手术前准备。

(4)做好各种抢救准备。

2. 术中配合

(1)巡回护士:①术前核查术中所用物品是否准备齐全,并处于完好备用状态;②协助麻醉医生摆好患者体位;③注意观察患者生命体征,必要时按医嘱用药或输血。

(2)器械护士:熟悉手术步骤,手术中递送器械及敷料要及时、准确、灵活、方法正确。术前、术后认真清点器械、敷料,确保准确无误。

(3)助产士:携带新生儿衣被、抢救器械、药品到手术室候产。胎儿娩出后做好新生儿常规处理和护理,对新生儿窒息者协助急救。

3. 术后护理

(1)床边交接:患者手术完毕送回病房时,病房责任护士应向手术室护士和麻醉师详细询问手术过程、麻醉类型、术中用药等情况。及时测生命体征,检查输液管,查看伤口、阴道流血等情况,认真做好床边交接班并详细记录。

(2)观察病情:术后每15~30min监测生命体征1次,直至平稳后改为每4h1次,24h后病情稳定者可改为每6h1次,直至正常后3d,恢复常规护理监测。术后1~3d体温可轻度升高,多不超过38℃,为组织吸收热。每日观察切口有无渗血、血肿、红肿、硬结等。定时按摩子宫,并注意子宫收缩和阴道流血情况。若阴道流血量多,应及时报告医生,并协助处理。

(3)体位与活动:硬膜外麻醉应去枕平卧6~8h,头偏向一侧,以防呕吐物吸入呼吸道。术后12~24h改为半卧位,2~3d可坐起,以利恶露排出,协助患者早下床活动。

(4)缓解疼痛:麻醉作用消失后,患者会感到伤口疼痛,术后24h内最明显。护士应耐心解释疼痛的原因,指导患者翻身、咳嗽时轻按腹部两侧以减轻疼痛;于腹部系腹带减轻切口张力,协助患者取舒适卧位,教会患者深呼吸、分散注意力等方法缓解疼痛;给患者提供安静舒适的休养环境,减少不良刺激,促进睡眠,必要时按医嘱给予止痛药物,如哌替啶等。

(5)腹胀护理:一般术后48h可自行排气。如腹胀明显可腹部热敷、肛管排气或123液灌肠(50%硫酸镁30mL,甘油60mL,温开水90mL)。

(6)饮食指导:术后禁食6~12h后可食清淡流质食物,禁食牛奶、豆浆、糖水等,以后根据胃肠道功能恢复情况,逐渐过渡到普通饮食。

(7)保持导尿管通畅:注意导尿管勿受压、打折和滑脱,并做好清洁、消毒工作。观察尿量、颜色,发现异常及时报告医生。术后1~2d可拔除导尿管,拔管后注意患者排尿情况,鼓励患者自解小便。

(8)会阴护理:保持外阴清洁,每日常规行会阴擦洗2次。

(9)术后无特殊情况,在麻醉清醒后可协助新生儿接触,吸吮乳头,尽早开奶。

4.健康指导

(1)加强营养,给予高营养、高蛋白、充足热量及水分的饮食,并适当补充维生素和铁剂。

(2)指导母乳喂养和新生儿护理。

(3)嘱患者出院后坚持做保健操,参加适宜的活动,以利于身体恢复。

(4)保持外阴清洁,术后禁性生活6周。

(5)常规产后复查,需再生育者,术后至少避孕2年。

目标检测

A₁型题

1.剖宫产术的护理措施中,错误的是( )

A.术前常规使用呼吸兴奋剂　　　　　　　B.将新生儿被服送手术室备用

C.准备好新生儿急救用品　　　　　　　　D.准备好剖宫产包、器械

E.备好子宫收缩剂

2.会阴侧切术切口的长度一般为( )

A.1~2cm　　　　　　B.2.5~3cm　　　　　　C.4~5cm

D.5.5~6cm　　　　　　E.6.5~7cm

3.会阴侧切开的角度一般为( )

A.30°　　　　　　B.35°　　　　　　C.40°

D. 45°   E. 50°

4. 行胎头吸引术时必须(   )

A. 测血压   B. 交叉配血   C. 胎头双顶径在坐骨棘水平以上

D. 做阴道检查,了解胎方位   E. 术前常规使用抗生素

5. 胎头吸引术后新生儿的护理,错误的是(   )

A. 注意有无头皮血肿及头皮损伤的发生   B. 观察新生儿面色、反应、肌张力等

C. 新生儿静卧 24h,避免搬动   D. 可常规淋浴

E. 维生素 K_1 肌注,防止颅内出血

6. 会阴切开缝合术的术前用物准备中不包括(   )

A. 手术剪刀   B. 镊子   C. 缝线

D. 利多卡因   E. 导尿包

7. 会阴切开缝合术的患者,术后应采取的卧位是(   )

A. 患侧卧位   B. 健侧卧位   C. 半坐卧位

D. 平卧位   E. 俯卧位

8. 下列哪项不适宜剖宫产术(   )

A. 胎盘早期剥离   B. 中央型前置胎盘   C. 头盆不称

D. 畸形胎儿   E. 胎儿宫内窘迫

9. 不属于胎头吸引术用物准备的是(   )

A. 无菌胎头吸引器   B. 50mL 无菌注射器   C. 会阴切开缝合包

D. 新生儿急救用品   E. 大号肠钳

10. 剖宫产术式哪种最为常用(   )

A. 子宫下段剖宫产术   B. 子宫体部剖宫产术   C. 腹膜外剖宫产术

D. 子宫底部剖宫产术   E. 剖宫产子宫切除术

11. 胎头吸引术时患者的体位一般是(   )

A. 仰卧位   B. 侧卧位   C. 膀胱截石位

D. 半坐卧位   E. 俯卧位

12. 行会阴切开缝合术时,切开会阴应选择在(   )

A. 破膜后立即进行   B. 宫缩时   C. 宫缩间歇时

D. 第二产程开始时   E. 破膜前

13. 使用胎头吸引术助产时,牵引时间不宜超过(   )

A. 10min   B. 15min   C. 20min

D. 25min   E. 30min

14. 用胎头吸引器助产时,应抽出吸引器内的空气为(   )

A. 80～120mL   B. 120～150mL   C. 150～180mL

D. 180～200mL   E. 200～250mL

15. 胎头吸引术如滑脱,重新放置次数,最多不超过(   )

A. 2 次   B. 3 次   C. 4 次

D. 5 次   E. 1 次

(杨 卿)

第十二章 妇科病史采集及检查配合

第一节 妇科病史

妇科病史(the character of gynecologic history)的采集是护士对患者进行评估的首要步骤,除与内科病史相同处外,主要应收集有关妇科疾病的相关病史。由于女性生殖系统疾病常涉及患者的隐私和性生活有关内容,收集资料时会使患者感到羞涩和不适,甚至隐瞒部分病史。因此,妇科病史的采集应注意患者特殊的生理及心理特点,重视沟通技巧,选择合适的场所开展工作并保护患者的隐私。采集妇科病史首先应自我介绍,然后有礼貌地询问病史,应有必要的提醒、肯定或重复,避免暗示和指责,体现人文关怀。

一、妇科病史的特点

(一)一般项目

一般项目包括姓名、性别、年龄、婚姻状况、民族、籍贯、职业、文化程度、住址、入院时间、入院方式、病史陈述者、病史可靠程度等。

(二)主诉

主诉指促使患者就诊的主要症状(或体征)与持续时间等。通过主诉可初步发现护理问题。

1. 阴道流血(vaginal bleeding)

阴道流血为最常见的主诉。女性生殖道任何部位均可发生出血,除正常月经外,均称为"阴道流血"。询问出血时间、量、颜色、有无血块及与月经周期的关系,末次月经日期及持续天数。有无伴随症状如腹痛、发热、下腹包块等。

2. 白带异常

白带(leucorrhoea)是由阴道黏膜渗出物、宫颈及子宫内膜腺体分泌物等混合而成。当生殖道出现炎症或发生癌变时,白带的量及性状发生改变。询问白带的量、色、性状、气味及与月经周期的关系等。

3. 腹痛

下腹痛为妇科疾病常见症状,可由炎症、肿瘤、输卵管妊娠等引起。询问腹痛发生缓急、部位、程度、疼痛性质、时间、腹痛放射部位、有无伴随症状,与月经或体位有无关系等。

4. 下腹部肿块

可由患者本人发现,也可由医生查体发现,应了解发生的时间、部位、增长速度、硬度、活动度、有无伴随症状等。

(三)现病史

现病史是病史的主要组成部分。了解本次疾病的原因、诱因、疾病发展经过、疾病主要症状及伴随症状和相互关系,诊疗护理的内容及效果,健康教育效果。了解患者其他健康状况如睡眠、饮食、大小便、体重变化、体力改变、夫妻关系、性生活、自我感觉及心理变化等。

(四)既往史

既往史是指患者过去的健康状况。仔细询问患者过去曾患何种疾病,特别是妇科疾病史,以及传染病史、手术外伤史、输血史、药物过敏史、预防接种史等。

(五)月经史

月经史包括初潮年龄、月经周期、经期、经量、经血颜色及伴随症状等。如 13 岁初潮,周期 28~30d,经期 4~5d,可简写为 $13 \frac{4 \sim 5}{28 \sim 30}$ d。常规询问末次月经(last menstrual period,LMP)日期,如经量异常,还应询问前次月经日期。老年妇女应询问绝经年龄及绝经后有无阴道不规则流血等症状。

(六)婚姻史及生育史

婚姻史及生育史简称婚育史,包括结婚年龄、婚次及同居情况。对方健康情况,是否近亲婚配。足月产、早产、流产次数以及现存子女数。如足月产 2 次,早产 0 次,流产 3 次,现存子女 1 人,可简写为 2 - 0 - 3 - 1,或用孕 5 产 2(G_5P_2)表示。了解有无难产史及采用何种避孕措施及效果等。

(七)个人史

询问患者出生地和曾居住地,是否到过疫区,有无烟酒等嗜好。

(八)家族史

注意询问家庭成员中有无遗传性、先天性及传染性疾病情况。

二、妇科患者的心理特点

妇科疾病是以女性生殖器官病变为主的疾病,由于女性特有的生理和心理特点,往往会出现各种不同的心理反应,如羞涩、紧张、悲伤、焦虑、恐惧、孤独、无助。有些妇科疾病还会给家庭和社会造成影响,如不孕、性生活改变等。因涉及个人生活隐私等特殊性,因此,护士应理解、尊重患者,还应了解患者家庭成员构成及亲密程度能否满足患者的健康需求、照顾的需求,以便在护理计划实施过程中得到亲属的理解与支持,使患者树立治疗的信心,积极配合诊疗,以提高疗效,促进健康。

第二节　体格检查

体格检查应在采集病史后进行。检查范围包括全身检查、腹部检查和盆腔检查。盆腔检查为妇科所特有，又称为妇科检查。

一、全身检查

测量体温、脉搏、呼吸、血压、体重及身高；观察精神状态、全身发育、毛发分布、皮肤、淋巴结（特别是左锁骨上淋巴结和腹股沟淋巴结）、头部器官、颈、乳房（注意其发育，皮肤有无凹陷，有无包块、分泌乳汁或液体）、心、肺、脊柱及四肢。

二、腹部检查

腹部检查包括视诊、触诊、叩诊、听诊。视诊：观察腹部有无隆起或呈蛙腹状，腹壁有无瘢痕、静脉曲张、妊娠纹、腹壁疝、腹直肌分离等。触诊：腹壁厚度，肝、脾、肾有无增大及压痛，腹部有无压痛、反跳痛及肌紧张，能否扪及包块（若有，描述部位、大小、形状、质地、活动度、表面是否光滑或有高低不平隆起以及有无压痛等）。叩诊：注意鼓音和浊音分布范围，有无移动性浊音。听诊：了解肠鸣音情况。若合并妊娠，应检查宫高、腹围、胎位、胎心及胎儿大小等。

三、妇科检查

妇科检查包括外阴、阴道、宫颈、宫体及双侧附件检查。

（一）检查方法和步骤

1. 外阴部检查

观察外阴发育、颜色，阴毛多少和分布情况，外阴有无畸形、水肿、炎症、溃疡、萎缩或肿瘤等，然后暴露阴道前庭及尿道和阴道口，注意处女膜的完整性，有无瘢痕。嘱患者用力向下屏气，观察有无阴道前后壁膨出、子宫脱垂或尿失禁等。

2. 阴道窥器（vaginal speculum）检查

将消毒后的阴道窥器两叶合拢，蘸取润滑剂。左手分开两侧小阴唇，暴露阴道口，右手持备好的窥器，倾斜45°，沿阴道侧后壁缓慢放入阴道，边旋转边向上向后推进（图12-1），并将阴道窥器上下两叶分开，充分暴露子宫颈（图12-2）。观察子宫颈和阴道壁有无炎症、损伤、赘生物、畸形及阴道分泌物的量、性质、颜色和气味。取出阴道窥器时应先将两叶合拢，再慢慢退出。无论放入或取出过程中，均应避免夹住阴唇或阴道黏膜而引起疼痛或不适。对于较紧张的患者可嘱其深呼吸，全身放松，以利于检查。

3. 双合诊（bilanual gynecological examination）

检查者一手戴无菌手套，示指、中指涂润滑剂后，放入阴道，另一手在腹部配合检查。可了解阴道、宫颈、宫体（图12-3）、输卵管、卵巢和宫旁结缔组织以及盆腔内壁（图12-4）情况。正常情况下卵巢偶有扪及，触后稍有酸胀感。正常输卵管不能扪及。

4. 三合诊（vagino-recto-abdominal examination）

即腹部、阴道、直肠联合检查（图12-5）。检查者示指放入阴道，中指放入直肠，另一手在腹部配合检查。常用于了解子宫后壁、子宫直肠陷凹、子宫骶韧带等情况。

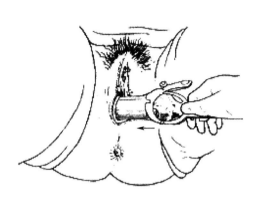

图 12-1　沿阴道侧后壁放入阴道窥器

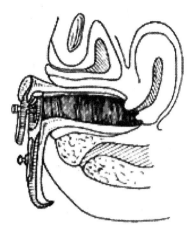

图 12-2　暴露宫颈

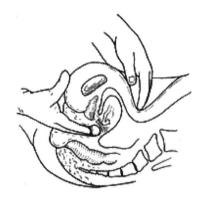

图 12-3　双合诊检查子宫

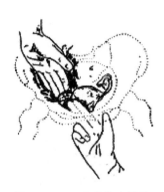

图 12-4　双合诊检查附件

5. 直肠-腹部诊（recto - abdominal examination）

示指伸入直肠，另一手在腹部配合检查（图 12-6）。适用于未婚、阴道闭锁或其他原因不宜进行阴道检查者。如确有检查必要时，应征得家属或本人同意后方可作阴道检查。

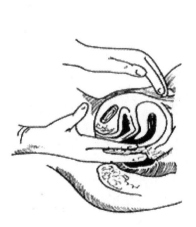

图 12-5　三合诊

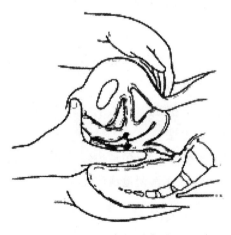

图 12-6　直肠-腹部诊

(二)护理配合

1. 用物准备

病房应设专门的检查室,准备隔帘或屏风,配置妇科检查床。用物包括:一次性会阴垫单、一次性手套、器具浸泡桶(内盛消毒液)、污物桶、照明灯,无菌或一次性阴道窥器、无菌无齿长镊子、有盖敷料缸多个(分别放置润滑剂、干棉球、纱布块等)、无菌长棉签、消毒冲洗液、生理盐水等。

2. 护理

(1)护士应向患者做好解释,告知患者可能的感受及不适,要关心体贴患者,态度严肃,语言亲切,注意保暖,并用屏风遮挡,以保护患者隐私。

(2)检查前嘱患者排空膀胱,必要时导尿。

(3)协助患者臀下垫一次性会阴垫单,取膀胱截石位(少数尿瘘患者需取胸膝卧位),臀部置于检查床边缘,头部略抬高,双手平放于身旁,以利于腹肌松弛。不宜搬动的患者可在病床上进行检查。

(4)为避免医源性交叉感染,检查物品和一次性会阴垫单要每人更换1次,做好消毒隔离。一次性手套应浸泡后与敷料等放入黄色垃圾袋内。反复使用物品用消毒液浸泡后清洗、晾干后打包送供应室消毒。

(5)检查前24h内勿做阴道冲洗、放药等。月经期及阴道流血者一般不做妇科检查,必须检查时应严格消毒外阴、阴道,戴无菌手套操作。

(6)男医生检查患者时,需有女性医护人员在场,以减轻患者紧张心理和避免不必要的误会。

(7)对行动不便的患者要帮助其上、下检查床,防止意外伤害。

第三节　妇科常用特殊检查

一、阴道分泌物悬滴法检查

(一)目的

常用于检查阴道内有无滴虫或假丝酵母菌等病原体及了解阴道清洁度。

(二)用物准备

一般妇科检查用物、清洁干燥试管、载玻片、生理盐水、10%氢氧化钾、显微镜等。

(三)检查方法

行阴道窥器检查时,用长棉签自阴道后穹隆部取白带少许作涂片,立即在显微镜下检查滴虫、假丝酵母菌及了解阴道清洁度。

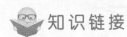 知识链接

阴道清洁度分度

阴道清洁度检查就是利用显微镜对阴道分泌物涂片和染色涂片检查,观察其清洁度和有

无特殊细菌及细胞等,判断阴道有无炎症,还可以进一步诊断炎症的原因。

阴道清洁度划分标准

分度	上皮细胞	细菌	真菌	滴虫	线索细胞	纤毛菌	白细胞
Ⅰ	较多/较少	正常菌群	无	无	无	无	无或0～5/HP
Ⅱ	较多	无	无	无	无	无	无或0～5/HP
	较多	正常菌群	无	无	无	无	5～15/HP
	较多	正常菌群	偶见	无	无	无	无或0～5/HP
	较多	少量细菌	无	无	无	无	无或0～5/HP
Ⅲ	较少	正常菌群	无	无	无	无	15～30/HP
	较少	无	较多	无	无	无	＜30/HP
	较少	无	无	有	无	无	＜30/HP
	较少	杂菌	无	无	有或无	无	＜30/HP
Ⅳ	较少或无	无或正常菌群	无	无	无	无	＞30/HP
	较少或无	无或正常菌群	有或无	有或无	有或无	有或无	＞30/HP
	较少或无	大量杂菌	有或无	有或无	有或无	有或无	＞30/HP

(四)护理配合

告知患者取分泌物前24～48h避免性交、阴道冲洗或局部用药。分泌物取出后应及时送检并保暖。

二、生殖道脱落细胞检查

(一)目的

了解卵巢功能及发现不同部位生殖道肿瘤。

(二)用物准备

一般妇科检查用物、清洁干燥载玻片、吸管、滴管、宫颈刮板、标本瓶、固定液及病理检查申请单等。

(三)检查方法

1.阴道涂片

阴道涂片主要是了解卵巢功能。用刮板在阴道侧壁上1/3处轻轻刮取分泌物及细胞作涂片,放入固定液后送检。

2.宫颈刮片

宫颈刮片既往是筛查早期宫颈癌常用、重要方法,但目前逐渐被宫颈管涂片所代替。用阴道窥器暴露宫颈,如阴道内分泌物过多可用无菌干棉球轻轻拭去,用刮板沿宫颈外口鳞-柱状上皮交界处,以宫颈外口为圆心轻轻刮取一周(图12-7),涂于载玻片上,放入固定液后送检。采用巴氏分级诊断。

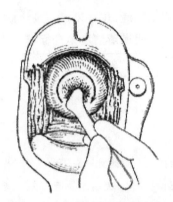

图 12 - 7　宫颈刮片的取材方法

3. 宫颈管涂片

宫颈管涂片是筛查早期宫颈癌重要方法,目前临床常用。用"细胞刷"刮取宫颈管上皮,将"细胞刷"在宫颈管内旋转 360° 后取出做涂片,亦可立即固定或洗脱于保存液中。涂片液基细胞学特别是用薄层液基细胞学检查(TCT)制作的单层细胞涂片观察效果更好。

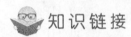 知识链接

薄层液基细胞学检查

薄层液基细胞学检查(thinprep cytologic test,TCT),是采用液基薄层细胞检测系统检测宫颈细胞并进行细胞学分类诊断。与传统的宫颈刮片巴氏涂片检查相比明显提高了标本的满意度及宫颈异常细胞检出率,对宫颈癌细胞的检出率为 100%,同时还能发现部分癌前病变,微生物感染如真菌、滴虫、病毒、衣原体等。目前,TCT 已成为筛查宫颈癌最好的推荐方法之一,为宫颈癌的早期诊断和治疗提供了非常明确的诊断依据,是一项非常值得推广应用的临床检验技术。液基薄层细胞制片检查系统处理技术诞生于 1991 年美国等国家,率先应用于妇科细胞学检查,国内从 2001 年开始做液基细胞学筛查宫颈癌的研究,使该项技术得到迅速发展,被称之为一场细胞学制片技术的革命。

子宫颈组织细胞学诊断的报告形式有巴氏 5 级分级诊断法(1954)、TBS 分类(1988)描述性诊断。2001 年对 TBS 分类描述性诊断再次修订,目前临床常用。

(1)巴氏 5 级分级诊断。①巴氏 Ⅰ 级:正常;②巴氏 Ⅱ 级:炎症;③巴氏 Ⅲ 级:可疑癌;④巴氏 Ⅳ 级:高度可疑癌;⑤巴氏 Ⅴ 级:癌。

(2)TBS 分类描述性诊断。①未见上皮内病变细胞和恶性细胞:主要是良性细胞学改变,包括感染及反应性细胞学改变等。②上皮细胞异常:鳞状上皮细胞异常:包括未明确诊断意义的不典型鳞状上皮细胞和不能排除高级别鳞状上皮内病变不典型鳞状细胞,鳞状上皮细胞内病变(低度、高度)和鳞状细胞癌;腺上皮细胞改变:包括不典型腺上皮细胞、腺原位癌和腺癌;其他恶性肿瘤。

(四)护理配合

(1)急性生殖器炎症、月经期及异常阴道流血者不宜实施。

(2)取标本前 24h 内禁止阴道冲洗、检查、用药及性生活等,以免影响结果。

（3）所用器械需无菌、干燥，不用任何润滑剂或化学物品。

（4）操作时动作要轻柔，防止损伤，避免因出血而影响检查效果。

（5）取标本后立即涂片，涂片时在玻璃片上向一个方向推移，涂布要薄厚均匀，不可来回涂抹，以免破坏细胞，稍干后放固定液。

（6）贴好化验单，妥善处理每份涂片标本。

（7）操作过程中，医护人员态度要认真、严肃，关心体贴患者，如患者有不适应及时给予解决。

三、宫颈活组织检查

宫颈活组织检查是在宫颈病变部位取部分组织做病理学检查，以明确诊断。

（一）目的

1. 宫颈钳取法

宫颈钳取法适用于疑有子宫颈癌，需进一步明确诊断者。

2. 宫颈管搔刮术

宫颈管搔刮术用以判断宫颈管内有无病变或癌灶是否已侵犯宫颈管。同时多点钳取组织，可早期发现宫颈上皮内瘤样病变及早期宫颈癌。

3. 宫颈锥切术

（1）多次宫颈脱落细胞检查见到恶性细胞，而宫颈活检未发现病灶。

（2）宫颈活检为原位癌或镜下早期浸润癌，而临床可疑为浸润癌，为明确病变累及程度及决定手术范围。

（二）用物准备

一般妇科检查用物、灭菌活检钳、小刮匙、宫颈刮板、带尾纱布卷、标本瓶、固定液及病理检查申请单等。

（三）检查方法

1. 宫颈钳取法

（1）检查一般在月经干净后 3～7d 内进行。

（2）患者排尿后，取膀胱截石位，常规消毒外阴及阴道，暴露宫颈，轻轻擦去分泌物。

（3）消毒宫颈，在病变部位取活检，病变不明显者，可在宫颈外口鳞状上皮与柱状上皮交界处的 3,6,9,12 点 4 处分别取组织。疑有宫颈管内病变时，用小刮匙宫颈内刮取组织。

（4）观察出血情况，用无菌纱布或带尾纱布卷压迫止血，嘱患者 24h 后自行取出。

2. 宫颈管搔刮术

宫颈搔刮术是用细小刮匙伸入宫颈管全面搔刮 1～2 圈，刮出组织送病理检查。可使用宫颈管刷代替宫颈刮匙。

3. 宫颈锥切术

（1）蛛网膜下腔或硬膜外阻滞麻醉下，患者取膀胱截石位，外阴、阴道消毒，铺无菌巾。

（2）导尿后，用阴道窥器暴露宫颈并消毒阴道、宫颈及宫颈管。

（3）宫颈涂碘液，在病灶处或碘不着色区外 0.5cm 处做环形切口，斜向宫颈管呈锥形切除。目前临床开展环形电切除（LEEP）取材取得较好效果。

（4）于切除标本的 12 点处做一标志，以 10％甲醛固定，送病理检查。

（5）术后用无菌纱布压迫止血，必要时肠线缝合。也可加用吸收性明胶海绵、止血粉、凝血酶等止血。

（6）术后留置尿管 24h。

(四)护理配合

（1）外阴阴道急性炎症、月经期、妊娠期禁忌做该项检查。

（2）检查前向患者介绍检查方法，取得其合作。

（3）检查中为医生提供所需用物，并注意关心、体贴患者，随时观察患者有无不适。

（4）组织取出后要标记清楚，分别放在盛有固定液的标本瓶中，及时送检。认真仔细处理每份标本，切忌丢失和错放。

（5）检查后护理：①检查后留院观察 2h。必要时遵医嘱给予抗生素预防感染。②嘱患者 24h 后自行取出阴道带尾纱布卷，若出现阴道出血量多、发热、腹痛时，及时就医。③保持外阴清洁，禁性生活及盆浴 2 个月。④宫颈锥切术者术后 6 周复查是否有宫颈管狭窄。

四、诊断性刮宫

诊断性刮宫(diagnostic curettage)简称诊刮，主要是刮取子宫内膜做病理检查，以明确诊断，指导治疗。当疑有宫颈病变时，需对宫颈管及宫腔分步进行诊刮，称为分段诊刮(fractional curettage)。

(一)目的

（1）了解卵巢功能；子宫内膜变化及其对性激素的反应。

（2）子宫异常出血或阴道排液需证实或排除子宫内膜炎症、子宫内膜癌、宫颈管癌等。

（3）宫腔内有组织残留或功能失调性子宫出血者，不仅有助于诊断，而且有止血作用。

(二)用物准备

一般妇科检查用物、无菌诊刮包(宫颈钳、子宫探针、小刮匙、治疗巾等)、固定液、标本瓶及病理检查申请单等。

(三)检查方法

1. 诊断性刮宫

一般不需麻醉。对宫颈内口较紧者，酌情给镇痛剂、局麻或静脉麻醉。

（1）患者排尿后，取膀胱截石位，外阴、阴道常规消毒、铺无菌巾。做双合诊，了解子宫大小及位置。用阴道窥器暴露宫颈，再次消毒宫颈与宫颈管，钳夹宫颈前唇或后唇，用子宫探针探宫腔深度。

（2）阴道后穹隆处置盐水纱布一块，以收集刮出的内膜碎片。用刮匙顺序刮取宫腔各壁内组织，特别注意刮宫底及两侧宫角处，直至有粗糙感。查看有无活动性出血，术毕，取下宫颈钳。

（3）刮除组织全部固定于 10％甲醛溶液中送病理检查，检查申请单注明患者姓名、取材部位和月经时间。

2. 分段诊断性刮宫

怀疑有宫颈病变时，应做分段诊断性刮宫。常规消毒，暴露宫颈，先不探测宫腔深度，先刮宫颈管,再刮宫腔,沿宫腔四壁、宫底及两侧角有序地刮除内膜。应将宫颈管和宫腔内刮出物分别装瓶标记送病理检查。

(四)护理配合

(1)向患者介绍诊刮的目的及方法,做好必要的解释和安慰,减轻患者的紧张。

(2)手术前嘱患者排空膀胱。术中观察患者血压、脉搏、疼痛等情况,如出现面色苍白、出冷汗或疼痛强烈,应停止操作,遵医嘱进行相应处理。

(3)取出标本要妥善保管,填好化验单及时送病理检查。

(4)术后安排患者静卧 30min,观察阴道出血及腹痛情况。

(5)告知患者术后少量的阴道出血和轻度的腹痛为正常现象,1～2d 后可恢复,如阴道出血量逐渐增加或腹痛加重及时来院就诊。保持外阴清洁,术后 2 周内禁止性生活和盆浴,并遵医嘱服用抗生素。

五、基础体温测定

基础体温(basal body temperature,BBT)是指机体经较长时间(6h 以上)的睡眠,醒来未做任何活动之前所测得的口腔温度。它反映机体在静息状态下的能量代谢水平,故又称为静息体温。在月经周期中,排卵后,黄体产生的黄体酮,使体温上升 0.3～0.5℃,至月经前 1～2d 或月经第 1 日体温下降。因此,正常月经周期基础体温呈双相型曲线(图 12-8)。若无排卵,基础体温无上升改变而呈单相型曲线。基础体温测定是判断卵巢有无排卵方便、经济而较可靠的方法。

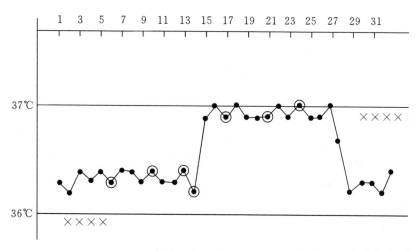

图 12-8　双相型曲线

(一)目的

了解卵巢功能,判断有无排卵及黄体功能,有助于寻找不孕原因,确定功能性子宫出血类型等。

(二)用物准备

体温计、基础体温记录单。

(三)检查方法

(1)每晚睡前将体温计放于伸手可以取到的地方。

(2)晨醒后不做任何活动,测口腔体温 5min,记录于表格上。夜班工作者要在休息 6～8h 后测量。

(3)将测得的结果逐日记录于基础体温单上,并连成曲线。如遇发热、用药、身体不适、性生活等情况应如实记录,以便分析时参考。

(4)一般要连续测 3 个周期以上。

(四)护理配合

(1)教会患者基础体温测定及记录的方法。

(2)体温计每次用后,用 75％的酒精浸泡消毒,放于干燥器皿内保管。

六、输卵管通畅检查

(一)检查方法

输卵管通畅检查的主要目的是检查输卵管是否通畅,了解子宫腔和输卵管腔形态和输卵管阻塞部位。常用方法有输卵管通液术和子宫输卵管造影术。近年随着内镜的临床应用,已普遍采用腹腔镜直视下输卵管通液检查、宫腔镜下经输卵管口插管通液检查和腹腔镜联合检查等方法。

1.输卵管通液术

输卵管通液术是在无菌条件下,通过导管向子宫腔及输卵管内注入一定量的生理盐水,根据注液阻力大小、有无回流及注入液体量和患者感觉等判断输卵管是否通畅,并对轻度输卵管粘连有治疗作用。

2.子宫输卵管造影术

子宫输卵管造影术是通过导管向宫腔及输卵管注入造影剂,行 X 线透视及摄片,根据造影剂在输卵管及盆腔内的显影情况,了解输卵管是否通畅、阻塞部位及宫腔形态。该检查损伤小,能对输卵管阻塞作出较正确诊断,准确率可达 80％,且具有一定的治疗功效。

(二)适应证

(1)不孕症,男方精液正常,疑有输卵管阻塞者。

(2)检验和评价输卵管绝育术、输卵管再通术或输卵管成术的效果。

(3)输卵管黏膜轻度粘连需疏通者。

(4)需进一步了解输卵管是否通畅及其形态、阻塞部位,了解宫腔形态,确定有无子宫畸形及类型,有无宫腔粘连、子宫黏膜下肌瘤、子宫内膜息肉及异物,不明原因的习惯性流产是否存在宫颈内口是否松弛,宫颈及子宫有无畸形等情况时可用输卵管造影术。内生殖器结核患者需在非活动期行造影术。

(三)禁忌证

(1)生殖器急性炎症或体温≥37.5℃。

(2)月经期或有不规则阴道流血。

(3)严重的全身性疾病,如心、肺疾患,不能耐受手术者。

(4)产后、流产、刮宫术后 6 周内及碘过敏者禁做子宫输卵管造影。

(四)用物准备

一般妇科检查用物,消毒用物,宫颈钳、宫颈扩张器、子宫探针、血管钳、子宫颈导管(带 Y 型管和压力表)、治疗巾、接近体温的无菌生理盐水、20mL 注射器、药物(如庆大霉素、地塞米松、透明质酸酶或 α-糜蛋白酶、利多卡因、造影剂(如 40％碘化油、76％泛影葡胺液)、X 线放射诊断仪等。

(五)检查方法

1.输卵管通液术

患者取膀胱截石位,常规消毒,铺巾,检查子宫位置及大小,消毒、固定宫颈,将宫颈导管送入宫腔,注入液体,并评价结果。

(1)输卵管通畅:可顺利推注 20mL 液体无阻力,压力维持在 60mmHg 以下或开始推注时稍有阻力,随后阻力消失,无液体回流,患者无不适感。

(2)输卵管闭塞:注入 5mL 时即感有阻力,压力表见压力值持续上升,且患者感下腹酸胀痛,停止推注后液体又回流至注射器内。

(3)输卵管通而不畅:推注液体时有阻力,但经加压注入又能推进,说明轻度粘连已被分离,患者有轻微腹痛。

2.子宫输卵管造影术

患者取膀胱截石位,常规消毒,铺巾,检查子宫位置及大小,消毒、固定宫颈。

(1)将造影剂充满宫颈导管,排出空气,沿宫腔方向将其送入宫颈管内,缓缓注入碘化油,在 X 线透视下观察碘化油流经输卵管及宫腔情况并摄片。24h 后再摄盆腔平片,观察腹腔内有无游离碘化油。若使用泛影葡胺液造影,应在注射后立即摄片,10～20min 后第二次摄片,观察泛影葡胺液流入盆腔情况。

(2)注入造影剂后,子宫角圆钝而输卵管不显影,则考虑输卵管痉挛,可保持原位,肌内注射阿托品 0.5mg,20min 后再透视、摄片;或停止操作,下次摄片前先使用解痉药物。

(六)护理配合

1.术前准备

告知患者检查的目的及方法,一般在月经干净后 3～7d 内进行,术前 3d 禁性生活,嘱患者排空膀胱,遵医嘱术前半小时肌内注射阿托品 0.5mg 解痉。

2.术中配合

(1)及时为医生提供所需物品,所用的生理盐水温度要接近体温,以免液体过冷刺激输卵管发生痉挛。

(2)密切观察患者的情况,如患者过于紧张应安慰患者,如患者出现严重的腹痛,应停止操作。

(3)透视下发现造影剂进入异常通道,同时患者出现咳嗽、应警惕发生油栓,立即停止操作,协助患者取头低脚高位,严密观察。

3. 术后指导

(1)安置患者休息,观察 2h 无异常者方可出院。

(2)告知患者术后阴道有少量出血或流水为正常现象,数日后可自行恢复。保持外阴清洁,2 周内禁性生活及盆浴,防止感染发生,必要时遵医嘱用抗生素。

七、经阴道后穹隆穿刺术

经阴道后穹隆穿刺术(culdocentesis)是指在无菌条件下,以长穿刺针,通过阴道后穹隆刺入直肠子宫陷凹取得标本的方法,是妇产科常用的一种辅助诊断方法。

(一)目的

由于子宫直肠陷凹是腹腔最低位置,当腹腔内积血、积液、积脓时,常聚于此,而阴道后穹隆顶端与子宫直肠陷凹相邻,由此处穿刺可以抽出腹腔内液体帮助诊断;B 型超声引导下行卵巢子宫内膜异位囊肿或输卵管妊娠部位注药治疗;B 型超声引导下穿刺取卵,用于各种助孕技术。

(二)用物准备

一般妇科检查用物、消毒用物、无菌穿刺包(包括治疗巾、22 号穿刺针、10mL 注射器、试管、弯盘)等。

(三)检查方法

(1)患者取膀胱截石位,常规消毒、铺巾。

(2)暴露宫颈及阴道后穹隆并消毒,宫颈钳夹持宫颈后唇向前牵拉,充分暴露阴道后穹隆,再次消毒。

(3)穿刺点在宫颈阴道黏膜交界下方 1cm 后穹隆中央,取与宫颈平行稍后的方向刺入,深度为 2～3cm,有落空感后边抽吸边退针。

(4)吸取完毕拔针后,抽出液先肉眼观察性状后送检或培养。如有渗血可用无菌纱布压迫止血。

(四)护理配合

(1)向患者介绍检查目的、方法和要求,解除其精神紧张;嘱患者排空膀胱,并协助取合适体位。

(2)术中为医生提供所需物品。注意观察患者脉搏、血压、意识、面色、口唇颜色及腹痛情况。

(3)若阴道留有纱布应在 24h 后取出,嘱患者保持外阴清洁。

八、女性内分泌激素测定

内分泌激素测定一般抽取外周静脉血测定激素含量。

(一)目的

用于妇产科某些疾病如闭经、不孕、月经失调的诊断、疗效观察;预后的估计及生殖生理和避孕药物作用机制的研究;了解黄体、胎盘和卵巢功能。临床常测定尿促卵泡素(FSH)、黄体生成激素(LH)、催乳激素(PRL)、胎盘生乳素(HPL)、雌激素、孕激素、雄激素等。

（二）方法

常用测定方法有气相色谱层析法、分光光度法、荧光显示法、酶标记免疫法和放射免疫测定法等。无放射性核素标记的免疫化学发光法近年来也逐步得到广泛应用。

（三）护理配合

（1）向患者进行生殖生理教育，耐心讲解测定激素的重要意义，使其能接受必要的激素检查，注意收集检查结果。

（2）详细了解患者月经周期变化，为医生分析激素水平，诊断疾病提供确切依据。指导闭经患者遵医嘱逐步进行各种激素试验，以寻找病因。

九、超声波检查

超声波检查（ultrasonography）因对人体损伤小，可重复、诊断准确而广泛用于妇产科领域。目前妇产科常用的超声检查包括 B 型超声检查（经腹壁 B 型超声检查、经阴道 B 型超声）、彩色多普勒超声检查、三维超声检查。

（一）目的

通过检查可了解生殖器官大小、形态、位置、病灶情况及与周围器官的关系，对生殖器官疾病进行有效的诊断和鉴别诊断。此外，可进行宫腔手术监视指引，进行卵泡发育的监测、穿刺取卵，在人工流产、清宫术、节育器异位的取器术等手术中，具有十分重要的应用价值。

（二）护理配合

（1）向患者说明检查的意义、方法等，减轻其紧张感。

（2）告知经腹壁 B 型超声检查者，通常在检查前半小时至 1h 需要大量饮水，充盈膀胱（憋尿）至最大限度。而经阴道 B 超检查及孕中晚期者需要排空膀胱。

（3）指导患者取合适体位，暴露受检部位，注意保护患者的隐私。

十、妇科内镜检查

（一）阴道镜检查

阴道镜检查（colposcopy）是利用阴道镜在强光照射下将阴道和宫颈上皮放大 10～40 倍，观察肉眼看不到的阴道、宫颈血管形态和上皮结构，以发现与癌变有关的异型上皮、异型血管，对可疑部位行定位活检，以提高宫颈疾病确诊率。阴道镜检查也用于外阴皮肤的相应病变观察。

1. 适应证

（1）宫颈细胞学检查 LISL 及以上、ASCUS 伴高危型 HPV DNA 阳性或 AGS 者。

（2）HPV DNA 检测 16 或 18 型阳性者。

（3）宫颈锥切术前确定切除范围。

（4）妇科检查怀疑宫颈病变者。

（5）可疑外阴、阴道上皮内瘤样病变；阴道腺病、阴道恶性肿瘤。

（6）宫颈、阴道及外阴病变治疗后复查和评估。

2. 检查方法

（1）患者取膀胱截石位，阴道窥器暴露宫颈阴道部，用棉球擦净阴道、宫颈分泌物。

(2)移动阴道镜物镜距阴道口约 10cm(镜头距宫颈 15～20cm),对准宫颈或病变部位,打开光源,调整阴道镜物镜焦距使物象清晰,先用低倍镜观察宫颈外形、颜色、血管及有无白斑,再增大倍数循视野观察。

(3)醋酸白试验:用 3%醋酸(纯冰醋酸 3mL＋蒸馏水 97mL)棉球浸湿宫颈表面,数秒后使宫颈柱状上皮肿胀、发白,呈葡萄状改变,鳞-柱状上皮交界处更清楚。上皮内癌时,细胞含蛋白质较多,涂醋酸后蛋白质凝固,上皮变白。

(4)必要时用绿色滤光镜片并放大 20 倍观察,可使血管图像更清晰;进行更精确的血管检查可加用红色滤光镜片。

(5)碘试验:用复方碘溶液(碘 30g、碘化钾 0.6g,加蒸馏水至 100mL)棉球浸湿宫颈,富含糖原的成熟鳞状上皮细胞被碘染成棕褐色,称为碘试验阳性;柱状上皮、未成熟化生上皮、角化上皮及不典型增生上皮不含糖原,涂碘后均不着色,称为碘试验阴性。观察不着色区域的分布,在异常图像部位或可疑病变部位多点活检送病理检查。

3. 护理配合

(1)检查前准备:检查前应排除阴道毛滴虫、假丝酵母菌、淋病奈瑟菌等感染。检查部位出血或阴道、子宫颈急性炎症,应先治疗。检查前 24h 内应避免性生活、阴道冲洗或上药、宫颈刮片和双合诊。完成其他各项术前准备工作。向患者介绍检查的目的、方法等,以减轻其紧张感。

(2)检查中配合:协助患者取膀胱截石位,密切观察患者有无异常症状。帮助医生调整光源,为医生提供所需物品。

(3)检查后护理:①取出的活检组织应妥善保管,填好病理单、装入标本瓶中及时送检;②注意观察患者情况;③保持外阴清洁;术后有少量血性分泌物属于正常,若阴道流血量多于月经量,及时来院复诊;术后禁止性生活和盆浴 2 周。

(二)宫腔镜检查

宫腔镜检查(hysteroscopy)是应用膨宫介质扩张宫腔,通过插入宫腔的光导玻璃纤维窥镜直视观察宫颈管、宫颈内口、子宫内膜及输卵管开口的生理与病理变化,以便针对病变组织直观准确取材并送病理检查;同时也可直接在宫腔镜下手术治疗。

1. 适应证

(1)异常子宫出血。

(2)疑宫腔粘连及畸形。

(3)超声检查有异常宫腔回声及占位病变。

(4)节育器定位。

(5)原因不明的不孕。

(6)子宫造影异常。

(7)复发性流产。

2. 禁忌证

(1)绝对禁忌证:急、亚急性生殖道感染;心、肝、肾衰竭急性期及其他不能耐受手术者;近3 个月内有子宫穿孔史或子宫手术史者等。

(2)相对禁忌证:宫颈瘢痕,不能充分扩张者;宫颈裂伤或松弛,灌流液大量外漏者。

3. 检查方法

患者取膀胱截石位,常规消毒,铺无菌巾,再次消毒并暴露宫颈,宫颈钳夹持宫颈,查探宫腔,扩张宫颈,接通液体膨宫泵,调整压力为最低有效膨宫压力,排空灌流管内气体后,以 5% 葡萄糖液膨开宫颈,宫腔镜直视下按其宫颈管轴径缓缓插入宫腔,冲洗宫腔内血液至液体清净,调整液体流量,使宫腔内压达到所需压力,宫腔扩展即可观察宫腔和宫颈管情况。

4. 护理配合

(1)检查前准备:向患者介绍检查的目的、方法等,以减轻其紧张感;检查时间以月经干净后 1 周内为宜;嘱患者术前禁食 6～8h。完成其他各项术前准备工作。

(2)检查中配合:①协助患者取膀胱截石位,密切观察其有无不适。如出现异常,则停止操作,配合医生进行紧急处理。②术中及时帮助医生更换膨宫液,并为医生提供其他所需物品。

(3)检查后护理:基本同阴道镜检查。

(三)腹腔镜检查

腹腔镜检查是在密闭的盆、腹腔内进行检查或治疗的内镜操作。将接有冷光源照明的腹腔镜经腹壁插入腹腔,连接摄像系统,将盆、腹腔内脏器显示于监视屏幕上,通过显示屏检查诊断疾病。也可通过体外操纵进入盆、腹腔的手术器械,直视屏幕对疾病进行手术治疗。

1. 适应证

(1)子宫内膜异位症。

(2)明确腹盆腔肿块性质。

(3)确定不明原因急、慢性腹痛和盆腔痛的原因。

(4)明确或排除引起不孕的盆腔疾病。

(5)计划生育并发症的诊断,如寻找和取出异位宫内节育器、确诊吸宫术导致的子宫穿孔等。

2. 禁忌证

严重心肺功能不全、腹腔内大出血、弥漫性腹膜炎、有较广泛的腹腔粘连、凝血机制障碍和血液病等。

3. 检查方法

在局麻或硬膜外麻醉下实施。患者先取平卧位,切开脐孔下缘,穿刺气腹针进入腹腔,连接 CO_2 气腹机充气,当充气 1L 后,改患者体位为头低臀高位,向腹腔继续充入 CO_2 气,建立人工气腹后插入腹腔镜,在强大的光源照射下对盆腔进行检查及操作,应用电视摄像装置将盆、腹腔脏器图像显示在电视屏幕上,以利于操作者观察。

4. 护理配合

(1)检查前准备:向患者介绍检查的目的、方法等,以减轻其紧张感;完成各项检查和手术前准备工作,注意脐孔清洁。

(2)检查中配合:①协助患者摆好体位,注意保护患者身体支撑点的皮肤。妇科腹腔镜手术是靠人工气腹膨胀腹腔以便有足够的空间进行操作检查。良好的人工气腹是手术成功的关键,因此,在充气时要随时观察压力表的变化及患者情况。正常情况下充气时患者会出现腹胀、恶心、呕吐、肩痛等表现,主要由于腹腔充气膈肌上升所致,调整体位,呈头低臀高位可缓解上述症状。如果症状严重,甚至出现疼痛、晕厥、手冷、脉弱、血压下降,则停止操作,配合医生进行紧急处理。②检查中为医生提供所需物品。

（3）检查后护理：①患者应卧床休息，按麻醉要求采取体位，督促患者排尿，防止发生尿潴留。②注意观察患者穿刺口情况、一般情况、生命体征等。③鼓励患者早期活动，以尽早排尽腹腔内气体。患者排气后仍可因腹腔内有残留气体而出现肩痛和上腹不适，一般无需处理，必要时可采取抬高床尾以缓解不适。④告知患者有异常情况及时就诊。

目标检测

A₁型题

1.有关妇科病史的描述错误的是（　　　）

A.阴道不规则流血都是月经异常　　　　　B.下腹部肿块可由查体发现

C.下腹痛可由炎症、肿瘤等引起　　　　　D.注意询问下腹痛部位、程度、特点等

E.炎症或肿瘤君可引起白带异常

2.未婚妇女妇科检查一般选（　　　）

A.阴道镜检查　　　　　B.双合诊　　　　　C.直肠-腹部诊

D.三合诊　　　　　E.阴道窥器检查

3.有关妇科检查护理不妥的（　　　）

A.臀垫及检查器具每日更换　　　　　B.注意防止交叉感染

C.阴道流血者一般不做阴道检查　　　　　D.检查前应排空膀胱

E.检查前向患者做好适当的解释和说明

4.关于双合诊检查描述错误的是（　　　）

A.检查前应向患者做好解释工作　　　　　B.检查前嘱患者排空膀胱

C.检查中应注意患者情况　　　　　D.双合诊是盆腔检查的常用方法

E.正常情况下可以触及子宫附件

5.双合诊检查的目的不是了解下列哪个器官（　　　）

A.宫颈　　　　　B.子宫　　　　　C.盆腔

D.膀胱　　　　　E.卵巢

6.了解卵巢功能的方法有（　　　）

A.宫颈管涂片　　　　　B.宫颈刮片　　　　　C.阴道涂片

D.宫颈活检　　　　　E.宫颈管刮片

7.哪项检查可以确诊宫颈癌（　　　）

A.阴道分泌物悬滴检查　　B.诊断性刮宫　　　　　C.宫颈刮片细胞学检查

D.阴道窥器检查　　　　　E.宫颈活组织检查

8.下列哪项是宫颈癌普查常用的方法（　　　）

A.B超　　　　　B.阴道分泌物悬滴检查　　C.阴道镜

D.宫颈刮片或宫颈管涂片　　　　　E.双合诊

9.妇女基础体温测量的说法哪项不妥（　　　）

A.睡醒后先如厕再测量　　B.每日都要坚持测量　　C.若有特殊情况应注明

D.可了解排卵情况　　　　E.睡醒后测温前不能喝水

10.诊断性刮宫是刮取（　　　）

A.子宫内膜　　　　　B.子宫肌层　　　　　C.子宫浆膜

D. 宫颈上皮　　　　　　　E. 阴道内壁

11. 不是诊断性刮宫的适应证(　　　)

A. 卵巢肿物　　　　　　B. 功血　　　　　　　C. 子宫内膜癌

D. 不孕　　　　　　　　E. 宫腔内有组织残留

12. 阴道分泌物悬滴法检查可用于(　　　)

A. 防癌普查　　　　　　B. 了解排卵情况　　　C. 了解卵巢功能

D. 查滴虫与真菌　　　　E. 了解宫颈情况

13. 评估有无排卵最方便、经济的方法是(　　　)

A. 阴道侧壁涂片　　　　B. 诊断性刮宫　　　　C. 基础体温测定

D. 性激素测定　　　　　E. 宫颈黏液检查

A_2型题

14. 一妇女生育史为足月产 1 次,流产 1 次,早产 0 次、现存子女 1 人,可简写为(　　　)

A. 1-0-1-1　　　　　　B. 1-1-1-0　　　　　C. 2-0-1-1

D. 1-0-1-2　　　　　　E. 1-1-0-1

15. 张女士,27 岁,已婚。因白带异常 3d 就诊,欲行妇科检查,护士在用物准备时不包括(　　　)

A. 阴道窥器　　　　　　B. 产包　　　　　　　C. 消毒臀垫

D. 长棉签　　　　　　　E. 无菌手套

16. 王女士,25 岁,已婚。人工流产后 1 年未孕,输卵管通畅试验注入药液时有阻力,同时患者下腹疼痛,影响受孕的可能因素是(　　　)

A. 宫腔粘连　　　　　　B. 卵巢因素　　　　　C. 男方原因

D. 免疫因素　　　　　　E. 输卵管堵塞

(张海琴)

第十三章 女性生殖系统炎症患者的护理

学习目标

1. 掌握阴道炎、宫颈炎、盆腔炎性疾病后遗症的身体状况,治疗要点及护理措施。
2. 熟悉生殖系统炎症相关概念、健康史和护理诊断;外阴部炎症和性传播疾病。
3. 了解女性生殖器官的自然防御机能;生殖系统炎症的护理目标和护理评价。
4. 树立预防保健意识,体现认真、严谨和高度责任心的职业素质。

第一节 概 述

女性生殖系统炎症是妇科常见疾病,任何年龄均可发病,育龄期多见。以外阴炎和阴道炎最常见,其次是宫颈和盆腔炎性疾病。炎症的发生与女性生殖器官解剖、生理特点及治疗操作、卫生习惯、雌激素水平下降和用药等因素密切相关。

一、女性生殖器官的自然防御功能

(1)双侧大小阴唇自然合拢,阴道前后壁紧贴,宫颈内口紧闭及宫颈管黏液栓堵塞,可防止外界的污染及病原体的侵入。

(2)阴道微生态平衡和自净作用:阴道微生物菌群以乳酸杆占绝对优势,是阴道菌群平衡的核心,乳酸杆菌可形成细菌膜阻止病原微生物黏附于阴道上皮,乳酸杆菌产生的 H_2O_2、细菌素等还可抑制致病微生物生长,维持阴道微生态平衡。阴道上皮细胞在雌激素作用下增生变厚并增加细胞内糖原含量,上皮细胞内糖原在阴道乳酸杆菌的作用下分解为乳酸,使阴道维持正常的酸性环境(pH≤4,5 多在 3.8~4.4)可抑制病原体生长,称为阴道自净作用。

(3)子宫内膜周期性剥脱,有利于及时清除宫腔内的感染,输卵管蠕动及纤毛向宫腔方向摆动等特点,均有利于防止病原菌的侵入和生长繁殖。

(4)生殖道的免疫系统,生殖道黏膜如宫颈和子宫部位的淋巴组织和淋巴细胞、巨噬细胞、补体及一些细胞因子均在局部发挥着重要的免疫功能,起到抗感染的作用。

二、病原体

引起生殖道炎症的常见病原体既有外源性致病菌,如淋病奈瑟菌、阴道毛滴虫、结核杆菌、病毒、衣原体;也有阴道常驻的条件致病菌,如白假丝酵母菌、厌氧菌、加德纳菌、支原体、大肠杆菌等。

三、传播途径

1. 沿生殖器黏膜上行蔓延

病原体侵入外阴、阴道后，沿黏膜面经子宫颈、子宫内膜、输卵管内膜至卵巢及腹腔（图13-1），是非妊娠期、非产褥期盆腔炎性疾病的主要感染途径。淋病奈瑟菌、沙眼衣原体、葡萄球菌等沿此途径扩散。

2. 经淋巴系统蔓延

病原体经外阴、阴道、子宫颈或子宫体创伤处的淋巴管侵入盆腔结缔组织及内生殖器的其他部分（图13-2），是产后、流产后感染的主要传播途径。多见于溶血性链球菌、大肠埃希菌、厌氧菌感染。

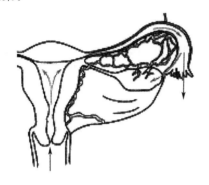 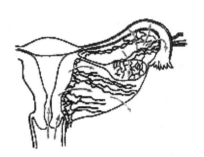

图 13-1　沿生殖道黏膜上行蔓延　　　　图 13-2　经淋巴系统蔓延

3. 经血液循环传播

病原体先侵入身体其他系统，再经血液循环感染生殖器（图13-3），是结核杆菌感染的主要途径。

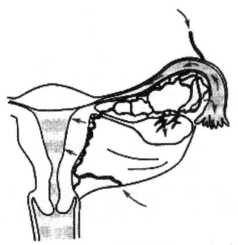

图 13-3　经血行蔓延

4. 直接蔓延

腹腔其他脏器的感染直接蔓延到生殖器官，如阑尾炎引发附件炎。

第二节 外阴部炎症

案例引入

张女士,31岁,已婚。自诉:外阴瘙痒伴白带增多1周。询问病史:平素月经规律,近阶段一直穿紧身化纤内裤,近1周外阴瘙痒,灼痛,伴白带多,白色、无异味,大小便正常。妇科检查:外阴潮红水肿,不洁,略有糜烂。

1.目前该患者主要护理诊断是什么?

2.针对该患者的护理措施有哪些?

一、非特异性外阴炎

非特异性外阴炎(non - specific vulvitis)是指外阴皮肤与黏膜的炎症。发生部位以大、小阴唇最常见。

【护理评估】

(一)健康史

(1)月经血、阴道炎性分泌物刺激、粪便和尿液浸渍、局部使用刺激性药物等。

(2)卫生习惯不良、外阴局部透气差如使用卫生巾,穿过紧化纤内裤。

(3)糖尿病及接受雌激素或抗生素治疗史等诱因。

(二)身体状况

1.症状

外阴皮肤黏膜瘙痒、疼痛、灼热感,于性交、活动、排尿、排便时加重。

2.体征

局部可出现充血、水肿、糜烂、溃疡等。

(三)心理-社会状况

因外阴瘙痒、疼痛严重影响工作、生活及性生活,使患者产生焦虑、烦躁;部分患者会产生羞耻感,不敢就诊,贻误治疗;久治不愈,使患者失去信心而加重悲观、恐惧等心理。

(四)辅助检查

可根据病情选择血常规和尿常规等检查,了解炎症情况。

(五)治疗要点

治疗要点包括原发疾病治疗和局部治疗。积极寻找引起炎症的疾病,如糖尿病导致的外阴炎,应及时治疗糖尿病;此外,在去除引起炎症的原因或诱因后进行局部用药。

【护理诊断及合作性问题】

(1)组织完整性受损　与外阴炎症刺激皮肤黏膜引起溃疡、糜烂有关。

(2)焦虑　与担心病情、知识缺乏等有关。

【护理目标】

(1)患者受损部位恢复正常。

（2）患者焦虑减轻。

【护理措施】

（一）促进修复

（1）嘱患者多休息,避免劳累,急性炎症期应卧床休息。

（2）保持外阴的清洁、干燥,穿透气性好的棉质内裤,勿使用刺激性药物或洗剂擦洗外阴,避免搔抓局部皮肤。

（3）遵医嘱用药,指导患者用 1：5000 高锰酸钾等溶液进行外阴清洗或坐浴,并教会患者外阴清洗及坐浴的方法、药液的配制、温度等;坐浴的时间及注意事项。指导患者局部涂抹抗生素软膏。

（二）减轻焦虑

向患者介绍炎症有关知识,使患者对疾病了解;安慰、关心患者,了解患者心理,给予心理疏导。

（三）健康指导

（1）治疗期间避免饮酒及辛辣食物;避免性生活,停用刺激性药物,多饮水;避免到游泳池、浴池等公共场所,以防交叉感染。

（2）养成良好的个人卫生习惯,外阴清洗用品专用,并需煮沸或暴晒;勤换内裤,不穿过紧的化纤内裤,注意经期、孕产期卫生。外阴部不适时勿抓挠,不随意使用洗剂清洗外阴。

（3）嘱患者定期复查。

【护理评价】

（1）患者受损部位是否恢复正常。

（2）患者焦虑是否减轻,积极配合治疗和护理。

二、前庭大腺炎

病原体侵入前庭大腺引起的炎症称为前庭大腺炎（bartholinitis）。前庭大腺位于两侧大阴唇下 1/3 深部,腺管开口于小阴唇与处女膜间沟内,在性交、分娩等情况污染外阴部时易引起本病,临床上以育龄期女性多见。前庭大腺炎主要病原体为葡萄球菌、大肠埃希菌、链球菌、肠球菌等,随着性传播疾病的增加,淋病奈瑟菌和沙眼衣原体已成为常见病原体。前庭大腺炎包括前庭大腺脓肿和前庭大腺囊肿。

【护理评估】

（一）健康史

不洁性交、分娩和外阴部卫生习惯不良等。

（二）身体状况

1. 症状

急性期,患侧局部肿胀、疼痛、烧灼感,行走不便,部分患者伴有发热、乏力等全身表现。当脓肿形成时,疼痛加剧。前庭大腺囊肿,可表现为外阴有坠胀感或性交不适,行走不便。

2. 体征

炎症初期局部皮肤红肿、发热、压痛明显,当脓肿形成时,直径可达 5～6cm,表面皮肤充血,有波动感。当炎症消退后,腺管堵塞局部可形成椭圆形囊性包块,即前庭大腺囊肿,可继发感染,反复发作。

(三)心理-社会状况

因疼痛严重影响工作、生活及性生活,使患者出现焦虑情绪,若久治不愈、反复发作,患者可出现情绪低落、沮丧等。

(四)辅助检查

常规行分泌物检查,以了解病原体。必要时做相关检查,以排除糖尿病。

(五)治疗要点

根据病原体选择敏感抗生素,以控制急性炎症;脓肿形成前局部清洁、热敷、坐浴,脓肿或囊肿形成后可切开引流并作造口术。

【护理诊断及合作性问题】

(1)急性疼痛　与局部肿胀、脓肿形成及皮肤受损有关。

(2)焦虑　与担心病情及病情反复发作,久治不愈有关。

【护理目标】

(1)患者疼痛减轻或消失。

(2)患者焦虑减轻。

【护理措施】

(一)减轻疼痛

(1)急性炎症期应卧床休息,多饮水。

(2)遵医嘱使用抗生素,促进炎症吸收消散;当脓肿或囊肿形成后协助医生进行手术治疗,并做好相应护理。

(3)保持外阴清洁,指导患者进行外阴清洗、热敷或坐浴等。

(二)减轻焦虑

主动与患者沟通,鼓励患者说出内心的感受,耐心讲解疾病相关知识,消除患者的顾虑;告知患者及时治疗和坚持治疗的重要性,树立治疗信心,减轻其紧张和不安。

(三)健康指导

(1)教会患者外阴清洗、坐浴及热敷的方法及注意事项。

(2)治疗期间避免饮酒及辛辣食物;避免性生活,指导患者养成良好的个人卫生习惯。

(3)嘱患者定期复查。

【护理评价】

(1)患者疼痛是否减轻或消失。

(2)患者焦虑是否减轻,积极配合治疗和护理。

第三节 阴道炎

阴道炎（vaginitis）是最常见的妇科炎症。由于阴道与外界相通，又是性交、分娩及各种宫腔操作的必经之路，加之阴道口与尿道口和肛门相毗邻，易受污染，尤其在月经期、分娩期、产褥期及手术或损伤时，生殖道自然防御功能下降，易引起炎症。阴道炎以已婚育龄妇女发病率高；幼女及绝经后妇女由于雌激素缺乏，阴道上皮薄嫩，细胞内糖原含量减少，阴道抵抗力降低，也易受感染而发生炎症。本节主要介绍滴虫性阴道炎（trichomonal vaginitis）、外阴阴道假丝酵母菌病（vulvovaginal candidiasis，VVC）、萎缩性阴道炎（atrophic vaginitis）、细菌性阴道病（bacterial vaginosis，BV）。

案例引入

李女士，35 岁，已婚。自诉外阴奇痒 3d。询问病史：因牙龈炎时常服用甲硝唑片。妇科检查：外阴潮红，阴道壁有白色豆渣及膜状物附着，擦除后见阴道黏膜红肿，有散在出血点。

1. 该患者目前疾病有何特点？
2. 对此患者有哪些护理措施？

【护理评估】

（一）健康史

（1）不良卫生习惯、穿紧身化纤内裤、月经前后等。

（2）流产、分娩史及不洁性生活史。

（3）生殖道瘘、尿液和粪便刺激；接触不洁公共用品或器械、敷料等。

（4）病原体、诱因及传染途径，不同阴道炎的发病相关因素比较（表 13-1）。

表 13-1 常见阴道炎发病相关因素比较

疾病	病原体	发病诱因	传染途径
滴虫性阴道炎	阴道毛滴虫	阴道酸度降低，阴道 pH5.2～6.6	直接传播：性交传播；间接传播：污染的用物及医源性传播
外阴阴道假丝酵母菌病	条件致病菌，多为白假丝酵母菌	阴道酸度升高，通常阴道 pH<4.5，妊娠、糖尿病、大量使用广谱抗生素、免疫抑制剂及雌激素	主要是内源性传染，少数性交传染，极少数间接传播
细菌性阴道病	加德纳菌等厌氧菌	频繁性交或过度阴道冲洗使阴道酸性减弱，通常阴道 pH>4.5	内源性感染
萎缩性阴道炎	化脓性细菌混合	雌激素水平下降，阴道自净作用减弱	间接传播

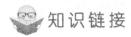 知识链接

常见阴道炎病原体

阴道毛滴虫:呈梨形,其顶端有4根鞭毛,后端尖并有柱状凸出,无色透明如水滴。适宜在温度为25~40℃,pH 5.2~6.6的潮湿环境中生长,pH 5以下或7.5以上环境不生长。滴虫滋养体生活力较强,3~5℃能生存21d,46℃生存20~60min,普通肥皂水中生存45~120min,在半干燥环境中能生存约10h。月经后阴道酸度降低,隐藏在腺体及阴道皱襞中的滴虫常得以繁殖,引起炎症的发作。滴虫能消耗氧,使阴道成为厌氧环境,易致厌氧菌繁殖。60%患者合并细菌性阴道病。

外阴阴道假丝酵母菌:80%~90%病原体为白假丝酵母菌。适宜在酸性环境下生长。对热的抵抗力不强,加热至60℃即死亡,但对干燥、紫外线、日光、化学制剂等的抵抗力较强。假丝酵母菌是寄生于阴道、肠道、口腔内的条件致病菌,当条件适宜时可引发感染,这3个部位的假丝酵母菌可互相传染。

加德纳菌及厌氧菌:属阴道常驻微生物。正常阴道内微生物菌群以产生 H_2O_2 乳酸杆菌占绝对优势,当各种原因使优势乳酸杆菌减少时,阴道酸度降低,可导致其他微生物主要为加德纳菌、其他厌氧菌及人型支原体大量繁殖,从而引发炎症。

(二)身体状况

1. 滴虫性阴道炎

育龄期妇女多见。潜伏期4~28d,25%~50%患者感染初期无症状。

(1)症状:主要为白带增多伴有外阴瘙痒,间或有灼热、疼痛、性交痛,月经前后症状加重。典型白带呈稀薄、泡沫状、黄绿或灰黄色,有臭味。瘙痒部位主要为阴道口和外阴。合并尿道感染者,可有尿频、尿痛。因滴虫吞噬精子并能阻碍乳酸生成,影响精子在阴道的存活,故可引起不孕。

(2)体征:可见阴道内典型白带,阴道黏膜充血,严重者有散在的出血斑点,尤以阴道后穹隆明显,甚至宫颈表面有出血斑点,形成"草莓样"宫颈。

2. 外阴阴道假丝酵母菌病

(1)症状:主要为外阴瘙痒,夜间明显,伴烧灼痛、尿痛、性交痛,部分患者白带增多,多在月经中后期症状加重。典型白带为白色稠厚呈凝乳状或豆渣样。瘙痒严重时患者坐卧不安,难以忍受而搔抓外阴部。

(2)体征:外阴红肿,有抓痕,严重者皮肤皲裂,表皮脱落。小阴唇内侧及阴道黏膜附有白色膜状物,擦除后露出红肿黏膜面甚至糜烂和溃疡。

3. 细菌性阴道病

性活跃期妇女多见。

(1)症状:约10%~40%患者无临床症状,有症状者主要为阴道分泌物增多,稀薄有鱼腥臭味,可伴有轻度外阴部瘙痒及烧灼感,尤其性交后加重。病程长可引起子宫内膜炎、盆腔炎;妊娠妇女可致胎膜早破、早产。

(2)体征:外阴阴道黏膜无充血的炎症表现,阴道分泌物质稀、灰白色、均质,常黏附于阴道壁,易擦除。

4. 萎缩性阴道炎

常见于绝经后妇女或手术切除卵巢或闭经的妇女

（1）症状：主要为稀薄、淡黄色的阴道分泌物，严重时可有脓血性白带，伴有外阴瘙痒、灼热感及性交痛。

（2）体征：阴道呈萎缩性改变，阴道上皮变薄，皱襞萎缩、消失，黏膜充血，有出血点或浅表溃疡。

（三）心理-社会状况

患者常因瘙痒、白带增多影响正常工作、睡眠和性生活而焦虑、烦躁，未婚或绝经后患者更易因害羞而不愿就诊，担心被人歧视而忧心忡忡。易复发、久治不愈使患者情绪低落，甚至沮丧。

（四）辅助检查

1. 阴道分泌物检查

可了解阴道清洁度和查找病原体。

（1）阴道清洁度：Ⅰ度Ⅱ度可视为正常，Ⅲ度提示有炎症，Ⅳ度多提示阴道炎症较重。

（2）病原体：阴道分泌物悬滴法检查查找滴虫、假丝酵母菌孢子及假菌丝。阴道分泌物加生理盐水做涂片，高倍镜下线索细胞＞20％；阴道分泌物加10％氢氧化钾1～2滴，可产生烂鱼肉样腥臭味，即氨臭味试验阳性，均可诊断细菌性阴道病。

2. 其他

其他如阴道 pH 值测定及分泌物培养、宫颈细胞学检查等。对血性白带者，根据情况需选做宫颈细胞学检查、分段诊断性刮宫等检查，以排除生殖器官恶性肿瘤。

（五）治疗要点

消除诱因，切断传染途径，改变阴道环境，局部用药或结合全身用药，防止复发。

【护理诊断及合作性问题】

（1）组织完整性受损　与炎症刺激及搔抓有关。

（2）焦虑　与知识缺乏、担心病情有关。

【护理目标】

（1）患者受损部位恢复正常。

（2）患者焦虑减轻。

【护理措施】

（一）促进修复

1. 注意休息与卫生

嘱患者多休息，避免劳累，保持外阴的清洁、干燥，穿透气性好的棉织品内裤，避免搔抓局部皮肤。

2. 指导检查和用药

（1）告知患者分泌物检查前 24～48h 避免性生活、阴道冲洗和局部用药。

（2）外阴擦洗或阴道冲洗：滴虫性阴道炎和萎缩性阴道炎患者用 1％乳酸或 0.5％醋酸溶

液;假丝酵母菌病患者用2%～4%碳酸氢钠溶液,改变阴道环境,抑制病原体生长,并增强阴道自净作用。

(3)局部用药:指导患者局部用药方法,应在月经干净后用药,用药前清洁双手及外阴,手指戴指套将药物放入阴道深部。①滴虫性阴道炎、细菌性阴道病患者用甲硝唑栓200mg,每晚1次,连用7～10d为一个疗程。②外阴阴道假丝酵母菌患者用咪康唑栓剂200mg或克霉唑栓剂150mg,或制霉菌素栓剂10万U,每晚1粒,连用7～10d为一个疗程。③老年性阴道炎可用甲硝唑200mg,己烯雌酚0.125～0.25mg,每晚1次,连用7～10d为一个疗程。

(4)全身用药:滴虫性阴道炎、细菌性阴道病患者甲硝唑400mg口服,每日2～3次,7d为一个疗程。顽固外阴阴道假丝酵母菌患者或未婚者可选用伊曲康唑、氟康唑等药物口服。较顽固的萎缩性阴道炎患者可口服小剂量雌激素。

(5)注意事项:①无性生活者不适宜阴道用药;②有性生活者遵医嘱指导性伴侣同时用药;③妊娠期、哺乳期妇女以阴道用药为主,禁口服用药或慎用;④注意观察用药后副作用,如使用甲硝唑后偶可出现头痛、皮疹、白细胞减少等,一旦发现应立即停药,肝病史者禁用伊曲康唑;⑤甲硝唑用药期间及停药24h内,替硝唑用药期间及停药72h内禁止饮酒。

(二)减轻焦虑

向患者介绍阴道炎发病高危因素与阴道炎诊治相关知识,提高认知水平,减轻患者心理负担;告知患者坚持按医嘱规范治疗即可治愈,减轻患者的顾虑。

(三)健康指导

(1)介绍阴道炎防治保健知识,如外阴清洗物品专用,毛巾、内裤等需要煮沸或暴晒;穿透气性好的棉质内裤。注意经期、孕产期等特殊时期卫生。不乱用抗生素及免疫制剂,糖尿病者应积极治疗。

(2)治疗期间饮食清淡,避免饮酒及辛辣食物;禁止性生活,勿用刺激性药物或洗剂清洗外阴。避免到游泳池、浴池等公共场,以防交叉感染。

(3)阴道炎治疗不规范易耐药、易复发,告知患者坚持按医嘱规范治疗,督促患者按时复查,于每次月经干净后复查1次白带,连续3次检查均阴性方为治愈。

【护理评价】

(1)患者受损部位是否恢复正常。

(2)患者焦虑是否减轻,积极配合治疗和护理。

第四节　慢性子宫颈炎

案例引入

王女士,35岁,已婚。白带增多伴下腹部、腰骶部坠胀不适1年。平素体健,月经规律,G_3P_1。1年前因孕75d在当地行人流术,术后出现上述症状,未做诊治。妇科检查:阴道有淡黄色、黏稠分泌物,有异味,宫颈糜烂样改变伴肥大。

1.对该患者进行护理评估时主要收集哪些资料?

2.该患者经进一步检查后,拟采用微波治疗,应如何做好护理?

子宫颈炎是生育期妇女常见的疾病之一,分为急性宫颈炎(acute cervicitis)和慢性宫颈炎(chronic cervicitis)两种。急性宫颈炎多见于产褥期。慢性宫颈炎是指宫颈间质内有大量淋巴细胞、浆细胞等慢性炎细胞浸润,可伴有子宫颈腺上皮及间质的增生和鳞状上皮化生。慢性宫颈炎多由急性宫颈炎未及时彻底治疗或病原体持续感染所致,包括子宫颈阴道部炎症和子宫颈管黏膜炎。病原体有葡萄球菌、链球菌、大肠埃希菌、淋球菌、衣原体、支原体等。本节主要介绍慢性宫颈炎,常见病理改变有子宫颈管黏膜炎、宫颈肥大和宫颈息肉等。

【护理评估】

(一)健康史

(1)分娩、流产或手术损伤宫颈的感染史。

(2)性传播性疾病史。

(3)卫生习惯不良等诱因。

(二)身体状况

1.症状

主要症状为白带增多,呈乳白色黏液状,若伴有化脓性细菌感染可呈淡黄色脓性,偶有分泌物刺激,引起外阴瘙痒或不适。可有腰骶部疼痛、下腹坠痛,经期、排便和性交后疼痛加重;部分患者性交后出血或月经间期出血,甚至不孕。

2.体征

可见子宫颈呈糜烂样改变,或有下列表现。

(1)慢性宫颈管黏膜炎:又称子宫颈管炎,由于宫颈管黏膜皱襞较多,感染后容易形成持续性子宫黏膜炎,反复发作,表现为宫颈口充血,脓性分泌物。由于炎症细胞浸润及结缔组织增生,可致宫颈肥大。

(2)宫颈肥大:炎症长期刺激使宫颈腺体和间质增生所致。肥大的宫颈表面多光滑,但硬度增加。

(3)宫颈息肉:炎症刺激宫颈管腺体和黏膜局限性增生,向宫颈外口突出形成带蒂的赘生物。息肉色红、舌形、质软而脆、易出血、蒂细长,去除后易复发,可造成性交出血或血性白带。

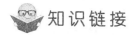 **知识链接**

宫颈糜烂样变及子宫颈腺囊肿

(1)宫颈糜烂样变:也称为宫颈柱状上皮异位,青春期、生育年龄妇女雌激素分泌旺盛或口服避孕药、妊娠期由于雌激素作用,宫颈鳞-柱上皮交接部外移,子宫颈阴道部局部甚至整个子宫颈阴道部外观呈细颗粒状红色区,阴道镜下出现宽大的转化区,红色区为柱状上皮所覆盖,因柱状上皮菲薄,其下间质透出呈红色,肉眼所见宫颈呈糜烂样外观,属生理性柱状上皮异位。慢性宫颈炎、宫颈上皮内瘤变,甚至宫颈癌早期也可呈现子宫颈糜烂样改变,则为病理改变,故对宫颈糜烂样改变要进行宫颈细胞学检查及 HPV 病毒检测,必要时要进行阴道镜及宫颈组织活检以排除宫颈上皮内瘤变及宫颈癌。

(2)子宫颈腺囊肿:多为生理性变化,子宫颈转化区内鳞状上皮取代柱状上皮过程中,新生鳞状上皮覆盖柱状上皮或伸入腺管,将腺管口阻塞,腺体分泌物引流受阻,潴留形成囊肿;也可是宫颈损伤或慢性宫颈炎使腺管口狭窄引流不畅而形成囊肿。可见宫颈表面突出多个青白色小囊泡,内含透明黏液。子宫颈腺囊肿通常不需要处理,但深部的子宫颈腺囊肿,子宫颈表面无异常,表现为子宫颈肥大者,应与子宫颈腺癌鉴别。

(三)心理-社会状况

由于身体不适及病程较长,患者思想压力大;因性交后出血或怀疑恶变使患者焦虑不安。

(四)辅助检查

常规做宫颈细胞学检查及 HPV 病毒检测,必要时要进行阴道镜及宫颈组织活检以排除宫颈上皮内瘤变及宫颈癌。

(五)治疗要点

根据病变不同可采用物理、手术及药物治疗,以局部治疗为主。

【护理诊断及合作性问题】

(1)组织完整性受损　与炎症刺激有关。
(2)焦虑　与知识缺乏及担心病情有关。

【护理目标】

(1)患者受损部位恢复正常。
(2)患者焦虑减轻。

【护理措施】

(一)促进修复

1. 注意休息

嘱患者注意休息,避免劳累。

2. 指导患者配合诊治

说明各项检查和操作的目的、程序和配合要点。

(1)物理疗法:主要适合于宫颈糜烂样病变伴有分泌物增多、乳头状增生或接触性出血者,是目前最常用的有效治疗方法,包括激光、LEEP、冷冻、微波等。治疗前常规行宫颈癌筛查,有急性生殖道炎症列为禁忌。嘱患者检查前 24h 内禁止阴道冲洗及阴道用药;治疗时间应选择在月经干净后 3~7d;术后阴道黄水样排液较多,应保持外阴清洁;治疗后 4~8 周内禁止性生活和盆浴和阴道冲洗。治疗后 1~2 周脱痂时可有少量出血,出血多时应及时就诊;一般于 2 次月经干净后 3~7d 复查,了解创面愈合情况,同时注意观察有无宫颈管狭窄。

(2)手术治疗:主要用于宫颈息肉的治疗。一般在在月经干净后 3~7d,行息肉摘除术并送病理检查。

(3)局部用药:慢性子宫颈管黏膜炎和有症状宫颈糜烂样病变,常用药物有爱宝疗栓剂、百草妇炎清栓、干扰素栓、妇康凝胶、贝复新等,一般阴道用药 7~10d。

(二)减轻焦虑

向患者介绍疾病的相关知识,及时解答患者和家属的疑问,消除患者的顾虑;关心、体贴和鼓励患者,做好心理支持。

(三)健康指导

(1)定期妇科检查,积极治疗急性宫颈炎;避免多次人流或引产;注意性生活卫生,保持良好的个人卫生习惯。

（2）嘱患者治疗后定期复查。

【护理评价】

（1）患者受损部位是否恢复正常。

（2）患者焦虑是否减轻，积极配合治疗和护理。

第五节　盆腔炎性疾病后遗症

案例引入

查女士，28岁，已婚。自诉小腹两侧疼痛伴腰痛，白带增多3个月。既往体健，G_3P_1，3个月前人工流产后出现上述症状，并感身体困倦乏力。月经周期尚正常，但量多、色红，经期小腹部坠痛加剧，余无异常。妇科检查：阴道中等量灰黄色分泌物，宫颈正常，子宫稍大、有压痛、活动受限，双侧附件区均有增厚及压痛。

1.针对该患者应做哪些护理评估？

2.对此应主要采取哪些护理措施？

盆腔炎性疾病（pelvic inflammatory disease，PID）是指女性上生殖道的一组感染性疾病，包括子宫内膜炎、输卵管炎、输卵管卵巢脓肿、盆腔腹膜炎等，炎症可局限于一个部位，也可同时累及几个部位，以输卵管炎及输卵管卵巢炎最常见，盆腔炎性疾病多见于性活跃期的有月经女性，以产后和流产后感染最多见。盆腔炎性疾病若治疗不及时、不彻底或患者体质虚弱、病程迁延可导致不孕、输卵管妊娠、慢性盆腔疼痛等，这些症状称为盆腔炎性疾病后遗症（sequelae of PID）。盆腔炎性疾病后遗症的主要病理改变为组织破坏、广泛粘连、增生及瘢痕形成，可导致输卵管阻塞、增粗，输卵管卵巢囊肿，输卵管积水以及盆腔结缔组织增生变厚、子宫位置固定等。盆腔炎性疾病后遗症病程较长，病情较顽固，机体抵抗力下降时可有反复急性发作、治疗效果不理想等特点。

【护理评估】

（一）健康史

（1）盆腔炎性疾病、结核病史、阑尾炎、腹膜炎等病史。

（2）个人卫生习惯，尤其经期、流产及产后卫生情况。

（3）宫腔手术史、生育史。

（4）发病情况、病情发展及治疗经过。

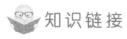

知识链接

盆腔炎性疾病高危因素

（1）年龄：年轻妇女多见。可能与频繁性生活、宫颈柱状上皮生理性外移、宫颈黏液机械防御功能较差等因素有关。

（2）性活动：多发生在性活跃期妇女，尤其是初次性交年龄小、有多个性伴侣、性交过频及性伴侣有性传播疾病者。

（3）下生殖道感染：下生殖道炎症与盆腔炎性疾病的发生密切相关。

（4）宫腔内手术：多与手术创伤等原因有关。

（5）卫生不良：如经期卫生不良和性卫生不良等。

（6）邻近器官炎症蔓延：阑尾炎、腹膜炎等蔓延而引起。

（7）盆腔炎性疾病再次急性发作。

（二）身体状况

1. 症状

（1）慢性盆腔疼痛：主要为下腹部坠胀、腰骶部酸痛，于劳累、性生活后或月经期加剧，常伴有白带增多。部分患者可表现为经量增多、经期延长、痛经等。

（2）不孕或异位妊娠：累及输卵管者不孕发生率为 20%～30%；异位妊娠较正常女性高 8～10 倍。

（3）盆腔炎性疾病反复发作，由于盆腔炎性疾病使输卵管结构破坏，局部防御功能减退，若高危因素存在，约 25% 盆腔炎性疾病患者将再次发作。

2. 体征

子宫常后屈后倾、粘连固定；宫旁结缔组织可触及条索状、增粗的输卵管，宫旁有压痛，或附件区增厚、触痛，有时可触及囊性包块；活动受限（图 13-4）。

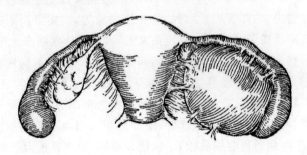

图 13-4　输卵管积水、输卵管卵巢囊肿

（三）心理-社会状况

由于病程迁延，疗效不明显，反复发作以及不孕等原因，常使患者焦虑不安、情绪低落，导致缺乏治疗疾病的信心。

（四）辅助检查

超声检查或腹腔镜检查等有助于诊断。

（五）治疗要点

以综合治疗为原则，采用物理疗法、中药及其他促进炎症吸收的药物治疗，必要时采用抗生素治疗及手术治疗。不孕患者多需辅助生育技术协助受孕。

【护理诊断及合作性问题】

（1）慢性疼痛　与盆腔盆腔炎性组织增生、粘连牵拉有关。

（2）焦虑　与病程长、疗效不佳、不孕及知识缺乏等有关。

【护理目标】

(1)患者疼痛减轻或消失。

(2)患者焦虑减轻。

【护理措施】

(一)减轻疼痛

(1)解释引起疼痛的病因,嘱咐患者注意休息,防止劳累及受凉。

(2)指导患者采用热敷、微波、离子透入、中药桂枝茯苓汤加减,或用红藤汤保留灌肠方法,促进盆腔血液循环,松解粘连,缓解疼痛和不适。炎症急性发作时遵医嘱使用抗生素。

(3)对输卵管积水或输卵管卵巢囊肿需要手术治疗者,做好围术期护理。

(二)减轻焦虑

向患者进行知识宣教,使其熟悉盆腔炎性疾病后遗症的相关知识,解除顾虑,增强治疗疾病的信心。

(三)健康指导

(1)鼓励患者坚持治疗和定期随访,以防止炎症复发。对衣原体、支原体和淋菌感染者,嘱患者在治疗后 4～6 周复查病原体。

(2)指导患者保持良好的卫生习惯,预防生殖道感染发生。

(3)适度锻炼,增强体质,避免剧烈运动,注意保暖。

【护理评价】

(1)患者疼痛是否减轻或消失。

(2)患者焦虑是否缓解,积极配合治疗和护理。

第六节　性传播疾病

性传播疾病(sexually transmitted diseases,STD)是指可经性行为或类似性行为为主要传播途径的一组传染性疾病。国际上将 20 多种通过性行为或类似性行为引起的传染性疾病列入性病范畴。我国重点监测的有淋病、尖锐湿疣、梅毒、生殖器疱疹、软下疳、非淋菌性尿道炎、性病性淋巴肉芽肿和艾滋病。我国性传播疾病中淋病发病率最高,其次为尖锐湿疣。

一、淋病

案例引入

何女士,36 岁,已婚。白带增多,伴尿痛、尿急、尿频 1 周就诊。查体:尿道外口及阴道口红肿、充血,大量脓性分泌物。分泌物涂片检查见淋病奈瑟菌。

1.对该患者健康史的评估有哪些?

2.对该患者的应采取哪些护理措施?

淋病(gonorrhea)是由淋病奈瑟菌(简称淋菌)引起,多数通过性交感染,少数可通过被污染的物品间接感染。新生儿可通过患淋病产妇的产道被感染,出现淋菌性结膜炎、肺炎等,使围生儿死亡率增加。

【护理评估】

(一)健康史

不洁性生活史、接触史、发病经过及治疗史。

(二)身体状况

潜伏期 1～10d,通常 3～5d,50%～70%的患者感染淋病奈瑟菌后无症状,易被忽略或致他人感染。

1. 症状

主要症状为生殖、泌尿系统化脓性感染。急性淋病起病初表现为尿频、尿急等急性尿道炎症状,症状相对较轻;继而出现前庭大腺炎、急性宫颈管炎的症状,表现为大量脓性白带,外阴疼痛、烧灼感,若病变发展至上生殖道,可出现子宫内膜炎、盆腔脓肿、急性输卵管炎等表现,如下腹痛、恶心、呕吐、发热、寒战等,甚至休克。慢性淋病主要为慢性泌尿、生殖道炎症表现。

2. 体征

尿道口红肿及脓性分泌物,宫颈充血、水肿甚至糜烂,宫颈口大量脓性分泌物等。

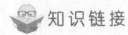 知识链接

淋病对妊娠、分娩、胎儿的影响

妊娠早期感染累及宫颈管可导致感染性流产;妊娠晚期因淋菌性宫颈管炎使胎膜脆性增加,易发生胎膜早破;分娩后产妇抵抗力低,若发生淋菌扩散,可引起子宫内膜炎、输卵管炎。淋病对胎儿的影响是导致早产和胎儿宫内感染。

(三)心理-社会状况

患者会因性病而出现紧张、羞怯、自责;同时由于家人责问、社会舆论和被歧视等原因,可造成患者沉重的心理压力,甚至出现冲动行为。

(四)辅助检查

1. 尿道或宫颈分泌物涂片检查

可见革兰阴性双球菌。

2. 分泌物淋球菌培养

阳性是诊断淋病的主要依据。

3. 血常规

白细胞及中性粒细胞增多。

(五)治疗要点

首选头孢曲松钠,其次是大观霉素、氧氟沙星,用药应及时、足量、规范,性伴侣应同时诊治。对有合并症及特殊部位的淋病患者,抗生素用量应加大,疗程延长。

【护理诊断及合作性问题】

(1)组织完整性受损　与炎症刺激有关。

(2)长期自尊低下　与被歧视等有关。

(3)焦虑　与担心疾病预后有关。

【护理目标】

(1)患者受损部位恢复正常。

(2)患者自尊恢复。

(3)患者焦虑减轻。

【护理措施】

(一)促进修复

(1)急性期卧床休息,禁止性生活,避免辛辣刺激食物,多饮水。

(2)保持外阴清洁干燥,做好会阴护理。

(3)指导患者配合用药,如外阴涂抹红霉素软膏,并做好用药护理。

(二)恢复自尊

向患者介绍相关知识,帮助患者消除自卑感,建立自信心,正确对待病情;促进和改善患者家庭成员间以及医患间信任关系,使其积极配合治疗。

(三)减轻焦虑

尊重、关心患者,做好心理疏导,提高患者对淋病及其防治的正确认知,增强治疗信心,消除患者不安情绪。

(四)健康指导

(1)教会患者及家人消毒隔离的方法,做好床边隔离,污染的衣物、物品等应先消毒、再清洗。

(2)指导患者接受规范的治疗,性伴侣也应做淋病相关检查,阳性者同时治疗。

(3)指导治疗后随访,一般在治疗后 7d 复查分泌物,以后每月查 1 次,连续 3 次阴性为治愈。

【护理评价】

(1)患者受损部位是否恢复正常。

(2)患者是否恢复自尊。

(3)患者焦虑是否减轻,积极配合治疗和护理。

二、尖锐湿疣

案例引入

罗女士,28 岁,初孕妇,孕 20 周。自觉外阴瘙痒,阴道分泌物增多伴有腥臭味 1 周。检查时见双侧小阴唇均有灰白色菜花状赘生物,触之易出血。追问病史,其夫半年前曾患"尖锐湿疣"。活检病理结果为:尖锐湿疣。用 50％三氯醋酸局部治疗 1 周后,局部愈合。

针对罗女士目前情况,健康指导的内容是什么?

尖锐湿疣(condyloma acuminata)是人乳头瘤病毒(human papilloma virus,HPV)引起的

鳞状上皮疣状增生病变,又称性病疣。人乳头状瘤病毒主要感染上皮细胞,温暖、潮湿的外阴皮肤黏膜交界处有利于其生长繁殖,其主要经性交直接传播,也可通过污染的物品间接传播。孕妇机体免疫功能改变、性激素水平高、阴道分泌物增多、外阴皮肤黏膜潮湿可患此病,孕期尖锐湿疣组织较脆,阴道分娩时容易导致大出血,并能发生母婴传播,产后部分尖锐湿疣可迅速缩小,甚至可自然消退。

【护理评估】

（一）健康史

(1)不洁性生活史,接触血液制品等。

(2)免疫力低下、过早性生活、多个性伴侣、吸烟及高性激素水平等高危因素。

(3)发病经过、诊治过程及疗效,患者家属有无发病。

（二）身体状况

潜伏期通常 3 周~8 个月,平均 3 个月。

1. 症状

常不明显,可有外阴部瘙痒、烧灼痛或性交后疼痛不适。

2. 体征

典型体征为可见柔软、微小乳头状疣或小丘疹,或为质地稍硬、孤立的粉色状丘疹。病灶渐增大可融合成簇状、鸡冠状或菜花状,顶端可有感染、溃烂,病变常见于阴唇后联合、小阴唇内侧、阴道前庭、尿道口等部位。

（三）心理－社会状况

由于疾病涉及患者的私生活,患者不愿意就诊或就诊时隐瞒有关病史,加之疾病性质,患者往往出现紧张、恐惧、羞涩等心理反应,并影响夫妻关系。

（四）辅助检查

1. 醋酸试验

在可疑皮损处涂 3%~5%醋酸,局部皮肤变白者为阳性。

2. 病理检查

病灶组织中有挖空细胞是确诊依据。

3. 阴道镜检查

对亚临床病变尤其是宫颈病变有重要帮助。

（五）治疗要点

以局部治疗为主,小的病灶可用 1%酞丁胺软膏、33%~50%三氯醋酸、5%氟尿嘧啶软膏等药物涂擦病变部位,也可进行电灼、微波、冷冻或激光等物理治疗。对数目多、面积广及对其他治疗失败者可采用微波或手术切除。治愈标准为疣体消失,治愈率虽高,但易复发。妊娠者应根据病灶部位、程度选择适宜的分娩方式,避免发生大出血。

【护理诊断及合作性问题】

(1)急性疼痛　与病变刺激有关。

(2)长期自尊低下　与被歧视等有关。

（3）焦虑　与治疗效果欠佳和复发。

【护理目标】

（1）患者疼痛减轻或消失。

（2）患者自尊恢复。

【护理措施】

（一）减轻疼痛

（1）指导患者掌握日常护理方法。

（2）指导患者正确用药,局部外涂药物时注意保护周围正常皮肤或黏膜,掌握涂药次数及面积,减少副作用。

（3）物理治疗者,治疗后需保持创面干燥,避免局部皮肤受到摩擦刺激,预防感染。

（4）病灶较大影响阴道分娩者,应遵医嘱做好剖宫产手术护理。对有大出血者做好急救护理。

（二）恢复自尊

（1）向患者及家属提供有效信息,正确认知疾病,接受正规治疗,解除患者顾虑;鼓励家属参与提供心理支持。

（2）与患者家属及相关人员有效沟通,争取他们对患者的理解和支持,帮助患者消除自卑感,增强自信心,正确面对现实。

（三）健康指导

（1）嘱患者对被污染的衣物、用具等应及时消毒清洗。

（2）嘱患者治疗期间避免性生活,性伴侣应同时进行检查和治疗;保持外阴部清洁卫生。

（3）嘱患者定期复查。

【护理评价】

（1）患者疼痛是否减轻或消失。

（2）患者是否恢复自尊。

三、梅毒

梅毒（syphilis）由苍白密螺旋体（又称梅毒螺旋体）引起的慢性全身性的性传播疾病。90％以上是通过性接触而传染,其次是通过母婴传播,间接传播或输血感染。

【护理评估】

（一）健康史

（1）不洁性生活史;配偶有梅毒病史。

（2）有与梅毒患者的密切接触史。

（3）输血史。

（4）母婴传播史。

（二）身体状况

梅毒潜伏期约 2～4 周,早期主要表现为皮肤、黏膜损害,晚期可侵犯全身各组织、器官,导致劳动力丧失甚至死亡。

1. 后天（获得性）梅毒

潜伏期 2～4 周，一期梅毒主要表现为硬下疳及附近淋巴结肿大，二期梅毒主要表现为梅毒疹，三期梅毒主要表现为梅毒性树胶肿或结节性梅毒疹，并可侵犯内脏。

2. 先天梅毒

孕妇体内的梅毒螺旋体进入胎儿体内，会引起晚期流产、早产、死产；若胎儿幸存，亦为先天梅毒儿，分为早期先天梅毒和晚期先天梅毒。早期先天梅毒儿表现为皮肤大疱、皮疹、肝脾大等；晚期先天梅毒多在 2 岁以后出现楔状齿、鞍鼻、间质性角膜炎、神经性耳聋等。

(三)心理-社会状况

患者可能对自己的行为感到羞愧和自责，面对社会舆论，会有自卑感，家庭成员对其态度和承认程度会出现变化。

(四)辅助检查

1. 病原学检查

为最简单、可靠的检查方法。适用于早期梅毒患者病损标本的检查，可见梅毒螺旋体。

2. 梅毒血清学检查

非梅毒螺旋体试验可用于筛查和判断疗效，梅毒螺旋体试验可测定血清特异性 IgG 抗体，用于确诊。

(五)治疗要点

青霉素类抗生素是治疗梅毒的首选药物，对青霉素过敏者可选用红霉素等。用药要及时、有效，足量、规范，性伴侣必须同时治疗。

【护理诊断及合作性问题】

(1)长期自尊低下　与对自己的行为、疾病感到羞愧和自卑及被歧视有关。

(2)知识缺乏　与缺乏梅毒传播和防治知识有关。

【护理目标】

(1)患者恢复自尊。

(2)患者熟悉梅毒相关知识。

【护理措施】

(一)恢复自尊

尊重患者的人格，保护其隐私。关心和体贴患者，鼓励患者说出自己的心理感受，并进行有效心理疏导，帮助其家属及相关人员正确应对，给予患者支持与鼓励，增强治疗信心，消除自卑感，引导其正确面对现实。

(二)知识宣教

(1)向患者及家属介绍梅毒的传播途径、临床特征和防治措施，提高对疾病的认知水平。

(2)告知规范治疗的重要性，督促患者接受正规治疗，定期随访，切勿随意中断治疗。其性伴侣应同时检查和治疗。

（三）健康指导

（1）治疗过程中禁止性生活，多休息，避免劳累。保持皮肤黏膜清洁，使用过的衣物应进行消毒，避免与他人混用。

（2）遵医嘱用抗生素，告知患者治疗效果和副作用，如皮肤、黏膜损伤，腹股沟淋巴结肿大程度在用药后的变化；头痛、发热、骨、关节痛、厌食、恶心、呕吐等副作用。孕妇禁用四环素类药物。

【护理评价】

（1）患者是否恢复自尊。

（2）患者是否熟悉梅毒的相关知识。

四、获得性免疫缺陷综合征

获得性免疫缺陷综合征（acquired immune deficiency syndrome，AIDS）简称艾滋病，是由人免疫缺陷病毒（HIV）引起的性传播疾病。主要传播途径是性接触、血液传播以及母婴传播。HIV感染人体后以T淋巴细胞作为攻击目标，大量吞噬、破坏，导致人体免疫系统瘫痪，缺乏抵御病菌和病毒的能力，发生各种机会性感染和恶性肿瘤，最终导致死亡。

【护理评估】

（一）健康史

（1）与艾滋病患者接触史，尤其注意性接触史。

（2）有输血或血制品治疗史及静脉毒瘾史等。

（3）母婴传播史。

（二）身体状况

患者在潜伏期可没有任何症状，短则几个月，长则几年甚至20年.平均为7～9年。

1. 急性期

大多数患者临床症状轻微，持续1～3周后缓解。

（1）症状：通常出现在感染后2～4周左右，以发热为主，伴有咽痛、全身不适、恶心、呕吐、腹泻、皮疹、关节痛及神经系统症状。

（2）体征：淋巴结肿大。

2. 无症状期

由急性期进入此期，或无明显急性期症状而直接进入此期，持续时间长短与感染病毒的数量、类别、感染途径，机体免疫状况，营养和生活习惯等有关。临床上无症状，但有传染性。

3. 艾滋病期

艾滋病期是感染HIV的最终阶段，持续发热1个月以上，盗汗、腹泻、体重下降10%以上；部分患者出现精神神经症状，表现为记忆力减低，表情淡漠、头痛、癫痫或痴呆；持续性全身淋巴结肿大（除腹股沟淋巴结外，其他部位可有两处或两处以上淋巴结肿大；淋巴结直径≥1cm；持续3个月以上）。因免疫功能严重缺陷，易并发各种机会性感染及恶性肿瘤，如卡氏肺囊虫肺炎最为常见，念珠菌、疱疹和巨细胞病毒引起的口腔炎和食管炎，易出现脑弓形虫病、隐球菌脑膜炎，并可引起皮肤、眼部的病变。

(三)心理-社会状况

患者由于缺乏对疾病的正确认识而出现紧张不安、恐惧、自卑等情绪;晚期患者由于健康状况迅速恶化,且无特效治疗及预后不良,加之易遭受他人的歧视而出现悲观、绝望等表现。

(四)辅助检查

1. 血常规检查

有不同程度的贫血、白细胞计数降低、血小板减少。

2. 血清学检查

HIV 抗体检测是目前确定有无 HIV 感染最简单有效的方法。

(五)治疗要点

早期抗病毒药物应用是治疗的关键,既可缓解病情,又能预防和延缓艾滋病相关疾病的出现,减少机会性感染和肿瘤的发生。晚期患者积极进行对症治疗、支持治疗及并发症治疗。

【护理诊断及合作性问题】

(1)预感性悲哀　与知识缺乏、被实施强制性管理及易被他人歧视,缺乏特效治疗及预后不良有关。

(2)活动无耐力　与疾病造成生理耐受力下降有关。

(3)潜在并发症:各种机会性感染。

【护理目标】

(1)患者不良情绪缓解。

(2)患者活动耐受力增加。

(3)患者不出现并发症或出现后得到及时处理。

【护理措施】

(一)减轻不良情绪

1. 知识宣教

提高患者及家属对艾滋病的认知,帮助他们良好沟通,争取家人和社会相关人士对患者理解、支持与帮助。

2. 做好心理疏导和支持

建立良好医患关系,进行有效沟通,关心和体贴患者,维护其隐私权,了解并分析患者的心理特点。帮助患者树立正确人生观及价值观,乐观面对人生,积极配合治疗。鼓励家人参与,给予患者精神支持,树立治疗信心。

(二)增强活动耐受力

(1)指导患者加强营养,适度锻炼,合理休息,急性期和晚期患者应绝对卧床休息;做好生活护理,满足患者生活需要,避免劳累。

(2)遵医嘱指导服用抗生素及抗反转录病毒类药等,积极配合治疗。

(三)防治并发症

(1)加强口腔及皮肤护理,防止继发感染,如尽量减少去公共场所,以免感染其他传染病及弓形虫病。

（2）在执行血液、体液隔离的基础上实施保护性措施，并注意观察药物副作用。密切观察患者发热的程度，鼓励患者咳嗽和深呼吸，以减少肺部感染。注意有无胃肠道、中枢神经系统及皮肤黏膜等感染的表现。

（3）观察有无各种机会性感染和恶性肿瘤等并发症的发生，一旦出现协助医生积极处理。

（四）健康指导

（1）加强知识宣教，介绍艾滋病传播途径和预防措施，如告知患者谨慎使用血液制品，高危人群禁止捐献血液，不可通过非正规渠道捐献血液或人体器官；避孕套在预防 AIDS 中的作用等。

（2）指导高危人群进行 HIV 抗体检测。

（3）一旦出现异常应及时到正规医疗机构就诊。

【护理评价】

（1）患者不良情绪是否减轻，积极配合治疗和护理。

（2）患者活动耐受力是否增强。

（3）患者是否出现并发症或出现后得到及时处理。

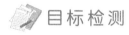 目标检测

A₁题

1.外阴炎患者的护理哪项错误（　　）

A.局部给予热敷或理疗　　　　　　　　　　B.保持外阴干燥、清洁

C.月经期可以坐浴　　　　　　　　　　　　D.局部勿用刺激性药物和肥皂

E.前庭大腺囊肿造口术后，每日 2 次消毒液擦洗外阴

2.阴道分泌物呈豆渣样见于（　　）

A.淋病　　　　　　　B.滴虫性阴道炎　　　　　C.慢性宫颈炎

D.萎缩性阴道炎　　　E.外阴阴道假丝酵母菌病

3.需要夫妇双方同时治疗的炎症为（　　）

A.细菌性阴道病　　　B.慢性宫颈炎　　　　　　C.滴虫性阴道炎

D.外阴阴道假丝酵母菌病　　　　　　　　　　E.前庭大腺炎

4.关于慢性宫颈炎描述哪项错误（　　）

A.对宫颈糜烂样改变伴有接触性出血患者治疗前需排除宫颈癌

B.临床上有典型的急性炎症过程

C.主要症状为阴道分泌物增多，呈乳白色黏液状

D.慢性宫颈炎是生育期妇女的常见疾病

E.多因流产，分娩或手术损伤宫颈后细菌侵入感染所致

5.关于盆腔炎性疾病后遗症的临床表现哪项是不恰当的（　　）

A.不孕　　　　　　　B.月经失调　　　　　　　C.腰骶部酸痛

D.子宫活动度佳，与周围组织无粘连　　　　　E.全身症状不明显

6.急性淋病的治疗，首选抗生素是（　　）

A.链霉素　　　　　　B.青霉素　　　　　　　　C.庆大霉素

D. 阿米卡星　　　　　　　　E. 四环素

7. 尖锐湿疣的好发部位是（　　）

A. 阴道　　　　　　　B. 宫颈　　　　　　　C. 喉头

D. 外阴部　　　　　　E. 肛门

8. 有关女性生殖器官的自然防御功能下列错误的是（　　）

A. 双侧大小阴唇自然合拢,阴道前后壁紧贴阻挡病原体的侵入

B. 阴道微生物菌群以乳酸杆占绝对优势

C. 阴道内乳酸杆菌可形成细菌膜阻止病原微生物黏附于阴道上皮

D. 子宫内膜周期性剥脱出血,增加了宫腔内的感染

E. 阴道的酸性环境,可抑制其他病原体生长,称为阴道自净作用

A_2题

9. 李女士,46岁,已婚。近几日感到外阴瘙痒,白带增多,呈稀薄泡沫状且有腥臭味。应建议做哪项检查（　　）

A. 阴道分泌物悬滴法检查　　　　　　B. 子宫颈刮片

C. 子宫颈管涂片　　　　　　　　　　D. 阴道侧壁涂片

E. 阴道窥器检查

10. 张女士,35岁,已婚。外阴瘙痒、白带增多5d,阴道分泌物悬滴法检查发现假丝酵母菌,遵医嘱指导患者选用哪种药物阴道给药（　　）

A. 制霉菌素片　　　　B. 磺胺类药物　　　　C. 甲硝唑

D. 氯霉素　　　　　　E. 雌激素

11. 张女士,30岁,已婚。主诉白带增多5d,妇科检查:宫颈外口细颗粒状红色区占宫颈面积的2/3,宫颈癌筛查排除癌症,拟行物理治疗,对患者进行健康指导那项不妥（　　）

A. 月经干净后3～7d接受治疗　　　　B. 治疗后阴道分泌物可呈黄色水样

C. 治疗后禁止盆浴及性生活4～8周　　D. 治疗后1～2周脱痂时有较多出血

E. 告知患者于2次月经干净后复查

A_3题

(12～13题共用题干)

王女士,32岁,继发性不孕,月经正常。最近白带增多,白色,均匀有臭味,外阴瘙痒,性生活后症状加重,疑为细菌性阴道病。

12. 根据该患者的情况,做下列哪项检查可确诊（　　）

A. 阴道分泌物悬滴法检查　　　　　　B. 阴道分泌物培养

C. 氨臭味试验　　　　　　　　　　　D. 阴道侧壁涂片

E. 阴道窥器检查

13. 患者经检查诊断为细菌性阴道病,护理措施哪项不妥（　　）

A. 保持外阴清洁　　　　　　　　　　B. 阴道内放置甲硝唑

C. 不穿化纤和紧身内裤　　　　　　　D. 嘱其丈夫同时口服甲硝唑

E. 告知患者复查前24～48h禁止阴道放药及阴道冲洗

（14～15题共用题干）

李女士,20岁。外阴瘙痒,白带增多3d。妇科检查:外阴皮肤黏膜红肿,小阴唇内见多个菜花状溃烂的赘生物,宫颈无异常,子宫大小正常,双侧附件未见明显异常。追问病史有不洁性生活史。

14.为明确诊断应作下列哪项辅助检查(　　)

A.赘生物活组织检查　　B.B超检查　　　　　C.血常规检查

D.白带常规　　　　　　E.宫颈刮片细胞学检查

15.此患者可能的诊断是(　　)

A.滴虫性阴道炎　　　　B.淋病　　　　　　　C.假丝酵母菌病

D.尖锐湿疣　　　　　　E.梅毒

（16～18题共用题干）

张女士,38岁,已婚。外阴瘙痒1周,妇科检查:阴道黏膜充血,阴道内大量白色凝乳状分泌物。白带检查假丝酵母菌阳性,滴虫阴性。

16.此患者应诊断为(　　)

A.老年性阴道炎　　　　B.滴虫性阴道炎　　　C.慢性宫颈炎

D.慢性盆腔炎　　　　　E.外阴阴道假丝酵母菌病

17.与此病发病无关的因素(　　)

A.糖尿病　　　　　　　B.接受大量雌激素治疗　C.长期应用广谱抗生素

D.孕妇　　　　　　　　E.长期使用避孕套

18.针对此病的健康指导不正确的是

A.积极治疗糖尿病　　　　　　　　　　B.2%的碳酸氢钠溶液冲洗阴道

C.停用广谱抗生素　　　　　　　　　　D.弱酸性溶液冲洗阴道

E.穿宽松透气的纯棉内裤

（寇新华）

第十四章　女性生殖系统肿瘤患者的护理

学习目标

1. 掌握女性生殖系统常见肿瘤的身体状况和护理措施。
2. 熟悉女性生殖系统常见肿瘤的发病情况、类型、健康史、辅助检查、治疗要点和护理诊断；熟悉妇科手术的护理措施。
3. 了解女性生殖系统肿瘤的病理、转移途径、护理目标、护理评价；了解妇科手术护理评估、护理诊断、护理目标和护理评价；了解放疗的护理。
4. 树立肿瘤"三早"观念，体现认真、严谨和高度责任心的职业素质。

　　女性生殖器官的任何部位均可发生肿瘤，但以子宫和卵巢的肿瘤多见，外阴、阴道、输卵管肿瘤较少见。女性生殖系统肿瘤影响女性正常生殖功能和健康，严重者危及患者的生命，其发病率逐年升高，并呈低龄化趋势，应引起高度重视。由于人们防病意识的逐渐增强、普查普治的广泛开展及妇科肿瘤的诊治水平提高，使肿瘤的危害性降低。

第一节　子宫颈癌

案例引入

　　王女士，39岁，G_2P_1。因接触性出血1年，阴道不规则出血3个月就诊。既往体健。妇科检查：阴道右侧穹隆增厚，宫颈糜烂样改变，在7点和8点之间有一菜花状赘生物，直径约为0.5cm，触之易出血，子宫稍大，附件未触及异常。

　　1. 此患者疾病的临床特点是什么？
　　2. 护士应采取哪些护理措施？

　　子宫颈癌(cervical cancer)是最常见的妇科恶性肿瘤，高发年龄为50~55岁。随着宫颈细胞学筛查及妇女保健工作的开展，加之子宫颈癌有较长癌前病变阶段，及时采取"三早"措施，子宫颈癌的预后得到改善，死亡率已明显下降。

　　子宫颈癌的好发部位在子宫颈外口原始鳞-柱状上皮交界部和生理性鳞-柱状上皮交接部之间形成的转化区(旧称移行带区)。宫颈癌以鳞状细胞癌为主，其次为腺癌，极少数为腺鳞癌。

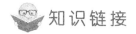知识链接

宫颈癌的发生和发展

目前认为宫颈癌的发生、发展是由量变到质变，由渐变到突变的过程。在移行带形成过程中，宫颈上皮化生过度活跃，加上外来物质刺激，未成熟的鳞状上皮或细胞可出现不成熟或分化不良，细胞核异常、有丝分裂相增加，形成宫颈上皮内瘤变(cervical intraepithelial neoplasia,,CIN)。大部分低级别CIN可自然消退。但高级别CIN具有癌变潜能，可发展为浸润癌。因此，及时治疗高级别病变，是预防子宫颈癌重要而有效的措施。

子宫颈癌巨检有4种类型：①外生型，最常见，病灶向外生长，状如菜花又称菜花型，组织脆，触之易出血；②内生型为病灶向宫颈深部组织浸润，宫颈肥大而硬，整个宫颈段膨大；③溃疡型为病灶继续发展坏死脱落形成凹陷性溃疡或空洞；④颈管型为病灶发生在宫颈外口内，以特殊的浸润性生长侵入宫颈或子宫峡部供血层以及转移到盆腔的淋巴结。

子宫颈癌的转移途径以直接蔓延及淋巴转移为主，其中直接蔓延最常见，晚期血行转移。

【护理评估】

(一)健康史

子宫颈癌病因至今尚未完全清楚。目前认为人乳头瘤病毒(HPV)感染，特别是高危型的持续感染，是发病的基本和重要因素。此外，过早性生活、早育、多产、高危性伴侣及机体免疫功能抑制等多种因素与本病发生密不可分。

(二)身体状况

1.症状

早期一般无自觉症状，随病程进展可出现以下症状。

(1)阴道流血：早期多为接触性出血，发生在性交后或妇科检查后出血，后期则为不规则出血。未绝经患者也可有经期延长、周期缩短、经量增多等表现；老年患者常有绝经后不规则阴道流血。早期出血少，晚期出血增多，一旦侵蚀大血管可引起大量出血，甚至休克。

(2)阴道排液：最初量不多，白色或淡黄色，无臭味；以后阴道排液增多，可呈白色或血性，稀薄如水样或米泔样，有腥臭味。晚期因癌组织破溃、坏死和继发感染，则排出大量脓性或米汤样恶臭白带。

(3)晚期症状：由于病灶侵犯或压迫盆腔结缔组织、神经、血管、输尿管、直肠、膀胱等，可出现下腹或腰骶部疼痛、尿频、腹泻、便秘、里急后重、下肢水肿等，严重者尿血、少尿、无尿。此外，可有恶病质及远处器官转移的表现。

2.体征

早期子宫颈癌肉眼不易识别，妇科检查宫颈可无明显异常，或呈一般宫颈炎的表现。随着疾病的发展，可见外生型、内生型或溃疡型宫颈病变；可扪及宫旁组织增厚、结节状，有时浸润达盆壁，形成"冰冻骨盆"。三合诊检查可触及直肠有侵犯。

3.临床分期

根据国际妇产科联盟(FIGO,2009)修订的临床分期(表14-1,图14-1)。

表 14-1　子宫颈癌临床分期(FIGO,2009 年)

期别	标准
Ⅰ期	肿瘤局限在子宫颈
ⅠA 期	镜下浸润癌(所有肉眼可见的病灶,包括表浅浸润,均为ⅠB 期)
	间质浸润深度＜5mm,宽度≤7mm
ⅠA₁ 期	间质浸润深度≤3mm,宽度≤7mm
ⅠA₂ 期	间质浸润深度＞3mm 至＜5mm,宽度≤7mm
ⅠB 期	临床癌灶局限于宫颈,或镜下病灶＞ⅠA
ⅠB₁ 期	临床可见癌灶≤4cm
ⅠB₂ 期	临床可见癌灶＞4cm
Ⅱ期	肿瘤已超出子宫,但未达盆壁或未达阴道下 1/3
ⅡA 期	肿瘤侵犯阴道上 2/3,无明显宫旁浸润
ⅡA₁ 期	临床可见癌灶≤4cm
ⅡA₂ 期	临床可见癌灶＞4cm
ⅡB 期	有明显子宫旁浸润,但未达盆壁
Ⅲ期	肿瘤已扩散至盆壁,直肠指检肿瘤与盆壁无间隙,累及阴道下 1/3,由肿瘤导致肾盂积水或无功能肾的所有病例,除非已知道有其他原因引起
ⅢA 期	肿瘤累及阴道下 1/3,但未达盆壁
ⅢB 期	肿瘤已达盆壁,或有肾盂积水或无功能肾
Ⅳ期	肿瘤播散超出真骨盆,或侵犯膀胱黏膜和(或)直肠黏膜
ⅣA 期	肿瘤侵犯邻近的盆腔器官
ⅣB 期	远处转移

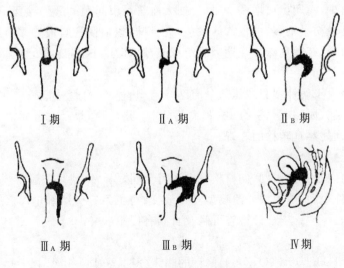

Ⅰ期　　　　　ⅡA 期　　　　　ⅡB 期

ⅢA 期　　　　　ⅢB 期　　　　　Ⅳ期

图 14-1　宫颈癌临床分期

(三)心理-社会状况

当患者出现症状后会紧张不安,确诊后具有癌症患者共同的心理特点,并对今后家庭、生活及夫妻关系也表现出担忧。

(四)辅助检查

1.宫颈细胞学检查

宫颈细胞学检查和(或)高危型 HPV DNA 检测是发现宫颈癌前病变(CIN)和早期宫颈癌的主要方法,也是宫颈癌普查筛选的首选方法。

(1)宫颈刮片:目前临床已少用。巴氏分级Ⅱ级需先按炎症处理后重复刮片进一步检查,Ⅲ级及以上者应重复刮片并行宫颈活组织检查。

(2)宫颈管涂片:即液基薄层细胞学检查(TCT),是近年来在临床逐步开展的诊断方法,已逐渐代替宫颈刮片检查。TBS 分类描述性诊断中有上皮细胞异常者,应在阴道镜下行宫颈活组织检查。

2.碘试验

将碘溶液涂在宫颈和阴道壁上,观察其着色情况,以确定活检取材部位,提高诊断率。不着色区糖原缺乏,提示可能有病变。

3.阴道镜检查

应用阴道镜观察宫颈上皮,发现早期病变,并确定活检部位,也可作为定期了解 CIN 治疗后变化的方法。

4.宫颈活组织检查

该检查是确诊 CIN 和宫颈癌的方法。选择在宫颈鳞-柱状上皮交接处的 3、6、9、12 点处取材活检,或在碘试验不染色区或涂抹醋酸后的醋酸白上皮区取材,或在阴道镜指示下取材活检。若宫颈刮片巴氏Ⅲ级及以上而活检阴性,应用小刮匙搔刮宫颈管,将刮出物进行病理检查。

5.其他

宫颈癌确诊后,根据情况选择胸片、淋巴造影、膀胱镜、直肠镜、肾盂造影等检查。

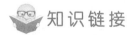 **知识链接**

宫颈癌"三阶梯"诊断程序

(1)子宫颈细胞学检查和(或)高危型 HPV DNA 检测:用于宫颈癌初步筛查。

(2)阴道镜检查:对初筛异常者进一步诊断,确定病变范围和程度,指导活检。

(3)子宫颈活组织检查:为确定诊断和治疗的金标准。

(五)治疗要点

根据临床分期、年龄、生育要求、全身情况结合医院医疗技术水平等综合考虑分析后,确定适宜措施,重视个别对待及首次治疗。治疗原则为手术和放疗为主、化疗为辅的综合治疗。

1.手术治疗

手术治疗是早期宫颈癌的主要治疗方法,适用于Ⅰ_A期~Ⅱ_A的早期患者,优点是年轻患者可保留卵巢及阴道功能。根据病情选择不同手术,如子宫全切除术、广泛性子宫切除术加盆腔淋巴结切除术等。

2. 放射治疗

放射治疗适用于:①部分 I_{B_2} 期、II_{A_2} 期及 $II_B \sim IV_A$ 期患者;②全身情况不适合手术的早期患者;③子宫颈大块病灶的术前治疗;④手术治疗后病理检查有高危因素的辅助治疗。放射治疗包括腔内照射和腔外照射两种。早期病例以局部腔内照射为主,体外照射为辅;晚期则以体外照射为主,腔内照射为辅。

3. 化疗

主要用于晚期或复发转移的患者,也可作为手术或放疗的辅助治疗。

【护理诊断及合作性问题】

(1)营养失调:低于机体需要量　与放疗、化疗及阴道出血、疾病消耗有关。

(2)恐惧　与担心肿瘤危及生命、手术、预后有关。

(3)有感染的危险　与机体抵抗力低、出血、手术、放疗和化疗有关。

【护理目标】

(1)患者营养状态改善。

(2)患者恐惧减轻。

(3)患者未发生感染。

【护理措施】

(一)改善营养状况

(1)定期测体重,观察体重变化,评估营养状况。

(2)纠正不良饮食习惯,制订合理饮食计划,包括食物种类、营养搭配等;为患者创造舒适的进食环境,避免不良刺激。

(3)做好口腔护理,保持口腔清洁、舒适,促进食欲。

(4)必要时遵医嘱用药,做好用药护理。

(5)需要手术、化疗和放疗者,做好相应护理。

(二)缓解恐惧

引导患者说出心理感受和关心的问题,及时给予解释、安慰,消除其思想顾虑,增强治疗信心;鼓励家属给患者爱的表达,增强战胜疾病的力量和勇气;指导患者采取放松调节措施,如听音乐、交谈、缓慢深呼吸等;创造良好氛围,减少各种不良刺激;必要时遵医嘱给予镇静剂。

(三)预防感染

做好生命体征的监测,严密观察阴道出血、阴道排液的情况,注意患者自觉症状,以早期发现是否有感染的征象,注意个人卫生,做好会阴护理,严格无菌操作,提高患者机体抵抗力,必要时遵医嘱应用抗生素。

(四)健康指导

(1)注意高危因素和人群,宣传防癌普查相关知识及意义。

(2)积极治疗妇科炎症等,提倡晚婚、晚育,纠正不良卫生习惯和紊乱的性生活等。

(3)重视普查普治,有性生活史者应重视筛查,异常者应进一步检查。一般每1~2年普查一次,发现异常及时处理。

（4）术后根据患者的身体恢复情况，指导锻炼、活动等；强调出院后定期随访的重要性，子宫颈癌治疗后复发者50%在1年内，75%～80%在2年内。治疗后2年内每3～4个月复查1次；3～5年内每6个月复查1次；第6年起每年复查1次。复查内容包括盆腔检查、阴道脱落细胞学检查、胸部X线摄片、血常规及子宫颈鳞状细胞癌抗原（SCCA）等。

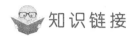 知识链接

HPV 疫苗

HPV疫苗是人类第一个预防恶性肿瘤的疫苗。自2006年第一个HPV疫苗上市以来，大量临床试验表明HPV疫苗能有效防止HPV16、18相关CIN的发生。因此，条件成熟时推广HPV疫苗注射，可通过阻断HPV感染，以预防子宫颈癌的发生。

【护理评价】

（1）患者营养状况是否得到改善。

（2）患者恐惧是否减轻，积极配合治疗和护理。

（3）患者是否未发生感染。

第二节 子宫肌瘤

案例引入

李女士，43岁，G_3P_1。月经量多，经期延长2年。平常月经7～8d/28d，量多，有血块，无明显痛经。近2年来月经周期尚正常，但经期延长至12～13d，经量增多近1/3，近2～3个月感乏力。本次月经来潮后持续16d，曾用止血药物，效果不佳。腹部检查：下腹正中扪及一肿块，硬，活动可。妇科检查：子宫增大如孕13周大小，形状不规则，无压痛。附件（一）。B超检查示多发性子宫肌瘤。

1.此患者疾病的临床特点是什么？

2.目前主要护理诊断和护理措施是什么？

子宫肌瘤（uterine myoma）又称为子宫平滑肌瘤，是女性生殖系统最常见的良性肿瘤，主要由子宫平滑肌细胞增生而形成，其间有少量的纤维结缔组织，多见于30～50岁的妇女，20岁以下少见。根据尸检资料，30岁以上妇女约20%有子宫肌瘤，因多数患者无明显症状未被发现，故临床报道其发病率远较实际发病率低。此外，国内资料统计肌瘤有约0.4%～0.8%恶变率，多见于年龄较大者。

子宫肌瘤巨检为实质性球形结节，与周围组织有明显界限，可单个或多个生长在子宫的任何部位，以子宫体部肌瘤多见（90%），子宫颈肌瘤少见（10%）。肌瘤大小不一，无包膜，由于肌瘤的膨胀性生长，其周围肌纤维和结缔组织被压缩形成假包膜，肌瘤与假包膜间有一层疏松网状间隙，故手术时肌瘤容易剥出。肌瘤表面光滑、质硬，肌瘤长大或多个融合时，呈不规则形状，其切面呈灰白色漩涡状结构或编织状结构。子宫肌瘤的颜色和硬度与纤维组织多少有关。镜检为平滑肌纤维相互交叉组成，呈漩涡状，其间有不等量的纤维结缔组织，细胞大小均匀，核染色较深。肌瘤变性（肌瘤失去原有的典型结构）包括玻璃样变、囊性变、红色样变、恶性变（肉

瘤样变)和钙化。

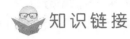

知识链接

子宫肌瘤红色样变

子宫肌瘤红色样变为一种特殊类型坏死,多见于妊娠期或产褥期。其发生机制不清,可能与肌瘤内小血管退行性变引起血栓及溶血,血红蛋白渗入肌瘤内有关。肌瘤切面为暗红色,如半熟的牛肉,质软,有腥臭味,漩涡状结构消失。患者可有剧烈腹痛伴恶心、呕吐、发热,白细胞计数升高。检查发现肌瘤增大、压痛。

子宫肌瘤原发于子宫肌壁,由于生长方向不同,与子宫肌壁形成不同的关系,可分为3种类型(图14-2)。

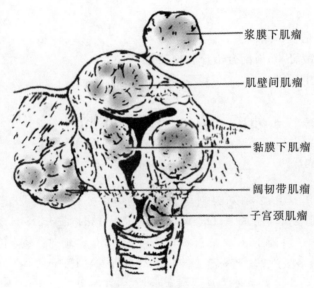

图 14-2 子宫肌瘤类型

(1)肌壁间肌瘤(intramural myoma):最常见,约占肌瘤的60%～70%。肌瘤位于子宫肌壁内,周围均被肌层所包绕。

(2)浆膜下肌瘤(subserous myoma):约占肌瘤的20%。肌瘤向子宫浆膜面生长,突出于子宫,表面仅由浆膜层覆盖;有时也可仅有细蒂与宫体相连,称带蒂浆膜下肌瘤,若蒂发生扭转而断裂,可形成游离性肌瘤;若肌瘤突入阔韧带两叶之间生长,则形成阔韧带内肌瘤。

(3)黏膜下肌瘤(submucous myoma):约占肌瘤的10%～15%。肌瘤向子宫黏膜面生长,突向宫腔,表面为子宫黏膜层覆盖。肌瘤可形成细蒂,称带蒂的黏膜下肌瘤,此类肌瘤可堵于宫颈口或如宫腔内异物引起子宫收缩被挤入阴道。子宫肌瘤常为多个,各种类型的肌瘤发生在同一子宫上,称为多发性子宫肌瘤。

【护理评估】

(一)健康史

确切病因目前不明确,据临床及实验研究提示本病的发生可能主要与雌激素受体和雌二醇含量增高、孕激素刺激肌瘤生长及细胞遗传学的异常(染色体片段的易位、缺失等)有关。此外,分子生物学研究提示子宫肌瘤是由单克隆平滑肌细胞增殖而成。

护考真题 14.1

患者40岁,因患子宫肌瘤入院。护士在采集病史时,应重点追溯的内容是(　　)

A.是否有早婚早育史　　B.高血压家族史　　C.是否长期使用雌激素

D.睡眠情况　　E.饮食习惯

(二)身体状况

1.症状

多无明显症状,可在体检时偶然发现。症状主要与肌瘤部位、有无变性有关。常见症状包括:

(1)月经改变:为最常见症状,表现为经量增多、经期延长或周期缩短,月经淋漓不净或不规则的阴道出血,多见于黏膜下肌瘤和较大的肌壁间肌瘤,与肌瘤使子宫内膜面积增大、子宫收缩不良有关。子宫肌瘤合并内膜增生过长也可引起月经紊乱。若肌瘤发生坏死、感染、溃疡时,则有持续性或不规则阴道流血或脓血性排液。长期月经过多可引起继发性贫血表现。

(2)腹部包块:多见于浆膜下肌瘤和大的肌壁间肌瘤。当肌瘤使子宫增大超出盆腔时,可在下腹部扪及。黏膜下子宫肌瘤可脱出阴道口,患者可因阴道肿物就诊。

(3)压迫症状:可出现尿频、排尿困难、便秘等,与肌瘤压迫膀胱、直肠有关。若肌瘤压迫输尿管可致肾积水、输尿管扩张。

(4)白带增多:与子宫内膜增大,内膜腺体分泌增多,并伴有盆腔充血有关;肌瘤一旦合并感染、坏死,可有脓性、脓血性或血性白带。

(5)其他:包括下腹坠胀、腰酸背痛,经期加重;肌瘤压迫输卵管或使宫腔变形,妨碍受精与着床可引起不孕或流产;肌瘤红色样变、浆膜下肌瘤蒂扭转时出现急性腹痛;黏膜下肌瘤刺激子宫收缩或继发感染,可引起下腹坠胀痛;肌瘤生长速度过快,引起下腹隐痛。

2.体征

肌瘤大,腹部可扪及包块;妇科检查:子宫呈不规则增大,质硬,表面可有单个或多个结节状、球状突起;黏膜下肌瘤若脱出到阴道内,呈红色、表面光滑的肿块,如伴感染,表面可见溃疡或脓性分泌物。

(三)心理-社会状况

由于患者对肌瘤缺乏正确的认识,多表现为恐惧、不安心理,一旦得知肿瘤的性质后,情绪有所好转,但迫切要求治疗。部分患者因阴道流血多,担心肌瘤恶变或害怕手术而焦虑不安。

(四)辅助检查

1.B型超声检查

最常用,可了解肌瘤大小、数目、部位及有无变性等。

2.血、尿常规检查及白带检查

了解贫血、感染的情况。

3.其他

探针探测宫腔、宫腔镜检查、子宫输卵管造影和腹腔镜检查对明确肌瘤位置、大小、形状与邻近组织关系有帮助,并可了解宫腔是否高低不平、有无块状物、输卵管通畅情况等。

(五)治疗要点

应根据临床表现,肌瘤生长速度、大小等情况,参考其年龄、生育要求等综合考虑,制订相应的处理方案。

1.随访观察

对肌瘤小且无症状,尤其近绝经年龄患者,可每隔 3~6 个月随访一次,随访期间若肌瘤增大或症状明显时,应考虑进一步治疗。

2.药物治疗

适用于症状较轻、近绝经年龄或全身情况不宜手术者。

(1)促性腺激素释放激素类似物(GnRH-α):可抑制垂体、卵巢功能,降低雌激素水平,以缓解症状并抑制肌瘤生长使其萎缩,但停药后往往又增大至原来大小。应避免长期应用,以免引起绝经综合征、骨质疏松等。常用亮丙瑞林 3.75mg 或戈舍瑞林 3.6mg,每 4 周皮下注射 1 次,连用 3~6 个月。

(2)米非司酮(RU-486):12.5mg,口服,可作为术前用药或提前绝经使用。因其拮抗孕激素作用,子宫内膜长期受雌激素刺激,增加子宫内膜增生的风险,故不宜长期应用。

3.手术治疗

对于月经过多致继发性贫血,药物治疗无效,严重腹痛、性交痛或慢性腹痛、有蒂肌瘤扭转引起的急性腹痛,体积大或引起膀胱、直肠压迫症状,确定肌瘤是导致不孕或反复流产的唯一原因者,怀疑有恶性者均需考虑手术。手术可经腹、经阴道或经宫腔镜及腹腔镜进行。

(1)肌瘤切除术(myomectomy):适用于希望保留生育功能的患者。术后约有 50% 复发率,约 1/3 患者需再次手术。

(2)子宫切除术(hysterectomy):适用于不需保留生育功能或疑有恶变的患者。可行子宫全切或子宫次全切除术。术前应行宫颈细胞学检查,排除宫颈上皮内瘤变或宫颈癌,绝经过渡期患者应排除合并子宫内膜癌。50 岁以下、卵巢外观正常者应保留卵巢。

4.其他

子宫动脉栓塞术、宫腔镜子宫内膜切除术为治疗提供了新的方法,具有保留子宫、恢复快的特点。此外,高强度聚焦超声、冷冻治疗和微波治疗等其他方法也有开展和报道。

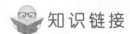 **知识链接**

子宫动脉栓塞术及超声聚焦技术

子宫动脉栓塞术(uterine artery embolization,UAE)是通过阻断子宫动脉及其分支,减少子宫肌瘤的血供,从而延缓肌瘤的生长,缓解症状。但该方法可引起卵巢功能减退并增加妊娠并发症的风险,对有生育要求的妇女一般不建议使用。

高强度聚焦超声(high intensity focused ultrasound,HIFU)技术是利用超声波良好的组织穿透性,将体外发射的低能量超声波聚焦到体内肌瘤处,通过焦点区瞬间产生 65℃ 以上高温,使肌瘤组织发生局限性凝固变性坏死,从而达到治疗的目的,此方法可避免手术创伤,属于"微无创"治疗。

5. 对症治疗

对贫血的患者纠正贫血，流血时间较长的患者，使用抗生素预防感染。

【护理诊断及合作性问题】

(1)活动无耐力　与长期月经量多有关。

(2)有感染的危险　与抵抗力降低、白带多、肌瘤靠近宫颈外口致病菌易侵入有关。

(3)焦虑　与担心病情、手术、预后及知识缺乏有关。

【护理目标】

(1)患者活动耐受力提高。

(2)患者未发生感染。

(3)患者焦虑减轻。

【护理措施】

(一)提高活动耐受力

(1)观察生命体征、一般情况，注意月经、阴道出血量、面色苍白等表现。

(2)指导患者合理饮食，多摄入含铁丰富的食物，改善营养状态，必要时遵医嘱服用铁剂，纠正贫血。

(3)遵医嘱指导患者正确服药，注意观察药物的副反应。如出现异常出血、燥热、心慌、骨质疏松等表现，应及时与医生取得联系。

(4)嘱患者劳逸结合，适当运动，并根据身体情况循序渐进。

(5)需要手术者，做好相应护理。

(二)预防感染

指导患者增强机体抵抗力，注意个人卫生，做好会阴护理，严格无菌操作，必要时遵医嘱用抗生素等。脱出至阴道的黏膜下肌瘤，术前每日用消毒液行外阴冲洗，并做好外阴皮肤准备。

(三)减轻焦虑

鼓励、安慰患者，增强治疗信心；耐心向患者讲解疾病、手术有关知识，使其正确认识，鼓励患者提出问题并给予适当的解释，消除不必要的担心。

(四)健康指导

介绍月经、肌瘤的有关知识，使患者能及时咨询、就诊；强调定期随访的重要性及方法；指导性生活和避孕；手术后1个月常规复查。

【护理评价】

(1)患者活动耐受力是否提高。

(2)患者是否未发生感染。

(3)患者焦虑是否减轻，积极配合治疗和护理。

第三节　子宫内膜癌

案例引入

张女士,54岁,G_2P_1。绝经3年多,血性白带15日,有异味。既往体健。妇科检查:外阴、阴道萎缩不明显,阴道、宫颈有血迹,宫颈光滑,宫体稍大,无明显压痛,双侧附件区未触及异常。分段诊刮子宫内膜外观为豆腐渣样组织。

1.对此患者护理评估的内容有哪些?

2.此患者的主要护理诊断和措施是什么?

子宫内膜癌(endometrial carcinoma)是发生在子宫内膜的一组上皮性恶性肿瘤,又称宫体癌。以来源于子宫内膜腺体的腺癌最常见。子宫内膜癌为女性生殖器官三大恶性肿瘤之一,占女性生殖道恶性肿瘤20%～30%。平均发病年龄为60岁,其中3/4为50岁以上的老年人。近年国内外报道发病率有上升趋势,且发病年龄出现低龄化趋势。

子宫内膜癌的特点为生长缓慢,局限于内膜或宫腔的时间较长,转移晚,部分也可发展很快。主要转移途径为直接蔓延和淋巴转移,晚期可有血行转移。

子宫内膜癌的分期现采用国际妇产科联盟(FIGO,2009年)修订的手术病理分期(表14-2)。

表14-2　子宫内膜癌手术病理分期(FIGO,2009年)

分期	标准
Ⅰ期	肿瘤局限于宫体
Ⅰ$_A$期	肿瘤浸润深度<1/2肌层
Ⅰ$_B$期	肿瘤浸润深度≥1/2肌层
Ⅱ期	肿瘤侵犯宫颈间质,但无宫体外蔓延
Ⅲ期	肿瘤局部和(或)区域扩散
Ⅲ$_A$期	肿瘤累及浆膜层和(或)附件
Ⅲ$_B$期	阴道和(或)宫旁受累
Ⅲ$_C$期	盆腔淋巴结和(或)腹主动脉旁淋巴结转移
Ⅲ$_{C_1}$期	盆腔淋巴结阳性
Ⅲ$_{C_2}$期	腹主动脉旁淋巴结阳性伴(或不伴)盆腔淋巴结阳性
Ⅳ期	肿瘤侵犯膀胱和(或)直肠黏膜,和(或)远处转移
Ⅳ$_A$期	肿瘤侵犯膀胱和(或)直肠黏膜
Ⅳ$_B$期	远处转移,包括腹腔内和(或)腹股沟淋巴结转移

【护理评估】

(一)健康史

确切病因不清楚,目前认为主要有两种类型。

1. 雌激素依赖型

此型多见,其发生主要因长期持续雌激素刺激而缺乏孕激素拮抗,引起子宫内膜增殖症,继而癌变。常见于无排卵性疾病(如无排卵型功血、多囊卵巢综合征)、分泌雌激素的卵巢肿瘤(如颗粒细胞瘤)以及长期服用雌激素的绝经后妇女和长期服用他莫昔芬者。此类患者多较年轻,常伴有肥胖、高血压、糖尿病、不孕及绝经延迟。

2. 非雌激素依赖型

此型较少见,发病与雌激素无明显关系,多见于老年体瘦妇女,预后不良。

3. 遗传

大约有10%子宫内膜癌与遗传有关。

(二)身体状况

1. 症状

极早期无症状,病情发展后主要有以下表现。

(1)阴道流血:绝经后不规则阴道流血为最典型的症状,量一般不多,常为持续性或间歇性出血。未绝经患者可表现为经期延长、经量增多或经间期出血。

(2)阴道排液:表现为白带增多,早期呈浆液性或浆液血性白带,晚期合并感染时出现脓性或脓血性排液,并有恶臭味。

(3)晚期症状:癌瘤侵犯周围组织或压迫神经时出现下腹及腰骶部疼痛,并向下肢和足部放射;堵塞宫颈管引起宫腔积脓时,出现下腹胀痛及痉挛样疼痛;全身症状如贫血、消瘦、发热及恶病质等。

2. 体征

妇科检查早期无明显异常,随着病情发展,子宫增大、变软,晚期合并宫腔积脓时可有明显压痛,偶有癌组织自宫口脱出,质脆,触之易出血;若癌组织向周围浸润时,子宫固定,并可扪及盆腔不规则肿块。

(三)心理-社会状况

患者从觉察到自身的不适,精神开始紧张、担心,刮宫检查带来的不适加重不安心理,确诊后具有癌症患者共同的心理特点。加之老年人由于身患多种疾病或丧偶、子女独立生活、经济负担重、顾虑手术等原因,多出现极度恐惧、悲观、无助等情绪,有的怕连累家人或害怕手术会采取放弃治疗、逃避人生等做法,家人的态度对患者情绪影响极大。

(四)辅助检查

1. 分段诊断性刮宫

分段诊断性刮宫是确诊子宫内膜癌常用、最有价值的诊断方法。先刮宫颈管组织,再刮宫腔内膜组织,标本分瓶做好标记,送病理检查。若搔刮出豆腐渣样组织,应停止搔刮,警惕子宫穿孔。

护考真题 14.2

早期确诊子宫内膜癌的方法是(　　　)

A. 子宫颈刮片　　　　　B. 妇科内诊　　　　　C. 子宫颈活体组织检

D. B超检查　　　　　E. 分段诊断性刮宫病理检查

2. 宫腔镜检查

可直接观察子宫内膜病灶的生长情况,并可取活组织送病理检查。

3. B 型超声检查

常用经阴道 B 型超声检查,可了解子宫大小、宫腔形状、宫腔内有无赘生物、子宫内膜厚度、侵犯肌层情况等。

4. 其他

血清 CA125 检测可作为观察疗效的指标,有子宫外转移者其值升高;此外,根据病情可选用淋巴造影、CT 和 MRI 等。

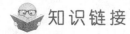 知识链接

宫腔吸片

疑宫腔内有恶性病变时,可采用宫腔吸片,即用吸管吸出宫腔分泌物涂片检查。方法为选择直径 1～5mm 不同型号塑料管,一端连接在干燥无菌注射器,用大镊子将塑料管另一端送入子宫腔内达宫底部,上下左右转动方向,轻轻抽吸注射器,将吸出物涂片、固定、送病理检查。国外报道诊断的准确性与诊断性刮宫相当,阳性率高,但国内尚未普遍开展。

(五)治疗要点

应依据病情、年龄、对生育的要求和全身情况等考虑,决定处理方法。手术、放射治疗、药物治疗,可单用或联合应用。

1. 手术

手术为首选的治疗方法,尤其是早期病例。根据情况选择不同手术方法,Ⅰ期患者行筋膜外全子宫切除及双侧附件切除术,必要时行淋巴结切除及取样;Ⅱ期患者行改良广泛性子宫切除及双侧附件切除术,同时行盆腔淋巴结切除及腹主动脉旁淋巴结取样术;Ⅲ期和Ⅳ期患者的手术应以尽可能切除所有肉眼可见病灶为目的,手术范围同卵巢癌,进行肿瘤细胞减灭术。

2. 放射治疗

放射治疗是治疗子宫内膜癌有效方法之一,分为单纯放疗、放疗联合手术及化疗。

3. 药物治疗

(1)孕激素治疗:主要用于晚期或复发癌患者,也可试用于年轻、极早期、要求保留生育功能者。选用大剂量孕激素制剂如甲羟黄体酮、己酸黄体酮等。甲羟黄体酮 200～400mg/d 或己酸黄体酮 500mg 每周 2 次,至少用 12 周以上,才能评价疗效。长期使用可有水肿或肝损伤等副作用,停药后逐渐恢复。

(2)化疗:为晚期或复发者综合治疗措施之一,也可用于术后有复发高危因素者的治疗,以减少盆腔外的转移。可单用化疗或与孕激素联合应用。常用的化疗药物有顺铂、紫杉醇、阿霉素及 5 -氟尿嘧啶等。

【护理诊断及合作性问题】

(1)营养失调:低于机体需要量　与放疗、化疗、摄入减少、阴道出血及疾病消耗有关。

(2)有感染的危险　与机体抵抗力低、阴道出血、手术、放疗、化疗有关。

(3)恐惧　与担心肿瘤危及生命、预后、手术有关。

【护理目标】

(1)患者营养状态改善。

(2)患者未发生感染。

(3)患者恐惧减轻或消失。

【护理措施】

(一)改善营养状况

(1)注意体重和一般情况的变化,评估营养状况。

(2)做好心理疏导,鼓励进食。

(3)做好口腔护理,保持口腔清洁、舒适,促进食欲。

(4)必要时遵医嘱静脉补充营养,支持疗法。

(5)需手术、放疗和化疗者,做好相应护理。

(二)预防感染

严密观察阴道出血、阴道排液的情况,及早发现是否有感染征象;因老年人阴道自净作用弱,应加强会阴护理,注意个人卫生;应注意提高机体抵抗力,严格无菌操作,必要时遵医嘱用抗生素等。

(三)缓解恐惧

除做好常规的心理护理外,应考虑到老年人特殊的心理特点,特别做好患者的思想工作,解除其顾虑;鼓励子女多与患者沟通,给予足够的支持;各种检查前应给予解释;尽量不要在患者面前过多讨论病情或治疗,以免引起患者过度恐慌。

(四)健康指导

(1)加强子宫内膜癌的防治知识宣教,提高防癌意识,尤其出现绝经后阴道出血者应及时就诊。

(2)定期进行防癌普查(如中老年妇女每年一次妇科检查),对高危人群应密切随访和监测,严格掌握雌激素的用药指征。

(3)详细讲解服药的方法及注意事项,指导患者正确服药,注意药物的副作用。

(4)对患者提出利于康复的合理化建议,如饮食、休息、情绪、日常锻炼等方面。

(5)强调出院后定期复查的重要性和内容,复查的内容包括详细询问病史、盆腔检查、阴道细胞学涂片、胸部 X 线摄片、血清 CA125 检测等;随访时间一般为术后 2～3 年内每 3 个月随访 1 次,3 年后每 6 个月 1 次,5 年后每年 1 次。

【护理评价】

(1)患者营养状况是否改善。

(2)患者是否未出现感染。

(3)患者恐惧是否减轻或消失,积极配合治疗和护理。

第四节　卵巢肿瘤

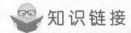案例引入

　　李女士,20岁,未婚。腹部下坠感2个月。既往体健,无腹痛,月经正常,经期下腹部无不适。超声检查:子宫正常大小,前位,左侧附件区可见一5cm×6cm×6cm包块,内不均质,与子宫贴近,界限清楚。

　　1.该患者的疾病特点是什么?

　　2.对患者应采取哪些护理措施?

　　卵巢肿瘤是妇科常见肿瘤,可发生于任何年龄。卵巢癌是女性生殖器官三大恶性肿瘤之一。由于卵巢位于盆腔深部,不易扪及,且早期无特异性症状,加之缺乏完善的早期诊断方法,患者一旦就诊多属晚期,治疗效果不佳。因此,卵巢恶性肿瘤的5年存活率低,国内报道其死亡率居妇科恶性肿瘤之首,已成为严重威胁妇女生命的肿瘤。

　　卵巢肿瘤不仅组织学类型多,而且不同类型的组织学结构和生物学行为均存在很大差异。卵巢恶性肿瘤的主要转移途径是直接蔓延、腹腔种植和淋巴转移,血行转移少见。

知识链接

卵巢瘤样病变

　　卵巢瘤样病变又称卵巢非赘生性肿瘤,是卵巢增大的常见原因,可因组织退化不全、囊性扩张、增生过度或异位分布等因素形成貌似肿瘤的病变,而非真性肿瘤,可发生在任何年龄,以生育期多见。常见的卵巢瘤样病变包括滤泡囊肿、多囊卵巢、黄体囊肿、黄素囊肿、卵巢巧克力囊肿等。

【护理评估】

(一)健康史

具体病因不明,可能与下列高危因素有关。

1.遗传和家族因素

约20%～30%卵巢恶性肿瘤患者有家族史。

2.其他

初潮年龄较早、绝经年龄较晚、少育、不孕、激素替代疗法、服用诱发排卵药物、高胆固醇饮食等。

(二)身体状况

卵巢肿瘤早期无明显症状和体征,易被忽视。随着病情发展出现相应的表现,临床上应注意良性肿瘤和恶性肿瘤的鉴别。

1.卵巢良性肿瘤

(1)症状:早期肿瘤较小,多无症状。随着肿瘤的增大,患者有腹胀感,甚至出现压迫症状,如尿频、便秘、气急、心悸。若发生蒂扭转、破裂等,则可出现急性剧烈腹痛。

(2)体征:肿瘤大者腹部隆起,可触及包块;妇科检查在子宫一侧或双侧触及球形肿块,囊性或实性,表面光滑,活动,与子宫无粘连。

2. 卵巢交界性肿瘤

卵巢交界性肿瘤又称低度潜在恶性肿瘤,与卵巢恶性肿瘤表现相似。

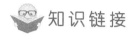 **知识链接**

卵巢交界性肿瘤

卵巢交界性肿瘤是指上皮细胞增生活跃、核异型及核分裂象增加,表现为上皮细胞层次增加,但无间质浸润,是一种低度潜在恶性肿瘤,生长较慢,转移率低,复发较晚。

3. 卵巢恶性肿瘤

(1)症状:早期多无症状,一旦出现明显症状多属晚期,癌组织浸润周围组织或压迫神经出现腹胀、腹痛、腹水、血尿、水肿、贫血、恶病质等;若为功能性肿瘤,患者有相应的性激素过多的表现,如性早熟、月经紊乱等。

(2)体征:卵巢增大、腹水、叩诊有移动性浊音;可在腹股沟、腋下或锁骨上触及肿大的淋巴结;三合诊检查在阴道后穹隆触及盆腔内散在质硬结节,肿块多为双侧、实性或囊实性、表面凹凸不平、固定不动等。

4. 并发症

(1)蒂扭转:为卵巢肿瘤最常见的并发症,也是常见的妇科急腹症。典型表现为突然发生一侧下腹剧痛,伴恶心、呕吐甚至休克。有时扭转可自然复位,腹痛也随之缓解。好发于中等大小、蒂长、活动度大、重心偏于一侧的肿瘤(如皮样囊肿)。患者体位突然改变,妊娠期或产褥期子宫位置改变均易发生蒂扭转(图14-3)。

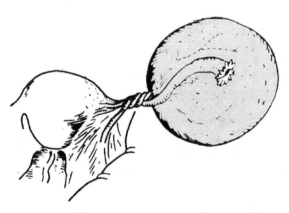

图14-3　卵巢肿瘤蒂扭转

(2)破裂:包括自发性破裂和外伤性破裂两种。自发性破裂可为恶性肿瘤侵蚀囊壁或继发于蒂扭转之后;外伤性破裂常因挤压、分娩、性交、妇科检查、穿刺等所致。表现为剧烈腹痛、恶心、呕吐和不同程度的腹膜刺激症状,有时可导致内出血、腹膜炎或休克。

(3)感染:多因蒂扭转或破裂引起,也可因邻近脏器的感染所致。表现为高热、腹痛、白细胞升高及腹膜炎等。

(4)恶变:多见于年龄大,尤其是绝经后妇女。早期无症状不易发现,当双侧性肿瘤生长迅速,应疑为恶变。

(三)心理-社会状况

患者担心肿瘤的性质及预后,处于焦急、恐惧、烦躁状态,一旦了解到肿瘤可能是恶性,会表现出癌症患者的共同特点。

(四)辅助检查

1. B 型超声检查

B 型超声检查是诊断卵巢肿瘤的主要手段,能了解盆腔肿块部位、大小、形态、囊实性及有无腹水等。

2. 肿瘤标志物

肿瘤标志物包括 AFP、CA125、HCG、雄激素、雌激素等,提示某类卵巢肿瘤。

(1)80%卵巢上皮性癌患者 CA125 水平高于正常,但近半数的早期病例并不升高,故不单独用于卵巢上皮性癌的早期诊断,90%以上患者 CA125 水平高低与病情缓解或恶化相一致,因此,其多用于病情监测和疗效评估。

(2)血清 HE4 是继 CA125 后被高度认可的卵巢上皮性癌肿瘤标志物,目前推荐与 CA125 联合用于盆腔良、恶性肿瘤的判断。

(3)AFP 和 HCG 分别对卵巢内胚窦瘤和原发性卵巢绒癌有特异性诊断价值;颗粒细胞瘤、卵泡膜细胞瘤产生较高水平雌激素,睾丸母细胞瘤可产生雄激素等。

3. 腹腔镜检查

可直视肿块情况,并能观察盆、腹腔情况,在可疑部位多点活检,抽吸腹水行细胞学检查,协助诊断及治疗。

4. 细胞学检查

腹水或腹腔冲洗液找癌细胞,以确定临床分期及选择治疗方案,并可用以随访观察疗效。

5. 其他

根据病情可选择腹部 CT、X 线、MRI 等以协助诊断。

(五)治疗要点

1. 良性肿瘤

一经确诊,应手术治疗。根据患者年龄、生育要求及对侧卵巢的情况决定手术方式,可行肿瘤剥除术、一侧卵巢或附件切除术或子宫及附件切除术。

2. 交界性肿瘤

早期手术治疗,晚期治疗同恶性肿瘤。

3. 恶性肿瘤

恶性肿瘤以手术治疗为主,化疗和放疗为辅的综合治疗。手术范围根据肿瘤性质、临床分期、患者年龄、全身情况等决定。一般包括全面分期手术、肿瘤细胞减灭术等。年轻患者根据情况可考虑保留对侧卵巢。

4. 并发症处理

蒂扭转及破裂一经确诊应立即手术。发生感染者先控制感染及对症处理,再择期手术,若短期内感染不能控制,宜即刻手术。恶变者应尽早手术。

【护理诊断及合作性问题】

(1)营养失调:低于机体需要量　与癌症慢性消耗、化疗、手术创伤有关。

(2)有感染的危险　与机体抵抗力低、手术、化疗有关。

(3)焦虑　与担心病情、预后、手术有关。

(4)潜在并发症:蒂扭转等。

【护理目标】

(1)患者营养状态改善。

(2)患者未发生感染。

(3)患者焦虑减轻。

(4)患者不出现并发症或出现后得到及时处理。

【护理措施】

(一)改善营养状况

保证患者休息,肿瘤过大或腹部过度膨隆不能平卧的患者,应指导取半卧位;.评估患者的营养状况,制订合理饮食计划,鼓励患者进食易消化、营养丰富的食物;减少刺激,促进食欲。必要时,遵医嘱静脉补充营养;需手术、放疗和化疗者,做好相应护理。

(二)预防感染

注意发现早期感染的表现,并采取必要的预防措施。

(三)减轻焦虑

卵巢肿瘤不能确定性质前,患者很紧张,既心存侥幸又经常陷入恐慌状态,应加强与患者的沟通,做好心理疏导工作,稳定患者的情绪。

(四)防治并发症

(1)严密观察生命体征、一般情况、腹痛、腹胀、尿频等,注意及早发现并发症。

(2)规范检查和操作,避免腹部受压。需要放腹水者,遵医嘱备好腹腔穿刺用物并协助医生操作。在放腹水过程中,严密观察、记录患者的生命体征变化、腹水性质,注意是否出现不良反应;一次放腹水 3000mL 左右,不宜过多,以免腹压骤降发生虚脱,放腹水速度宜缓慢,放完后用腹带包扎腹部。巨大肿瘤患者,术前需准备好沙袋,以防腹压骤然下降出现休克,余按常规护理。

(3)当患者出现急性腹痛时,协助医生寻找原因,并做好各种急救和手术准备。

(五)健康指导

(1)加强预防保健意识,提倡多摄入高蛋白、富含维生素的食物,减少高胆固醇饮食。

(2)凡 30 岁以上妇女为卵巢癌的筛查对象,每年进行 1 次盆腔检查,发现卵巢肿块小于5cm 者,遵医嘱定期复查;高危人群不论年龄大小最好每半年接受 1 次检查,以排除卵巢肿瘤。卵巢癌筛查可采用盆腔检查配合血清 CA125、盆腔 B 型超声检查,但此筛查方法缺乏有关循证医学依据,对普通人群的筛查缺乏理想的敏感性和特异性。

(3)流行病学调查显示口服避孕药是卵巢上皮性癌的保护因素,对高危妇女主张口服避孕药;此外,遗传性卵巢癌综合征家族成员是卵巢癌的高危人群,必要时行预防性卵巢切除术;对患有其他癌症患者,应定期随访检查,以减少转移性卵巢肿瘤的发生;卵巢瘤样病变者应暂行观察或口服避孕药,若2个月后不能自行消失或增大,应考虑为卵巢肿瘤,及时处理。

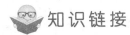 知识链接

遗传性卵巢癌综合征

20世纪50年代首次出现家族性卵巢癌的文献报道,Lynch等于1972年首次描述了乳腺癌-卵巢癌综合征,并于1992年定义了3种明确的遗传性卵巢癌综合征:①遗传性非息肉性结肠直肠癌综合征(即Lynch Ⅱ型);②遗传位点特异性卵巢癌综合征;③遗传性乳腺癌-卵巢癌综合征。后者为3种综合征中最为常见的一种。有遗传性乳腺癌倾向的家族中,乳腺癌患者或其一、二级血亲中有2个或2个以上的卵巢癌患者,则此家族属于遗传性乳腺癌-卵巢癌综合征家族。遗传性乳腺癌-卵巢癌综合征是常染色体显性遗传,有多变的遗传外显特性。

(4)介绍康复知识,并给予指导,无论卵巢良、恶性肿瘤术后应长期随访。卵巢恶性肿瘤易复发,一般术后第1年,每3个月复查1次,第2年,每4~6个月复查1次,第5年后每年复查1次;复查内容包括临床表现、全身和盆腔检查(包括乳腺检查)、B型超声检查,根据组织学类型选择肿瘤标志物检查;根据情况选择其他检查。

【护理评价】

(1)患者营养状况是否改善。

(2)患者是否未出现感染。

(3)患者焦虑是否减轻,积极配合治疗和护理。

(4)患者是否未出现并发症或出现后得到及时处理,结局良好。

附:卵巢肿瘤简介

(一)卵巢上皮性肿瘤

卵巢上皮性肿瘤占原发性卵巢肿瘤的50%~70%,其恶性肿瘤占卵巢恶性肿瘤的85%~90%,是最常见的卵巢肿瘤,多见于中老年妇女,很少见于青春期前和婴幼儿。根据组织学类型,分为良性、交界性和恶性。

1.浆液性囊腺瘤

浆液性囊腺瘤约占卵巢良性肿瘤的25%,发病年龄多为30~40岁。肿瘤多为单侧、球形,大小不等,表面光滑,囊性,囊内充满淡黄色清澈液体。

2.交界性浆液性囊腺瘤

交界性浆液性囊腺瘤约占浆液性囊腺瘤的10%,中等大小,多为双侧,多向囊外生长。

3.浆液性囊腺瘤

浆液性囊腺瘤为最常见的卵巢恶性肿瘤,占卵巢上皮性癌的75%。多为双侧,体积较大,半实质性,结节状或分叶状,表面光滑,灰白色,多房,腔内充满乳头。肿瘤生长速度快,预后差。

4.黏液性囊腺瘤

黏液性囊腺瘤约占卵巢良性肿瘤的20%,恶变率为5%~10%。肿瘤多为单侧,圆形或椭圆形,表面光滑,灰白色,体积较大或巨大,是人体中生长最大的一种肿瘤,囊性,囊内充满胶冻

样黏液。若囊壁破裂,可发生腹膜种植。

5. 交界性黏液性囊腺瘤

交界性黏液性囊腺瘤一般较大,多为单侧,表面光滑,常为多房。

6. 黏液性囊腺癌

黏液性囊腺癌占卵巢恶性肿瘤的 20%,多为单侧,瘤体较大,呈灰白色,囊实性,表面光滑,囊壁可见乳头,囊内液混浊或血性。

(二)卵巢生殖细胞肿瘤

卵巢生殖细胞肿瘤占卵巢原发性肿瘤的 20%～40%,发病率仅次于上皮性肿瘤,好发于年轻妇女和幼女,青春期前患者占 60%～90%,绝经后患者仅占 4%。

1. 畸胎瘤

畸胎瘤由多胚层组织组成,肿瘤组织多数成熟,其恶变程度取决于组织分化程度。

(1)成熟畸胎瘤:又称皮样囊肿,属良性肿瘤,是最常见的畸胎瘤,占畸胎瘤的 95% 以上。肿瘤可发生于任何年龄,以 20～40 岁多见。多为单侧、单房,中等大小,呈圆形或卵圆形,表面光滑,壁薄质韧。腔内充满油脂和毛发,有时可见牙齿和骨质。恶变率为 2%～4%,易发生于绝经期后妇女。

(2)未成熟畸胎瘤:为恶性肿瘤,好发于青少年,平均年龄 11～19 岁,其转移及复发率均高。肿瘤多为单侧,实性,可有囊性区域,体积较大。

2. 无性细胞瘤

无性细胞瘤为中等恶性的实性肿瘤,多发生于青春期和生育期妇女,多为单侧,右侧多见,中等大小,包膜光滑,对放疗敏感。

(三)卵巢性索间质肿瘤

卵巢性索间质肿瘤常有内分泌功能,又称卵巢功能性肿瘤,约占卵巢肿瘤的 4.3%～6%。

1. 颗粒细胞瘤

颗粒细胞瘤在病理上分为成年型和幼年型。成年型颗粒细胞瘤占 95%,属低度恶性肿瘤,发生于任何年龄,以 45～55 岁居多。多为单侧,大小不一,分叶状,表面光滑。肿瘤可分泌雌激素,故有女性化作用。青春期前的患者可出现性早熟;生育年龄妇女可有月经紊乱,绝经后妇女常出现不规则出血,甚至发生子宫内膜癌。幼年型颗粒细胞瘤罕见,恶性程度极高,主要见于青少年。

2. 卵泡膜细胞瘤

卵泡膜细胞瘤为良性肿瘤,但有一定恶变性,预后较上皮性癌好。多为单侧,大小不一。因能分泌雌激素,故有女性化作用,常与颗粒细胞瘤合并存在,易合并子宫内膜增生,甚至子宫内膜癌,多发生于绝经后妇女。

3. 纤维瘤

纤维瘤为较常见的卵巢良性肿瘤,多见于中年妇女。肿瘤多为单侧,中等大小,表面光滑或结节状,实性,质硬。患者偶伴有腹水或胸腔积液,称为梅格斯综合征(Meigs syndrome),手术切除肿瘤后胸腹腔液体自行消失。

4. 支持细胞-间质细胞瘤

支持细胞-间质细胞瘤也称睾丸母细胞瘤,多见于 40 岁以下妇女,罕见。高分化者属于良性,中、低分化者为恶性,约占 10%～30%。肿瘤主要分泌雄激素,具有男性化作用。

(四)卵巢转移性肿瘤

卵巢转移性肿瘤占卵巢恶性肿瘤的 5%～10%,原发部位多为胃肠道、乳腺、生殖器官和泌尿道。库肯勃瘤是一种原发于胃肠道特殊的转移性腺癌,常见于双侧卵巢,为中等大小的实质性肿瘤,双侧卵巢多保持原状或呈肾形。大部分卵巢转移性肿瘤恶性程度高,预后极差。

第五节　妇科手术护理

案例引入

张女士,55 岁,绝经 3 年,既往体健。因水样白带半年,不规则阴道流血 7d 入院。患者一般情况可。妇科检查:外阴、阴道无异常发现,宫颈光滑,子宫稍大、质软、活动,双侧附件(一)。B 超:子宫增大,子宫内膜实质性占位,大小约 1.6cm×2.3cm。病理提示:子宫内膜癌。欲行手术治疗。

1.患者的心理特点是什么?

2.手术前应采取哪些护理措施?

手术是妇科疾病的重要治疗手段,但由于手术同时会给患者身心带来一系列不利影响。因此,要保证手术顺利进行、患者术后如期康复,则需要充分的手术前后准备和精心的护理。

妇科手术按急缓程度分为择期手术、限期手术和急诊手术三类;按手术途径分为腹部手术和外阴、阴道手术。①腹部手术:根据术式主要分为剖腹探查术、子宫全切除术、子宫次全切除术、附件切除术、子宫次全(全)切加附件切除术、广泛性子宫切除及双附件切除术、卵巢肿瘤切除术等。②外阴、阴道手术:主要包括外阴根治术、前庭大腺和处女膜手术、阴道成形术、尿瘘修补术、阴道前后壁修补术、黏膜下肌瘤摘除术、阴式子宫切除术等。近年来,随着医学的发展和对手术要求的提高,手术方式日趋精细,通过腹腔镜、宫腔镜等腔镜进行的手术逐渐增多,而且技术日趋成熟,目前在妇科很多手术中占有较大的比例。

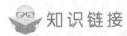 知识链接

微创-妇科手术的发展趋势

凡是能够较好地保持机体内环境稳定,减少组织损伤,有利于机体尽快地恢复并有良好预后的任何有创治疗都可归为"微创"领域。"微创"的概念就是以人为本,一切从患者的利益出发,用尽可能微小的医疗行为去追求患者利益的最大化,使患者在生理和心理获得最大限度的康复。如我们常见的腹腔镜手术和宫腹腔镜联合治疗技术,妇科整形修复等。随着社会的进步和医学的发展,"微创"已是妇科手术的发展趋势。

一、手术前护理

【护理评估】

(一)健康史

(1)患者目前健康状况、月经史、婚育史、性生活史、既往疾病史、手术史和过敏史。

（2）患者诊疗情况、手术指征、名称、方式、时间和可能出现的并发症等。

（3）患者的饮食及生活习惯。

(二)身体状况

生命体征、营养状况、症状、体征和病情变化等。

(三)心理-社会状况

由于患者及家属往往对手术缺乏足够、正确的认识,加之担心手术的安全性及疾病预后,并担心手术对性功能及生育的影响。因此,患者常会出现焦虑、恐惧、绝望等心理反应。手术对生殖器官解剖和功能的改变,也使患者忧心忡忡,进而对婚姻存在顾虑。此外,家庭和社会支持系统对患者心理影响较大。外阴手术患者的手术部位比较特殊,患者思想顾虑更加明显。

(四)辅助检查

辅助检查主要有:血、尿及粪三大常规检查、凝血功能检查、肝肾功能检查、心电图及胸部X线检查、B型超声检查等,并根据病情需要选择其他检查。

(五)治疗要点

手术方法及范围、并发症及可能的手术意外等。

【护理诊断及合作性问题】

（1）知识缺乏　与缺乏疾病手术治疗及护理的相关知识有关。

（2）焦虑　与担心手术的安全性及预后等有关。

【护理目标】

（1）患者了解相关知识,能配合医护工作。

（2）患者焦虑减轻。

【护理措施】

(一)介绍知识并指导做好术前准备

1.介绍手术的必要性和手术过程

向患者介绍手术方式、麻醉方式、手术范围、术前准备内容及术后可能出现的问题、处理方法和注意事项,取得患者及家属的理解和配合。

2.术前常规准备

（1）术前监测生命体征,并密切观察病情变化,若患者出现体温超过37.5℃、病情加重或月经提前来潮等,应及时报告医生。将手术通知单及麻醉通知单及时送交手术室、麻醉科。遵医嘱交叉配血,做好输血准备。

（2）指导患者合理饮食、休息,必要时静脉补充营养,保证机体以最佳状态接受手术;根据病情指导患者取合适的体位;做好沐浴、更衣等个人卫生、清洁护理。

（3）手术区域皮肤准备:保持局部皮肤清洁干燥,一般术前1日进行备皮。①腹部手术:备皮范围上至剑突,两侧至腋中线,下至阴阜及大腿上1/3处,并特别注意脐窝部清洁。②外阴、阴道手术:备皮范围上至耻骨联合上10cm,下至肛门下10cm,包括腹股沟、外阴及大腿上1/3处。有外阴湿疹等异常者,术前3～5d用1∶5000高锰酸钾溶液坐浴,根据情况再用红外线照射及氧化锌软膏局部涂擦,痊愈后再手术。

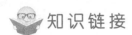知识链接

备皮时间

目前国内有关"备皮时间的选择"的研究较多,大量结果表明,备皮时间越临近手术时间,手术切口感染率越低。各医院倾向于缩短备皮与手术的间隔时间,主张手术当日或手术前几小时备皮更好。因为过早备皮使手术区域更不容易保持清洁。此外,剃毛操作引起的皮肤微小创伤增加了潜在的感染机会也不容忽视。

(4)胃肠道准备:①常规术前8~12h禁食,4~6h禁饮,术前1d进流质饮食,术前1d灌肠1~2次或口服缓泻剂,手术当日可再灌肠1次,灌肠后排便至少3次以上或排出灌肠液中无粪便残渣即可;②可能涉及肠道的腹部手术,术前3d开始无渣半流质饮食,遵医嘱给肠道抗生素,术前2d进流质食物,术前1d晚及手术当日清洁灌肠,直至排出的灌肠液中无粪便残渣为止。

(5)阴道准备:①腹部手术一般于术前3d每天阴道冲洗或擦洗1次,外阴、阴道手术每日阴道冲洗或坐浴2次;②手术当日准备:经腹子宫切除术者行阴道冲洗或擦洗(特别注意宫颈和阴道穹隆处);经阴道手术者,用消毒液行阴道消毒,特别注意消毒阴道穹隆处。

(6)用药护理:术前晚遵医嘱给予镇静药物。

(7)手术当日准备:①核对术前准备情况,测生命体征,发现异常及时报告。②取下患者饰品、义齿等交家属保管。③膀胱准备:术前30min导尿,留置导尿管,术中持续开放,有利于充分暴露手术野,避免损伤膀胱,并有利于术中观察尿量。外阴、阴道手术患者去手术室前排空膀胱,一般不需留置导尿管,手术中膀胱充盈时随时导尿,手术结束后放置导尿管。④术前30min给基础麻醉药苯巴比妥、阿托品。

(二)减轻焦虑

介绍与手术治疗有关的知识及手术、麻醉医护人员,消除其对手术的顾虑和疑惑;加强心理疏导,纠正患者错误认识,并介绍成功病例,增强患者手术治疗的信心;调动家属积极参与,支持、鼓励、陪伴患者,使患者获得足够的心理满足和安全感。

(三)健康指导

指导患者进行术后并发症预防的训练,如何翻身、肢体活动、咳嗽、深呼吸、大小便等,并学会减轻术后疼痛的方法。

【护理评价】

(1)患者是否了解相关知识,配合术前准备。

(2)患者焦虑是否减轻。

二、手术后护理

【护理评估】

(一)健康史

患者术中经过、麻醉情况、手术方式与范围、术中出血量与尿量、输液与用药情况,需要特别注意的问题及目前情况等。

（二）身体状况

患者的一般情况、生命体征、意识状态；恶心呕吐情况；阴道流血与分泌物情况；各种引流管通畅情况，引流液的量、颜色及性状；切口渗血、渗液情况及疼痛性质和程度等。

（三）心理-社会状况

因手术后的不适，担心术后并发症、疾病预后和康复等，患者会出现紧张、不安和焦虑等一系列不良情绪反应。

（四）辅助检查

血常规检查、血生化检查，了解是否有并发症，根据病情选择其他检查。

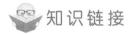 **知识链接**

循证护理在手术患者的应用

循证护理（evidence-based nursing，EBN）又称为实证护理或求证护理，即以真实、可靠的科学证据为基础的护理实践。资料表明，循证护理对尿潴留、泌尿系统感染等手术并发症的预防有积极作用，并使传统的经验主义护理模式向依据科学研究成果为基础的新型护理模式转变，从而为患者提供更优质的护理，最终实现以循证的观念进行护理实践、护理教育、护理管理的目标，是近年来护理领域发展的新趋势。

【护理诊断及合作性问题】

(1)有感染的危险　与手术创伤、出血致抵抗力下降有关。

(2)急性疼痛　与手术创伤有关。

(3)焦虑　与术后不适、担心预后等有关。

(4)潜在并发症：出血、静脉血栓等。

【护理目标】

(1)患者术后不发生感染。

(2)患者疼痛减轻或消失。

(3)患者焦虑减轻。

(4)患者未出现并发症或出现后得到及时处理。

【护理措施】

（一）预防感染

1. 密切观察病情

(1)监护生命体征，术后每 15～30min 监测 1 次，直至平稳后改为每 4h 1 次；24h 后病情稳定者可改为每 6h 1 次，直至正常后 3d，恢复常规护理监测。术后 1～3d 体温可升高，但一般不超过 38℃，此为手术后正常吸收热，但若术后持续高热，或体温正常后再次升高则属于异常，应及时报告医生处理。

(2)注意询问患者的自觉症状，观察手术伤口有无渗血、渗液、红肿和硬结，注意伤口有无感染征象，保持伤口敷料干燥，术后 2～3d 更换敷料。

2. 清洁消毒

保持房间空气流通、新鲜,做好常规清洁、消毒工作。

3. 引流管护理

加强清洁护理,并注意观察引流管、尿管是否通畅,引流液体的量、颜色、性状。嘱患者多饮水,增加尿量,长期留置尿管应给予膀胱冲洗。

4. 会阴护理

注意观察阴道流血情况,分泌物量、颜色和气味;阴道手术及子宫切除术患者应每日擦洗外阴 2 次,大小便后擦洗外阴,用消毒会阴垫,保持外阴清洁、干燥。手术时阴道内填塞的止血纱条或纱布应在术后 12～24h 内取出,核对纱布数目,并注意观察有无出血。

5. 加强营养

指导患者合理进食,改善患者营养状况,提高机体抵抗力。

6. 控制排便

外阴、阴道手术患者应延迟首次排便时间,因过早排便易污染伤口并增加伤口张力。一般术后 5d 进少渣半流质饮食,遵医嘱给予复方樟脑酊控制排便,术后第 5 日可给予缓泻剂液状石蜡,以软化粪便。一般排便后方可拆线。

7. 用药护理

必要时遵医嘱使用抗生素,预防感染,并做好用药护理。

(二)减轻疼痛

1. 注意观察疼痛部位、程度和性质

发现异常情况,及时报告。

2. 协助患者取合适体位

将术后患者平稳移至病床上,妥善安置,并固定好各种引流管道。

(1)全麻患者未清醒前应去枕平卧,头偏向一侧,防止呕吐误吸,并注意观察患者意识恢复情况,直至患者完全清醒。蛛网膜下腔麻醉患者术后应去枕平卧 12h;硬膜外麻醉患者术后应去枕平卧 6～8h。若病情稳定,一般术后第二天患者可改为半卧位或斜坡卧位。

(2)处女膜闭锁和有子宫无阴道患者应取半卧,有利于经血排出;行外阴根治术的患者应平卧,双腿屈膝外展位,膝下垫软枕头,减少腹股沟及外阴部的张力,减轻疼痛并有利于伤口愈合。子宫脱垂、阴道前后壁修补术和会阴修补术患者以平卧位为宜,禁止半卧位。尿瘘修补术患者应根据瘘孔的位置决定体位,使漏孔居于高位,以免尿液浸泡伤口影响愈合。

3. 指导饮食

观察肠蠕动及肛门排气时间,一般于手术当日禁食。术后患者应加强营养,摄入高热量、高蛋白、高维生素的食物,以促进伤口愈合。

(1)未涉及肠道的手术患者一般术后 6～8h 后可进少量流质饮食,但应避免牛奶、豆浆等产气食物,肛门排气后可改为半流质饮食,再逐步过渡到普通饮食。

(2)涉及肠道的手术患者,应禁食到肛门排气后再进流质饮食,并逐步过渡到半流质饮食和普通饮食。尿瘘及会阴Ⅲ度裂伤修补术后,5d 内进少渣半流质食物。

4. 活动与休息

保证患者休息,指导和协助正确翻身、咳嗽和深呼吸等;各种护理操作应相对集中,操作轻柔,减少刺激;加强巡视,及时发现患者的需要,对生活不能自理者,给予协助进食、穿衣、如厕等生活照顾。根据病情指导患者活动,以便使身体尽快康复并恢复生活自理能力。

5. 盆腔淋巴囊肿护理

手术中清扫盆腔淋巴结者,术后1周左右于腹股沟上、下方单侧或双侧触及卵圆形囊肿,可有轻压痛,一般在1～2个月内自行吸收,也可用药物局部外敷或热敷,促进淋巴液吸收。若囊肿较大有压迫症状或继发感染,遵医嘱用抗生素或配合切开引流术。

6. 心理支持

鼓励、安慰患者,增强对疼痛的耐受性,并采用分散或转移注意力、放松和按摩等方法。

7. 必要时遵医嘱给予镇痛剂

近年来多采用硬膜外自控镇痛泵(PCEA)或静脉自控镇痛泵(PCIA)。

(四)减轻焦虑

加强心理支持,关心、体贴患者,消除患者的紧张、焦虑等不良情绪,帮助患者度过心理反应期。

(五)防治并发症

(1)监测患者的生命体征、意识、面色、末梢循环、出血情况等,发现异常及时报告医生。

(2)提供安静的休养环境,患者充分休息后应鼓励早期活动,卧床时需多翻身、活动下肢,尽早下床活动,防止发生肺部并发症及下肢静脉血栓,促进肠蠕动,减少肠粘连。

(3)手术后一段时间会出现腹胀、疼痛、阴道出血等表现,应注意观察其变化情况,若加重或持续时间长属异常;指导患者掌握预防腹胀、尿潴留和减轻疼痛等方法。

(4)指导患者多摄入含维生素及纤维素丰富的食物,保持大便通畅,防止便秘。

(5)留置尿管的护理

1)一般情况下留置尿管1～2d;外阴、阴道手术留置尿管5～7d,部分手术可根据情况延长留置时间;生殖道瘘修补术留置尿管7～14d;广泛性全子宫切除和盆腔淋巴结清除术留置尿管10～14d;子宫颈癌术后需留置尿管7～14d。

2)留置尿管时间长者拔除尿管前3d要定时夹管,每2～3h开放1次,以训练膀胱功能,促进膀胱舒缩功能的恢复。拔管后督促患者1～2h排尿1次,以免发生尿潴留。如不能自解应及时处理,必要时重新留置尿管。

护考真题 14.3

妇科手术患者术后护理正确的是(　　)

A. 术后1～2d体温可升高,可达到39℃

B. 妇科阴部手术后48h取出阴道内纱布块

C. 会阴Ⅲ°裂伤修补术后5d内进少渣半流饮食

D. 一般手术后12h拔除尿管

E. 广泛全子宫切除术后留置尿管7～8d

(六)健康指导

(1)加强营养,预防贫血,促进康复。

(2)术后注意休息,逐渐增加活动量,促进体力恢复。但两个月内应避免剧烈运动及重体力劳动,按医嘱进行术后康复锻炼。

(3)手术后患者未经医生同意,应避免性生活和阴道冲洗,以免影响伤口愈合并引起感染。

(4)术后按医嘱注意休息,一般出院后 1 个月来院复查,以后根据医嘱定期复查。

(5)注意个人卫生,保持会阴清洁,注意观察切口、阴道分泌物等情况,发现异常及时就诊。

【护理评价】

(1)患者是否未出现感染。

(2)患者疼痛是否减轻或消失。

(3)患者焦虑是否,积极配合治疗和护理。

(4)患者是否未出现并发症或出现后得到处理。

第六节 放疗护理

放射治疗(简称放疗)是治疗妇科恶性肿瘤的重要方法之一,主要用于妇科某些恶性肿瘤根治性治疗或姑息性治疗。此外,放疗也可用于恶性肿瘤的术前或术后的辅助治疗,但患者已出现恶病质或大出血、大量胸水、腹水则为放疗的禁忌证。根据病情放疗可选用腔内照射和体外照射两种方法。

【护理评估】

(一)健康史

既往健康情况、疾病史及诊疗过程、手术史及用药史。

(二)身体状况

疾病的临床表现和放射反应。

(三)心理-社会状况

由于患者对放疗缺乏足够了解和认识,往往存在较重的思想负担,担心治疗预后,而表现出紧张、焦虑、悲观等情绪反应。

(四)辅助检查

血常规、尿常规,肝、肾功能检查,胸部 X 线、心电图、B 超和阴道镜检查,必要时行尿常规检查加药物敏感试验,膀胱镜、盆腔 CT 和 MRI 等检查,以了解有无禁忌证,并及时处理异常情况。

【护理诊断及合作性问题】

(1)潜在并发症:放射反应。

(2)焦虑 与知识缺乏、担心放疗及疾病预后有关。

【护理目标】

(1)患者不出现并发症或出现后得到及时处理。

(2)患者焦虑减轻。

【护理措施】

(一)防治并发症

1. 密切观察病情

一般情况及有无皮肤出血、阴道出血、腹痛、腹泻、尿急、尿频和尿痛等放疗后的反应。

2. 做好放疗前装备及治疗配合

(1)治疗前每日至少测量一次体温,如超过38℃,遵医嘱暂停治疗;若为腔内照射,还需做外阴皮肤准备,告知患者术前进易消化食物,便秘者给缓泻剂,治疗前晚及当日晨灌肠,排空膀胱和直肠,冲洗阴道。取下身上的金属物品,如手表、戒指等。

(2)腔内照射者,指导患者取膀胱截石位,冲洗阴道,配合医生操作,放置后患者绝对卧床休息,防止放射源移动,并留置导尿管;体外照射者,可指导患者取俯卧位,记录照射野,密切观察患者情况,及时发现放疗反应。

3. 放射反应护理

(1)皮肤反应:照射野皮肤可出现干燥、皮疹、红肿、表皮脱落、溃烂等症状,明显者应避免刺激,不可搔抓,有局部瘙痒时,可用冰片滑石粉,也可涂橄榄油、鱼肝油软膏等,保持局部清洁,防止感染;有水泡者,用无菌注射器抽出液体,局部可涂甲紫或覆盖灭菌凡士林纱布;出现溃疡者禁止接触放射线,局部可用生肌散或抗生素软膏,分泌物多时要勤换药。

(2)黏膜反应:放疗可刺激膀胱和直肠黏膜导致放射性膀胱炎和放射性直肠炎,表现为尿频、尿急、尿痛、血尿、腹痛、腹泻、里急后重等。鼓励患者多饮水,每日进水量2000mL左右,患者摄入少渣食物,严禁粗纤维食物,并注意预防感染,必要时膀胱冲洗、留置尿管、灌肠或用药,病情重者应停止放疗。遵医嘱留取血、尿、便标本,及时送检。

(3)胃肠道反应:多发生在体外照射时,患者出现不同程度的胃肠道反应,如食欲不振、恶心,甚至呕吐、腹泻等。指导患者正确饮食,必要时遵医嘱用药。

(4)阴道炎:腔内照射时可引起阴道炎症反应,也可合并感染,表现为阴道黏膜水肿、充血、疼痛和分泌物增多等。应加强阴道清洁护理,减少刺激,必要时遵医嘱用药,控制炎症,避免阴道粘连。

(5)血液系统反应:因射线可引起骨髓抑制,特别是辅助化疗增效者更易引起血液系统变化。放疗开始,应每周复查血常规,白细胞低于$4×10^9/L$,血小板低于$50×10^9/L$,血红蛋白低于70g/L,要遵医嘱对症处理,如给予利血生、升白胺、复方阿胶浆等口服,必要时输成分血细胞或血小板。无效者应考虑终止放疗。

(二)减轻焦虑

治疗前向患者及家属介绍放疗的有关知识,并做好解释工作,对治疗期间可能出现的全身和局部反应及注意事项做好交代,取得理解和配合;放疗过程中应鼓励、关心患者,使其树立治疗的信心。

(三)健康指导

(1)指导患者合理饮食,多摄入营养丰富、清淡、易消化的食物,忌食刺激性食物,改善营养状况。注意休息,避免劳累,预防感冒。

(2)保持会阴清洁,教会患者阴道冲洗方法。

（3）指导患者保护好照射野画线，禁用肥皂擦洗或热水浸泡，禁用刺激性消毒剂如碘酒、酒精擦洗局部，勿抓挠，脱屑时忌用手撕剥表皮，保持局部皮肤清洁干燥。不做热敷与理疗，勿涂刺激性药物。穿全棉、柔软、宽松内衣，减少刺激并预防皮肤破损。

（4）指导性生活和阴道扩张器的使用，以防阴道粘连和闭锁。

（5）定期复查和治疗。

【护理评价】

（1）患者是否未出现并发症或出现后得到及时处理。

（2）患者焦虑是否减轻，积极配合治疗和护理。

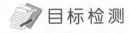 目标检测

A₁题

1. 与子宫颈癌的发生无关的因素是（　　）

A. 性生活紊乱　　　　　B. 阴道 HPV 感染　　　　C. 早育

D. 早婚　　　　　　　　E. 少育

2. 引起月经改变的肌瘤最常见于（　　）

A. 浆膜下肌瘤　　　　　B. 肌瘤红色变性　　　　　C. 黏膜下肌瘤

D. 肌壁间肌瘤　　　　　E. 肌瘤玻璃样变性

3. 激素依赖型子宫内膜癌的高危因素不包括（　　）

A. 肥胖　　　　　　　　B. 高血压　　　　　　　　C. 糖尿病

D. 绝经延迟　　　　　　E. 长期使用孕激素

4. 卵巢肿瘤最常见的并发症是（　　）

A. 破裂　　　　　　　　B. 蒂扭转　　　　　　　　C. 感染

D. 恶变　　　　　　　　E. 出血

5. 宫颈癌最常见的早期症状是（　　）

A. 接触性阴道出血　　　B. 月经失调　　　　　　　C. 绝经后出血

D. 血性白带　　　　　　E. 阴道水样排液

6. 子宫内膜癌最常见的症状是（　　）

A. 宫腔积脓　　　　　　B. 阴道排液　　　　　　　C. 下腹及腰骶部疼痛

D. 白带多伴有外阴瘙痒　E. 绝经后阴道不规则出血

7. 宫颈癌的好发部位是（　　）

A. 子宫峡部　　　　　　B. 宫颈管内　　　　　　　C. 宫颈间质部

D. 宫颈阴道上部　　　　E. 宫颈外口鳞-柱状上皮交界处

8. 女性生殖器官最常见的恶性肿瘤是（　　）

A. 卵巢癌　　　　　　　B. 外阴癌　　　　　　　　C. 输卵管癌

D. 子宫颈癌　　　　　　E. 子宫内膜癌

9. 女性生殖器官恶性肿瘤中预后最差的是（　　）

A. 卵巢癌　　　　　　　B. 外阴癌　　　　　　　　C. 输卵管癌

D. 子宫颈癌　　　　　　E. 子宫内膜癌

A₂题

10.魏女士,56岁。绝经4年,血性白带半个月。妇科检查:宫颈光滑,子宫正常大小、质软,行诊断性刮宫见豆渣状组织。首先考虑(   )

A.功能失调性子宫出血　　B.子宫内膜炎　　　　　　C.子宫内膜癌

D.子宫结核　　　　　　　E.黏膜下子宫肌瘤

11.李女士,39岁,子宫肌瘤病史7年,无明显不适,未做任何治疗。近5个月出现月经量增多,延长,周期基本正常。入院查体后拟行手术治疗,患者得知后情绪低落,焦虑不安,担心病情和手术。此患者首要的护理诊断是(   )

A.疼痛　　　　　　　　　B.焦虑　　　　　　　　　C.有感染的危险

D.舒适的改变　　　　　　E.潜在并发症:出血

12.王女士,36岁。有宫颈癌家族史,咨询预防和早期发现疾病的知识,护士健康教育的内容不妥的是

A.提倡晚婚、晚育、少育(   )

B.已婚妇女应重视妇科检查

C.35岁以上已婚妇女定期行宫颈癌筛查

D.有高危因素的妇女应作为重点人群管理

E.有接触性阴道出血但宫颈光滑的妇女不必做宫颈细胞学检查

13.张女士,47岁,有乳腺癌病史,手术治疗后1年,咨询因查体发现卵巢增大,担心发展为卵巢恶性肿瘤,护士在对其健康指导时,错误的内容是(   )

A.高危人群应6个月检查1次

B.有高危因素的妇女可口服避孕药预防

C.卵巢肿瘤患者治疗后应长期随访和监测

D.凡30岁以上妇女,每年进行1次妇科检查

E.发现卵巢肿块小于5cm者,不属于卵巢肿瘤,不需要定期复查和治疗。

A₃题

(14~15题共用题干)

患者,51岁。阴道大量排液,诊断为"子宫颈癌",欲行手术,患者情绪低落,极度紧张,担心病情危及生命。

14.针对患者心理状态,护理的重点是(   )

A.介绍疾病知识　　　　　B.介绍治愈者与其交流　　C.遵医嘱用大量镇静药

D.介绍病友,消除陌生感　E.讲解手术的必要性和过程

15.3周后患者手术后出院,出院前护士进行健康指导不妥的是(   )

A.加强营养,纠正贫血

B.鼓励患者保持乐观情绪

C.指导患者保持会阴清洁

D.嘱其术后注意休息,遵医嘱恢复正常活动

E.嘱患者术后定期复查,出院后1年内每1个月复查1次

A₄题

（16～19题共用题干）

王女士，40岁，经量增多、经期延长1年半，伴头晕3个多月入院。妇科检查：子宫增大如孕2个多月大小、不规则、质硬。

16.首先考虑是（　　）

A.无排卵型功血　　　　B.子宫肌瘤　　　　　　C.子宫颈癌

D.子宫内膜癌　　　　　E.绒癌

17.为明确诊断，协助首选下列何项检查（　　）

A.B型超声检查　　　　B.宫腔镜　　　　　　　C.腹腔镜

D.子宫输卵管碘油造影　E.诊断性刮宫

18.患者入院后哪项护理不妥（　　）

A.会阴擦洗　　　　　　B.指导饮食　　　　　　C.注意休息

D.灌肠　　　　　　　　E.做好生活护理

19.患者入院后3h活动后出现阴道出血，应首先做（　　）项护理

A.做好手术前准备　　　　　　　　　　B.严密观察病情变化

C.多吃含铁丰富食物　　　　　　　　　D.协助医生急做妇科检查

E.嘱患者卧床休息，观察出血情况，必要时遵医嘱用药

（20～23题共用题干）

吴女士，32岁。阴道分泌物增多约4个月，近1个月出现血性白带。检查：宫颈糜烂样改变，触之易出血，子宫正常大小，双侧附件正常。为排除宫颈癌。

20.首先要协助医生做的检查是（　　）

A.宫颈活检　　　　　　B.宫颈细胞学检查　　　C.诊断性刮宫

D.宫颈碘试验　　　　　E.宫腔镜检查

21.若TBS分类描述性诊断中有上皮细胞异常，考虑可能是（　　）

A.慢性宫颈炎　　　　　B.宫颈癌　　　　　　　C.子宫内膜癌

D.功血　　　　　　　　E.滴虫性阴道炎

22.应进一步做哪项检查（　　）

A.宫腔镜检查　　　　　B.宫颈分泌物培养　　　C.分段诊断性刮宫

D.盆腔B型超声检查　　E.宫颈活组织检查

23.患者在做检查过程中，出血较多，处理护理措施恰当的是

A.立即补液　　　　　　B.立即给予吸氧　　　　C.阴道冲洗血液

D.协助患者起身饮水　　E.暂停操作，协助止血并观察

（24～26题共用题干）

李女士，55岁，既往身体健康，绝经5年后出现阴道流血15d，量少，无其他不适。妇科检查：子宫正常大小，质软，宫颈光滑，双侧附件未触及。

24.首先考虑要排除（　　）

A.子宫颈癌　　　　　　B.子宫内膜炎　　　　　C.子宫内膜癌

D.老年性阴道炎　　　　E.无排卵型功血

25.为明确诊断，应协助医生做哪项检查（　　）

A. B 型超声检查　　　　B. 宫腔镜检查　　　　　C. 腹腔镜检查

D. 分段诊断性刮宫　　　E. 子宫输卵管碘油造影

26. 若刮出物为豆腐渣样组织,最大可能是(　　)

A. 子宫颈癌　　　　　　B. 子宫内膜炎　　　　　C. 子宫内膜癌

D. 老年性阴道炎　　　　E. 无排卵型功血

（徐　群）

第十五章 滋养细胞疾病患者的护理

学习目标

1. 掌握滋养细胞疾病及化疗的护理措施。
2. 熟悉滋养细胞疾病发病情况、滋养细胞疾病和化疗的护理评估、护理诊断。
3. 了解滋养细胞疾病及化疗的护理目标和护理评价。
4. 树立爱伤意识，体现认真、严谨和高度责任心的职业素质。

妊娠滋养细胞疾病（gestational trophoblastic disease，GTD）是一组来源于胎盘滋养细胞的疾病，包括葡萄胎、侵蚀性葡萄胎、绒毛膜癌和胎盘部位滋养细胞肿瘤等，后三者又统称为妊娠滋养细胞肿瘤。由于胎盘部位滋养细胞肿瘤在临床表现、发病过程及处理上与其他妊娠滋养细胞肿瘤存在明显不同，故不作为本章叙述内容。葡萄胎属于良性病变；侵蚀性葡萄胎和绒毛膜癌属于恶性病变。

知识链接

滋养细胞肿瘤

滋养细胞肿瘤绝大多数继发于妊娠，称为妊娠滋养细胞肿瘤；极少数来源于卵巢或睾丸生殖细胞，称为非妊娠性绒毛膜癌。

第一节 葡萄胎

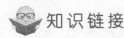
案例引入

王女士，23岁，已婚。因停经2个月，阴道不规则流血3d入院。妇科检查：子宫约3个月妊娠大，质软，无压痛。尿妊娠试验阳性，B超检查宫腔内见"落雪状"图像，未见胎儿。

1. 该患者的疾病特点是什么？该患者出现的问题与自然流产一样吗？
2. 对此患者应做哪些护理？

葡萄胎（hydatidiform mole）是因妊娠后胎盘绒毛滋养细胞增生、绒毛间质水肿而形成大小不一的水泡，水泡相连成串，形如葡萄而得名，也称水泡状胎块。葡萄胎可发生于任何年龄生育期妇女，年龄＜20岁及＞35岁发病率明显增高。葡萄胎分为两类：①完全性葡萄胎（complete hydatidiform mole，CHM），多见，整个子宫腔内充满水泡，胎盘绒毛全部受累，没有胎儿及附属物；②部分性葡萄胎（partial hydatidiform mole，PHM），仅部分胎盘绒毛发生水泡变性，胎儿多已死亡，有时可见较小的活胎或畸胎。病变局限于子宫腔内，不侵入肌层，也不发生远处转移。

【护理评估】

(一)健康史

葡萄胎的病因尚不清楚。

1. 完全性葡萄胎

可能与营养状况、染色体异常、社会经济因素、年龄、地域和种族等有关。

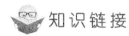知识链接

完全性葡萄胎的高危因素

完全性葡萄胎发生的可能高危因素主要有以下几点。

(1)地域、种族性:亚洲和拉丁美洲国家发病率较高,(韩国、印度 1/400)北美和欧洲较低(美国 1/1500)。

(2)孕妇年龄<20 岁及>35 岁。

(3)营养状况:饮食缺乏维生素 A 及其前体胡萝卜素和动物脂肪发病率高。

(4)既往有葡萄胎史、流产和不孕史。

(5)细胞遗传学异常。

2. 部分性葡萄胎

可能与不规则月经和口服避孕药等有关,而与患者年龄和饮食因素无关。

(二)身体状况

随着诊断技术的进步和患者防病意识的增强,葡萄胎患者常在孕早期未出现症状或仅有少量阴道出血时,就已得到诊治,因此,症状典型者逐渐减少。部分性葡萄胎临床表现较完全性葡萄胎少而不典型,完全性葡萄胎典型的表现如下。

1. 症状

(1)停经后阴道流血:为最常见症状。一般在停经 8~12 周左右开始出现不规则阴道流血,量多少不定,可反复发作。若大血管破裂可有大出血,甚至休克。葡萄胎组织有时自行排出,常伴有大量出血,流血时间长又未及时治疗者,可导致贫血及继发感染。

(2)妊娠呕吐:多发生在子宫异常增大和血 HCG 异常升高者。出现时间一般较正常妊娠早,症状严重而且持续时间长。

(3)子痫前期征象:多在妊娠 24 周前开始出现蛋白尿、水肿、高血压,但子痫罕见。

(4)腹痛:由于子宫迅速增大而胀痛,或宫内出血,刺激子宫收缩而疼痛;若为卵巢黄素囊肿急性扭转或破裂则为急性腹痛。

(5)甲状腺亢进征象:约 7% 患者出现心动过速、皮肤潮湿和震颤等甲状腺亢进征象,但突眼症少见。

2. 体征

由于绒毛水肿,大多数患者的子宫明显大于相应正常妊娠月份,质地极软。也有少数患者因水泡状物排出或因绒毛水泡退行性变、停止发展,子宫大小可能与正常妊娠月份相符或较小。大量 HCG 刺激卵巢卵泡内膜细胞发生黄素化而形成卵巢黄素化囊肿(图 15-1)。附件区可触及

包块,常为双侧性,大小不等。卵巢黄素化囊肿常在葡萄胎清宫后 2~4 个月自行消退。

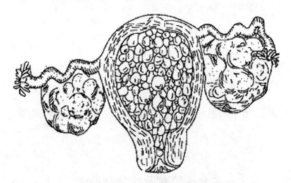

图 15-1 葡萄胎及双侧卵巢黄素化囊肿

(三)心理-社会状况

患者和家属由于担心疾病会恶变或对今后生育有影响而焦虑不安,并表现出对清宫手术的紧张和担心。

(四)辅助检查

1. 人绒毛膜促性腺激素测定

该检查是重要的辅助检查。葡萄胎因滋养细胞高度增生,产生大量 HCG,血清 β-HCG 浓度通常高于正常孕周的相应值,约 45% 完全性葡萄胎患者的血清 β-HCG 水平在 100 000U/L 以上,最高可达 240 万 U/L,>8 万 U/L 支持诊断。少数患者因绒毛退化,血清 β-HCG 升高并不明显。

2. B 型超声检查

该检查是可靠而敏感的检查,最好采用阴道彩色多普勒超声检查。完全性葡萄胎可见子宫大于妊娠月份,无妊娠囊和胎心搏动,子宫腔内充满不均质密集状或短条状"落雪状"回声,水泡较大时呈"蜂窝状"图像,常可测到双侧或单侧卵巢黄素囊肿。

3. 病理检查

该检查为葡萄胎确诊的依据。镜下见滋养细胞有不同程度增生,绒毛间质水肿,间质内血管消失。

4. 其他

近年来 DNA 倍体分析、母源表达印迹基因检测也在临床诊断应用;根据情况还可选择 X 胸片、血细胞和血小板计数、肝肾功能检查等。

(五)治疗要点

1. 清宫

一旦确诊应及时清除子宫腔内容物,一般选择吸宫术。由于葡萄胎患者子宫大而软,清宫时易引起子宫出血及子宫穿孔,故术前应做好各种应急抢救准备。在输液、备血准备下,充分扩张宫颈,开始吸宫后,若子宫收缩不好,可使用缩宫素,减少出血和预防子宫穿孔。缩宫素可能会引起滋养细胞转移,甚至导致肺动脉栓塞,故在充分扩张宫颈管和开始吸宫后使用缩宫素为宜。术后选取贴近子宫壁部位新鲜无坏死的组织送病理检查。如果一次刮净有困难者,可于一周后行第二次清宫术。卵巢黄素化囊肿若发生急性蒂扭转,甚至坏死者,应立即穿刺或手术切除。

2. 预防性化疗

仅适用于高危因素和随访困难的完全性葡萄胎患者，但也非常规应用。

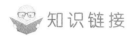

高危葡萄胎

目前认为具有下列高危因素者为高危葡萄胎：①血清 β-HCG 水平在 100 000U/L 以上；②子宫明显大于相应正常妊娠孕周；③卵巢黄素囊肿直径大于 6cm。也有认为年龄大于 40 岁和重复葡萄胎是高危因素。

3. 手术

子宫切除不能预防葡萄胎远处转移，故不作为常规方法。但对于近绝经年龄、无生育要求者可行子宫切除，两侧卵巢可保留。手术后仍需定期随访。

4. 随访

（1）随访意义：葡萄胎属于良性病变，但有发展成滋养细胞肿瘤的危险，因此随访能及早发现异常并及时处理。

（2）随访时间　第一次清宫术后每周 1 次定量测定 HCG，直至连续 3 次阴性，随后每个月 1 次共 6 个月，然后每 2 个月 1 次共 6 个月，自第 1 次阴性后共 1 年。正常情况下，葡萄胎清宫术后血清 HCG 逐渐下降，平均降至正常的时间一般为 9 周，最长不超过 14 周。

（3）随访内容　随访时应询问病史，包括月经情况，有无不规则阴道流血、咳嗽、咯血史，盆腔检查，β-HCG 定量测定，必要时行 B 型超声检查、胸片检查或 CT 检查等。

【护理诊断及合作性问题】

（1）有感染的危险　与阴道出血、手术创伤、机体抵抗力降低有关。

（2）潜在并发症：大出血、子宫穿孔。

（3）焦虑　与担心病情、缺乏疾病知识等有关。

【护理目标】

（1）患者无感染发生。

（2）患者未出现并发症或出现后得到及时处理。

（3）患者焦虑减轻。

【护理措施】

（一）预防感染

（1）做好生命体征的监测，观察阴道流血或分泌物的量、颜色、气味，检查腹部有无压痛，注意患者自觉症状，以早期发现是否有感染的征象。定期复查血常规。

（2）加强营养，提高患者机体抵抗力；指导患者注意个人卫生；做好会阴护理；严格无菌操作；必要时遵医嘱应用抗生素。

（二）防治并发症

（1）入院后严密观察患者阴道出血情况，注意是否有水泡排出。

（2）术前做好预防和急救大出血的准备，如输液、备血及急救药品、物品等。

（3）术中注意患者情况和自觉症状，特别注意腹痛和阴道出血情况，及时遵医嘱用缩宫素；做好清宫术护理配合。

（4）一旦发生并发症，及时配合医生急救。

（三）减轻焦虑

加强与患者沟通和交流，安慰、关心患者；向患者及家属介绍疾病和治疗有关知识，以减少顾虑，树立治疗信心。针对患者及家属提出的问题给予合理、耐心的解释，并不断给予鼓励。

（四）健康指导

（1）指导患者加强营养，多食高蛋白和含铁丰富食物，如动物肝脏、瘦肉、豆类及绿叶蔬菜等，提高抵抗力。

（2）患者清宫术后禁性生活1个月，保持外阴清洁，防止感染。

（3）告知患者定期随访的意义和时间，随访期间患者应注意观察阴道流血、咳嗽、胸痛、咯血等症状，若出现以上任何一种症状应及时就诊。

（4）嘱患者严格避孕1年，建议首选避孕套，不宜使用宫内节育器，以免子宫穿孔或混淆子宫出血的原因。

【护理评价】

（1）患者是否未发生感染。

（2）患者是否未出现并发症或出现后得到及时处理。

（3）患者焦虑是否减轻，积极配合治疗和护理。

第二节　妊娠滋养细胞肿瘤

案例引入

张女士，34岁，已婚。因葡萄胎清宫术后阴道不规则流血2个月入院。近日有时咳嗽、咯血。妇科检查：阴道前壁有直径1cm的紫蓝色结节，子宫约近2个月妊娠大、质软，双侧卵巢增大，囊性，活动好。

1. 该患者疾病的临床特点是什么？

2. 对该患者应做哪些护理？

据统计，妊娠滋养细胞肿瘤（gestational trophoblastic neoplasia，GTN）中侵蚀性葡萄胎和绒毛膜癌具有恶性肿瘤的特征，二者在临床表现、诊断和处理原则等方面基本相同，故本节合并叙述。妊娠滋养细胞肿瘤60%继发于葡萄胎后，30%继发于流产，10%继发于足月产、异位妊娠之后。

侵蚀性葡萄胎（invasive mole）是指葡萄胎组织侵入子宫肌层或转移至子宫以外（图15-2）。仅继发于葡萄胎，且多在葡萄胎清除后半年内发生。侵蚀性葡萄胎恶性程度较低，预后较好。

绒毛膜癌（choriocarcinoma）可继发于葡萄胎，多在葡萄胎清除后1年以后发生，也可继发于其他情况。绒毛膜癌恶性程度极高，转移早期而广泛，在化疗药物问世前，其死亡率高达

90％以上。但随着诊断技术和化疗药物的发展,其预后已得到明显的改善。

侵蚀性葡萄胎、绒毛膜癌主要转移途径是血行转移。

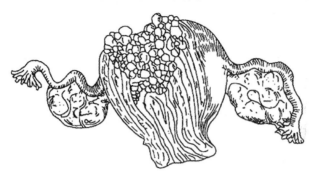

图 15 - 2　侵蚀性葡萄胎及双侧卵巢黄素化囊肿

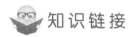 知识链接

绒癌化疗的开拓者

宋鸿钊(1915—2000),妇科肿瘤专家,江苏苏州人,《中华妇产科杂志》主编。1985—1994 年任香港大学客座教授。1994 年当选中国工程院院士。1996 年被英国(伦敦)皇家妇产科医师学院选为名誉院士。1953 年宋鸿钊积极提倡并亲自进行了计划生育的科学研究工作,成为中国计划生育学的开拓者之一。在研究计划生育的同时,宋鸿钊注意到绒毛膜癌的危害。他与同事历经 30 年致力于绒毛膜癌的研究,取得明显的疗效,"癌中之王"治愈率达 90％以上,使我国绒癌化疗水平处于世界领先地位。

【护理评估】

(一)健康史

侵蚀性葡萄胎患者多在半年内有葡萄胎病史,而且大多数清宫后有不规则的阴道流血。绒毛膜癌患者可有葡萄胎病史或其他妊娠史,如流产、足月产、异位妊娠史。

(二)身体状况

1. 原发灶表现

(1)阴道流血:最常见,多表现为葡萄胎清除后或流产、足月产及异位妊娠后阴道不规则流血,或月经恢复后出现阴道不规则出血,量多少不定。少数患者发生大出血造成失血性休克。

(2)子宫复旧不全或不均匀性增大:多在葡萄胎清除 4～6 周后仍未恢复到正常大小,质地偏软;也可由于肌层内病灶使子宫不均匀增大。

(3)卵巢黄素化囊肿:由于 HCG 的持续影响,双侧或单侧卵巢黄素化囊肿持续存在。

(4)腹痛:一般无腹痛。当子宫病灶穿破浆膜层或病灶坏死继发感染时可出现腹痛。此外,卵巢黄素化囊肿扭转或破裂时也可引起。

(5)假孕症状:与 HCG 和性激素影响有关。表现为乳房增大,乳头、乳晕着色等。

2. 转移灶表现

(1)肺转移:是最常见的转移部位。有些患者可无症状,通过影像学检查确诊。典型表现为胸痛、咳嗽、咯血等,常急性发作,但也可呈慢性过程持续达数月之久。

(2)阴道转移:转移灶常位于阴道前壁,呈紫蓝色结节。破溃时可有不规则阴道流血,甚至大出血,发生率仅次于肺转移。

(3)脑转移:预后差,为主要的死亡原因。一般同时伴有肺转移和阴道转移。按病情进展分为三期,首先为瘤栓期,表现为一过性脑缺血症状,如突然跌倒、暂时性失明及语言、运动障碍等;继续发展为脑瘤期,可出现头痛、喷射性呕吐、抽搐、偏瘫等;最后进入脑疝期,出现颅内压增高、生命中枢受压而死亡。

(4)其他:包括脾、肾、消化道等多部位,其表现视转移部位而异。

护考真题 15.1

绒毛膜癌最常见的转移部位是(　　　)

A. 脑　　　　　　　　　B. 阴道　　　　　　　　　C. 肺

D. 肝　　　　　　　　　E. 盆腔

(三)心理-社会状况

患者及家属由于担心预后,加之化疗的副反应、治疗创伤、知识缺乏及经济负担等原因,表现为焦虑、紧张、忧郁和悲观等不良情绪。患者还会表现为迫切希望家人、朋友的关心、帮助和同情。预后不良者可表现出对生活失去信心。

(四)辅助检查

1. 血 β-HCG 测定

血 β-HCG 水平变化是妊娠滋养细胞肿瘤的主要诊断依据。在葡萄胎排空后 9 周或流产、足月产和异位妊娠后 4 周以上,血 β-HCG 往往持续高水平或一度下降后又上升(而已排除妊娠物残留或再次妊娠)。

2. B 型超声检查

B 型超声检查是诊断子宫原发病灶最常用的方法。可通过子宫大小、肌层回声情况和血流信号、卵巢情况等反映病情。

3. 影像学检查

X 线或 MRI 检查等可发现肺、脑等部位的转移病灶。

4. 病理检查

侵蚀性葡萄胎可见滋养细胞增生和分化不良,具有绒毛结构。绒毛膜癌仅见滋养细胞极度不规则增生,绒毛结构消失,为两者鉴别依据。

5. 其他

根据病情选择血细胞和血小板计数、肝肾功能检查等。

(五)治疗要点

治疗应以化疗为主,手术和放疗为辅。具体治疗方案强调分层和个体化治疗。

1. 化疗

侵蚀性葡萄胎、绒毛膜癌对化疗极为敏感,化疗方案包括单一药物化疗或联合化疗。

2. 手术

手术作为辅助治疗手段。主要用于控制大出血等各种并发症,消除耐药病灶,减少肿瘤负荷和缩短化疗疗程等。根据患者生育要求、病情、治疗情况、年龄等综合考虑采用子宫切除、病灶切除或肺叶切除等方法。

3. 放疗

目前较少应用,主要针对肝、脑转移和肺部耐药病灶者。

【护理诊断及合作性问题】

(1)有感染的危险　与阴道流血、机体抵抗力低等有关。

(2)预感性悲哀　与担心病情、预后不良、治疗创伤等有关。

(3)潜在并发症:阴道转移、肺转移、脑转移等。

【护理目标】

(1)患者不发生感染。

(2)患者不良情绪减轻。

(3)患者未出现并发症或出现后得到及时处理。

【护理措施】

(一)预防感染

(1)定时测量生命体征,注意观察有无发热、腹痛、咽喉痛等表现,并注意观察阴道出血情况,如性状、气味等,发现异常及时报告。遵医嘱定期复查血常规。

(2)严格探视制度,定时通风,定期消毒病房、患者物品,严格消毒隔离制度,防止交叉感染。

(3)做好会阴护理,保持会阴清洁、干燥。

(4)指导患者合理饮食、休息,改善营养状况,增强机体的抵抗力,必要时给予支持疗法。

(5)必要时遵医嘱用预防性抗生素,并做好用药护理。

(二)减轻不良情绪

应加强与患者的沟通和交流,主动关心患者,向患者介绍病区环境、主管医护人员,消除患者的陌生感。患者主要是年轻生育年龄妇女,对生育等问题有顾虑,向患者及家属介绍疾病和治疗有关知识,使其了解和正确认识疾病,并给予鼓励,以减少顾虑,树立治疗信心。针对患者及家属提出的问题给予合理、耐心的解释;给予患者安慰和鼓励。

(三)防治并发症

1. 严密观察病情变化

发现异常及时报告医生,做好各种急救准备,积极配合医生处理,并做好相应护理。

2. 肺转移

(1)观察患者有无咳嗽、咯血、胸闷等症状,有呼吸困难者指导采取半卧位,必要时给予吸氧。

(2)大量咯血者应立即取头低侧卧位,保持呼吸道通畅,防止窒息,并及时通知医师,配合医生急救。

3. 阴道转移

(1)观察阴道有无破溃性出血,避免不必要的阴道操作。

(2)告知患者减少活动。

（3）配血备用，准备好各种抢救器械和物品（输血、输液用物、纱布卷等）。

（4）对于发生溃破大出血者，协助医生用消毒纱布卷填塞阴道局部压迫止血，遵医嘱取出后，如仍有出血，则须重新填塞，记录取出和再次填入纱布卷数目，给予输血、输液和预防感染措施。

4.脑转移

（1）注意观察患者有无一过性症状，如突然跌倒、失明、失语等，询问有无头痛、头晕等。

（2）采取必要的护理措施，预防患者发生跌倒、咬伤、吸入性肺炎、压疮等情况。

（3）遵医嘱用药，如给予止血药物、脱水药物和化疗药物，并做好用药护理；吸氧等。

（4）配合医生作好血 β - HCG 测定，配合做腰穿、CT 等项目的检查。

（四）健康指导

指导患者合理饮食、休息，严格遵医嘱治疗及密切注意自身表现，发现异常及时与医生联系。治疗结束后应严密随访 5 年，第 1 次在出院后 3 个月，随后每 6 个月 1 次至 3 年，以后每 1 年 1 次直至 5 年。5 年后可每 2 年 1 次。随访内容及避孕指导同葡萄胎。

【护理评价】

（1）患者是否无感染发生。

（2）患者不良情绪是否减轻，积极配合治疗和护理。

（3）患者是否未出现并发症或出现后得到及时处理。

第三节　化疗护理

案例引入

李女士，29 岁，已婚未育。葡萄胎清宫术后 4 个月，不规则出血 13d，伴咳嗽、咯血 3d 来院就诊。入院后经检查等确诊为"侵蚀性葡萄胎"，拟行单一药物化疗，患者得知病情和治疗后顾虑重重，紧张不安、担心。

1.对该患者应采取哪些护理措施？

2.如何减轻患者心理负担？

化学药物治疗（简称化疗）是采用化学药物在分子水平上纠正细胞异常增生，杀死肿瘤细胞、抑制肿瘤细胞生长繁殖和促进肿瘤细胞分化的一种治疗方式。

化疗是妇科恶性肿瘤治疗的重要方法，可使许多恶性肿瘤患者的症状得到缓解，有的甚至达到基本痊愈，如侵蚀性葡萄胎和绒癌对化疗极为敏感，化疗是其首选的治疗方法。化疗既可用于妇科恶性肿瘤不能手术的患者，也可用于手术后的补充治疗或为手术创造条件。现阶段临床化疗药物的种类有六大类（表 15 - 1）。用药方法分为单一用药和联合用药两种；化疗给药途径有全身用药和局部用药两种，可根据病情选择。

表 15 - 1　化疗药物种类

种类	药物
烷化剂	环磷酰胺、异环磷酰胺、氮芥、卡莫司汀等
抗代谢药物	甲氨蝶呤、氟尿嘧啶、阿糖胞苷、巯基嘌呤等
抗肿瘤抗生素	放线菌素 D、丝裂霉素、阿霉素、博来霉素等
抗肿瘤生物碱类	长春新碱、依托泊苷、紫杉醇等
抗肿瘤激素类	甲羟黄体酮、丙酸睾酮、他莫西芬、肾上腺皮质激素等
其他抗肿瘤药	顺铂、卡铂、干扰素等

【护理评估】

(一)健康史

重要器官健康情况,既往疾病史及诊疗经过;用药史,特别是化疗药物史和药物过敏史。

(二)身体状况

(1)一般情况,尤其是营养状况和体重。

(2)心、肺、肝、肾和脑等重要器官的功能状况。

(3)皮肤黏膜、淋巴结情况。

(4)肿瘤的症状和体征。

(5)药物毒副反应。

(三)心理-社会状况

患者往往对化疗的毒副反应有紧张、恐惧心理,尤其有化疗经历的患者更加明显。此外,患者对疾病预后和化疗效果易产生焦虑、悲观等不良情绪,也可因治疗带来的经济负担和生活不便等顾虑重重。此类患者存在绝望与求生的矛盾心理,表现出对支持与帮助的依赖和渴望。

(四)辅助检查

(1)血常规、尿常规、肝肾功能和血小板计数等检查。

(2)原发疾病有关检查。

【护理诊断及合作性问题】

(1)营养失调:低于机体需要量　与肿瘤的慢性消耗和化疗引起的消化道反应有关。

(2)有感染的危险　与肿瘤的慢性消耗和化疗致机体抵抗力下降有关。

(3)焦虑　与担心病情、预后和化疗不适等有关。

【护理目标】

(1)患者营养状况改善。

(2)患者未发生感染。

(3)患者焦虑减轻。

【护理措施】

(一)改善营养状况

创造良好的进食环境,减少各种不良刺激;指导患者饮食,在病情允许的情况下,提供患者喜好、清淡、易消化的食物,注意患者的进食情况、体重变化,鼓励多摄入高热量、高蛋白、高维生素、低脂肪、清淡易消化的食物;做好口腔护理,预防口腔溃疡;必要时遵医嘱输血或支持疗法。

(二)用药护理

(1)化疗前准备:①完善辅助检查:指导患者留取血、尿、便、白带等化验标本,做好心、肺、骨髓等检查的准备及护理配合。②测量体重:每个疗程用药前及用药中均测 1 次体重,一般在每天清晨空腹、排便后,准确测量净体重,以便确定用药剂量。

(2)配药:①做好自我防护:护士在配药及注射操作时应常规戴好帽子、口罩和手套,操作后及时洗手,以免化疗药物接触皮肤。②正确准备药物:用药前严格三查八对;正确溶解和稀释药物,现用现配,稀释液不宜放置时间过长,一般常温下不超过 1h,尤其是氮芥类药物易氧化失效,应在稀释后 3~5min 内注入体内。放线霉素 D、顺铂等属避光药物,使用时要用避光罩或黑纸、布包好。

(3)合理使用和保护血管:①静脉穿刺点应有计划地从末梢静脉开始,尽量减少穿刺次数,保护好血管,必要时安置静脉留置针;②防止药物外渗和尽可能减少药液的局部刺激,用药前先注入一些生理盐水以观察有无外渗,确定针头在静脉内后再加入药物,若药物外渗,应立即停药并局部冷敷,用生理盐水皮下注射稀释或利多卡因局部封闭,或硫酸镁湿敷,必要时可用金黄散药膏外敷,以减轻疼痛和肿胀,防止局部组织坏死;③遵医嘱控制给药速度,减少对血管的刺激;④药物用完后可再注入少量生理盐水冲管,以减少穿刺部位的局部刺激,轻压穿刺点数分钟,以免药液或盐水外渗。

(4)腹腔化疗者应经常变换体位,保证药物与病灶充分接触,提高疗效。

(5)减轻药物毒副反应:①严密观察生命体征、一般情况、自觉症状、阴道出血、腹胀、腹泻、头晕等表现,警惕药物的毒副反应。②严格遵医嘱掌握药物剂量和速度,注意用药后反应,输液速度不要太快,以免加重药物的毒性反应。若通过深静脉使用药物,速度更宜缓慢。

(6)毒副反应护理。①造血功能障碍,最常见,主要为外周血白细胞及血小板计数减少,停药后多可自然恢复,应遵医嘱定期血常规,以了解其变化。若 WBC<3.0×10^9/L 或 PL<50×10^9/L,应遵医嘱停药,注意有无感染和出血倾向,必要时遵医嘱用抗生素、新鲜血等。若 WBC<1.0×10^9/L,应进行保护性隔离,避免感染引起败血症,同时谢绝探视,禁止带菌者进入病房并净化空气。②消化道反应:最常见的表现为恶心、呕吐,多在用药后 2~3d 开始,5~6s 最明显,停药后常逐渐好转。若呕吐症状明显,可引起腹胀、乏力、精神淡漠等表现,应遵医嘱及时用药;腹痛、腹泻者,应警惕伪膜性肠炎,注意观察大便的情况并协助取大便检查;口腔黏膜充血疼痛者,可局部使用西瓜霜等粉剂;若出现口腔溃疡,忌辛辣或过冷、过热的食物,指导患者摄入温凉的流质食物或易消化的软饭,注意口腔卫生,使用软毛牙刷,进食前后用生理盐水或呋喃西林液漱口,多饮水。鼓励患者进食,促进咽部活动,减少咽部溃疡引起的充血、水肿,严重者遵医嘱用药。③其他:注意观察有无药物性肝功能损害、肾功能损害、皮疹和脱发等,一旦出现,协助医生及时处理。

(三)预防感染

(1)保持病房的清洁、安静、舒适,空气流通,定期消毒,保持合适的温、湿度。

(2)严格执行探视制度,避免交叉感染,禁止感染人员和其他无关人员随意出入化疗病房,患者不得随意外出及到其他病房,化疗间歇期可组织患者适当户外活动;必要时实施保护性隔离。

(3)注意个人卫生,做好会阴护理。

(4)保持口腔清洁,做好口腔护理,对出现口腔疼痛或溃疡者,及时报告医生处理。

(5)体弱卧床者预防发生褥疮;注意保暖,预防感冒和肺炎。

(6)正确处理静脉穿刺处,留置静脉导管者,严格无菌操作,保持导管插入处清洁干燥,每日消毒和更换纱布。

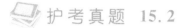护考真题 15.2

化疗患者护理正确的是( )

A.化疗病室定期消毒,室温在 24℃左右

B.化疗患者住院后常规探视

C.化疗前测体重,以后每天测量 1 次,以便调整用药剂量

D.常温下药物配制到使用,不超过 1h

E.静脉注射若药物漏出,用温水热敷

(四)减轻焦虑

鼓励患者正确面对疾病及化疗引起的反应;多与患者沟通,关心、体贴患者,树立坚持治疗的信心;介绍检查、治疗的有关事项,减轻患者的顾虑和紧张。

(五)健康指导

(1)注意卫生和保暖,预防感染。

(2)保持良好的饮食卫生习惯,加强营养,合理搭配食物;注意休息,避免劳累;保持心情愉快。

(3)指导脱发者度过心理障碍期,必要时戴假发或帽子。

(4)强调定期复查、治疗的重要性及方法。

【护理评价】

(1)患者营养状态是否改善。

(2)患者是否无感染发生。

(3)患者焦虑是否减轻,积极配合治疗和护理。

目标检测

A₁题

1.葡萄胎确诊的方法通常是( )

A.B 型超声检查   B.CT 检查   C.阴道检查

D.β-HCG 测定   E.宫腔镜检查

2.葡萄胎清宫后不属于随访的内容是( )

A.尿常规   B.妇科检查   C.测 β-HCG

D.X 线胸片检查   E.询问有无咳嗽、阴道流血

3.葡萄胎清宫后建议首选的避孕方法是( )

A.口服避孕药　　　　　B.避孕套　　　　　　　C.长效避孕针

D.皮下埋植　　　　　　E.宫内节育器

4.关于葡萄胎的处理,错误的是(　　　)

A.刮出物送病理检查　　　B.术后随访两年　　　　C.一旦确诊立即清宫

D.均应进行预防性子宫切除　　　　　　E.卵巢黄素囊肿一般可不予处理

5.葡萄胎随访主要目的(　　　)

A.指导避孕　　　　　　B.及早发现恶变　　　　C.了解盆腔情况

D.及早发现妊娠　　　　E.了解腹痛情况

6.侵蚀性葡萄胎及绒毛膜癌最常见的转移部位是(　　　)

A.骨　　　　　　　　　B.肝　　　　　　　　　C.肺

D.盆腔　　　　　　　　E.脑

7.侵蚀性葡萄胎及绒毛膜癌主要转移途径是(　　　)

A.直接蔓延　　　　　　B.盆腔种植　　　　　　C.淋巴转移

D.血行转移　　　　　　E.盆腔转移

8.妊娠滋养细胞疾病随访有关的化验项目是(　　　)

A.E_3　　　　　　　　　B.β - HCG　　　　　　C.AFP

D.CA125　　　　　　　　E.HbsAg

A₂ 题

9.张女士,40岁。停经3个月,不规则阴道出血12d,下腹时常隐痛。检查宫底平脐,未及胎体,未听到胎心,B型超声检查显示宫腔内布满落雪状图像。首先考虑为(　　　)

A.子宫肉瘤　　　　　　B.子宫肌瘤合并妊娠　　　C.羊水过多

D.多胎妊娠先兆流产　　E.葡萄胎

10.张女士,30岁,葡萄胎刮宫术后4个月,阴道流血半个月,时多时少,血HCG明显高于正常水平,胸片示肺部有片状阴影。该患者最可能的疾病是(　　　)

A.吸宫不全　　　　　　B.子宫复旧不良　　　　C.不全流产

D.侵蚀性葡萄胎　　　　E.月经失调

11.王女士,36岁。葡萄胎清宫术后14周,查尿妊娠试验仍阳性,护士应告知(　　　)

A.早孕　　　　　　　　B.葡萄胎复发　　　　　C.可能为宫外孕

D.异常,建议进一步检查　　　　　　　E.正常现象,嘱其不必紧张担心

12.张女士,52岁,卵巢癌术后,化疗后第13日出现恶心、呕吐、腹痛、腹泻。护理措施不恰当的是(　　　)

A.注意补充水分　　　　B.指导清淡饮食　　　　C.做好口腔护理

D.遵医嘱留大便送检　　E.向患者解释属正常现象,暂不处理,注意观察即可

A₃ 题

(13~15题共用题干)

宋女士,30岁。葡萄胎清宫术后3个月,持续少量不规则阴道出血,近1周出现咳嗽、咯血痰,血β - HCG明显高于正常,X线胸片示肺部有片状阴影,患者入院后进一步检查确定为

"侵蚀性葡萄胎"。

13.宜采取的治疗方法为(　　)

A.清宫术　　　　　　　　B.化疗　　　　　　　　C.放疗

D.子宫全切除术　　　　　E.子宫全切除术＋化疗

14.患者出院前护士应告知患者定期随访的时间是(　　)

A.1 年　　　　　　　　　B.2 年　　　　　　　　C.3 年

D.4 年　　　　　　　　　E.5 年

15.患者定期随访的内容不包括(　　)

A.盆腔检查　　　　　　　B.X 线胸片检查　　　　.B 型超声检查

D.血 β－HCG 测定　　　　E.生殖道脱落细胞检查

A₄题

(16~18 题共用题干)

张女士,28 岁。足月产后 3 个月,阴道不规则出血,近 2 周咳嗽,痰中带血丝。盆腔检查:阴道有紫蓝色结节,子宫如孕 50d 大小,质软,双侧附件区扪及囊性包块,尿妊娠试验阳性。

16.首先考虑为(　　)

A.肺结核　　　　　　　　B.卵巢肿瘤　　　　　　C.绒毛膜癌

D.子宫内膜炎　　　　　　E.胎盘胎膜残留

17.经进一步检查确诊后,拟实施化疗,护理措施不当的是(　　)

A.定时巡视病房

B.注意化疗副作用

C.注意患者精神状况

D.嘱患者进高营养、易消化食物

E.患者出现口腔溃疡后暂不处理,等待自然好转

18.化疗 5d 后患者体重减轻,要调整化疗药物的用量,主要根据下列哪项(　　)

A.血压　　　　　　　　　B.体重　　　　　　　　C.肝功能

D.体温变化　　　　　　　E.血白细胞计数

（徐　群）

第十六章 女性生殖内分泌疾病患者的护理

🔵 学习目标

1. 掌握生殖内分泌疾病的概念及护理措施。
2. 熟悉生殖内分泌疾病的分类和发病情况、护理评估和护理诊断。
3. 了解生殖内分泌疾病的护理目标和护理评价。
4. 树立预防、保健意识,体现认真、严谨和高度责任心的职业素质。

月经是女性身心健康的重要标志,正常月经的维持不但需要生殖器官正常发育且功能正常,更要基于下丘脑-垂体-卵巢轴(生殖内分泌轴)的调控才能呈现出规律的周期、恒定的行经时间、合适的经量及适度的经期伴随症状。若受内部和各种外界因素的影响,生殖内分泌轴调控异常,或者生殖器官发育或靶细胞效应异常,均可导致月经失去以上特点,属于生殖内分泌疾病的范畴。本章主要介绍功能失调性子宫出血、闭经、痛经和绝经综合征。

第一节 功能失调性子宫出血

📚 案例引入

张女士,48 岁,已婚。阴道不规则流血 28d 来诊。既往体健,月经规律,14 岁初潮,4~6/29~32d,G_3P_3,输卵管结扎术 18 年。近半年来月经紊乱,本次停经 3 个多月,自然来潮十余天不能自止,经盆腔 B 超检查及血常规检查,未发现器质性病变,给予中药治疗,服药后阴道流血减少,但始终未停,现停药 3d,阴道流血增多来诊。患者精神差,情绪焦虑,贫血外貌,自述近来食欲、睡眠差。

1. 护士在进行护理评估时,应收集哪些资料?
2. 目前护士要做哪些诊治配合?
3. 如何进行健康指导?

功能失调性子宫出血(dysfunctional uterine bleeding,DUB)简称为功血,是由于生殖内分泌轴功能紊乱造成的异常子宫出血,而全身及内、外生殖器官无器质性病变。功血是妇科常见疾病,可发生于月经初潮至绝经间的任何年龄。临床上分为无排卵型功血(anovulatory functional bleeding)和排卵型功血(ovulatory menstrual dysfunction)两类,无排卵型功血临床最常见,多见于青春期及绝经过渡期女性。青春期由于下丘脑-垂体-卵巢轴的调节功能未完全成熟,对雌激素的反馈作用存在缺陷,不能形成排卵 LH 高峰,故无排卵;而绝经过渡期女性由于卵巢功能逐渐衰退,对 FSH 和 LH 的反应性低下,卵巢内虽有卵泡的发育但达不到成熟排卵。排卵型功血多见于生育期妇女,有周期性排卵,但黄体功能异常。

【护理评估】

(一)健康史

(1)年龄、月经史、婚育史、避孕措施、慢性疾病史(肝炎、血液病等)、用药史、本次发病情况,诊治经过。

(2)精神情绪不稳定或精神创伤、营养不良、肥胖、贫血、饮食习惯不良、过度劳累、环境和气候骤变、酗酒等。

(3)流产、手术、疾病等。

(二)身体状况

1.无排卵型功血

子宫不规则出血为最常见症状。其表现为月经周期紊乱,经期长短不一,经量多少不定,有时可先有数周或数月的停经,然后月经来潮,月经过多(>80mL),持续 2～3 周甚至更长时间,也可表现为少量出血、淋漓不断、经期延长(>7d),一般不伴有腹痛及其他不适。

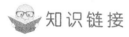 知识链接

雌激素突破性出血

无排卵型功血患者多出现雌激素突破性出血,即子宫内膜在单一雌激素刺激下持续增生,如有一批卵泡闭锁雌激素水平可突然下降,内膜因失去激素支持而剥脱出血。若低水平雌激素维持在阈值水平,可发生间断少量出血;如为高水平雌激素且维持较长时期则引起长时间闭经,内膜持续增厚且不牢固,易发生急性大面积剥脱而致大量出血。

2.排卵型功血

月经仍有一定周期性,主要表现为经量、月经周期和经期异常。

(1)月经过多:月经周期和经期正常,经量增多。可能与子宫内膜雌、孕激素受体(ER、PR)高于正常等有关。

(2)黄体功能不足(luteal phase defect):月经频发,周期缩短(<21d)。与黄体期孕激素分泌不良或者黄体过早衰退等有关。有时月经周期虽在正常范围内,但卵泡期延长,黄体期缩短,以致患者不易受孕或在孕早期易发生流产。

(3)子宫内膜不规则脱落(irregular shedding of endometrium):月经周期正常,而经期延长,初期出血量较多,数天后多为淋漓不断的出血。与黄体萎缩延长有关。

(4)围排卵期出血:排卵期,由于雌激素水平短暂下降,子宫内膜失去支持而部分脱落引起有规律的阴道流血,出血期一般≤7d,多数持续 1～3d,量少,时有时无。

3.贫血或休克

失血多或出血时间长者可出现贫血或休克,并可引起继发性感染。

4.检查

全身及生殖器官无器质性病变。

(三)心理-社会状况

患者由于流血时间长不易止血或者大量出血而焦虑、恐惧。

(四)辅助检查

1. 血液检查

确定有无贫血及凝血功能有无异常。

2. B 型超声检查

了解子宫内膜厚度及回声,并排除生殖器器质性病变。

3. 尿妊娠试验或血 HCG 检测

有性生活史者,排除妊娠及相关疾病

4. 基础体温测定(BBT)

无排卵型功血 BBT 无上升改变,呈单相型(图 16-1)。排卵型功血呈双相型:①黄体功能不足者,排卵后体温上升缓慢,且上升幅度偏低,升高时间仅持续 9~10d 即下降(图 16-2);②子宫内膜不规则脱落者,体温下降缓慢(图 16-3)。

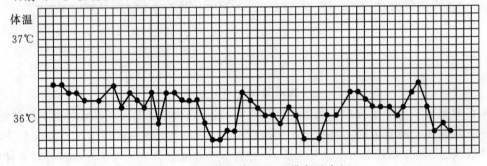

图 16-1 基础体温单项型(无排卵型功血)

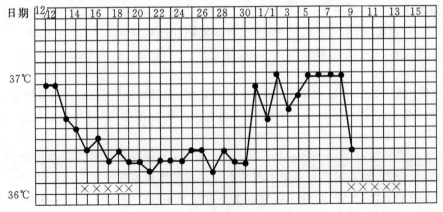

图 16-2 基础体温双项型(黄体功能不足)

5. 性激素测定

根据激素值判定有无排卵以及黄体功能,必要时进行甲状腺功能及其他内分泌激素检查。

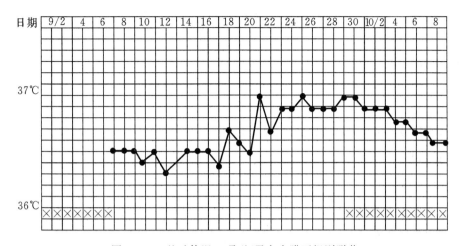

图 16－3　基础体温双项型(子宫内膜不规则脱落)

6. 子宫内膜病理检查

诊断性刮宫既能止血又能明确诊断,适用于已婚尤其是 35 岁以上,药物止血效果不佳或者存在子宫内膜癌高危因素者。

(1)为确定有无排卵和黄体功能:应在经前期或月经来潮 6h 内刮宫。

(2)不规则阴道流血或者大量出血时可随时刮宫。①无排卵型功血:可有子宫内膜增生期改变、子宫内膜增生症(单纯性增生、复杂性增生以及不典型增生)、萎缩型子宫内膜变化。②排卵型功血:黄体功能不足者,表现为子宫内膜分泌反应不良;子宫内膜不规则脱落者,于月经第 5～6 日刮宫,能见到分泌反应的宫内膜与增生期内膜并存。

7. 宫腔镜检查

在宫腔镜直视下观察子宫内膜表面是否光滑,有无组织突起及充血;选择病变区进行活检,诊断各种宫腔内病变。

(五)治疗要点

总的原则是止血、调整月经周期及支持治疗(加强营养,补充铁剂);防治贫血,预防感染。

1. 无排卵型功血

(1)青春期:主要用性激素止血、调整月经周期,促发育。

(2)育龄期:止血,调整月经周期,促排卵。

(3)绝经过渡期:止血、减少经量,防治子宫内膜病变。

2. 排卵型功血

(1)黄体功能不足:促进卵泡发育,刺激黄体功能,并补充孕激素不足,有避孕要求者可口服避孕药。

(2)子宫内膜不规则脱落:促使黄体及时萎缩。

绝经过渡期和育龄期妇女可首选刮宫术止血,根据情况行子宫切除术、电凝或激光子宫内膜去除术等。

【护理诊断及合作性问题】

(1)焦虑　与阴道流血治疗效果欠佳、担心疾病性质及影响生育有关。

(2)有感染的危险　与流血时间长、继发贫血、机体抵抗力降低有关。

(3)潜在并发症:贫血、休克等。

【护理目标】

(1)患者焦虑减轻。

(2)患者不发生感染。

(3)患者不出现并发症或出现后得到及时处理。

【护理措施】

(一)减轻焦虑

(1)建立良好护患关系,鼓励患者表达出内心的感受,提供有效信息,创设轻松愉快的环境,保持情绪稳定及足够休息。

(2)介绍功血疾病及治疗相关知识,使患者对疾病及治疗有基本的认识,解除思想顾虑,指导患者积极配合治疗,减轻心理压力。

(二)预防感染

(1)密切观察体温、脉搏、阴道流血或分泌物等情况,监测患者的血常规变化。

(2)出血期间卧床休息,避免过劳和剧烈活动,保证充足休息。加强营养,多吃富含铁剂(猪肝、红枣、鸡蛋)、维生素 C 和蛋白质的食物,改善全身情况。

(3)注意个人卫生,勤换会阴垫及内裤;禁止盆浴、性交,注意保暖,避免去公共场所。

(4)协助有效止血,急性大量出血者遵医嘱做好配血、输血以维持正常血容量,以防大量出血及流血时间长继发感染。

(5)必要时遵医嘱用药,指导患者正确服药,观察治疗效果及用药不良反应。一旦出现异常及时报告。

(三)防治并发症

1. 密切观察病情

注意观察患者月经情况和阴道出血的量、颜色、速度等,询问患者的自觉症状,警惕有无大出血发生。

2. 减少出血

(1)性激素止血:遵医嘱指导患者按时按量服用性激素,保证药物在血中的稳定浓度,不得随意停服和漏服。①青春期功血(血色素<80g/L)者首选雌激素(戊酸雌二醇、结合雌激素)或者雌、孕激素联合(避孕药)。②育龄期及体内有一定雌激素水平的青春期功血(血色素>90g/L)者,选用孕激素(黄体酮、醋酸甲羟黄体酮、妇康片、甲地孕酮、地屈孕酮)及避孕药。③绝经过渡期功血患者主要用孕激素,也可孕激素联合雄激素。激素止血要求大剂量用药后8h 内见效,24～48h 内出血基本停止,72h 不能止血要重新考虑功血诊断。血止后开始减量,一般每 3d 减量 1 次,每次减量不超过原剂量的 1/3,直至减至生理维持量(如戊酸雌二醇1mg,避孕药 1 片)继续服用 20d。

(2)手术止血:绝经过渡期和育龄期功血患者首选诊刮术止血,也可选其他手术。做好术前准备、术中配合和术后护理,刮出物及时送病理检查。

(3)嘱患者在治疗期间如有不规则阴道流血,及时就诊。

3. 急性大出血者

遵医嘱配血、输血、补充血容量。观察并记录生命体征,尤其注意观察患者的面色、血压、肢体温度,准确收集和估计出血量。

4. 调整周期

(1)无排卵型功血:常用雌、孕激素序贯法,雌、孕激素联合法,也可用孕激素后半期疗法。一般连续用药 3 个月为一个疗程。

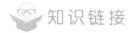 **知识链接**

月经周期的调节

(1)雌、孕激素序贯法:即人工周期,模拟月经周期中卵巢的内分泌变化,序贯应用雌、孕激素,使子宫内膜发生相应的变化,引起周期性脱落。多用于青春期及生育年龄功血内源性雌激素水平较低的患者。月经来潮或撤退性出血的第 5 日开始用倍美力(结合雌激素)0.625～1.25mg或补佳乐(戊酸雌二醇)1～2mg/d,连用 21d,在用药的第 11 日 d 加用醋酸甲羟黄体酮10mg 或天然黄体酮 100～200mg,每日 1 次,连用 10d,为一个人工周期。连续 3 个周期为一个疗程。

(2)雌、孕激素联合法:开始即用孕激素,限制雌激素的促内膜生长作用,使撤药性出血逐渐减少,其中雌激素可预防治疗过程中孕激素的突破性出血。常用口服避孕药,如妈富隆、优思明,可以较好控制月经周期,尤其适用于有避孕要求的患者。一般于月经来潮或撤药性出血的第 5 日起,每日 1 片,连用 21d,1 周为撤药性出血间隔。连续 3 个周期为一个疗程。

(3)孕激素后半周期疗法:也称"内膜萎缩法"。适用于青春期或活组织检查为增生期内膜功血患者。一般于月经周期或撤药性出血的第 16 日开始每日口服醋酸甲羟黄体酮10mg 或天然黄体酮 200～300mg;或肌注黄体酮 20mg,连用 10d,酌情应用 3～6 个周期。

(2)排卵型功血:常用药物有绒毛膜促性腺激素(HCG)和黄体酮,多在月经后半期使用。月经周期的第 17 日开始隔天肌注绒毛膜促性腺激素 1000～2000U,共 5 次。

5. 促卵泡发育及排卵

根据病因不同可选低剂量雌激素(结合雌激素 0.625mg)、氯米芬(CC)以及绒毛膜促性腺激素(HCG)。

6. 加强营养

指导患者多摄入高营养、含铁丰富的食物,预防贫血;注意休息,避免劳累。一旦出现贫血,遵医嘱及时纠正。

(四)健康指导

(1)指导患者树立正确的健康观念和生活方式,保持适宜的体重;加强体育锻炼,增强体质;保持心情愉快、劳逸结合,消除影响月经的因素等。

(2)告知患者严格按医嘱服药,不得随意增、减药物或停药,服药中出现异常情况或不适,应及时就诊。

(3)嘱患者定期复查。

【护理评价】

(1)患者焦虑是否减轻,积极配合治疗和护理。

(2)患者是否未发生感染。

(3)患者是否无并发症出现或出现后得到及时处理。

第二节 闭 经

案例引入

李女士,18 岁,未婚。因从无月经来潮就诊。检查:营养中等,发育尚可。女性体态,外阴发育正常,且肠-腹部诊子宫略小,双侧附件未触及异常。

1.护理评估应收集哪些资料?

2.针对该患者应协助医生做哪些辅助检查?

闭经(amenorrhea)是妇科常见症状,表现为无月经或月经停止。正常月经建立和维持主要依赖于下丘脑-垂体-卵巢轴的神经内分泌调控,子宫内膜对性激素的周期性反应和下生殖道的通畅。其中任何一个环节发生障碍均可导致闭经。闭经病因复杂,可分为原发性和继发性两类。原发性闭经是指女性年龄超过 13 岁,第二性征未发育或年龄超过 15 岁,第二性征已发育,月经未来潮者。继发性闭经是指正常月经建立后停经 6 个月以上,或以自身月经周期计算停经 3 个周期以上者。青春期前、妊娠期、哺乳期及绝经后月经不来潮属于生理现象。原发性闭经较少见,多因遗传原因或先天性发育异常引起,30%伴有生殖道异常,根据第二性征的发育情况,分第二性征存在和第二性征缺乏两类。继发性闭经原因有功能性及器质性两种,下丘脑-垂体-卵巢轴的功能失调等为功能性原因;肿瘤、创伤(过度刮宫)、慢性消耗性疾病(如结核)等为器质性原因。按生殖轴病变和功能失调的部位分为下丘脑性闭经、垂体性闭经、卵巢性闭经、子宫性闭经等。

【护理评估】

(一)健康史

1.原发性闭经

幼年的生长发育、营养状况及患病情况,青春期和第二性征发育进程。家族中是否有同类患者。

2.继发性闭经

月经史、婚孕史、服药史、手术史以及发病的可能诱因。

(1)下丘脑性闭经:是最常见的原因,多为功能性。①精神应激:如突然或长期的精神紧张、焦虑、精神创伤、过度劳累等使机体处于紧张的应激状态,引起神经内分泌障碍而发生闭经。②剧烈运动:长期剧烈运动易致闭经。③体重下降和神经性厌食:中枢神经对体重下降极其敏感,体重下降和神经性厌食均可诱发闭经。④药物影响:长期应用某些药物(如甾体类避孕药、氯丙嗪、奋乃静等)可引起闭经。⑤颅咽管瘤:肿瘤压迫下丘脑和垂体柄导致闭经。

(2)垂体性闭经:垂体肿瘤;垂体梗死,常见为希恩综合征。

(3)卵巢性闭经:卵巢早衰(40 岁以前绝经者)、多囊卵巢综合征、卵巢切除、卵巢肿瘤、手术切除、放疗等。

(4)子宫性闭经:Asherman 综合征是子宫性闭经最常见原因,多因人工流产刮宫过度或产后、流产后出血刮宫损伤子宫内膜,导致宫腔粘连而闭经;子宫内膜结核引起继发性闭经;子宫切除、放疗等。

(5)其他内分泌功能异常:甲状腺、肾上腺、胰腺等功能异常也可引起闭经。常见疾病有甲状腺功能减退或亢进、糖尿病、肾上腺皮质功能亢进等。

(二)身体状况

无月经或月经停止,可出现生殖器官及第二性征发育异常等,并有与闭经相关的表现。卵巢性闭经有第二性征发育不良或生殖器及身体发育异常,如多囊卵巢综合征表现为肥胖,多毛。特纳综合征表现为身材矮小,第二性征发育不良、肘外翻等。子宫性闭经表现为子宫发育畸形或缺如等。

(三)心理-社会状况

患者因月经不来潮心理压力很大,自卑,不愿与人交流,情绪低落,自信不足。年轻患者对未来能否生育有很大顾虑和悲观。

(四)辅助检查

1.子宫功能检查

(1)诊断性刮宫:适用已婚妇女,可了解宫腔的情况,刮出物送病检,以了解宫内膜对卵巢激素的反应,还可以确定有无内膜结核。

(2)子宫输卵管碘油造影:用以诊断生殖系统发育情况、有无畸形及粘连等。

(3)宫腔镜检查:直视下观察宫腔及内膜有无粘连,可疑病变处取材送病检。

(4)药物撤退性试验(性激素试验)。①孕激素试验:口服醋酸甲羟黄体酮 10～20mg 或肌内注射黄体酮 20mg,连用 5d,停药后 3～7d 观察结果。出现阴道出血为阳性反应,提示子宫内膜已接受了一定水平雌激素影响;无阴道出血者为阴性反应,进一步做雌、孕激素序贯试验。②雌、孕激素序贯试验:口服雌激素 21d,最后 10d 加用孕激素,停药 3～7d 发生阴道出血为阳性,提示子宫内膜功能正常,患者体内雌激素水平低,闭经原因应找卵巢、垂体等;无阴道出血者为阴性,可重复一次,结果相同者,提示子宫内膜有异常,为子宫性闭经。

2.卵巢功能检查

(1)B 型超声检查:了解卵巢、卵泡发育及排卵等情况。

(2)性激素测定:促性腺激素水平高,雌、孕激素水平低表示卵巢功能异常。

(3)基础体温测定:双相型提示卵巢有排卵和黄体形成。

(4)阴道脱落细胞检查:如有正常周期性变化提示闭经原因在子宫,无周期性变化,提示病变在卵巢、垂体或下丘脑等部位。

(5)宫颈黏液结晶检查:涂片羊齿状结晶越明显,提示雌激素作用越显著,若涂片有成排的椭圆体,提示在雌激素作用的基础上有孕激素的影响,闭经病变部位在子宫。

3.垂体功能检查

垂体功能检查包括垂体激素测定和垂体兴奋试验。

4.其他

其他包括染色体核型分析、内分泌激素测定、B 超、X 线、CT、MRI 等。

(五)治疗要点

1. 全身调节

提高机体体质,合理营养,保持适宜体重,给予必要的心理疏导和治疗。

2. 疾病治疗

积极治疗全身性疾病,确定病变环节和病因后,给予激素治疗,包括性激素补充治疗、促排卵治疗及其他激素治疗等。对生殖器畸形、肿瘤、Asherman 综合征等采用手术治疗。

【护理诊断及合作性问题】

(1)焦虑　与担心闭经影响女性形象、性生活及生育有关。

(2)有孤独的危险　与闭经造成的心理障碍及治疗效果不佳有关。

【护理目标】

(1)患者焦虑减轻。

(2)患者未感到孤独。

【护理措施】

(一)减轻焦虑

向患者宣教闭经的可能因素,解释相关检查的必要性,减轻心理压力,积极配合治疗;建立良好的护患关系,向患者提供有效诊疗信息,使患者对病情有一个正确认识,减轻其心理压力,缓解焦虑。

(二)预防孤独

1. 心理支持

倾听患者表达自己的情感,给予心理疏导;指导患者能客观评价自己,正确对待疾病;鼓励患者多与同伴、亲人交往,参与力所能及的社会活动,树立乐观向上的生活理念,正确面对生活和疾病,增强治疗疾病信心,减轻自卑感。

2. 指导健康生活方式

合理饮食,适度运动,充足休息,注意劳逸结合。避免过度锻炼,精神紧张,保持心情舒畅。

3. 用药护理

遵医嘱指导用药,做好用药护理,手术者应做好相应护理。

(三)健康指导

(1)指导用药者正确服药,并向其说明性激素的作用、副反应、剂量、具体用药方法及时间等问题。

(2)指导患者科学饮食、休息及体育锻炼。

(3)嘱患者定期复查。

【护理评价】

(1)患者焦虑是否减轻,积极配合治疗和护理。

(2)患者能否客观自我评价,未感到孤独。

第三节　痛　经

案例引入

14岁女学生,自述经期小腹疼痛坠胀,伴恶心、呕吐、出汗半天来诊。检查:面色发黄,精神紧张,表情痛苦,双手湿凉,血压、脉搏、体温正常,下腹正中有压痛。追问月经史:13岁初潮,3~5d/28~32d,量中等,色暗红,时有血块,经期下腹疼痛。现月经来潮第2日。

1.针对该患者应完善哪些护理评估内容?

2.目前应给患者怎样健康指导?

痛经(dysmenorrhea)是妇科常见症状。凡在月经前后或月经期出现下腹疼痛、坠胀、腰酸或其他不适,程度较重以至严重影响生活和工作者,称为痛经。其分为原发性和继发性两类:原发性痛经也称功能性痛经,常见于青春期女性,确切病因不清,可能与经期子宫内膜释放前列腺素(PG)含量增高,引起子宫平滑肌过强收缩产生痉挛性疼痛有关;此外,精神、神经因素及环境等均与痛经发生有关;痛经常于初潮不久后即出现,生殖器官无器质性病变。继发性痛经是由生殖器官器质性病变(盆腔炎症或子宫内膜移位症)引起。本节只介绍原发性痛经。

【护理评估】

(一)健康史

(1)年龄、月经史、疼痛发生的时间、特点、部位及程度,伴随症状,缓解疼痛的方法及效果。

(2)精神紧张及创伤、过食生冷刺激食物,受凉、劳累,环境和气候骤变等诱因。

(二)身体状况

常表现月经前数小时(最早可在月经来潮前12h)或月经来潮后,下腹阵发性、痉挛性疼痛,可放射至腰骶部,甚至大腿内侧;可伴有乳房胀痛、肛门坠胀、恶心呕吐、胃痛、腹泻、烦躁、易怒、头痛头晕、倦怠乏力等,严重者可出现面色苍白、四肢冰凉、出冷汗、虚脱、甚至昏厥等症状。多数在月经第1日疼痛最剧烈,持续2~3d后缓解。妇科检查无异常发现。

(三)心理-社会状况

反复发生的经期疼痛使患者惧怕月经来潮,甚至怨恨自己,而出现烦躁、易怒、忧郁、情绪不稳定等。

(四)辅助检查

根据情况选用B型超声检查、腔镜检查等以排除器质性病变。

(五)治疗要点

治疗以解痉、镇静、止痛并重视精神心理治疗为原则。

【护理诊断及合作性问题】

(1)急性疼痛　与经期子宫痉挛性收缩等有关。

(2)恐惧　与长期经期疼痛有关。

【护理目标】

(1)患者疼痛减轻或消失。

(2)患者恐惧减轻或消失。

【护理措施】

(一)减轻疼痛

(1)疼痛发作时,热敷下腹部或多食热汤、热饮有助于减轻症状。经期避免过度疲劳及精神紧张,增加患者的自我控制感,采取身心放松的方法。

(2)遵医嘱指导患者服用缓解疼痛药物,如布洛芬、避孕药、元胡止痛片、当归片、艾腹暖宫丸等。

(二)缓解恐惧

解释痛经发病相关因素,指导患者身心放松,克服经期紧张恐惧心理;给予患者安慰、鼓励,提供心理支持。

(三)健康指导

向患者介绍经期保健知识,合理饮食,避免摄入过冷及辛辣刺激性食物,注意保暖等,避免引起痛经的诱因;告知用药者服用方法及注意事项等。

【护理评价】

(1)患者疼痛是否减轻或消失。

(2)患者恐惧是否减轻或消失,积极配合治疗和护理。

第四节　绝经综合征

案例引入

宋女士,47 岁。13 岁月经初潮,3～7d/27～32d,G_3P_2,结扎 17 年,平素无特殊疾病。近半年来月经周期紊乱,20d 至 3 个月不等,经量时多时少,无痛经;胸前、颈后常突感发热并出汗,易激动,脾气暴躁,有时失眠,自感记忆力减退。1 周前行盆腔 B 超检查未发现异常。现患者咨询是正常生理现象还是病理情况?

1.如何回答患者提出的问题?

2.对此患者有哪些护理措施?

绝经综合征(menopause syndrome)是指妇女绝经前后由于性激素波动或者减少所导致的一系列躯体及精神心理症状。绝经前后最明显的变化是卵巢功能衰退,随后表现为下丘脑-垂体功能退化。卵巢功能衰退的最早征象是卵泡对 FSH 的敏感性降低,血中 FSH 升高,FSH 过度刺激卵巢引起雌二醇分泌过多,甚至高于正常卵泡水平,所以血中雌激素波动很大,并非逐渐下降,只有卵泡完全停止发育后,雌激素水平才迅速降低。由于性激素波动或减少影响了神经中枢及其支配的各脏器功能,从而引起以植物神经功能紊乱为主,伴有精神心理症状的一组症候群。绝经分为自然绝经和人工绝经。绝经综合征是否出现及其程度,还与个体的体质、人格特征、文化水平、精神心理因素及社会环境等因素密切相关,人工绝经及情绪不稳定型妇女更容易发生本病。

【护理评估】

（一）健康史

（1）年龄、月经史、生育史。

（2）体质、人格特征、文化水平、精神心理因素及社会环境等。

（3）肝脏疾病、高血压及其他内分泌疾病史等;40岁以上的妇女,近期月经异常者,有无妇科疾病及妇科手术,发病过程及治疗经过。

（二）身体状况

1.近期症状

（1）月经紊乱:是绝经综合征的主要特征。表现为周期缩短或延长,经期持续时间长,经量减少、增加或多少不定等。

（2）血管舒缩症状:主要表现为潮热,是雌激素降低的特征性症状。最典型的表现为反复出现面部、颈部及胸部皮肤阵发性发红,伴有高热,继之出汗,夜间和应激状态更易促发;潮热严重时会影响生活和工作。多持续1～2年,有时长达5年或更长。

（3）自主神经失调症状:心悸、失眠、眩晕、耳鸣等。

（4）精神神经症状:注意力不集中、记忆力减退;情绪波动大,激动易怒、烦躁,严重者情绪低落、抑郁,不能自控情绪等。

2.远期症状

（1）泌尿生殖道萎缩症状:阴道干燥、性交困难及阴道反复感染;压力性尿失禁、尿痛、尿急及反复尿路感染等。生殖器官有不同程度萎缩。

（2）骨质疏松:最常见部位在椎体,一般发生在绝经后5～10年内。

（3）阿尔茨海默病:可能与绝经后雌激素降低有关。

（4）心血管病变:糖脂代谢异常增加,血压波动,血糖异常,动脉硬化,冠心病风险增加。

（三）心理-社会状况

由于身体及心理上的变化和不适,出现烦躁、失眠、焦虑、自信心下降等。加上家庭和社会环境等因素的变化,患者易出现多疑、孤独、失落等不良情绪,影响患者的健康和生活。

（四）辅助检查

根据病情选择性激素检查、B型超声检查等。如:血 FSH＞10U/L,提示卵巢储备功能下降;闭经、FSH＞40U/L 且 E_2＜10～20pg/mL,提示卵巢功能衰竭。必要时行血常规、心电图、血脂、血糖检查,宫颈细胞学检查、诊刮等检查。

（五）治疗要点

加强知识宣教和心理疏导,坚持运动,控制体重,实施个体化激素补充,定期体格检查。

【护理诊断及合作性问题】

（1）焦虑　与身体变化以及家庭、社会环境的改变、个性特点及知识缺乏等有关。

（2）有感染的危险　与泌尿生殖道萎缩、黏膜变薄有关。

【护理目标】

(1)患者焦虑减轻。

(2)患者未发生感染。

【护理措施】

(一)减轻焦虑

(1)加强知识宣教,普及绝经综合征相关知识,提高患者对绝经综合征的认知水平,了解绝经及绝经前后身体发生的变化是正常的生理过程,客观评价自己,消除不必要的紧张和担心。

(2)教会患者从心理上能接受并以乐观的心态应对相关症状;加强家庭、单位及社会对绝经综合征妇女的理解,创设和谐氛围。

(3)指导患者适度宣泄自己负面情绪,保持心情舒畅及心理、精神上的平静状态。主动参加社会活动,充实生活,陶冶情操,并增强自信。

(4)根据个体情况,给予饮食、休息、心理、娱乐等方面指导。

(5)遵医嘱指导患者用药,向患者介绍激素治疗的相关知识,定期检查、监测。

(二)预防感染

加强生殖泌尿卫生保健意识,保持良好卫生习惯。一旦出现异常及时报告医生,协助处理。

(三)健康指导

1. 生活指导

指导患者合理饮食,多摄入含蛋白质与钙丰富的食物,多吃蔬菜、水果,少食动物脂肪,忌烟酒,控制体重;补充钙剂,增加日晒时间;改善睡眠,保证休息,坚持力所能及的体力和脑力劳动。鼓励患者根据个性特点及爱好,积极参加适合自己的娱乐和运动,如旅游、烹调、种花、编织、跳舞等。

2. 定期查体

向患者强化防病意识和防癌意识,指导防癌普查。

【护理评价】

(1)患者焦虑是否减轻。

(2)患者是否未发生感染。

附:生殖内分泌其他疾病

一、多囊卵巢综合征

多囊卵巢综合征(polycystic ovarian syndrome,PCOS)是常见的妇科内分泌疾病之一。多在青春期发病,主要临床特征为高雄激素的临床表现或高雄激素血症,月经紊乱、持续无排卵或稀发排卵、不育、卵巢多囊改变等;常伴有肥胖、胰岛素抵抗。随着年龄增长可导致血脂异常等代谢紊乱、2型糖尿病、心脑血管病和子宫内膜癌等,严重影响妇女的生活质量。其病因至今不清,目前研究认为是遗传与环境因素综合作用引起。

【临床表现】

PCOS临床表现呈高度异质性,经典的PCOS患者有月经异常和高雄激素表现,有或无卵巢多囊,代谢障碍表现较重;无高雄激素表现PCOS患者只有月经异常和卵巢多囊,代谢障碍表现较轻。

1. 月经异常

常表现为月经稀发:即周期35d及每年≥3个月不排卵者;闭经(停经时间超过3个以往月经周期或≥6个月)以及不规则子宫出血。

2. 高雄激素症状

表现为痤疮(复发性痤疮≥3个月),常位于额、双颊、鼻及下颌等部位、多毛(上唇、下颌、乳晕周围、下腹正中线等部位出现粗硬毛发)。

3. 不孕

生育期妇女因排卵障碍导致不孕。

4. 肥胖

50%以上患者肥胖,BMI≥25,且常呈腹型肥胖,腰臀围比≥0.8,腰围≥80cm。常提示有胰岛素抵抗。

5. 黑棘皮症

黑棘皮症是严重胰岛素抵抗的一种皮肤表现,常表现为在阴唇、颈后、腋下、乳房下及腹股沟等皮肤皱折处呈灰褐色色素沉着,呈对称性,皮肤增厚,角化过度,质地柔软呈天鹅绒样,有时呈疣状。

【诊断】

国际上大多采用2003年鹿特丹会议(Potterdam标准):

(1)稀发排卵或无排卵。

(2)有高雄激素血症的临床表现和(或)高雄激素血症。

(3)多囊卵巢改变(PCO征):超声检查提示一侧或双侧卵巢内直径2~9mm的卵泡数≥12个,和(或)卵巢体积≥10mL,符合以上三条中的两条并排除其他引起高雄激素疾病(如先天性肾上腺皮质增生、分泌雄激素的肿瘤、库欣综合征等)。我国目前公认标准是:月经稀发或闭经或不规则出血是诊断必须条件,再符合下列2条中的一条:①高雄激素的临床表现和(或)高雄激素血症;②超声表现为PCO征;排除其他可能引起高雄激素的疾病和引起排卵异常的疾病即可。

【治疗与护理】

PCOS治疗原则为恢复月经和生育能力,促进排卵,抑制高雄激素血症和男性化表现,预防代谢综合征,监测子宫内膜病理变化,防止癌变。

(一)无生育要求者

近期目标:调节月经周期,改善多毛和痤疮,控制体重。远期目标:预防糖尿病和代谢综合征,预防子宫内膜癌、心血管疾病等。

1. 调整生活方式

减低体重,尤其BMI>24患者,运动和减轻体重5%以上,可有效改善和减轻月经紊乱。

2. 药物治疗

(1)调整月经周期:采用口服避孕药和孕激素后半期疗法。

(2)降低雄激素水平:口服达英-35,3~6月,螺内酯80mg/d,地塞米松0.5mg/d。

(3)降低 LH 水平:伴有高雄激素者,用达英-35,一般3~6个月,也可用长效 GnRH-a;不伴有高雄激素者,服用优思明。

(4)改善胰岛素抵抗:口服二甲双胍,注意检测肝肾功能。

(二)有生育要求者

1. 促进生育

(1)改变生活方式、减轻体重。

(2)降低雄激素水平和调整月经周期,如达英-35 等。

(3)促排卵,协助妊娠,如氯米芬、来曲唑、小剂量 FSH 递增方案等诱导排卵,腹腔镜卵巢打孔术,辅助生殖技术。

2. 改善胰岛素抵抗和代谢异常

预防围生期并发症和胎源性疾病,加强孕期监护。

(三)生育后保健

保护子宫内膜,改善胰岛素抵抗和代谢异常,预防子宫内膜癌,预防心、脑血管疾病等。

二、经前期综合征

经前期紧张综合征(premenstrual syndrome)是指反复在黄体期出现周期性以情感、行为和躯体障碍为特征的综合征。月经来潮后,症状自然消失。病因不清,可能与精神社会因素、卵巢激素失调和神经递质异常有关。

【临床表现】

多见于25~45岁妇女,多在月经来潮前1~2周出现症状,月经来潮前2~3d 最严重,月经来潮后症状迅速减轻直至消失。临床特点是周期性反复出现。

1. 精神症状

易怒、情绪不稳定是主要症状,也可表现为焦虑、抑郁,无精打采,食欲、睡眠、性欲改变。

2. 行为症状

注意力不集中,记忆力减退,工作效率低,神经质、激动等。

3. 躯体症状

乳房胀痛,肢体水肿,体重增加,头痛、背痛,腹部胀满、便秘等。妇科检查无异常。

【治疗与护理】

1. 调整生活状态及心理疏导

树立乐观向上的生活态度,合理饮食,营养均衡,少盐、戒烟、限酒及咖啡,适度锻炼;向患者介绍疾病相关知识,提高其认知水平和自我保健能力,调整心态,精神放松,积极参加社会活动。

2. 药物治疗

遵医嘱指导患者正确用药,如水肿严重者口服螺内酯20~40mg,2~3 次/日;有明显抑郁者口服抗抑郁药,如氟西丁 20mg,1 次/日。焦虑严重者,经前口服阿普唑仑 0.25mg,2～3 次/日。

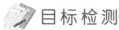目标检测

A₁题

1.青春期功血的治疗要点是(　　　)

A.减少月经量　　　　　　B.促进排卵　　　　　　C.调整垂体与性腺功能

D.调整周期,减少月经量　E.止血、调整月经周期、促发育

2.下列哪项不属于无排卵功血的临床表现(　　　)

A.不规则阴道流血　　　　B.基础体温单相型　　　C.痛经

D.贫血　　　　　　　　　E.经量多少不定

3.原发性闭经是指(　　　)

A.年龄已满 14 周岁,第二性征已发育,月经尚未来潮者

B.年龄已满 15 周岁,第二性征已发育,月经尚未来潮者

C.年龄已满 16 周岁,第二性征已发育,月经尚未来潮者

D.年龄已满 17 周岁,第二性征已发育,而月经尚未来潮者

E.年龄已满 18 周岁,第二性征已发育,而月经尚未来潮者

4.有关原发性痛经的叙述,错误的是(　　　)

A.多见于青春期　　　　　　　　　　　B.育龄期多见,有器质性病变存在

C.月经来潮第 1 日疼痛最剧烈　　　　 D.精神紧张、劳累可诱发

E.下腹阵发性、痉挛性疼痛

5.绝经综合征主要原因是(　　　)

A.雌激素分泌升高　　　B.下丘脑功能衰退　　　C.垂体功能衰退

D.促性腺激素释放激素分泌降低　　　　E.卵巢功能衰退

6.功血患者的护理措施以下哪项不正确(　　　)

A.大量出血期间指导患者卧床休息

B.对绝经过渡期患者做好刮宫止血的准备

C.用人工周期调经者应自月经干净后第 5 日用药

D.绝经过渡期患者激素止血主要是孕激素

E.做好预防感染的措施

A₂题

7.赵女士,28 岁。原发不孕,月经周期 10～15/20～50d,量时多时少,妇科检查无异常,基础体温单相型,其诊断为(　　　)

A.黄体功能不全　　　　B.无排卵型功血　　　　C.子宫内膜不规则脱落

D.正常月经　　　　　　E.排卵期出血

8.谢女士,28 岁。婚后 3 年,2 次自然流产,近 1 年来月经不调,表现为周期缩短 21～23d,经量基本正常,基础体温双相型,但高温相持续不到 10d,月经来潮第 6 小时行诊刮,病理报告:经期宫内膜分泌期欠佳,最可能的诊断是(　　　)

A.无排卵型功血　　　B.子宫内膜炎　　　　C.子宫内膜不规则脱落

D.黄体功能不足　　　E.子宫黏膜下肌瘤

9.杜女士,36岁。近半年来月经周期30～32d,经期持续10～15d,经量时多时少,基础体温双相型,为明确诊断需行诊刮术,时间应在(　　　)

A.月经来潮前1周　　　B.月经来潮12h内　　　C.月经第3日

D.月经第5日　　　　　E.月经来潮6h内

A₃题

(10～11题共用题干)

王女士,44岁。近半年来月经紊乱,周期25～95d不等,经量基本正常,睡眠差,情绪不稳定,曾诊为"绝经综合征"。近期经常听到耳边有人说话,总怀疑单位同事有意和她作对,故意给其工作和生活设置障碍,对其行为进行评论。

10.护士对患者心理护理正确的是(　　　)

A.经常与患者讨论单位同事对她的评价

B.明确告诉患者应在意别人说话

C.与患者争辩其怀疑的对象不存在

D.耐心倾听患者诉说,给予心理疏导

E.在患者面前与他人低声交谈此事

11.护士对其护理措施中,不妥的是(　　　)

A.介绍绝经综合征相关知识

B.告知目前有效治疗是补充孕激素

C.必要时找专科医生做进一步检查确诊

D.调整心态,乐观面对

E.告知相关检查的目的和意义

A₄题

(12～14题共用题干)

学生,16岁,未婚。15岁月经初潮,经期5～10d,周期20d～2个月不等,本次月经来潮20d未净,量多,伴头晕、乏力,检查未发现器质性病变。

12.该患者最可能的诊断为(　　　)

A.有排卵型功血　　　B.无排卵型功血　　　C.黄体功能不足

D.血液系统疾病　　　E.子宫内膜不规则脱落

13.对该患者的护理措施哪项不妥(　　　)

A.按医嘱给予性激素止血　　　　　　　　B.纠正贫血

C.注意阴道流血量　　　　　　　　　　　D.耐心解释病情及病因

E.做好刮宫止血的术前准备

14.遵医嘱指导用大剂量雌激素止血,当出血量停止后雌激素可以(　　　)

A.立即停用　　　　　　B.每天减量1次,每次减量1/3

C.不减量一直连用20d　　D.每3天减量1次,每次减量1/3

E.每3天减量1次,每次减量1/2

(15～17题共用题干)

张女士,48岁。近1年来月经周期不规律,周期在15d～2个月,经期3～15d不等,量时多时少。本次月经持续近20余日,伴有乏力、腰酸下坠感,B超检查子宫正常大小,双侧附件未见异常。临床诊断为无排卵型功血。

15.为了尽快达到止血和进一步明确诊断,以下哪项为首选的处理方法(　　)

A.使用大剂量雌激素止血　　B.诊断性刮宫　　　　　C.止血药

D.子宫全切术　　　　　E.性激素检查

16.患者近期又出现了潮热、潮红、出汗、失眠、健忘,心情烦躁等现象。可能与下列哪项有关(　　)

A.神经衰弱　　　　　B.感染　　　　　C.绝经综合征

D.属于正常现象　　　E.精神和心理因素所致

17.针对患者的情况,护理措施不恰当的是(　　)

A.加强营养　　　　　B.注意保持外阴清洁　　　C.运动和娱乐活动不受限制

D.提供有关疾病和治疗的信息　　　　　E. 安慰、关心患者

(寇新华)

第十七章　妇科其他疾病患者的护理

学习目标

1. 掌握妇科其他疾病的概念和护理措施。
2. 熟悉妇科其他疾病的发病情况、护理评估和护理诊断。
3. 了解妇科其他疾病的护理目标和护理评价。
4. 树立尊重患者,保护患者隐私意识,体现认真、严谨和高度责任心的职业素质。

第一节　子宫内膜异位症

案例引入

李女士,31 岁,已婚,未育。近 5 年来痛经,月经周期缩短,月经前 1d 开始出现下腹痛,月经第 1～2d 腹痛剧烈,伴随恶心、呕吐、面色苍白,服用止痛药效果不明显。近 2 年逐渐加重,性生活出现疼痛,婚后 2 年未怀孕。妇科检查:子宫大小正常,子宫后壁触及 2 个结节,有触痛,右侧附件区探及一 6cm×8cm 大小囊性包块,边界清。

1. 初步判断此患者为何疾病?

2. 为明确诊断,还需要做什么检查?

3. 对此患者的主要护理措施有哪些?

当具有生长功能的子宫内膜组织(腺体和间质)出现在子宫体以外的部位时,称为子宫内膜异位症(endometriosis),简称内异症。异位的子宫内膜可出现在身体不同部位,但以卵巢最为多见,其次是子宫骶韧带、直肠子宫陷凹及盆腔腹膜(图 17-1)。

子宫内膜异位症好发于生育年龄妇女,以 25～45 岁居多。生育少、生育晚的妇女发病明显高于生育多、生育早者。近年来发病率呈明显上升趋势,与社会经济状况呈正相关,与剖宫产率增高、人工流产与宫腹腔镜操作增多有关。在慢性盆腔疼痛及继发性痛经患者中的发病率为 20%～90%,25%～35% 不孕症与内异症有关,妇科手术中有 5%～15% 的患者被发现有内异症存在。绝经或切除双侧卵巢后,异位的子宫内膜可以萎缩吸收;妊娠或使用性激素抑制卵巢功能可暂时阻止该病的发展,故该病是激素依赖性疾病。

子宫内膜异位症在形态学上呈良性病变,但具有种植、侵蚀及远处转移等类似恶性肿瘤的特点。子宫内膜异位症的基本病理变化为异位子宫内膜随卵巢激素变化而发生周期性出血,导致周围纤维组织增生、囊肿和粘连形成,在病变区出现紫褐色斑点或小泡,最终发展为大小不等的紫褐色实质性结节或包块。侵犯卵巢时可因周期性出血,呈糊状陈旧性血液,状似巧克力液体,故又称卵巢巧克力囊肿。

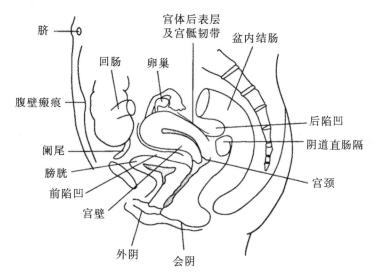

图 17-1 子宫内膜异位症的发生部位

【护理评估】

(一)健康史

(1)年龄、痛经、性交不适、不孕史、生育史。

(2)手术史,如剖宫产、流产、多次分娩、过度刮宫、宫腔手术史。

(3)引起经血逆流的因素,如宫颈管狭窄、阴道闭锁等。

(4)家族史。

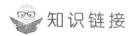

子宫内膜异位症的病因学说

发病原因尚未完全明了,主要有以下学说。

(1)异位种植学说:为目前所公认学说。①经血逆流:月经期有经血逆流现象,此外,先天性阴道闭锁致经血潴留并发内异症。②医源性内膜种植:如剖宫产术后继发腹壁切口内异症等。③淋巴及静脉播散学说:不少学者在盆腔淋巴管、淋巴结和盆腔静脉中发现子宫内膜组织,因而提出子宫内膜细胞可通过淋巴和静脉播散。

(2)体腔上皮化生学说:卵巢生发上皮、盆腔腹膜在反复受到经血、慢性炎症和持续卵巢激素刺激后,均可被激活而转化为子宫内膜样组织,以致形成子宫内膜异位症。

(3)诱导学说:未分化的腹膜组织在内源性生物化学因素诱导下,可发展成为子宫内膜组织,种植的内膜可以释放化学物质诱导未分化的间充质形成子宫内膜异位组织。

(4)遗传因素:研究提示该病存在遗传易感性。

(5)其他:如免疫与炎症因素、在位内膜决定论等。

(二)身体状况

1.症状

(1)痛经和持续下腹痛:疼痛是子宫内膜异位症的主要症状,典型症状为继发性痛经,进行性加重。疼痛常于月经前 1~2d 开始,经期第 1 日最重,以后逐渐减轻,至月经干净后消失。疼痛的程度与病变部位有关,一般盆腔内小的散在病灶引起的痛经最严重,如子宫骶韧带、直肠子宫陷凹等处。少数患者可表现为持续性下腹痛,经期加重。

(2)月经异常:可有月经过多、经期延长、月经前点滴出血。月经改变可能与卵巢实质被异位的内膜破坏等因素有关。

(3)不孕:患者不孕率高达 40%,主要与盆腔内广泛粘连、输卵管和卵巢功能异常等有关。

(4)性交痛:当子宫直肠陷凹有异位病灶或因病变导致子宫后倾固定时,患者常有性交痛,尤以经前更为明显。

(5)其他:由于异位内膜的部位不同,症状各异。凡异位内膜生长的部位均可在局部引起周期性疼痛、出血和肿块,并出现相应的症状。如肠道内异症可出现腹泻、腹痛、便秘或周期性少量便血;膀胱内异症可出现尿频、尿痛等;手术瘢痕内异症常使患者出现周期性瘢痕处疼痛。

护考真题 17.1

子宫内膜异位症患者的典型症状是(　　　)

A. 撕裂样疼痛 　　　 B. 转移性腹痛 　　　 C. 继发性渐进性痛经

D. 脐周疼痛 　　　 E. 牵拉性疼痛

2. 体征

妇科检查子宫多为后倾固定,子宫直肠陷凹、子宫骶骨韧带等处可触及触痛的硬结节。附件处可扪及不活动的囊性包块,活动度差。有时在阴道后穹隆处触及或可见紫褐色结节。

(三)辅助检查

1. 腹腔镜检查

腹腔镜检查是目前国际公认的诊断子宫内膜异位症的最佳方法。在腹腔镜下对病变组织活检即可达到确诊的目的。

2. B 型超声检查

B 型超声检查是诊断卵巢异位囊肿和膀胱、直肠异位症的重要方法。显示囊肿壁较厚,且粗糙不平,与周围脏器粘连较紧,囊肿呈囊性、混合性,以囊性最为多见。

3. 血清 CA125 测定

血清 CA125 测定水平可能增高,重症患者更为明显,但在其他疾病也可以增高,测定结果的敏感性和特异性均较低,动态检测血清 CA125 有助于评估疗效及预测复发。

(四)心理-社会状况

本病虽属良性病变,但因病程长,治疗效果不明显,患者多因长期慢性疼痛而产生恐惧和无奈,心理负担较重。尤其尚未生育的患者精神压力更大,在自身和家庭、社会的期望中,更难接受根治性治疗。

(五)治疗要点

根据患者的年龄、症状、部位、范围以及生育需求综合考虑确定治疗方法。

1. 期待疗法

一般症状轻者选用。对患者定期随访,常用吲哚美辛等对症治疗。

2. 药物治疗

适用于有慢性盆腔痛、经期痛经症状明显、有生育要求及无卵巢囊肿的患者。

（1）假孕治疗：目的是抑制垂体促性腺激素释放并直接作用于子宫内膜组织和异位内膜，引起内膜萎缩和经量减少，长期连续服用可造成类似妊娠的人工闭经。①避孕药：常用低剂量高效孕激素和炔雌醇的复合片，可诱发假孕，缓解痛经和减少月经，一般每日 1 片，连续用 6～9 个月，也可周期应用。②孕激素：通过高效孕激素抑制垂体促性腺激素，造成无周期性的低状态雌激素状态，并与内源性雌激素共同作用，造成高孕激素性闭经和内膜蜕膜化形成假孕。常用药物有甲羟黄体酮、炔诺酮等。如甲羟黄体酮每日 30mg，分 2～3 次口服，连续服用 6 个月。

（2）假绝经治疗：通过抑制垂体促性腺激素释放，使卵巢分泌的性激素下降，出现暂时性绝经。用丹那唑、戈舍瑞林（诺雷德）、孕三烯酮等治疗 6 个月。用药期间应注意对肝肾功能、心血管的不利影响。

（3）其他治疗：如用米非司酮造成闭经使病灶萎缩，副作用轻，但长期疗效有待证实。

3. 手术治疗

适用于药物治疗后无效、局部病变加剧或生育功能未恢复者，较大的卵巢内膜异位囊肿者。腹腔镜手术是首选的手术方法，目前认为腹腔镜确诊、手术＋药物为内异症的金标准治疗。若囊肿扭转破裂者，需行急诊手术治疗。一般根据患者年龄、病情及有无生育要求选择手术方式。其方式有三种。①保留生育功能手术：仅病灶切除。②保留卵巢功能手术：切除盆腔内病灶及子宫，保留至少一侧或部分卵巢。③根治性手术：将子宫、双侧附件及盆腔内所有病灶切除。

4. 手术与药物联合治疗

术前或术后给予药物治疗，可使异位病灶缩小、软化，以利于手术治疗，或推迟复发。

【护理诊断及合作性问题】

（1）慢性疼痛　与内异症病灶有关。

（2）焦虑　与疼痛、不孕、用药时间长、疗效不佳及病情反复有关。

【护理目标】

（1）患者疼痛减轻或消失。

（2）患者焦虑减轻。

【护理措施】

（一）缓解疼痛

（1）向患者解释痛经的原因，指导患者在月经期注意休息、保暖，保持心情愉快。

（2）遵医嘱指导患者正确使用药物，告知服用的注意事项，并注意观察疗效和副反应，如恶心、呕吐、潮热等，一般在停药后会消失。

（3）需要手术者，遵医嘱做好手术相应护理。

（二）减轻焦虑

向患者介绍疾病和手术知识，避免不必要的恐慌；告知患者该病是良性疾病，但治疗时间较长，须配合医生坚持治疗；鼓励患者对治疗充满信心。

(三)健康指导

(1)指导患者加强营养,注意劳逸结合,保持心情舒畅。

(2)做好宣教工作,让患者了解预防疾病知识,如月经期避免剧烈运动,禁止性交,若有生殖道发育异常引起经血逆流者,应尽早手术治疗;对用药患者告知出现闭经是正常现象,不能因此停药,否则可能出现子宫出血,会造成月经紊乱并影响效果;告知患者服药后会出现的不适,不必过度紧张。

(3)对有生育要求者,妊娠、分娩、哺乳可以使病情缓解,对其性生活和受孕给予指导。

(4)手术患者指导术后康复,并定期复查。

【护理评价】

(1)患者疼痛是否减轻或消失。

(2)患者情绪是否稳定,积极配合治疗和护理。

第二节 不孕症

女性无避孕性生活至少 12 个月而未孕,称为不孕症(infertility)。在男性则称为不育症。

既往无妊娠史,未避孕而未妊娠者称为原发性不孕症;曾有过妊娠而后未避孕连续 12 个月未受孕者为继发性不孕症。夫妇一方因某种因素阻碍受孕,导致暂时不孕,一旦纠正而仍能妊娠者称为相对不孕;夫妇双方有先天或后天解剖生理方面缺陷,无法纠正而不能受孕者称绝对不孕。我国不孕症发病率为 7%～10%,近年有上升趋势。

【护理评估】

(一)健康史

受孕必须有正常的生殖细胞,卵子和精子的结合,受精卵的着床。以上任何一个环节受阻均可导致不孕。导致不孕的原因中,女方占 40%～55%,男方占 25%～40%,男女双方共同因素占 20%～30%,不明原因约占 10%。

1.女性不孕因素

以输卵管及卵巢因素多见。

(1)一般因素:①女方年龄大,如年龄≥35 岁,受孕率逐渐下降;②过度肥胖、过度消瘦、营养不良者,都可使不孕率增高;③过度吸烟、酗酒和吸毒者可伤及卵子而导致不孕。

(2)输卵管因素:包括输卵管堵塞或发育异常等。

(3)排卵障碍:包括任何影响下丘脑-垂体-卵巢轴功能的因素或卵巢有病变者。

(4)子宫因素:子宫发育不良、肌瘤、炎症等。

(5)宫颈和阴道因素:炎症、粘连、发育异常等。

2.男方不孕因素

主要是生精障碍与输精障碍,如精子数量过少、输精管阻塞阻等,此外,男方性功能异常使精子不能正常进入阴道,导致男性不育。

3.男女双方因素

如缺乏性生活的基本知识,男女双方盼子心切造成精神高度紧张,免疫因素等。

(二)身体状况

主要症状是不孕,若女方因素,可有引起女方不孕的疾病表现。

(三)辅助检查

1. 女方检查

(1)卵巢功能的检查:BBT、B型超声监测卵泡发育、阴道细胞涂片、宫颈黏液检查、诊刮、女性激素测定。

(2)输卵管通畅试验:包括输卵管通液试验和子宫输卵管造影。

(3)腔镜检查:宫腔镜检查、腹腔镜检查等。

2. 男方检查

包括常规精液检查、体格检查、性功能检查等。

3. 其他

宫颈黏液、精液相合试验;性交后试验;精子免疫学检查。

(四)心理-社会状况

由于传统意识的影响,一些不孕患者受到社会的压力,家庭的歧视和不理解,常会出现不同程度的心理障碍,如沮丧、易怒、多疑、嫉妒、孤独无助、负罪感及失落感等,从而加重不孕,并可影响不孕的治疗效果。

(五)治疗要点

针对不孕症的病因进行处理,必要时根据具体情况选择辅助生殖技术。

1. 一般治疗

纠正营养不良,增强体质,保持乐观情绪,戒烟、酒等。

2. 治疗器质性疾病

如输卵管慢性炎症或堵塞可选用中药口服、保留灌肠、物理治疗、输卵管内注药、输卵管成形术等。

3. 药物促排卵

如氯米芬、绒毛膜促性腺激素(HCG)、黄体生成素释放激素(LHRH)等。

4. 其他

如促进和补充黄体功能、改善宫颈黏液等。近年来辅助生殖技术发展迅速,包括人工授精、体外授精-胚胎移植、配子移植技术等,对部分不孕症患者有较好作用。

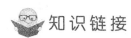 知识链接

辅助生育技术

辅助生殖技术(ART)指在体外对配子和胚胎采用显微操作技术,帮助不孕夫妇受孕的方法,目前包括以下几种。

(1)人工授精(AI):是将精子通过非性交方式注入女性生殖道内,使其受孕的一种技术。适用于具备正常发育的卵泡、正常范围的活动精子数目,健全的女性生殖道结构,至少一条通畅的输卵管的不孕(育)症夫妇。

(2)体外受精-胚胎移植(IVT-ET):指从妇女卵巢内取出卵子,在体外与精子发生受精

并培养3～5d,再将发育到卵裂期或囊胚期阶段的胚胎移植到宫腔内,使其着床发育成胎儿的全过程,俗称为"试管婴儿"。1978年诞生世界第一例"试管婴儿"。1988年在北京诞生我国大陆第一例"试管婴儿"。临床上输卵管性不孕症、原因不明的不孕症、子宫内膜异位症、男性因素不育症、排卵异常、宫颈因素等不孕症患者通过其他常规治疗无法妊娠,均适用于IVT-ET。

(3)卵细胞质内单精子注射(ICSI):指将精子直接注射到卵细胞质内,获得正常卵子受精和卵裂过程的技术,1992年诞生世界上首例单精子细胞质内注射技术的"试管婴儿"。主要用于治疗重度少、弱、畸形精子症的男性不育患者,IVT-ET周期受精失败也是ICSI的适应证。

(4)胚胎植入前遗传学诊断:从体外受精第3日的胚胎或第5日的囊胚取1～2个卵裂球或部分滋养细胞,进行细胞和分子遗传学检测,检出带致病基因和异常核型的胚胎,将正常基因和核型的胚胎移植,得到健康后代。1990年该技术首先应用于X-性连锁疾病的胚胎性别选择。主要解决有严重遗传性疾病风险和染色体异常夫妇的生育问题。

辅助生育技术因涉及伦理、法规和法律问题,需要严格管理和规范。

【护理诊断及合作性问题】

(1)知识缺乏　缺乏生育与不孕的相关知识。
(2)无望感　与治疗效果不佳有关。

【护理目标】

(1)夫妇双方能了解疾病相关知识。
(2)患者不良情绪减轻。

【护理措施】

(一)介绍相关知识

向不孕夫妇讲解有关知识,并指导不孕夫妇注意生活习惯,戒烟、酒,避免精神过度紧张和劳累,保持心情愉快。教会他们通过测定基础体温的方法,以预测排卵,告知在排卵前2～3d或排卵后24h内进行性交可增加受孕机会,避免性交过频或过稀,次数以每周2～3次为宜。

(二)减轻不良情绪

应了解不孕患者各种心理问题,并表示理解,加强与患者的沟通与交流,取得患者的信任,给予心理疏导和支持;帮助患者正确对待生活、生育并解除消极情绪,从其他方面体现人生价值。对于盼子心切,精神高度紧张者,更应重视心理护理的作用,减轻精神因素对不孕的影响。

(三)健康指导

(1)积极配合医生治疗方案,对患者提供支持和帮助。
(2)在饮食、休息、情绪等方面给予合理化建议和指导。

【护理评价】

(1)夫妇双方是否了解不孕症的相关知识。
(2)患者不良情绪是否减轻,积极配合治疗和护理。

第三节　子宫脱垂

子宫从正常位置沿阴道下降,宫颈外口达坐骨棘水平以下,甚至子宫全部脱出于阴道口以外,称为子宫脱垂(uterine prolapse)。子宫脱垂常合并有阴道前壁和后壁膨出。

【护理评估】

(一)健康史

分娩损伤是最主要的原因。此外,产褥期早期体力劳动,长期腹压增加如慢性咳嗽、便秘、经常重体力劳动,盆底组织先天性发育不良等,都可引起子宫脱垂。

(二)身体状况

1.症状

Ⅰ度患者多无自觉症状。Ⅱ度、Ⅲ度患者常出现:①下腹坠胀、腰骶部酸痛,主要与下垂子宫对韧带的牵拉,盆腔充血,常在久站、走路、蹲位、重体力劳动时加重,卧床休息后缓解。②肿物自阴道脱出,常在走路、蹲、排便、体力劳动等腹压增加时发生。轻者,卧床休息后能自行回缩或用手还纳;严重者,由于脱出物组织长期暴露摩擦,或继发感染,可有出血及脓性分泌物。此外,可有尿失禁、便秘等症状,部分患者可出现压力性尿失禁。

2.体征

以患者平卧用力屏气时子宫下降的程度,将子宫脱垂分为3度。Ⅰ度:轻型为宫颈外口距离处女膜缘小于4cm,但未达处女膜缘;重型为宫颈已达处女膜缘,但未超出该缘,检查时在阴道口见到宫颈。Ⅱ度:轻型为宫颈已脱出阴道口,但宫体仍在阴道内;重型为宫颈或部分宫体已脱出阴道口。Ⅲ度:子宫颈和子宫体全部脱出阴道口外。

护考真题 17.2

患者平卧向下屏气用力时宫颈脱出阴道口,宫体仍在阴道内,其子宫脱垂为(　　)

A.Ⅰ度轻型　　　　B.Ⅰ度重型　　　　C.Ⅱ度轻型

D.Ⅱ度重型　　　　E.Ⅲ度

(三)心理-社会状况

由于长期的子宫脱出致行动不便,工作受到影响,使患者烦恼;严重者性生活受到影响,患者常出现焦虑、情绪低落等。

(四)治疗要点

去除病因,根据年龄、盆底张力以及子宫脱垂分度等综合考虑,采用非手术治疗或手术治疗。

1.支持疗法

加强营养,注意适当休息,保持大便通畅,加强盆底肌肉锻炼,增强盆底肌肉张力,避免增加腹压和重体力劳动,治疗慢性咳嗽等。

2.非手术治疗

主要采用子宫托。适用于Ⅰ、Ⅱ度子宫脱垂及阴道前后壁膨出者。

3.手术治疗

非手术治疗无效及Ⅱ度、Ⅲ度子宫脱垂或有症状的膀胱、直肠膨出者可采用手术治疗。手术包括阴道前后壁修补术、阴道前后壁修补术加主韧带及宫颈部分切除术(曼氏手术)、经阴道子宫全切除术及阴道前后壁修补术、阴道封闭术、盆底重建手术。

【护理诊断及合作性问题】

(1)慢性疼痛　与脱垂的子宫牵拉及局部病灶有关。

(2)焦虑　与担心病情、手术、知识缺乏等有关。

【护理目标】

(1)患者疼痛减轻或消失。

(2)患者焦虑减轻。

【护理措施】

(一)减轻疼痛

1. 指导患者注意卫生

嘱患者注意个人卫生,保持会阴清洁、干燥。

2. 正确使用子宫托

教会患者使用子宫托的方法。以喇叭形子宫托为例(图17-2)。

(1)放托:先将手洗净,取半卧位或蹲位,两腿分开,手持托柄,托面向上,将托盘后缘沿阴道后壁推入,直至托盘达子宫为止。若阴道松弛,可用丁字带支持固定。

(2)取托:取下时姿势和放置时相同,以手指捏住托柄轻轻摇晃,待托盘松动后取下。

(3)注意事项:选择大小适宜的子宫托,以放置后既不脱出又无不适感为度;教会患者放托,并叮嘱患者每晚取出洗净,次日晨放入,以免放置过久,托盘摩擦或压迫组织,发生缺血坏死造成尿瘘或粪瘘,每天坐浴;月经期和妊娠期停止使用;放托后1,3,6个月各复查一次。

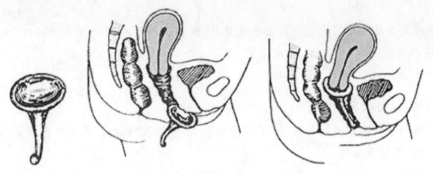

图17-2　喇叭形子宫托及其放置

3. 做好围手术护理

(1)术前:Ⅰ度子宫脱垂患者可每日2次坐浴。对Ⅱ、Ⅲ度子宫脱垂的患者应每日阴道冲洗2次,有溃疡者,局部涂40%紫草油或含抗生素软膏,然后戴上无菌手套将脱垂的子宫还纳于阴道内,让患者平卧于床上半小时。有炎症者遵医嘱给予抗生素软膏。

(2)术后:除按一般外阴、阴道手术患者的护理外,应卧床休息7~10d;尿管留置10~14d;避免增加腹压的动作,如下蹲、咳嗽等,术后用缓泻剂预防便秘。同时,每日行外阴冲洗,观察阴道分泌物的特点,并遵医嘱应用抗生素。

(二)减轻焦虑

给患者介绍本病原因和注意事项;及时与患者沟通,解答患者的疑问;关心、体贴患者,缓解其紧张、焦虑情绪。

(三)健康指导

(1)教会患者做盆底肌肉锻炼的方法。

(2)告知患者术后休息 3 个月,半年内应避免重体力劳动,未经医生允许禁止盆浴及性生活。术后 2 个月复查,术后 3 个月再次复查,经医生确认完全恢复后方可进行性生活。

【护理评价】

(1)患者疼痛是否减轻或消失。

(2)患者焦虑是否减轻,积极配合治疗和护理。

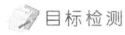 目标检测

A₁题

A_1题

1.子宫内膜异位症最多见的部位是(　　)

A. 阴道　　　　　　　B. 宫颈　　　　　　　C. 卵巢

D. 腹壁切口　　　　　E. 子宫骶韧带

2.子宫内膜异位症的典型症状是(　　)

A. 痛经　　　　　　　B. 不孕　　　　　　　C. 月经失调

D. 阴道流血　　　　　E. 白带异常

3.诊断子宫内膜异位症最佳方法(　　)

A. 宫腔镜　　　　　　B. B 型超声　　　　　C. 腹腔镜

D. 抗子宫内膜抗体测定　E. 诊断性刮宫

4.子宫内膜异位症的处理护理错误的是(　　)

A. 经期注意休息、保暖　B. 正确使用止痛药物　C. 出现闭经是异常现象,应停药

D. 进行性生活的指导　E. 指导患者正确使用激素

5.子宫内膜异位症多发生于哪个时期的妇女(　　)

A. 青春期　　　　　　B. 绝经前期　　　　　C. 育龄期

D. 绝经后期　　　　　E. 绝经期

6.子宫内膜异位症的处理不包括(　　)

A. 缓解疼痛　　　　　B. 化疗　　　　　　　C. 子宫切除

D. 假孕疗法　　　　　E. 病灶切除

7.子宫内膜异位症与哪项有关(　　)

A. 卵巢黄素囊肿　　　B. 卵巢黄体囊肿　　　C. 卵巢巧克力囊肿

D. 卵巢黏液性囊肿　　E. 卵巢浆液性囊肿

8.女性不孕的最常见原因(　　)

A. 排卵障碍　　　　　B. 子宫肌瘤　　　　　C. 生殖道炎症

D. 子宫内膜异位症　　E. 输卵管堵塞

9.子宫脱垂的最常见原因是(　　)

A. 手术损伤　　　　　B. 便秘　　　　　　　C. 慢性咳嗽

D. 分娩损伤　　　　　E. 盆底组织松弛

A₂题

10.张女士,30岁。2年前开始痛经且进行性加重,月经周期规律,经期延长,经量增多,婚后2年多未孕。盆腔检查:直肠子宫陷凹有触痛性结节。此患者最可能的疾病是（　　）

　　A.盆腔结核　　　　　　　B.有排卵型功血　　　　　C.原发性痛经

　　D.子宫内膜异位症　　　　E.慢性盆腔炎

11.李女士,26岁。月经不规律,结婚2年,婚后未避孕,有正常性生活且同居,至今未孕,初步的诊断是（　　）

　　A.原发性不孕　　　　　　B.继发性不孕　　　　　　C.绝对性不孕

　　D.相对性不孕　　　　　　E.以上都不是

12.王女士,29岁。结婚4年未孕,月经不规律,BBT单相型,可能原因为（　　）

　　A.子宫　　　　　　　　　B.卵巢　　　　　　　　　C.男方

　　D.免疫因素　　　　　　　E.输卵管因素

13.张女士,35岁。因"子宫脱垂"咨询治疗方法,下列哪项不包括（　　）

　　A.使用子宫托　　　　　　B.治疗慢性咳嗽　　　　　C.保持大便通畅

　　D.阴道前后壁修补术　　　E.子宫附件切除

A₃题

(14～15题共用题干)

宋女士,45岁。主诉阴道有肿物脱出5个月,检查:可见子宫颈及部分宫体脱出阴道口外,双附件无异常,诊断为子宫脱垂。

14.考虑其程度为（　　）

　　A.Ⅰ度轻　　　　　　　　B.Ⅰ度重　　　　　　　　C.Ⅱ度轻

　　D.Ⅱ度重　　　　　　　　E.Ⅲ度

15.询问病史,自述长期便秘,考虑此患者发生子宫脱垂的主要原因是（　　）

　　A.盆腔结核　　　　　　　B.宫颈炎　　　　　　　　C.腹压增加

　　D.盆腔炎　　　　　　　　E.骨盆畸形

（张海琴）

第十八章　计划生育妇女的护理

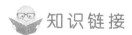 学习目标

1. 掌握计划生育的内容、常用避孕方法及护理措施。
2. 熟悉常用避孕原理、药物和工具避孕种类、宫内节育器放置与取出、人工终止妊娠的方法及护理要点。
3. 了解避孕和人工终止妊娠的护理评估、护理诊断、护理目标和护理评价。了解女性绝育术。
4. 具备加强宣教、避孕为主的观念，树立尊重、关爱妇女及保护妇女隐私的意识。

计划生育（family planning）是指采用科学的方法，有计划地生育子女，科学地控制人口数量，提高人口素质。实行计划生育是我国的一项基本国策，使人口增长与国民经济发展相适应，做好生育调节能促进社会发展，使个人、家庭和社会共同受益，计划生育可以使育龄夫妇在知情选择的条件下，能自由、负责任地决定生育数量和间隔。

我国计划生育工作内容主要有以下几点。①晚婚：按法定年龄推迟 3 年以上结婚。②晚育：按国家法定年龄推迟 3 年以上生育。③节育：根据国家相关政策，提倡一对夫妇生育一个或两个孩子。节育既包括避免妊娠的各种避孕方法，也包括采用器械或药物人工终止妊娠方法。育龄夫妻应以避孕为主，辅以绝育及避孕失败的补救措施。④优生优育：通过计划生育避免先天性缺陷代代相传，防止后天因素影响后天发育，以提高人口素质。

我国计划生育工作的核心内容是安全避孕和有计划地控制调整生育，计划生育技术指导是妇幼保健工作任务之一，在整个计划生育工作中占有极其重要的位置。

知识链接

我国计划生育的产生和发展过程

我国是一个人口大国，自新中国成立以来，人口和计划生育工作走过了漫长曲折的道路，人口和计划生育工作的发展历程，大致可以划分为三个阶段。

1. 严格控制人口增长阶段

1953 年的《农业生产发展纲要》首次写入了计划生育内容，计划生育开始在部分地区进行试点。但期间由于左的思潮及三年自然灾害的影响，计划生育工作暂被搁置。1964 年全国总人口接近 7 亿，至 1970 年全国总人口超过 8 亿，面对严峻的人口形势，国家开始在全国城乡全面推行计划生育，严格控制人口增长。1975 年国家提出了"提倡一对夫妇生育子女数量最好一个，最多两个"的生育政策。

党的十一届三中全会以后提出人口政策是带有战略性的大政策。据此，在 1981 年的五届

全国人大常委会第十七次会议决定设立国家计划生育委员会,并进一步提出"限制人口数量,提高人口素质"的人口政策。1982年9月党的十二大把实行计划生育确定为基本国策,同年11月写入了新修改的《宪法》。到20世纪90年代中后期,我国人口再生产类型已经出现由高出生、低死亡、高增长,到低出生、低死亡、低增长的历史性转变。

2. 稳定低生育水平阶段

2000年3月,党中央国务院做出了《关于加强人口与计划生育工作稳定低生育水平》的决定,指出人口过多仍然是我国的首要问题。

2001年九届全国人大第二十五次会议通过了《中华人民共和国人口与计划生育法》,计划生育基本国策有了国家基本法律的保障。《人口与计划生育法》以及《计划生育技术服务管理条例》等颁布,标志着人口和计划生育工作全面进入依法管理,优质服务的阶段。

3. 稳定低生育水平,统筹解决人口问题,促进人的全面发展阶段

这一阶段的主要任务是稳定低生育水平,大力提高出生人口素质,综合治理出生人口性别比偏高问题,不断完善流动人口管理服务体系,积极应对人口老龄化问题。2013年党的十八届三中全会审议通过的决定提出,坚持计划生育的基本国策,启动实施一方是独生子女的夫妇可生育2个孩子的政策。2015年党的十八届五中全会提出全面实施一对夫妇可生育2个孩子的政策,积极开展应对人口老龄化行动。

第一节　常用避孕方法

避孕(contraception)属于预防性措施,就是运用科学、简便不影响身心健康和性生活感受的方法,利用药物、工具及按照妇女的生殖生理自然规律,使妇女暂时不受孕。常用的方法有工具和药物避孕。安全、有效、简便的避孕措施能减少和防止意外妊娠,避免人工流产、引产等对妇女身心健康的伤害,对两性生殖健康以及社会发展有重要促进作用。

一、工具避孕

工具避孕有避孕套、阴道隔膜、宫内节育器等。目前男性最常用的是避孕套,女性多用宫内节育器。

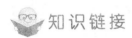 **知识链接**

人类避孕历史

自古以来人们就寻求避孕的方法,除去某些怪异荒诞的方法外,避孕最早出现于《创世纪》,书中提到"上帝要求人类中断性交",即现在所说的"体外排精避孕法";古希腊哲学家亚里士多德提议采用天然化学物作为杀精子剂进行避孕;以羊盲肠制成的男用保险套的发明是人类避孕史上的重大突破,是现代避孕套的雏形;1839年橡胶硫化处理技术发明并运用于生产橡胶避孕套、宫内避孕器等避孕工具,至此,已接近现代避孕方法。

（一）避孕套

1. 男用避孕套

男用避孕套又称阴茎套(condom)、安全套。阴茎套为筒状优质薄乳胶制品,顶端呈小囊状,射精时精液储留于小囊内,阻止精子进入阴道,从而达到避孕目的。避孕套用法简单、安全、有效,避孕效果达 97％以上。避孕套不仅具有避孕作用,而且防止两性生殖器直接接触,从而预防性传播疾病的传播。同时有资料显示,避孕套因可阻断精子进入子宫,减少妇女体内抗精子抗体的数量,因而也可用于治疗免疫性不孕。

2. 女用避孕套

阴道套(vaginal pouch)为女用避孕套(female condom),是一种柔软、宽松的袋状乳胶或聚氨酯制品,既能避孕又能防止性传播疾病,目前我国供应较少。

(二)宫内节育器

宫内节育器(intrauterine device,IUD)是我国育龄妇女选用最多的一种避孕方法。

1. 种类

国内外已有数十种不同类型的宫内节育器(图 18-1),大致可分为两大类。

(1)惰性宫内节育器:为第一代 IUD,国内主要为不锈钢圆环及其改良型,如金属圆环等,因脱落率及带器妊娠率高已淘汰使用。

(2)活性宫内节育器:为第二代 IUD,内含活性物质如金属、激素、药物及磁性物质等,可以提高避孕效果、减少副反应,现广泛应用。

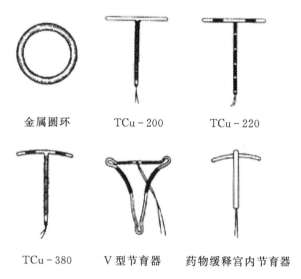

| 金属圆环 | TCu-200 | TCu-220 |

| TCu-380 | V 型节育器 | 药物缓释宫内节育器 |

图 18-1　宫内节育器

2. 避孕原理

宫内节育器避孕机制复杂,至今尚未完全清楚。大量研究证实,IUD 的抗生育作用主要是局部组织对异物的组织反应而影响受精卵的着床。活性 IUD 的避孕作用还与活性物质有关。

(1)宫内节育器可以改变子宫内环境,阻止受精卵着床。IUD 在子宫腔内可引起局部组织炎性反应,分泌的炎性细胞对胚胎有毒性作用,同时产生大量巨噬细胞覆盖在子宫内膜上,干扰受精卵着床,并能吞噬精子和影响胚胎发育。

(2)含铜节育器的铜离子还具有杀伤精子或受精卵的作用;含孕激素的宫内节育器使子宫内膜过早蜕膜样变化及腺体萎缩,不利于受精卵着床,使宫颈黏液变得黏稠,影响精子穿透。

3. 宫内节育器的放置与取出

(1)宫内节育器的放置。①时间:月经干净后 3～7d 且无性交;哺乳期应先排除妊娠;人工流产后立即放置,自然流产恢复正常月经后,药物流产两次正常月经后;产后 42d 恶露干净,会阴伤口已愈合,子宫恢复正常者;剖宫产半年后;含孕激素 IUD 在月经第 3 日放置;性交后 5d 内放置 IUD 为紧急避孕方法之一。②方法:检查子宫大小、位置及附件情况后常规消毒、铺巾,以宫颈钳夹持宫颈前唇,探查宫腔深度后,用放置器将节育器推送入宫腔,IUD 上缘需抵达宫底部,带尾丝的 IUD 在据宫口 2cm 处剪断尾丝,观察无出血后即可。

(2)宫内节育器的取出:对绝经 1 年者;放置期限已满需要更换者;副作用明显治疗无效或出现并发症者;带器妊娠或再生育者;改用其他避孕措施或绝育者,均应取出节育器。①时间:月经干净后 3～7d;带器妊娠者行人工流产手术时取出;带器异位妊娠者术前诊刮或术后出院前取出;绝经后在子宫萎缩变小前取出;子宫不规则出血者,随时可取,同时行诊断性刮宫,排除子宫内膜病变。②方法:常规妇科检查、消毒、铺巾,钳夹持宫颈前唇,探宫腔深度,带尾丝 IUD 者用长血管钳夹持尾丝,轻轻向外牵拉直至取出。其他 IUD 可用取环钩钩取。

二、药物避孕

药物避孕主要是采用甾体激素达到避孕目的,是现代避孕方法中比较成熟、使用广泛、避孕成功率最高的方法。

1. 避孕原理

(1)抑制排卵:通过外源性甾体激素的反馈作用抑制下丘脑-垂体-卵巢轴的正常功能,从而导致卵巢不排卵。

(2)抗着床:高效的孕激素改变宫颈黏液的性状和量,不利于精子穿过;同时改变子宫内膜,使子宫内膜与胚胎发育不同步,不利于受精卵着床。

(3)改变输卵管功能:通过雌、孕激素作用,改变输卵管上皮纤毛功能、肌肉节段运动及输卵管液体分泌,影响受精卵在输卵管的正常运行,达到干扰受精卵着床的目的。

2. 种类

其包括口服避孕药、长效避孕针、探亲避孕药和缓释避孕药等多种类型。

(1)口服避孕药:包括复方短效避孕药和复方长效避孕药。后者因激素含量大,副作用多,已渐趋淘汰。现广泛使用的是短效口服避孕药,其为含低剂量雌激素及低剂量高效孕激素的复方制剂,目前常用的药物见表 18-1。

(2)长效避孕针:包括单孕激素制剂和雌、孕激素复合制剂两种。尤其适用于对口服避孕药有明显胃肠道反应者。雌、孕激素复方制剂,由于激素剂量大,副作用大,很少用。单孕激素制剂常用的有醋酸甲羟黄体酮避孕针(150mg),每隔 3 个月注射 1 针,避孕效果好;庚炔诺酮避孕针(200mg),每隔 2 个月肌肉注射 1 次。由于单孕激素制剂对乳汁的质和量影响小,较适用于哺乳期妇女,有效率达 98% 以上。长效避孕针有月经紊乱、点滴出血或闭经等副作用。

(3)探亲避孕药:大部分为孕激素类制剂或雌、孕激素复合剂。适用于短期探亲夫妇。避孕效果可靠。目前由于激素避孕种类不断增加,探亲避孕药的剂量又大,现已经很少使用。

(4)缓释避孕药:又称缓释避孕系统。一次给药后在体内可持续、恒定、微量释放甾体激素(主要为孕激素),达到长期避孕目的。目前常用的有皮下埋植剂、阴道药环、避孕贴片等。①避孕贴剂:避孕药放在特殊贴片内,粘贴在皮肤上,每天释放一定剂量避孕药,通过皮肤吸收

表 18-1　常用复方短效口服避孕药

名称	雌激素含量(mg)	孕激素含量(mg)	用法
复方炔诺酮片	炔雌醇 0.035	炔诺酮 0.6	月经第 5 日开始服,每日 1 片,连服
复方甲地黄体酮片	炔雌醇 0.035	甲地黄体酮 1.0	22d,停药后 2～3d 出现撤药性出血(月经来潮),第 5 日开始服用第 2 个周期的药。若停药 7d 无出血,则当晚开始第 2 个周期
左炔诺黄体酮三相片			
第一相(1～6 片)	炔雌醇 0.03	左炔诺黄体酮 0.05	从月经第 1 日开始服,按顺序每日
第二相(7～11 片)	炔雌醇 0.04	左炔诺黄体酮 0.075	1 片,连服 21d
第三相(12～21 片)	炔雌醇 0.04	左炔诺黄体酮 0.0125	
复方去氧孕烯片	炔雌醇 0.03	去氧孕烯 0.15	月经第 1 日开始服用,每日 1 片,连用 21d,停药 7d 后再开始第 2 周期,无论月经是否来潮
复方孕二烯酮片	炔雌醇 0.03	孕二烯酮 0.075	同复方去氧孕烯片用法
炔雌醇环丙酸黄体酮片	炔雌醇 0.035	环丙黄体酮 2.0	同复方去氧孕烯片用法
屈螺酮炔雌醇片	炔雌醇 0.03	屈螺酮 3.0	同复方去氧孕烯片用法

达到避孕目的。每周 1 片,连用 3 周,停用 1 周,每月共用 3 片。②皮下埋植剂:国产皮下埋植剂为左炔诺黄体酮硅胶棒Ⅰ型和Ⅱ型。近年来随着皮下埋植剂的发展,单根埋植剂——依托孕烯植入剂已经在国内上市,内含依托孕烯 68mg,埋植一次放置 3 年。其放置简单,副作用小,临床研究显示本品不会影响乳汁的产生及质量,避孕有效率达 99%以上。皮下埋植剂避孕具有高效、长效、可逆的特点,亦较适合哺乳期妇女。用法:在月经周期开始的 7d 内均可放置,用 10 号套管针将硅胶棒埋入左上臂内侧皮下,呈扇形。放置后 24h 发挥避孕作用。由于其为单孕激素制剂,主要副作用为点滴出血或不规则流血,少数出现闭经,随放置时间延长逐步改善,一般不需处理。若流血时间长而不能耐受者,可给予雌激素治疗。少数妇女可出现由于孕激素作用而产生的副作用,如功能性卵巢囊肿、情绪变化、头痛等。

　　(5)其他:①安全期避孕:又称自然避孕。根据人类生理变化的自然规律,性生活避开易受孕期,达到避孕目的。一般月经规律的女性,排卵通常是在下次月经前 14d 左右,除了排卵前后的 4～5d 外,其余时间段不易怀孕,称之为安全期。利用安全期避孕最好同时做基础体温测定、宫颈黏液观察,并且由于女性排卵会受到很多因素如情绪、环境、健康的干扰而产生变化,所以安全期避孕并不可靠,不宜推广。②紧急避孕法:是指无防护性生活或者避孕失败后几小时或几日内,为防止意外怀孕而采取的补救措施。我国现有雌、孕激素复方制剂,如复方左炔诺黄体酮片,含炔雌醇 30μg、左炔诺黄体酮 150μg,在无防护性生活后 72h 内服 4 片,12h 再服 4 片;单孕激素制剂如左炔诺黄体酮片,含左炔诺黄体酮 0.75mg,无保护性生活 72h 内服 1 片,12h 重复 1 片;米非司酮于无保护性生活 120h 之内服用 10mg 即可取得良好效果,并且副作用小。紧急避孕药易导致月经紊乱,并且避孕效果有限,不宜常用。此外,带铜宫内节育器可用于紧急避孕。

【护理评估】

(一)健康史

年龄、月经史、婚育史、现病史和过去史。

(二)身体状况

是否有工具、药物避孕的适应证和禁忌证的情况存在。

1. 宫内节育器

(1)适应证:育龄女性因避孕或者治疗需要自愿放置宫内节育器者并且无禁忌证者。

(2)禁忌证:①生殖器官急、慢性炎症。②严重的全身性疾病。③近3个月内月经频发、月经过多或不规则阴道出血者。④子宫畸形,宫颈内口过松、重度陈旧性宫颈裂伤或子宫脱垂。⑤妊娠或可疑妊娠。⑥人工流产、分娩或剖宫产后有组织物残留或感染可能者。⑦生殖器肿瘤。⑧宫腔<5.5cm或>9.0cm。⑨对节育器材质过敏者。

2. 药物避孕

(1)适应证:有需求的育龄女性而排除了禁忌证者。

(2)禁忌证:①严重心血管疾病、血栓性疾病。②急、慢性肝炎或肾炎。③内分泌疾病如糖尿病、肾上腺疾病及甲状腺功能亢进等。④恶性肿瘤、癌前病变。⑤哺乳期不宜使用复方口服避孕药。⑥年龄35岁以上的吸烟者不宜长期服用。⑦精神病患者。⑧有严重偏头痛,反复发作者。

护考真题 18.1

口服避孕药的禁忌证不包括(　　)

A. 严重心血管病患者　　　　B. 糖尿病患者　　　　C. 甲状腺功能亢进者

D. 精神病生活不能自理者　　E. 产后8个月妇女

(三)心理-社会状况

妇女本人及家属由于对避孕知识的缺乏或担心副作用等,会出现紧张、焦虑。

(四)辅助检查

血常规、肝肾功能检查等。

【护理诊断及合作性问题】

(1)知识缺乏　与缺乏避孕知识有关。

(2)焦虑　与对生育、健康及性生活的担心有关。

(3)潜在并发症:节育器并发症。

【护理目标】

(1)避孕夫妇了解避孕知识。

(2)避孕夫妇焦虑减轻。

(3)避孕妇女不出现并发症或出现后得到及时处理。

【护理措施】

（一）介绍知识

向避孕夫妇介绍避孕方法、避孕原理等相关知识，并指导避孕夫妇正确避孕。

1. 阴茎套

使用前首先要检查包装是否完好、生产日期是否在有效期内等，如无以上问题，则可排空套内空气，套在勃起的阴茎上并确保其包覆整个阴茎。射精后，应在阴茎未软缩前，捏住套口随阴茎一并取出，并避免阴茎和套内精液与女方接触。性生活后应常规检查，若避孕套破损或者滑脱，应立即采用紧急避孕措施。

2. 宫内节育器

使用中若出现副作用，应做好耐心解释，必要时协助医生处理。如不规则阴道出血为最常见的副作用，主要表现为经量增多、经期延长或少量点滴出血，一般不需处理，3～6 个月后逐渐正常。少数放置 IUD 者可出现白带增多或下腹部不适，应根据具体情况协助对症处理。

3. 用药护理

（1）避孕效果取决于规律服药，不能间断，建议每晚睡前服。漏服是避孕失败的主要原因，短效避孕药漏服 1～2 片后，立即补服一片，补服时间不超过 12h，然后继续按常规服药，以避免避孕失败和出现异常出血，否则，停药等待月经来潮。

（2）避孕药服用前或服用 2 年以上者建议在医院进行相关检查。

（3）避孕药副作用。①类早孕反应：有的妇女服药初期会出现恶心、食欲减退、乏力、头晕等不适，少数出现呕吐、头痛，大部分不需要处理，可以睡前服用或者避免空腹服用，一段时间后症状会减轻或消失。②不规则阴道流血：多因漏服、迟服引起突破性出血。流血量少不需处理。流血量偏多者可加用雌激素。流血量似月经量或时间已近月经期需停药，作为一次月经来潮，于出血第 5 日再开始服用下一周期的避孕药或更换避孕药。③月经改变：月经量可能会减少或停经。连续用药 2 个周期无月经来潮者，应及时就诊，考虑更换避孕药，更换后仍无月经来潮者，应遵医嘱停药。④其他：个别妇女出现色素沉着、体重增加等。由于近年来口服避孕药不断发展，其雌激素活性降低，孕激素活性增强，使其副作用明显减轻，并且还有改善皮肤痤疮的作用。

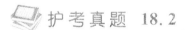 **护考真题 18.2**

药物避孕的副反应不包括（　　　）

A. 类早孕反应 　　　B. 月经量减少 　　　C. 痛经

D. 服药期出血 　　　E. 色素沉着

（二）减轻焦虑

向避孕夫妇耐心讲解避孕有关知识，使其了解相关问题，根据个体具体情况做出判断和选择，减轻不必要的紧张和顾虑；充分理解避孕夫妇的担心和紧张，给予必要的关心和鼓励。

（三）防治并发症

放置和取出宫内节育器应严格无菌操作，并按操作规程规范操作，避免引起并发症，一旦出现应协助医生及时处理。

1. 节育器异位

（1）操作不当致子宫穿孔，使节育器放置到宫腔外。穿孔时受术者感觉腹痛，应告知医生停止操作，损伤小者应住院观察，损伤大者应立即做好剖腹探查的准备。

（2）节育器过大、过硬或子宫壁薄而软，子宫收缩引起节育器逐渐移位至宫腔外。一旦确定节育器异位后，应及时取出。

2. 节育器下移或脱落

多因为操作时未将节育器送至宫底部，节育器与宫腔大小、形态不匹配，宫颈内口松弛，月经量过多，子宫畸形等引起。一旦发现，下移者应及时取出，脱落者需重新放置新的节育器或更换避孕方法。

3. 节育器嵌顿或断裂

因节育器放置时损伤子宫壁或带器时间过长，致节育器部分嵌入子宫肌壁或断裂，应及时取出，取出困难者应在 B 超、X 线直视下或宫腔镜下取出。

4. 带器妊娠

多发生于节育器异位、脱落或下移的情况。一旦确诊，应在人工流产同时取出节育器。

（四）健康指导

（1）嘱避孕妇女严格按医嘱用药，药物要妥善保管，避免受潮、破损。影响避孕药效果的药物较多，在需要服用其他药物前应及时告知医生。

（2）放宫内节育器置术后休息 3d，1 周内避免重体力劳动，2 周内禁止性生活及盆浴。术后可能有少量阴道出血及腹部轻微不适，2～3d 后症状可消失，如阴道出血较多，腹痛明显或有异味分泌物等应随时就诊。3 个月内月经期、排便时注意有无节育器脱落，放置术后 1 个月、3 个月、6 个月、12 个月各复查一次，以后每年复查一次。节育器取出后休息 1d，2 周内禁止性生活及盆浴。

（3）在避孕过程中出现异常情况，如腹痛、阴道流血等及时咨询就诊。

【护理评价】

（1）避孕夫妇是否了解避孕知识。

（2）避孕夫妇焦虑是否减轻。

（3）避孕妇女是否未出现并发症，达到安全有效避孕的目的。

第二节　输卵管绝育术

输卵管绝育术（tubal sterilization operation）是指为避免精子与卵子相遇，用手术方法切断、结扎输卵管或采用药物堵塞输卵管，从而达到避孕的目的。目前常用的方法为经腹输卵管结扎和经腹腔镜下输卵管绝育。本节主要介绍经腹腹输卵管结扎术。

【护理评估】

（一）健康史

年龄、月经史、孕育史、既往史、手术史、药物过敏史等。

（二）身体状况

有无手术的适应证和禁忌证。

1. 适应证

已婚妇女自愿接受绝育手术而无禁忌证者,因某些疾病不宜妊娠和生育者。

2. 禁忌证

(1)腹部皮肤有感染急性传染病及急、慢性盆腔炎等。

(2)全身状况不良不能胜任手术者,如严重贫血、凝血功能障碍、心力衰竭和其他疾病的急性期。

(3)严重的神经官能症。

(4)术前 24h 内两次体温达到或超过 37.5℃ 以上。

(三)辅助检查

血常规、尿常规、肝肾功能检查、凝血功能检查等。

(四)心理-社会状况

受术者由于对手术的恐惧及担心术后并发症的发生,而出现焦虑、恐惧心理。此外,受术者也对今后夫妻生活有忧虑。

(五)治疗要点

1. 选择合适时间

一般选择非孕期月经干净后 3～4d;人工流产或分娩后 48h 内;剖宫产或其他开腹手术(感染手术除外)同时行输卵管结扎术。

2. 手术步骤

(1)术前排空膀胱,留置导尿管,常规腹部消毒、铺无菌巾,一般选择局麻或者硬膜外麻醉,选择下腹部正中耻骨联合上 3～4cm 做 2～3cm 纵切口,产后在宫底下 2～3cm 做切口。

(2)打开筋膜,分离腹直肌,切开腹膜。

(3)依次取出双侧输卵管,可用卵圆钳取管法、指板取管法、吊钩取管法。

(4)依次结扎双侧输卵管,方法多种,最常用为抽芯近端包埋法(图 18－2)。结扎后注意检查有无出血、渗血。

(5)清点器械、纱布无误,逐层关腹。

近年来经腹腔镜行输卵管绝育术,切口小、组织损伤小、术后恢复快、并发症少、安全有效,国内已逐渐推广选用。但严重心肺功能不全、腹腔粘连、脐疝、腹股沟疝等患者为禁忌,余同经腹手术者。

【护理诊断及合作性问题】

(1)有感染的危险 与手术创伤致机体抵抗力降低有关。

(2)焦虑 与知识缺乏及担心手术等有关。

【护理目标】

(1)受术者不发生感染。

(2)受术者焦虑减轻。

【护理措施】

(一)预防感染

(1)做好手术前常规皮肤准备及术前准备,严格无菌操作。

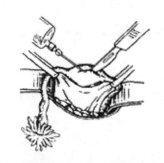

(1)局部浸润后,切开峡部浆膜层

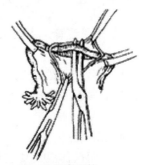

(2)剥出输卵管

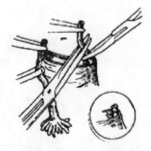

(3)切除约 2.5cm 输卵管并结扎近端

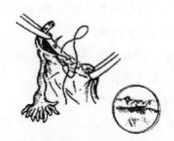

(4)包埋输卵管近端,继续缝合系膜并将远端暴露在系膜外

图 18-2　抽芯近端包埋法结扎输卵管

(2)术后严密观察患者的体温、脉搏等生命体征,腹痛以及切口等情况。

(3)加强营养,增强机体抵抗力。

(4)保持腹部切口干燥、清洁。

(5)必要时,遵医嘱用抗生素预防感染,做好用药护理。

(二)减轻焦虑

(1)术前充分告知和做好详细指导,做到知情同意。

(2)做好心理疏导,充分交流,介绍手术过程以及手术前后准备,使其放松心情,安慰鼓励受术者。

(三)健康指导

(1)鼓励受术者卧床休息 4~6h 后若无特殊情况,尽早下床活动。

(2)注意个人卫生和休息,术后休息 3~4 周,禁止性生活 1 个月。

(3)嘱受术者定期复查。

【护理评价】

(1)受术者是否未发生感染。

(2)受术者焦虑是否减轻。

第三节　避孕失败后补救措施

人工终止妊娠是避孕失败后的补救方法。由于其对妇女的生殖健康有不利影响,因此,做好避孕措施,避免和减少意外妊娠是计划生育工作的真正目的。对孕 49d 内妊娠者可采用药物流产;对妊娠 14 周以内者采用手术方法终止妊娠的为手术流产,也称为人工流产术(induced abortion),包括负压吸引术和钳刮术;孕中期主要采取依沙吖啶引产和水囊引产。

一、早期妊娠的终止方法

(一)药物流产

药物流产(medical abortion)是通过用药达到终止妊娠的方法,可以减轻手术带来的损伤、疼痛和恐慌。目前最常用的药物是米非司酮(RU486)配伍米索前列醇。前者是一种分子结构和黄体酮类似的药物,能和黄体酮竞争受体,从而阻断黄体酮对妊娠的作用,使子宫蜕膜变性坏死、妊娠终止。此外,米非司酮对宫颈软化有一定的作用。米索前列醇能使子宫平滑肌兴奋收缩,促使胚胎排出。

为保证流产安全,实施药物流产的机构要具备急诊刮宫、给氧、输液和输血等抢救条件。在应用药物流产时要严格掌握适应证和禁忌证,并根据用药过程分为自行用药后观察以及在院期观察 2 个阶段,以求做到流产顺利安全。

1. 适应证

(1)确诊为宫内妊娠停经天数不超过 49d,年龄在 40 岁以下的健康妇女,本人自愿要求使用药物流产。

(2)不宜手术流产者如生殖道畸形等。

(3)对手术流产有顾虑和恐惧者。

2. 禁忌证

(1)有使用米非司酮有禁忌者,如肾上腺及其他内分泌疾病,肝肾功能异常,妊娠期皮肤瘙痒史,血液病,血管栓塞病史等。

(2)前列腺素类药物使用禁忌者,如心血管疾病、对前列腺素类药物过敏者、青光眼、哮喘、结肠炎、癫痫等。

(3)异位妊娠、带器妊娠者、葡萄胎、过敏体质、妊娠剧吐、长期使用抗结核药、抗抑郁药、抗癫痫药等。

3. 护理要点

(1)用药前需全面了解流产者年龄、月经史、婚育史以及现病史和过去史,综合判断是否有适应证和禁忌证的情况存在,进行体格检查和妇科检查,完善各项辅助检查,包括血常规、尿常规、凝血功能检查、B 超检查,确诊宫内妊娠。

(2)详细告知流产者药物流产的特点,包括不良反应和流产失败的可能性。如服药后可出现轻度恶心、呕吐、下腹痛和乏力等。

(3)指导用药:服用米非司酮前、后 2h 内均不能进食进水,服用时限饮少量温开水。自行口服米非司酮期间,可能出现轻微腹痛及少量阴道流血,此为正常情况。如出现剧烈腹痛及大量阴道流血,超过平时月经量,应立即就诊;如有白色或红色烂肉样物排出,应带到医院,请医生检查孕囊是否排出完整。需要使用米索前列醇时,应将药物带至医院,在医护人员指导下方可口服。

(4)用药后观察和护理:①严密观察服药后的阴道出血、腹痛、腹泻、阴道排出物情况,注意生命体征的变化。②对流产效果做出评价,仔细检查排出绒毛是否完整,用药后胚囊自行排出,但阴道不规则出血或出血量多于月经量,经 B 超检查有宫腔内残留物者,需进行清宫。待流产完全,阴道流血不多及无其他异常,经医生允许后方可离院。

(5)做好流产者心理安抚,减轻其紧张情绪,配合治疗和护理。

(6)健康指导:①嘱流产者保持外阴清洁,禁止坐浴和禁性生活 1 个月。②流产后有少量阴道流血为正常现象,如流血量过多或超过 10d,需及时就诊。③流产后 1 个月左右月经来潮,最初 1～2 个月,月经血量可能增多。④嘱无生育要求者及时采取避孕措施,并定期复查。

(二)手术流产

1. 负压吸引术

负压吸引术(vacuum aspiration)是借助负压的作用,将胚胎吸出宫腔,从而终止胚胎继续发育的一种手术方法。

(1)适应证:①妊娠在 10 周以内,要求终止妊娠而无禁忌证者。②因某种疾病不宜继续妊娠者。

(2)禁忌证:①各种疾病的急性期。②全身情况不良,不能耐受手术。③术前 24h 两次体温达到或超过 37.5℃。

(3)手术步骤:手术者严格按无菌要求进行,具体步骤如下。①受术者排空膀胱,取膀胱截石位,行双合诊检查子宫位置、大小、方向及附件情况,常规消毒铺巾。②阴道窥器暴露宫颈,常规消毒宫颈及宫颈管口,用宫颈钳夹持宫颈。③用探针探查子宫深度,用宫颈扩张器依次扩张宫颈。④按孕周选择吸管大小,连接负压吸引器并进行负压试验后,吸管进入宫腔,放于胚胎附着处,开动负压吸引,一般按顺时针方向吸宫腔 1～2 周,当感觉宫壁粗糙、宫腔缩小出现少量血性泡沫时,表示已吸干净,在无负压的情况下抽出吸管。探查宫腔深度,有无活动性出血,取下宫颈钳,用棉球拭净宫颈及阴道内血迹。⑤将全部吸出物用纱布过滤,检查有无绒毛及胚胎组织,并注意有无水泡状物,肉眼观察异常者送病理检查。

📖 知识链接

无痛人工流产术

无痛人工流产术,是指对孕 10 周内人工终止妊娠时辅以静脉麻醉的手术流产。无痛人工流产术具有镇痛起效快、效果好、安全、可靠、副作用少等优点,解决了受术者身体上的痛苦和心理上的恐惧,已成为人工终止妊娠术中常用、接受率高的手术方法。临床上目前包括普通无痛人流术、超导可视无痛人流术、微管可视无痛人流术、双腔减压无痛人流术。

2. 钳刮术

钳刮术是用机械方法或药物扩张宫颈,钳取胎儿、胎盘的手术。此时胎儿已较大,手术操作也较为繁杂,对手术者创伤大,甚至可导致羊水栓塞。因此,避孕一旦失败,宜尽早实施终止妊娠的方法,尽可能避免施行钳刮术,以减少对手术者的创伤及不良后果。

(1)适应证:①妊娠 11～14 周以内,要求终止妊娠而无禁忌证者。②妊娠 14 周以内,因某种疾病不宜继续妊娠者。

(2)禁忌证:同负压吸引术。

(3)术前准备:①有条件医院,受术者应住院,特别是妊娠 13～14 周或有全身疾病或身体较弱者。②常规做血常规、血型、凝血功能检查。③宫颈扩张器准备到 15 号。④术前充分扩张宫颈。

(4)手术步骤:①夹破胎膜前操作同负压吸引术。②夹破胎膜:沿子宫方向放入小号弯卵圆钳,钳破羊膜,使羊水流尽,以避免术时发生羊水栓塞。③钳取胎盘及胎儿:先用卵圆钳夹取出胎儿组织及胎盘组织,然后再行吸宫和刮宫,探查宫腔深度。④检查:将夹取的胎儿组织拼凑,以检查是否完整,检查胎盘是否完整,评估与妊娠月份是否相符,并测出血量。

3.常见并发症及处理

(1)子宫穿孔:多因手术者操作不熟练,子宫过度倾曲术前未查清,及哺乳期子宫、多次人工流产、瘢痕子宫、子宫畸形等情况。临床表现为受术者突然感觉下腹剧痛,操作者感觉突然失去宫壁阻力,宫腔进入"无底感"。此时,应立即停止手术操作,遵医嘱使用宫缩剂及抗生素,密切观察生命体征、腹痛情况及有无内出血情况,必要时立即行剖腹探查术准备。

(2)吸宫不全:主要与子宫过度倾曲和手术操作等因素有关。其表现为出血量多或者时间长,或反复出血等,应注意复查 B 超,及时刮宫处理。

(3)人工流产综合征(artificial abortion syndrome):指受术者在术中突然出现心动过缓、心律失常、血压下降、面色苍白、出汗头晕、胸闷等一系列症状和体征。多与受术者精神紧张、子宫和宫颈局部刺激引起迷走神经兴奋有关。因此,术前应重视受术者心理安抚,扩张宫颈及手术操作轻柔,掌握适当的负压,避免不必要的反复吸刮,均能降低人工流产综合征的发生率。一旦发生,立即停止操作,平卧位,吸氧,给予静脉注射阿托品 0.5～1mg,多数即可缓解症状。

(4)其他:如出血、感染、漏吸、羊水栓塞等。

4.护理要点

(1)关心、鼓励受术者,减轻其紧张、焦虑情绪,向其介绍手术简单过程及注意事项,避免不必要的顾虑。

(2)做好相关术前准备。

(3)手术中密切观察受术者的情况,一旦出现异常如人工流产综合征等,及时协助医生处理。

(4)术后需在观察室休息 1～2h,注意观察阴道流血等情况。

(5)嘱受术者保持外阴清洁,禁止盆浴和性生活 1 个月,预防感染;出院后吸宫术者休息2 周;钳刮术者休息 2～4 周,有发热、腹痛,阴道流血量多或者持续时间长(一般超过 10d),或者早孕反应不消失者及时就诊。指导受术者采取安全可靠避孕措施,遵医嘱定期复查。

护考真题 18.3

卢女士,30 岁,妊娠 48d 行吸宫术,向该女士陈述术后注意事项,正确的是(　　　)

A.阴道流血期间每日坐浴　　　　　　　　B.阴道流血超过 10d 随诊

C.休息 1 个月　　　　　　　　　　　　　D.1 周内禁止盆浴

E.2 周内禁止性生活

二、中期妊娠的终止方法

人工方法终止中期妊娠称为中期妊娠引产(trimester abortion)。中期妊娠引产的过程与分娩相似。引产必须在具备输血、危重症救治能力的医疗机构进行。

(一)依沙吖啶引产

依沙吖啶(也称利凡诺)是一种强力杀菌剂,具有刺激子宫收缩的作用,同时药物经胎儿吸收后,可使胎儿中毒死亡。通过向羊膜腔内注入依沙吖啶,促使胎儿和胎盘排出(图18-3)。

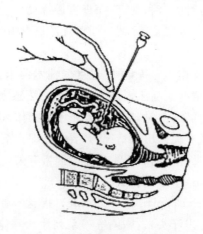

图18-3 中期妊娠羊膜腔穿刺

1.适应证

凡妊娠13~28周需终止妊娠,因疾病或胎儿异常不宜继续妊娠均无禁忌证者。

2.禁忌证

(1)全身健康状况不良,如急、慢肝肾功能不全,严重的心脏病,高血压及血液病等。

(2)各种疾病的急性期。

(3)剖宫产术或肌瘤挖除术2年内,瘢痕子宫、陈旧性宫颈裂伤等。

(4)术前24h内体温两次达到或超过37.5℃。

3.手术步骤

(1)体位与消毒:排空膀胱,取平卧位。

(2)选择穿刺点:一般选择在宫底与耻骨联合中点、腹中线偏侧1cm处或在胎儿肢体侧、囊性感最明显处,必要时在B超定位下穿刺。

(3)穿刺与注药:常规消毒、铺巾后,以20~21号腰椎穿刺针垂直刺入腹壁至羊膜腔,回抽有羊水后,将依沙吖啶100mg缓慢注入羊膜腔内。注药过程中应注意受术者有无呼吸困难、发绀等症状。

(4)退出穿刺针:注药完毕,拔出穿刺针,穿刺部位覆盖纱布,压迫2~3min,胶布固定。

(二)水囊引产

水囊引产是将水囊(图18-4)放于子宫壁与胎膜之间,囊内注入一定量的生理盐水,增加宫内压和机械性刺激,诱发子宫收缩,促使胎儿和胎盘排出的方法(图18-5)。

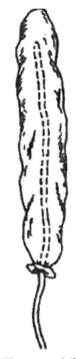

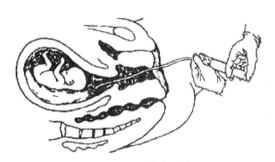

图 18-4 水囊　　　　　　　　　　图 18-5 水囊引产

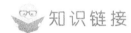 知识链接

水囊的制作

自制水囊方法:一般用双层阴茎套套在一起,插入 14 号橡皮导尿管达囊内 1/3,用丝线将囊口附扎于导尿管上,排出囊内空气后将导尿管末端扎紧,注意扎得松紧恰当,过紧可使导管腔阻塞,过松液体易外漏,高压消毒后备用。

1. 适应证

同依沙吖啶引产,某些肝肾疾病、血液病、高血压、心脏病能耐受此手术者。

2. 禁忌证

妊娠期有反复阴道流血史者、前置胎盘、宫颈发育不良、子宫畸形者,余同依沙吖啶引产。

3. 手术步骤

(1)排空膀胱,取膀胱截石位,常规消毒、铺巾、暴露宫颈、消毒宫颈后,扩张宫颈。

(3)置入水囊:水囊前端沾少许无菌润滑剂,用长妇科钳钳夹住水囊前端,徐徐经宫颈管达内口后,沿宫颈侧壁将水囊全部送达宫腔,置入一侧子宫壁与胎膜之间,导尿管末端露于阴道口外。

(4)水囊注水:据孕周大小,向水囊注入无菌生理盐水 300~500mL,注毕将尿管末端折叠并扎紧,用消毒纱布包裹置于阴道穹隆处,并嘱受术者卧床休息。

(5)观察宫缩及接产:出现宫缩者取出水囊,常规接产。水囊放置 24h 后,最长不超过48h,宫缩乏力或无宫缩者,取出水囊,改为静脉点滴缩宫素引产。

【护理要点】

(1)详细询问病史,完善引产前各项检查和准备,排除禁忌证。

（2）向受术者介绍引产的相关事项，使受术者知情同意，并耐心解答其提出的问题。

（3）引产后仔细检查胎盘、胎膜是否完整，观察宫缩和阴道流血情况，发现异常及时通知医生。

（4）注意受术者生命体征变化，预防感染；遵医嘱给予退乳治疗；出院后注意休息，加强营养，保持外阴清洁，禁性生活和盆浴1个月，定期复查。若出现发热、腹痛以及阴道流血时间过长或出血过多，应随时就诊。

目标检测

A_1 题

1. 宫内节育器放置术后护理和指导不恰当的是（　　）

A. 术后1周内避免重体力劳动　　　　　　B. 保持外阴清洁

C. 术后不应有少量阴道出血　　　　　　　D. 术后可能有腹部轻微不适

E. 术后2周内禁止性生活及盆浴

2. 药物流产主要适合于妊娠的时间是（　　）

A. 49d内　　　　　　B. 56d内　　　　　　C. 8周内

D. 10周内　　　　　　E. 12周内

3. 我国妇女最常用的工具避孕方法是（　　）

A. 短效避孕药　　　　　B. 安全套　　　　　C. 宫内节育器

D. 皮下埋植　　　　　　E. 探亲避孕药

4. 目前避孕效果最好的是（　　）

A. 短效避孕药　　　　　B. 安全套　　　　　C. 宫内节育器

D. 皮下埋植　　　　　　E. 安全期避孕

5. 最容易失败的避孕方法是（　　）

A. 皮下埋植　　　　　　B. 安全期避孕　　　C. 宫内节育器

D. 短效避孕药　　　　　E. 探亲避孕药

6. 宫内节育器并发症不包括（　　）

A. 感染　　　　　　　　B. 月经周期改变　　C. 节育器异位

D. 子宫穿孔　　　　　　E. 带器妊娠

7. 抑制排卵的避孕方法为（　　）

A. 药物避孕　　　　　　B. 安全期避孕　　　C. 避孕套

D. 宫内节育器　　　　　E. 阴道隔膜

A_2 题

8. 方女士，46岁。近年月经紊乱，咨询避孕方法，应建议选用（　　）

A. 口服避孕药　　　　　B. 避孕套　　　　　C. 安全期避孕

D. 注射避孕针　　　　　E. 宫内节育器

9. 王女士，产后2个月哺乳，咨询避孕方法，建议宜首选（　　）

A. 避孕药　　　　　　　B. 避孕针　　　　　C. 安全期避孕

D. 避孕套　　　　　　　E. 宫内节育器

10.李女士,34岁。咨询宫内节育器放置的时间,护士讲述不正确的是(   )

A.人工流产后2个月　　B.剖宫产后半年　　　　C.月经干净后3～7d无性交者

D.足月产后恶露干净,子宫恢复正常　　　　E.哺乳期应首先排除早期妊娠

11.张女士,妊娠56d。欲终止妊娠,宜选用的方法是(   )

A.药物流产　　　　　B.吸宫术　　　　　　C.钳刮术

D.水囊引产　　　　　E.依沙丫啶引产

12.张女士,36岁。口服短效避孕药避孕,因工作劳累昨日漏服一次,护士指导其补服的时间是漏服后的(   )

A.8h内　　　　　　　B.12h内　　　　　　C.16h内

D.20h内　　　　　　E.24h内

13.章女士,27岁,已婚未育。来院咨询常用的避孕方法,护士告知不恰当的是(   )

A.避孕套　　　　　　B.阴道隔膜　　　　　C.宫内节育器

D.避孕药　　　　　　E.输卵管结扎

A₃题

(14～15题共用题干)

李女士,妊娠60d。吸宫术中发生头晕、胸闷、大汗淋漓、面色苍白、心动过缓、血压下降等表现。

14.首先考虑可能是(   )

A.羊水栓塞　　　　　B.漏吸　　　　　　　C.吸宫不全

D.人工流产综合征　　E.子宫穿孔

15.针对此情况,立即停止操作,平卧、吸氧不好转,下一步恰当的护理是(   )

A.剖腹探查　　　　　　　　　　　　B.遵医嘱静脉注射阿托品

C.立即采取头低脚高位　　　　　　　D.继续观察不需要任何处理

E.遵医嘱静脉注射肾上腺素

（陈　艳）

第十九章　妇产科常用局部护理技术

🔹 学习目标

1. 掌握妇产科常用局部护理技术的操作步骤和护理要点。
2. 熟悉妇产科常用局部护理技术的适应证和用物准备。
3. 树立保护患者隐私和受伤的意识,体现认真、严谨的职业素质。

第一节　会阴擦洗

会阴擦洗(perineal cleanness)可清洁外阴及肛门周围,促进局部伤口愈合,预防生殖道和泌尿道的上行感染,并使患者舒适。

【适应证】

产后、外阴阴道有伤口、剖宫产术后、子宫全切术后、中期妊娠引产术后、胎膜早破、前置胎盘及留置尿管者。

【用物准备】

(1)一次性中单、一次性治疗巾、一次会阴垫、一次性手套。

(2)会阴擦洗包1个(内均为无菌物品,弯盘2个、镊子2把),无菌棉球缸2个(分别有0.5%碘附棉球和干棉球)。

(3)治疗车1个。

【操作步骤】

(1)着装整洁,操作前洗手、戴口罩。

(2)备齐用物,携至床旁,核对患者,评估会阴情况,说明会阴擦洗的目的及配合方法,关闭门窗,病房温度、光线适宜,放置屏风。

(3)嘱患者取膀胱截石位,暴露外阴,患者臀下垫一次性中单及治疗巾。

(4)操作者戴手套,将会阴擦洗包置于患者两腿间,两手各持一把镊子,其中一把用于夹取干净的药液棉球,用另一把接过棉球进行擦洗,一般擦洗3遍。擦洗的顺序为以阴道口或伤口为中心,按照由上向下、由内向外的原则,最后擦洗肛门周围及肛门。可据患者情况增加擦洗次数,直至擦净。最后用干棉球擦干,顺序同前。

(5)将用过的镊子放于弯盘中,用过的棉球放于另一弯盘中,撤去臀下中单及治疗巾,更换为干净的一次性会阴垫。

(6)处理用物,洗手,记录。

【护理要点】

（1）向患者做好必要的解释和安慰；协助患者取合适体位及穿、脱衣裤。

（2）操作者动作轻柔，操作过程中注意为患者遮挡和保暖，注意观察患者外阴部情况，发现异常及时报告医生并记录。留置导尿管者，应注意尿管是否通畅，有无脱落、受压。

（3）操作后应洗净双手，再护理下一位患者。

第二节　会阴湿热敷

会阴湿热敷（damp and hot application to perineal）可促进局部血液循环，有助于减轻炎症和水肿，促进组织修复。

【适应证】

会阴水肿、血肿吸收期、早期感染、伤口硬结者。

【用物准备】

（1）一次性中单、一次性治疗巾、一次性会阴垫单。

（2）会阴擦洗包 1 个、棉布垫 1 块、丁字带 1 个、医用凡士林、50％硫酸镁或 95％乙醇溶液、无菌棉球缸 2 个（分别有碘附棉球和干棉球）。

（3）热源（电热宝或热水袋）、红外线灯。

【操作步骤】

（1）着装整洁，操作前洗手、戴口罩。

（2）备齐用物，携至床旁，核对患者，评估会阴情况，说明会阴湿热敷的目的及配合方法，关闭门窗，病房温度、光线适宜，放置屏风。

（3）会阴擦洗。

（4）热敷部位涂一薄层凡士林，盖上干纱布，再轻轻敷上浸有热敷溶液的温纱布（将干纱布在预先加热至 50℃左右的 50％硫酸镁或 95％乙醇溶液中浸透，拧至半干），外面盖上棉布垫保温，用丁字带固定。

（5）每隔 3～5min 更换一次热敷垫，亦可将热源放在棉垫外或用红外线灯照射，以延长更换敷料时间。每次热敷 15～30min。

（6）热敷完毕，清洁外阴。

（7）处理用物，洗手，记录。

【护理要点】

（1）向患者做好必要的解释和安慰，协助患者取合适体位及穿、脱衣裤。

（2）热敷的温度宜掌握在 41～48℃之间，以患者感觉能耐受为准，对休克、昏迷及术后感觉不灵敏的患者应注意防止烫伤。热敷面积一般是病损面积的 2 倍。

（3）热敷过程中，应注意观察患者的反应、热敷部位的情况，包括皮肤颜色、水肿减退程度等，并询问患者的感受，发现异常及时报告。

第三节　阴道冲洗

阴道冲洗(vaginal lavage)具有清洁和热疗作用,并可改善阴道环境,有利于药物作用的发挥。

【适应证】

阴道炎、宫颈炎的局部治疗,妇科手术前的阴道准备、腔内放射治疗清洁阴道。

【用物准备】

(1)橡胶中单、一次性中单、一次性会阴垫单、一次性治疗巾、一次性手套。

(2)消毒冲洗筒及连接的橡皮管和冲洗头1套、输液架1个、弯盘1个(内放干纱布若干);阴道窥器1个、卵圆钳1把,冲洗溶液500~1000mL,温度适宜。根据不同情况选择冲洗液,如1:5000高锰酸钾溶液,主要用于非特异性炎症;1%乳酸溶液、0.5%醋酸溶液用于滴虫性阴道炎和萎缩性阴道炎患者;2%~4%碳酸氢钠溶液用于外阴阴道假丝酵母菌病患者;250mg/L碘附溶液术前阴道准备可用。

(3)塑料桶1个。

【操作步骤】

(1)着装整洁,操作前洗手、戴口罩。

(2)备齐用物,核对并引导患者到处置室或检查室,说明阴道冲洗的目的及配合方法,关闭门窗,温度、光线适宜。协助患者上妇科检查床,取膀胱截石位(也可在病床上进行,臀下放置便盆),臀下垫橡胶中单、一次性中单和一次性治疗巾,妇科检查床下放塑料桶,以备接冲洗后流下的液体。

(3)将冲洗筒挂于输液架上,试水温适宜后备用。

(4)操作者戴手套,先冲洗外阴部,然后将冲洗头缓慢插入阴道深部,边冲洗边在阴道内转动;或用阴道窥器暴露宫颈后再冲洗,冲洗时不断转动阴道窥器,使整个阴道穹隆及阴道侧壁冲洗干净后再取出阴道窥器。

(5)当冲洗液约剩100mL时,拔出冲洗头,将剩余液体再次冲洗外阴部。待阴道内的液体流尽,用干纱布擦干外阴。

(6)处理用物,洗手,记录。

【护理要点】

(1)向患者做好必要的解释和安慰;协助患者取合适体位及穿、脱衣裤。

(2)冲洗液温度宜与体温接近,一般在41~43℃左右为佳。输液架不宜过高,一般使冲洗筒与床沿的距离60~70cm,以免水流过快。冲洗头插入及移动时,动作要轻柔,以免引起患者不适或损伤组织。

(3)操作过程中注意观察患者情况。

第四节　阴道或宫颈上药

阴道或宫颈上药(application medicine to vagina or cervix)是通过局部用药治疗阴道或宫

颈炎症。

【适应证】

急、慢性阴道炎;子宫颈炎及术后阴道残端炎。

【用物准备】

(1)橡胶中单、一次性中单、一次性治疗巾、一次性会阴垫单、一次性手套。

(2)阴道冲洗用物,长、短镊子各 1 把,无菌长棉签,无菌干棉球,带尾线大棉球,根据医嘱准备治疗用药,如甲硝唑片等。若阴道擦洗需准备 0.5％碘附棉球。

【操作步骤】

(1)着装整洁,操作前洗手、戴口罩。

(2)备齐用物,核对患者并引导患者到处置室或检查室,说明阴道或宫颈上药的目的及配合方法,关闭门窗,温度、光线适宜,协助患者上妇科检查床,取膀胱截石位,臀下垫好橡胶中单、一次性中单和一次性治疗巾。

(3)阴道冲洗或阴道擦洗。

(4)上药

1)纳入法:药物是片剂、栓剂和丸剂,如甲硝唑片、克霉唑栓等,戴手套后放入阴道后穹隆处。

2)涂擦法:药物是液体和软膏,如 1％甲紫、制霉菌素软膏等,可用长棉签蘸取药物,均匀涂布在阴道壁或病变处,如为腐蚀性药物(如 20％硝酸银溶液)应在直视下进行,并保护好周围正常组织,现已少用。

3)喷撒法:粉剂可用喷粉器喷撒于病灶处。

4)棉球法:将药粉或药液置于带尾线大棉球上,放在宫颈处,线尾留在阴道口外,并固定。

(5)处理用物,洗手,记录。

【护理要点】

(1)向患者做好必要的解释和安慰,协助患者取合适体位及穿、脱衣裤。

(2)用棉签涂擦时棉签上的棉花必须捻紧,涂药时须顺一个方向转动,以免棉花脱落。

(3)上药后尤其是片剂、栓剂等,应嘱患者尽量少活动以免药物掉出,患者自行上药者应在临睡前进行,以免药物脱出,影响治疗效果。上药前洗净双手,用冲洗器冲洗阴道,戴一次性指套,用一手示指将药物沿阴道后壁推进至示指完全伸入为止。采用带尾线大棉球上药者应于12～24h 后自行取出。

(4)月经期或子宫出血者不宜从阴道给药。

(5)指导患者保持会阴清洁,用药期间应禁止性生活。

第五节　坐　浴

坐浴(hip bath)是借助水温和药物作用,以促进局部血液循环,减轻炎症和疼痛,使创面清洁,有助于组织恢复。

【适应证】

外阴炎、阴道炎、外阴瘙痒、子宫脱垂、会阴切口愈合不良等的辅助治疗，以及外阴和阴道手术的术前准备。

【用物准备】

坐浴盆 1 个,30cm 高坐浴架 1 个,消毒小毛巾 1 块,40℃左右的温开水约 2000mL。常用药物有 1:5000 高锰酸钾溶液、1%乳酸溶液、0.5%醋酸溶液和 2%～4%碳酸氢钠溶液等,选择原则同阴道冲洗。

【操作步骤】

(1)着装整洁,操作前洗手、戴口罩。

(2)备齐用物,携至床旁,核对患者,说明坐浴的目的及配合方法,关闭门窗,病房温度、光线适宜,放置屏风。

(3)嘱患者排空膀胱后,将整个臀部和外阴部浸泡于药液中,一般持续约 20min,并随时调节水温。根据水温的不同坐浴分为:①热浴:水温 41～43℃,适用于渗出性病变等,可先熏后坐浴。②温浴:水温 35～37℃,适用于手术前准备等。③冷浴:水温 14～15℃,刺激肌肉神经,使其张力增加,改善血液循环。适用于膀胱阴道松弛等,持续 2～5min 即可。

(4)坐浴完毕,擦干会阴。

(5)处理用物,洗手,记录。

【护理要点】

(1)向患者做好必要的解释和安慰。

(2)坐浴过程中注意患者保暖,防止受凉。

(3)月经期、阴道流血、孕妇及产后 7d 内,禁止坐浴。

(4)坐浴后嘱患者保持会阴清洁。

目标检测

A₁ 题

1.有关会阴擦洗适应证错误的是（　　　）

A.会阴切开产后　　　　B.正常分娩产后　　　　C.剖宫产术前准备

D.子宫全切术后　　　　E.胎膜早破

2.会阴湿热敷的温度宜在（　　　）

A.31～35℃　　　　B.41～48℃　　　　C.51～58℃

D.58～65℃　　　　E.61～68℃

3.阴道冲洗不适用于（　　　）

A.萎缩性阴道炎　　　　B.产褥感染　　　　C.子宫全切术前准备

D.滴虫性阴道炎　　　　E.阴道假丝酵母菌病

4.适用于外阴阴道假丝酵母菌病患者的阴道冲洗液是（　　　）

A.2%～4%碳酸氢钠溶液　　　　　　B.0.1%苯扎溴铵

C.0.2%～0.5%碘附溶液　　　　　　D.0.5%醋酸溶液

E. 1：5000 高锰酸钾溶液

5. 阴道或宫颈上药的护理要点不包括（　　）

A. 应将药片放至阴道深部

B. 患者自行上药应在临睡前

C. 片剂上药后应嘱患者尽量少活动

D. 月经期或子宫出血者可以阴道给药

E. 涂擦法时棉签上的棉花应捻紧并顺一个方向转动

6. 坐浴不适合于（　　）

A. 滴虫性阴道炎　　　　B. 子宫肌瘤阴道流血　　　C. 外阴炎

D. 老年性阴道炎　　　　E. 阴道手术前准备

（张海琴）

第二十章　妇女保健

学习目标

1. 掌握妇女保健的工作内容。
2. 熟悉妇女保健的意义和目的,生殖健康的概念、内容和影响因素。
3. 了解妇女保健的组织机构、生殖健康的现状与发展。
4. 树立预防保健意识。

第一节　妇女保健概论

妇女保健(maternal hygiene)工作是我国卫生事业的重要组成部分,其宗旨是维护和促进妇女的身心健康。妇女保健的目的在于通过积极的预防、普查、监护和保健措施,做好妇女各期保健,降低孕产妇和围生儿的死亡率,减少患病率和致残率,控制遗传性疾病的发生,最终提高妇女的生活质量和整体健康水平,从而实现人人享有卫生保健,提高人类整体健康的目标。

妇女保健工作的意义在于以维护和促进妇女健康为目的,以群体为服务对象,以预防为主,以保健为中心,以基层为重点,开展以生殖健康为核心的妇女保健。做好妇女保健工作,提高妇女健康水平,不仅关系到家庭幸福、后代健康,而且关系到中华民族素质的提高和计划生育基本国策的贯彻和落实。因此,妇女保健问题是一个社会工程。

妇女保健要求应用预防医学和临床医学的方法,按照生物-心理-社会医学模式,从个体和群体两个层面,提出妇女保健对策及实施措施。对个体而言,主要采取临床医学的方法,使妇女一生各阶段的保健需求得到满足,并对疾病进行筛查和早期诊治;对群体而言,主要采用预防医学的方法来研究影响妇女一生各阶段健康的因素,并提出干预措施,达到既能预防疾病的发生,又能促进健康的目的。

第二节　妇女保健组织机构

一、妇幼卫生行政机构

国家卫生和计划生育委员会简称国家卫计委。国家卫计委设妇幼健康服务司,其职能是拟定妇幼卫生和计划生育技术服务政策、规划、技术标准和规范等;各省、市(自治区、直辖市)卫计委设基层卫生与妇幼保健处;地市卫计委设妇幼保健科;县级设妇幼保健股。各级行政机构业务都受上一级领导,负责本地区妇幼保健工作的组织领导。

二、妇幼保健专业机构

妇幼保健专业机构主要由省、(直辖)市、县妇幼保健院(站,所)组成。

省级妇幼保健机构作为全省妇幼卫生工作的业务指导中心,在推动我国妇幼卫生事业的发展中起到了至关重要的作用。这些机构是防治结合的卫生事业单位,受同级卫生行政部门领导,受上一级妇幼保健专业机构的业务指导。全国各地各级妇幼保健组织机构的名称按《妇幼卫生工作条例(试行草案)》,凡设有正式床位的妇幼保健机构统称为院;凡不设床位但开展门诊业务(包括设置少量观察床位)的统称为所;既不设床位又不开展门诊,而对基层开展业务技术指导的统称为站。各级妇幼保健机构应有计划、有步骤地做到以临床为基础,把保健、科研、培训密切结合起来,针对危害妇女和儿童健康的主要问题进行防治。

三、妇幼保健基层组织

农村的乡卫生院和城市的社区卫生中心等基层卫生机构内的妇幼保健组,是基层妇幼保健组织。在区县妇幼保健机构业务指导下,开展目标人群的常见病和多发病的防治工作。有条件的单位还可开展计划生育手术和住院分娩业务。另外还需建立、健全有关登记统计制度,对不脱产和半脱产的乡村医生,街道或车间保健员、保育员等进行业务指导。

四、妇女保健网

妇女保健网是指由各级妇幼保健业务机构通过协作而建立起的一种业务上有密切联系的组织系统,包括省(自治区)、地(市)、区县三级。

上级机构对下级机构有业务指导的责任(如接受转诊,会诊,协助、抢救重危患者等),下级机构有接受上级机构业务指导及培训的优先权,上下结合有利于不断扩大服务面,提高服务质量,建立、健全妇女保健网是做好妇幼保健工作必须具备的一个重要条件。

第三节　生殖健康

一、生殖健康的概念

生殖健康是近年来国际上提出来的新概念,涉及人口控制、社会可持续发展和妇女权益的世界性问题,因而受到国际社会的普遍关注。1994 年 9 月在埃及开罗召开的国际人口与发展会议,将生殖健康的概念写入《行动纲领》,标志着国际社会对生殖健康概念的普遍接受。生殖健康的概念为:在生命所有阶段的生殖功能和过程中的身体、心理和社会适应的完好状态,而不仅仅是没有疾病和虚弱。

生殖健康是人类健康的核心,生殖健康是以妇女为中心,以妇女权利为核心,以满足服务对象的需求为标准,把保护妇女健康提高到人权水平,通过增强妇女权利和提高妇女地位,最终达到降低死亡率和人口出生率的目标。因此,生殖健康已从单纯的生物医学领域扩展到社会科学的范畴。生殖健康不仅包括了妇女从出生到死亡的各个阶段的健康状况和保健,而且还涉及特殊目标人群的保健。

二、生殖健康的主要内容

(1)人们有满意而安全的性生活。

(2)有生育能力。

(3)可以自由地、负责任且不违反法律地选择生育时间和数目。

(4)夫妇有权获得安全、有效、可负担和能接受的计划生育措施。

(5)有获得生殖健康服务的权利。

(6)女性能够安全地妊娠和生育健康的婴儿。

三、影响生殖健康的主要因素

生殖健康包括男、女两方面,生育责任应由男、女双方承担,但妇女由于特殊的生理因素,在生育调节和生育中成为主要的承担者。影响生殖健康的因素主要包括以下几方面。

(1)环境因素:影响着生育过程的每一个环节,这些因素对个体的生殖、发育以及行为会产生多方面的影响。

(2)社会因素:主要有经济条件、受教育程度、职业、文化习俗、地理区域以及当地妇女保健管理水平等。

四、生殖健康的现状与发展趋势

1. 现状

随着社会经济的发展,人们的健康意识和保健水平有很大提高,由此对生殖健康的需求亦不断增加,但给予妇女提供的服务还远远跟不上,与妇女有关的妊娠、分娩、避孕等健康问题仍普遍存在,而且由不安全性行为引发的非意愿妊娠、未成年人性行为、人工流产、生殖道感染、性传播疾病等问题日益突出,尤其是艾滋病在全球范围内的迅速蔓延,使得人类的生殖健康面临着前所未有的严重威胁。

我国的生殖健康状况经过20多年的努力已取得很大改善,妇女健康水平大大提高,婴儿死亡率明显下降,但生殖健康状况在城乡之间、不同地域、不同民族之间存在较大差距。此外,医疗保健服务部门在提供生殖健康保健服务和宣传等方面还有较多不足,还不能满足优质服务和规范服务的要求。经济发达、医疗条件完善的城市计划生育工作开展得较好,生殖健康状况好于农村,但未成年人妊娠、人工流产及性传播疾病也高于农村。贫困地区因医疗条件的限制,婴儿死亡率及孕产妇死亡率仍较高,因此,生殖健康工作任务艰巨而漫长。

2. 发展趋势

我国生殖健康领域的发展已逐渐转向以人为本、以人的全面发展为中心;生殖健康的服务人群由非健康人群转向健康和亚健康人群;生殖健康的服务形式由医疗服务转向预防、医疗相结合的服务形式。其主要有以下一些做法。

(1)逐步实行和推广计划生育优质服务,提高男性参与计划生育的责任感和积极性,开展避孕方法的知情选择,建立、健全基层社区医疗保健和技术服务的综合服务网络,改善服务条件,规范服务标准,扩展服务范围,提高服务水平。

(2)注重特殊人群的生殖健康需求。如低收入人群、失独和残疾人群等。

(3)加强生殖健康教育,充分利用计划生育服务网络,开展性传播性疾病的预防宣传等。

　　随着社会经济的发展,生殖健康服务领域必须向提供全方位的生殖保健优质服务过渡,在提高妇女地位,提供生殖保健服务,实施优生优育,提高性生活安全与质量,以及防治性传播疾病等方面努力,逐步提高人口质量,实现人口与经济、社会、资源和环境相互协调的可持续发展。随着国家对妇女保健工作的不断重视和投入,妇女生殖健康水平会不断提高。

第四节　妇女保健工作内容

一、加强女性各期保健

(一)女童期保健

　　女童期保健是指对青春期前儿童提供的特殊保健服务。儿童在 10 周岁以前,性器官仍处于幼稚型,但在其生长发育过程中会出现生殖器官炎症、生殖器官损伤、两性畸形、性早熟等健康问题,其发育与青春期后生殖功能及健康有着密切的联系。因此,针对女童生殖健康的有关问题要给予充分的关注。

(二)青春期保健

　　青春期是儿童到成人的转变期,处在此期的青少年女性,由于神经内分泌系统发生的剧烈变化,不仅促使骨骼肌肉和内脏器官等迅速发育,而且也促使生殖器官以及第二性征快速发育,同时她们的心理和行为也会发生很大变化。青春期女性健康状况将直接影响下一代的健康,同时也是生殖健康的基础。由于性心理和生理的发育,性知识缺乏,青春期的男女自控能力较差。因此,婚前性行为、意外妊娠、人工流产、月经异常、妇科炎症、经前期综合征及心理问题等比较多见,这些问题均影响了青春期女性的健康。因此,做好青春期的心理和生殖生理方面健康教育与保健工作十分必要。

1. 营养指导

除保证青春期少女生长发育的营养需求外,应注意培养她们良好的饮食习惯。

2. 卫生指导

青春期少女应注意养成良好的卫生习惯,保持外阴清洁。

3. 乳房保健

青春期少女应根据乳房大小佩戴合适的乳罩,加强营养和体育锻炼亦是乳房发育的必要条件。

4. 性教育

性教育要体现以性生理为起点、以性心理教育为特点、以性道德教育为重点的原则,从而达到保护青春期少女身心健康的目的。

(三)围婚期保健

　　围婚期保健是指围绕着结婚前后,为保障婚配双方及下一代健康所进行的一系列保健服务措施。根据《中华人民共和国母婴保健法》规定,围婚期保健主要包括婚前医学检查、婚前卫生指导和婚前卫生咨询。婚前医学检查的重点是检查影响婚育的疾病,如严重遗传性疾病、指定传染病、有关精神病、重要脏器疾病和生殖器异常等。婚前卫生指导主要包括性保健指导、生育保健指导和新婚节育指导。通过围婚期保健对提高人口素质,防止各种疾病的传播,促进和谐夫妻生活等均有重要作用。

(四)孕产期保健

孕产期保健是综合多学科的理论、适宜技术和方法,以孕产妇和胎婴儿为主体,为保障母子健康,所提供的心理、生理和社会多方面的综合保健服务。

1. 孕前保健

孕前保健主要包括指导育龄夫妇选择合适的时机受孕;培养健康的生活方式,注重合理营养,戒烟限酒,远离宠物,避免环境污染,规律生活;预防感染性疾病;对曾经生育过出生缺陷儿或有过异常妊娠史的家庭,提供咨询和评估服务。

2. 孕期保健

孕期保健包括开展广泛、深入的健康教育,以使孕妇在整个孕期保持健康的生活方式,避免有害因素;开展产前筛查及产前诊断,减少出生缺陷儿的发生。对高危孕妇进行重点管理,严密监测母儿情况,发现异常情况,予以及时的防治。

3. 分娩期保健

分娩期保健是保障母婴安全的关键时期。提倡自然分娩。应全面了解产妇情况,做好母儿监护,提供全方位、全程的生理、心理支持,提倡陪伴分娩等人性化服务,积极预防和处理难产、产后出血、产道裂伤和新生儿产伤、新生儿窒息等异常情况。

4. 产褥期保健

此期应向产妇提供科学的保健知识并给予必要的技术指导,促进产妇身心全面恢复。如注意环境和个人卫生;加强合理的营养膳食,注意休息,尽早活动,指导做产后体操;注重心理保健,消除心理障碍,预防产后抑郁症;大力提倡母乳喂养,做好乳房保健,指导产妇掌握母乳喂养的相关知识和技能。

(五)生育期保健

除孕产期保健外,应加强计划生育宣传、技术指导及妇科疾病的普查普治。

(六)绝经过渡期保健

此期是女性生殖系统生理机能从性成熟期逐渐进入老年期的一个过渡时期,伴随着年龄的增长和卵巢功能的衰退,身体各器官、系统开始衰退,导致身体不适甚至疾病。做好此期保健能缓解绝经综合征表现,延缓老年性疾病的发生,提高生活质量。绝经过渡期保健包括开展相关内容的健康教育活动,提高自我保护意识,建立良好的生活方式,平衡膳食,积极运动等,定期进行心血管疾病、子宫颈癌、乳腺癌等疾病的筛查,建立和完善医疗保健档案。

(七)老年期保健

预防老年期常见病、雌激素相关疾病及性健康维护是老年期保健的主要内容。指导老年人定期体检,对骨质疏松、妇科炎症、心血管疾病和阿尔茨海默病等,做到及早发现和治疗,适度参加社会活动和从事力所能及的工作,保持生活规律,提高生活质量。

二、定期开展妇女常见病及恶性肿瘤的普查和防治

妇女常见疾病定期筛查和防治是我国提高女性健康水平的一项重要措施,近年来,在全国范围开展了农村"两癌"(宫颈癌、乳腺癌)筛查,有效地降低了有关疾病的发生率。妇女常见病的筛查对象主要是35~65岁的妇女,筛查重点是宫颈癌和乳腺癌,妇女恶性肿瘤筛查是我国

妇女健康的重要公共卫生服务项目,一般应每1~2年普查1次。

三、做好妇女劳动防护

妇女的特殊生理条件和承担社会、家庭、生育后代的责任使其成为社会的特殊群体,需要针对其提供劳动保护。应采用法律手段,贯彻预防为主的方针,确保女职工在劳动中的安全和健康,除了改善劳动条件外,更要落实妇女特殊生理时期劳动保护法的规定。

(1)女职工在经期禁忌从事重体力劳动及低温、冷水、高空、野外作业。

(2)妇女确定妊娠后,应暂时脱离对胚胎和妊娠不利的工作环境;妊娠28周后不得值夜班和加班、加点;孕期在劳动时间进行产前检查,可按劳动工时计算;不得在孕期、产期、哺乳期降低基本工资或解除劳动合同。

(3)女职工产假为98d,其中产前15d,难产者增加15d,多胎生育的每多生一个婴儿增加产假15d;怀孕流产者其所在单位应根据医务部门证明,给予相应的休息时间。

(4)产后妇女哺乳时间为1年,不得安排上夜班和加班。

(5)绝经过渡期妇女应得到社会广泛的体谅和关怀,经医疗机构诊断为绝经综合征者,经治疗后仍不能适应现任工作,应考虑安排适宜的工作。

四、注重妇女心理保健

根据女性不同年龄、生殖生理特点等给予关心、支持和理解。

五、其他

计划生育指导,妇女保健人才队伍建设,妇女保健工作的统计分析等。

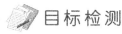 目标检测

A₁题

1. 劳动保护法规定,女性哺乳期时间为(　　)

A.5个月　　　　　　　B.6个月　　　　　　　C.8个月

D.10个月　　　　　　E.12个月

2. 我国妇女常见病的普查人群年龄主要是(　　)

A.20岁以上　　　　　B.25岁以上　　　　　C.35岁以上

D.40岁以上　　　　　E.55岁以上

(陈　艳)

下　篇

实训指导

实训一　产前检查的护理配合

【实训目标】

(1)掌握健康史的内容和收集方法,会准确推算预产期。

(2)熟悉产前检查的时间及内容。

(3)熟悉产前检查的用物准备。

(4)熟悉腹部检查和骨盆外测量的方法。

(5)树立关心、体贴孕妇的意识,体现认真、严谨的职业素质。

【实训准备】

1. 环境准备

实训场所整洁干净,光线适宜,空气流通,物品和设施齐全。

2. 护生准备

换鞋、换工作服,戴工作帽,准备口罩和手套,仪表端庄,举止大方得体。

3. 用物准备

产前检查记录手册、骨盆测量器、胎心听诊器、骨盆模型、检查床、皮尺、手套、手消毒液。

【实训方法】

(1)学生先认真观看教师操作示教,教师提出总体要求。

(2)学生每 6～8 人为一组,每 2 人为一小组,分别扮演护士和孕妇角色,然后交叉。内容及方法见第二章第三节。

(3)练习过程中要严肃认真,有角色意识,爱护用物,达到态度目标要求。

(4)教师总结考核,学生实训结束后完成实训报告。

【实训评价】

(1)学生操作是否正确及掌握程度。

(2)学生理论知识掌握的情况。

(3)学习态度和受伤观念。

(4)实践报告是否及时认真完成,书写内容是否准确,并符合要求。

实训二 产时外阴清洁与消毒

【实训目标】

(1)掌握产时外阴清洁与消毒的目的、方法。

(2)熟悉产时外阴清洁与消毒的用物准备。

(3)树立关心、体贴产妇的意识,体现认真、严谨的职业素质。

【实训准备】

1.环境准备

实训场所整洁干净,光线适宜,空气流通,物品和设施齐全。

2.护生准备

换鞋,换工作服,戴工作帽,戴口罩和手套,仪表端庄,举止大方得体。

3.用物准备

多功能产床、接生模型、治疗车、一次性中单、一次性会阴垫单、一次性治疗巾、无菌手套、会阴擦洗盘(内有无菌弯盘、卵圆钳或长镊子、干纱布若干)、无菌棉球缸(分别装20%肥皂水棉球、0.5%碘附液棉球)、无菌持物筒(内有无菌持物钳)、冲洗壶(内盛39～41℃温开水1000mL)、便盘、手消毒液等。

【实训方法】

(1)学生先认真观看教师操作示教,教师提出总体要求。

(2)学生每8～10人为一组,每2人为一小组操作(1人扮演助产士,1人扮演护士或1人扮演操作护士,1人扮演助手),然后交叉。内容及方法见第三章第四节。

(3)练习过程中要严肃认真,有角色意识,爱护用物,达到态度目标要求。

(4)教师总结考核,学生实训结束后完成实训报告。

【实训评价】

(1)学生操作是否正确及掌握程度。

(2)学生理论知识掌握的情况。

(3)学习态度和受伤观念。

(4)实践报告是否及时认真完成,书写内容是否准确,并符合要求。

实训三 产后出血的护理配合

【实训目标】

(1)掌握产后出血的概念、不同原因引起的产后出血表现。

(2)掌握产后出血的子宫按摩方法及护理配合。

(3)熟悉产后出血用物准备。

(4)树立急救及受伤意识,体现认真、严谨的职业素质。

【实训准备】

1.环境准备

实训场所整洁干净,光线适宜,空气流通,物品和设施齐全。

2.护生准备

换鞋,换工作服,戴工作帽,戴口罩和手套,仪表端庄,举止大方得体。

3.用物准备

产后腹部(内有生殖器官)模型、一次性会阴垫、会阴模型或会阴裂伤模型、教学病例(教师可以根据教学实际,给出1~2个典型产后出血的病例)、手套、手消毒液。

【实训方法】

(1)学生先认真观看教师操作示教,教师提出总体要求。

(2)学生每8~10人为一组,围绕病例分组讨论,制定抢救护理配合方案,每3人为一小组,分别扮演护士、产妇和医生角色,模拟抢救,然后交叉。内容及方法见第八章第二节。

(3)练习和讨论过程中要严肃认真,积极参与,有角色意识,爱护用物,达到态度目标要求。

(4)教师总结考核,学生实训结束后完成实训报告。

【实训评价】

(1)学生操作是否正确及掌握程度。

(2)学生理论知识掌握的情况。

(3)学习态度和受伤观念。

(4)实践报告是否及时认真完成,书写内容是否准确,并符合要求。

实训四　新生儿窒息急救的护理配合

【实训目标】

(1)掌握新生儿窒息的复苏原则和步骤。

(2)掌握清理呼吸道、正压人工呼吸和胸外心脏按压的方法。

(3)熟悉新生儿窒息抢救的常用物品及设施使用。

(4)树立急救、受伤意识,体现认真、严谨的职业素质。

【实训准备】

1. 环境准备

整洁干净,光线适宜,空气流通,物品和设施齐全。

2. 护生准备

换鞋,换工作服,戴工作帽,戴口罩和手套,仪表端庄,举止大方得体。

3. 用物准备

远红外线辐射抢救台、氧源、正压人工呼吸气囊、新生儿急救模型、治疗车、治疗盘、无菌弯盘、肩垫、吸耳球、无菌注射器、喉镜、无菌新生儿气管导管及内芯、无菌吸痰管、新生儿面罩、抢救药品(1∶10000肾上腺素、5％碳酸氢钠、生理盐水等)、无菌手套、无菌纱布、洗手液、毛巾及婴儿包被、新生儿腕带和胸牌、危重护理记录单、秒表、手套、手消毒液等。

【实训方法】

(1)学生先认真观看教师操作示教,教师提出总体要求。

(2)学生每8～10人为一组,围绕病例分组讨论,制定抢救护理配合方案,每3人为一小组,分别扮演护士和医生角色,模拟抢救,然后交叉。内容及方法见第十章第二节。

(3)练习和讨论过程中要严肃认真,积极参与,有角色意识,爱护用物,达到态度目标要求。

(4)教师总结考核,学生实训结束后完成实训报告。

【实训评价】

(1)学生操作是否正确及掌握程度。

(2)学生理论知识掌握的情况。

(3)学习态度和受伤观念。

(4)实践报告是否及时认真完成,书写内容是否准确,并符合要求。

实训五　妇产科局部护理技术

【实训目标】

(1)掌握妇产科常用局部护理技术的操作方法和护理要点。

(2)熟悉妇产科常用局部护理技术的适应证和用物准备。

(3)树立爱伤和保护患者隐私的意识,体现认真、严谨的职业素质。

【实训准备】

1.环境准备

整洁干净,光线适宜,空气流通,物品和设施齐全。

2.护生准备

换鞋,换工作服,戴工作帽,戴口罩和手套,仪表端庄,举止大方得体。

3.用物准备

会阴擦洗、会阴湿热敷、阴道冲洗、阴道或宫颈上药、坐浴用物;会阴及阴道模型、手套、手消毒液等。

【实训方法】

(1)学生先认真观看教师操作示教,教师提出总体要求。

(2)学生每4～5人为一组,模拟操作,内容及方法见第十九章。

(3)练习和讨论过程中要严肃认真,积极参与,有角色意识,爱护用物,达到态度目标要求。

(4)教师总结考核,学生实训结束后完成实训报告。

【实训评价】

(1)学生操作是否正确及掌握程度。

(2)学生理论知识掌握的情况。

(3)学习态度和受伤观念。

(4)实践报告是否及时认真完成,书写内容是否准确,并符合要求。

参考文献

[1]郑修霞.妇产科护理学[M].5版.北京:人民卫生出版社,2013.

[2]谢幸,荀文丽.妇产科学[M].8版.北京:人民卫生出版社,2014.

[3]程瑞锋.妇产科护理学[M].2版.北京:人民卫生出版社,2013.

[4]黎梅.妇产科护理[M].2版.北京:科学出版社,2011.

[5]夏海鸥.妇产科护理学[M].3版.北京:人民卫生出版社,2014.

[6]魏碧蓉.助产学[M].北京:人民卫生出版社,2014.

[7]丰有吉,沈铿.妇产科学[M].2版.北京:人民卫生出版社,2011.

[8]金庆跃.助产综合实训[M].北京:人民卫生出版社,2014.

[9]刘文娜,闫瑞霞.妇产科护理[M].3版.北京:人民卫生出版社,2015.

[10]姜安丽.新编护理学基础[M].2版.北京:人民卫生出版社,2012.

[11]中华医学会妇产科学分会产科学组.新产程标准及处理的专家共识(2014)[J].中华妇产科学杂志,2014,49(7):486.

[12]张依妮.不同分娩体位在第二产程应用的研究进展[J]中华护理杂志,2013,48(3):281－283.